E-Book inside

Mit dem Kauf dieses Buchs erhalten Sie das zugehörige E-Book gratis. Sie können dabei aus zwei Dateiformaten wählen: EPUB (gängiges Format für E-Reader und Tablets) und PDF (für PC und Laptop). So kommen Sie an Ihr kostenloses E-Book:

Rufen Sie im Internet diese Website auf:
↗ http://www.junfermann.de/ebook-inside

Geben Sie den unten stehenden Code in das dafür vorgesehene Feld ein und klicken Sie → Code einlösen. Nach Eingabe Ihrer E-Mail-Adresse und Auswahl des E-Book-Formats erhalten Sie sofort einen Download-Link für das gewünschte E-Book an Ihre E-Mail-Adresse.

Bitte beachten Sie, dass der Code für Sie personalisiert wird und nur einmal gültig ist. Die Datei müssen Sie zunächst auf Ihrem Computer speichern, bevor Sie sie auf ein mobiles Endgerät überspielen können.

JWMS7DXV

Patrick Fornaro, Nicole Szesny-Mahlau & Johanna Unterhitzenberger

Traumatherapie mit Kindern und Jugendlichen

Eine Orientierungshilfe für die Behandlung der (komplexen) PTBS

www.junfermann.de

planetpsy.de

blogweise.junfermann.de

www.facebook.com/junfermann

www.youtube.com/user/junfermann

www.instagram.com/junfermannverlag

PATRICK FORNARO, NICOLE SZESNY-MAHLAU &
JOHANNA UNTERHITZENBERGER

TRAUMATHERAPIE MIT KINDERN UND JUGENDLICHEN

EINE ORIENTIERUNGSHILFE FÜR DIE BEHANDLUNG DER (KOMPLEXEN) PTBS

Junfermann

Copyright © Junfermann Verlag, Paderborn 2023

Coverfoto © Anna Vereshchak (https://www.istockphoto.com)

Covergestaltung / Reihenentwurf JUNFERMANN Druck & Service GmbH & Co. KG, Paderborn

Satz & Layout JUNFERMANN Druck & Service GmbH & Co. KG, Paderborn

Junfermann Verlag GmbH, Driburger Straße 24d, D-33100 Paderborn, Tel.: +49 5251 1344-0, E-Mail: infoteam@junfermann.de

Bibliografische Information der Deutschen Nationalbibliothek
Die Deutsche Nationalbibliothek verzeichnet diese Publikation in der Deutschen Nationalbibliografie; detaillierte bibliografische Daten sind im Internet über http://dnb.d-nb.de abrufbar.

ISBN 978-3-7495-0442-8
Dieses Buch erscheint parallel als E-Book.
ISBN 978-3-7495-0443-5 (EPUB), 978-3-7495-0444-2 (PDF)

PEFC
PEFC/04-31-0810
Förderung nachhaltiger Waldbewirtschaftung
www.pefc.co.uk

Inhalt

Vorwort

In einer gut versorgten deutschen Großstadt wie München warten Kinder, die unter einer Traumafolgestörung leiden, bis zu zwei Jahre auf einen Therapieplatz. Das ist aus unserer Sicht nicht hinnehmbar. Deswegen machen wir uns seit einiger Zeit und auf vielfältige Weise für eine bessere Versorgung von traumatisierten Kindern und Jugendlichen stark.

Bisher tun wir dies in unserer therapeutischen Arbeit, durch Supervision von Kolleginnen und Kollegen, als Dozent:innen in der Aus- und Weiterbildung und durch die Mitwirkung in Forschungsprojekten. In dieser Arbeit haben wir immer wieder gesehen, dass die Umsetzung traumafokussierter Therapie in den Praxisalltag am besten durch unkomplizierte, zeitnahe und kollegiale Unterstützung gelingt. Dies brachte uns zur Gründung eines gemeinnützigen Vereins zur Versorgungsstärkung durch bessere Vernetzung von Fachleuten (↗ http://www.trauma.help). Und nun versuchen wir unser Engagement mit diesem Buch fortzusetzen. Wir sind dem Junfermann Verlag dankbar für diese Möglichkeit.

Über die Jahre haben wir festgestellt, dass – neben anderen, von Psychotherapeut:innen nur begrenzt beeinflussbaren Hürden – auch die große Unsicherheit bei der Anwendung von traumafokussierten Methoden einer optimalen Versorgung der Kinder im Wege steht. Unser Ansinnen ist es, in diesem Buch unsere Erfahrungen zu teilen und zu ermutigen, sich dieser lohnenden Arbeit zuzuwenden.

In den Rückmeldungen zu unseren Workshops tauchen häufig drei Punkte auf, die als besonders hilfreich empfunden werden: Erstens, die Teilnehmenden wissen es zu schätzen, wenn wir von unseren eigenen Erfahrungen mit Patientinnen und Patienten berichten. Zweitens, sie mögen es, wenn sie uns „beim Denken über die Schulter schauen" dürfen und nachvollziehen können, wie wir Entscheidungen während der Therapie treffen. Drittens, sie fühlen sich am meisten dann ermutigt, wenn sie merken, dass sie auch bei traumatisierten Kindern vieles von dem anwenden können, was sie schon wissen – und trotzdem ein paar neue Impulse bekommen.

Diesen Punkten folgend haben wir versucht, unser Buch zu schreiben. Wir alle drei haben einen Hintergrund in der anwendungsbezogenen Forschung. Wir schreiben aber aus der Praxis für die Praxis. Und auch wenn wir es waren, die die Dinge aufgeschrieben und sortiert haben, bringen wir hier vorwiegend zu Papier, was sich in der Arbeit mit unseren Patient:innen bewährt hat und was uns Workshop-Teilnehmer:innen und Supervisand:innen immer wieder fragen.

Traumafokussierte Psychotherapie ist eine heilkundliche Behandlung – und setzt die Approbation oder eine vergleichbare Befähigung zur Ausübung von Heilkunde voraus. Wenn Sie sich dafür entschieden haben, Therapie für die Zielgruppe der traumabelasteten Kinder und Jugendlichen anzubieten (worüber wir uns sehr freuen!), dann gehen wir davon aus, dass Sie über eine grundständige Ausbildung in einem etablierten Therapieverfahren verfügen und bereits einige Berufserfahrung als Therapeut:innen gesammelt haben. Wir haben deswegen an vielen Stellen darauf verzichtet, gängige Methoden im Detail zu beschreiben. Wenn Sie ein Freund bzw. eine Freundin von Schritt-für-Schritt-Anleitungen sind oder nach Vorschlägen suchen, wie Sie einzelne Standardinterventionen konkret anwenden können, legen wir Ihnen sehr das TF-KVT-Web-online-Training nahe, an dessen Entstehung wir alle drei beteiligt waren (↗ https://tfkvt.ku.de). Dort finden Sie Anleitungen, Lernvideos und Arbeitsblätter zum systematischen Erlernen und Anwenden dieses evidenzbasierten Therapieprogramms, das sich gut in bestehende allgemeine Psychotherapiekenntnisse – egal welcher Ausrichtung – integrieren lässt.

Eine Anmerkung zu den Fallbeispielen. Wir haben uns große Mühe gegeben, eine möglichst gute Balance zwischen authentischen Szenen aus unseren Therapien und dem Schutz der Privatsphäre der Patient:innen zu finden. Alle in diesem Buch beschriebenen Fallbeispiele sind so abgewandelt, dass die realen Personen nicht wiederzuerkennen sind. Merkmale wie z. B. Name, ethnische Herkunft, Familienstruktur oder Geschlecht wurden verändert, um die Menschen, die sich uns anvertraut haben, zu schützen. Manchen der Fallbeispiele liegen verschiedene reale Fälle zugrunde. Es ist verblüffend festzustellen, dass sich manchmal ein Wiedererkennungseffekt zu realen Personen einstellen kann, obwohl die geschilderten Ereignisse nie genau so stattgefunden haben. Das Gleiche gilt für die zufällige Auswahl von Namen. Wir können Ihnen versichern, dass Ähnlichkeiten zu Namen oder Personen, die Sie kennen, rein zufällig sind und nicht darauf zurückzuführen, dass eine real existierende Person im Fallbeispiel beschrieben wird.

Eine Anmerkung zu den beschriebenen Methoden und Techniken. Im Verlauf des Buches werden viele klinische Methoden und Techniken mehr oder weniger ausführlich beschrieben, die von herausragenden Kliniker:innen entwickelt und entdeckt wurden. Viele davon haben wir im Rahmen unserer Aus- und Weiterbildung lernen oder in für uns wichtigen Publikationen entdecken dürfen. Soweit uns die Entstehung der Methoden bekannt ist, führen wir die Quellen an. Sollte dabei jemand vergessen oder fälschlicherweise eine spätere Quelle als die ursprüngliche benannt sein, war das ein Versehen und wir bitten dies zu entschuldigen. Gerade im Bereich der Traumatherapie gibt es viele unterschiedliche Einflüsse, sodass vermeintliche Neuentdeckungen in anderen Feldern vielleicht schon vorher bekannt waren.

Abschließend noch eine Anmerkung zur therapeutischen Orientierung. Unser Hintergrund ist primär kognitiv-verhaltenstherapeutisch. Deswegen sind viele der vorgestellten Methoden nahe an der TF-KVT (vgl. Cohen, Mannarino & Deblinger, 2009), angereichert durch Elemente aus der dritten Welle der Verhaltenstherapie und aus den systemischen Therapien. Wir sind aber der Ansicht, dass es gerade bei Traumafolgestörungen das Beste ist, wenn wir uns alle gegen das Trauma verbünden, anstatt uns in einem Wettkampf zu verlieren, welcher der evidenzbasierten Ansätze wohl der bessere sei. Wenn Sie also lieber mit EMDR oder anderen traumafokussierten Methoden arbeiten als mit der TF-KVT, hoffen wir, dass Sie durch das Buch trotzdem Anregungen bekommen, die Sie gut in Ihre Arbeit übersetzen können, obwohl sich Ihre spezielle Herangehensweise bei der Traumabearbeitung von unserer unterscheidet.

In unseren Workshops und Supervisionen haben wir stets die Erfahrung gemacht, dass viele Kolleg:innen es begrüßen, ihren eigenen Therapiestil und ihre eigenen Herangehensweisen beibehalten zu dürfen. Von uns wünschen sie sich primär einen roten Faden, wie sie die ihnen bekannten und einige neue Bausteine zur Überwindung von Traumafolgestörungen einsetzen können. Deswegen verstehen wir dieses Buch mehr als „kollegialen Austausch" denn als Lehrbuch oder als Manual und verweisen an mehreren Stellen auf andere Handbücher. Trotzdem liefern wir eine Auswahl an Arbeitsmaterialien mit, die Ihnen online zum Download zur Verfügung stehen. Wenn Sie Ihnen nützlich erscheinen, freuen wir uns, wenn Sie diese direkt für die Arbeit mit Ihren Patient:innen nutzen mögen.

Zu den Online-Materialien gelangen Sie, wenn Sie unter ↗ http://www.junfermann.de die Produktseite zu diesem Buch aufrufen und nach unten zur „Mediathek" scrollen. Beachten Sie auch, dass die Übungen „Ein mitfühlender Freund", „Ein Moment für mich" und „P.E.A.C.E." als Audiodateien vorliegen.

Patrick Fornaro, Nicole Szesny-Mahlau & Johanna Unterhitzenberger

München und Neuötting, im Juli 2023

1. Der Weg in eine passgenaue Behandlung

Und wieder spult sich vor meinen Augen der gleiche Film ab. Erst verschwommen, dann immer klarer. Ich sehe mich in meinem Kinderzimmer, ein siebenjähriges Kind voller Angst, das niemanden hat, mit dem es darüber sprechen kann. Ich rieche den Atem meines Vaters, Bier und Ekel. Ich fühle die Kälte in dem ungeheizten Zimmer. Der Atem ist laut, bedrohlich, nah – als wäre es damals. Und ich habe Angst, dass ich diese Vergangenheit, die sich wie Gegenwart anfühlt, niemals hinter mir lassen kann. Heute ist mein sechzehnter Geburtstag. Ich gehe hinaus, zünde mir eine Zigarette an, inhaliere gierig den Rauch in meine Lunge. Ich will alles wegatmen, wegbrennen, die Bilder, alles, was in mir ist. Aber ich mache es noch schlimmer, ich muss würgen, spüre, wie allein ich bin. Wie oft hat er seinen Gürtel gezogen? Dutzende Male? Hunderte? Dieses Gefühl, nichts ausrichten zu können, nie schnell genug zu sein, auch wenn ich schon lange vorher wusste, dass es heute wieder passieren wird. Warum ich? Was habe ich falsch gemacht? Manchmal wäre ich lieber tot.

Geschichten von Kindern und Jugendlichen, die schwere Traumatisierung erlebt haben, lösen leicht starke Gefühle aus und konfrontieren auch uns als Helfer:innen mit der Fragilität der Welt, mit unserer eigenen Verletzlichkeit und mit der Möglichkeit, dass unvorhersehbare, lebensverändernde Katastrophen passieren können.

Wenn wir als Therapeut:innen dazu bereit sind, uns von unseren Patient:innen auch in unserer eigenen Verletzlichkeit berühren zu lassen, können beide – die Kinder und Jugendlichen, die wir begleiten, *und* wir selbst – daran wachsen.

Neben dem Mut, sich gemeinsam dem Erlebten zuzuwenden, braucht es zuallererst ein fundiertes Grundlagenwissen über Trauma und Traumafolgen. Aus unserer Erfahrung kann es Sicherheit und Halt geben, wenn man über potenzielle traumatische Erlebnisse in der Kindheit und deren vielfältige Auswirkungen im Verlauf des weiteren Lebens gut Bescheid weiß. Deshalb beginnen wir dieses Buch mit ein paar theoretischen und praktischen Grundlagen der Psychotraumatologie. Hauptsächlich ist es unsere Absicht, durch ein besseres Verständnis der theoretischen Hintergründe die Bereitschaft zu stärken, mit den praktischen Methoden und Ansätzen zu arbeiten, die wir Ihnen vorstellen werden.

Wir hoffen, dass spürbar wird, was für einen unermesslichen Unterschied eine rechtzeitige und bedarfsgerechte Versorgung für traumatisierte Kinder und Jugendliche machen kann. Traumatherapie wirkt! Die Forschungsbefunde dazu sind vielversprechend und ermutigend (Schäfer et al., 2019). So übermächtig die Hindernisse bei den Kindern und Jugendlichen, deren Familien und Bezugssystemen und sogar bei uns Therapeut:innen manchmal erscheinen – wenn wir uns alle zusammenschließen und uns mutig dem Erlebten zuwenden, schaffen wir es gemeinsam, die negativen Auswirkungen von Traumata zu überwinden und den Kindern den Weg zurück in ihre individuelle Entwicklung zu ebnen.

1.1 Prävalenz und Auswirkungen traumatischer Erfahrungen

Sogar in sicheren europäischen Ländern wie der Schweiz erleben mehr als die Hälfte der Kinder und Jugendlichen bis zum 18. Lebensjahr eines oder mehrere traumatische Ereignisse (Landolt et al., 2013). Dies trifft zu, obwohl diesen Studien eine sehr eng gefasste Definition traumatischer Ereignisse zugrunde liegt. Der Trauma-Begriff nach DSM-5 (APA, 2015) umschließt Ereignisse, die tatsächlichen oder drohenden Tod, ernsthafte Verletzung oder sexuelle Gewalt beinhalten. Als „Trauma" zählt dabei das direkte Erleben solcher Ereignisse und genauso auch das Beobachten bei anderen. Zu erfahren, dass einem nahen Familienmitglied oder einem engen Freund etwas Derartiges zugestoßen ist, kann ebenfalls traumatisierend sein. Beispiele für traumatische Ereignisse, denen Kinder und Jugendliche ausgesetzt sein können, sind schwere Unfälle, Brände, akute medizinische Ereignisse, Massenschadensereignisse, Krieg, Flucht, Misshandlung, häusliche Gewalt oder sexueller Missbrauch. Schätzungen zufolge sitzen in jeder Schulklasse ein bis zwei Kinder, die von sexuellen Übergriffen betroffen sind (UBSKM, 2022).

Die offiziellen diagnostischen Systeme bemühen sich um eine möglichst eindeutige und objektive Definition, was als traumatisches Ereignis gilt. Gleichzeitig hängt es sehr von der subjektiven Wahrnehmung der Bewältigungsmöglichkeiten durch die Betroffenen ab, ob ein bestimmtes Ereignis tatsächlich als traumatisierend erlebt wird. In Abhängigkeit von Alter, Entwicklungsstand und Wahrnehmungsfokus kann sich das bei Kindern und Jugendlichen stark unterscheiden. Auch das Zusammenspiel mit den frühen Beziehungserfahrungen und den Reaktionen des direkten Umfelds spielen eine wichtige Rolle bei der Entstehung negativer Traumafolgen. Aus diesen Gründen betonen manche Definitionen des Trauma-Begriffs stärker diese wechselseitigen Bedingungen: „Ein psychisches Trauma ist ein Ereignis, das sowohl die psychischen als auch die biologischen Bewältigungsmechanismen einer Person überfordert und das nicht durch die Unterstützung einer anderen Person, die die Unfähigkeit dieses Menschen bzw. Organismus ausgleichen könnte, kompensiert werden kann" (Streeck-Fischer, 2014, S. 131).

Traumatische Ereignisse können vielfältige Auswirkungen haben

Vor dem Hintergrund der weiten Verbreitung von potenziell traumatischen Ereignissen ist es erstaunlich festzustellen, wie viele der betroffenen Kinder und Jugendlichen sich *ohne* therapeutische Hilfe innerhalb von einiger Zeit von den schlimmen Ereignissen erholen und in der Folge *keine* anhaltenden Belastungsreaktionen entwickeln. Insbesondere einmalige und nicht von Personen verursachte Traumata zeigen Studien zufolge ein eher geringes Risiko, psychische Langzeitfolgen nach sich zu ziehen (Alisic et al., 2014). Die Gehirne von Kindern scheinen grundsätzlich darauf ausgelegt zu sein, sehr gut mit Ausnahmesituationen umgehen zu können. Das erklärt, warum trotz der Häufigkeit von potenziell traumatischen Ereignissen nicht jedes Kind eine psychische Störung entwickelt. Erfahren Kinder und Jugendliche feinfühlige Unterstützung und Fürsorge durch ihre Bezugspersonen, haben sie eine gute Chance, psychisch gesund zu bleiben (Domhardt et al., 2015). Diese Erkenntnis ist wichtig im Umgang mit besorgten Eltern, die berechtigterweise nach einem erschütternden Ereignis die Notwendigkeit einer raschen Traumatherapie vermuten und nichts verpassen wollen. Oft können wir sie nach einer sorgfältigen diagnostischen Abklärung beruhigen, da ihr Kind aktuell keinen Behandlungsbedarf hat.

Resilient oder überangepasst?

In Abhängigkeit von den genauen Umständen des Traumas, der kognitiven Verarbeitung durch das Kind, der sozialen Unterstützung und weiterer Resilienzfaktoren müssen auch schwerwiegende traumatische Erfahrungen nicht zwangsläufig in eine psychische Störung einmünden. Dennoch verstecken sich unter den vermeintlich resilienten Kindern einige, die ihre Symptomatik lediglich gut verstecken. Deswegen sollten wir sorgfältig auf alle Veränderungen nach den Ereignissen achten und prüfen, ob wir echte Resilienz nicht verwechseln mit Überangepasstheit, durch die es manchen Kindern gelingt, nicht „negativ aufzufallen", um ihre Angehörigen nicht noch mehr zu belasten. Versteckt hinter einer Maske von vermeintlicher Alltagsfunktionalität leiden sie still, ohne Zugang zu den notwendigen Hilfen zu erhalten. Deswegen ist es eine gute Idee, Kinder, die im Erstkontakt unauffällig wirken, nach einiger Zeit erneut einzuladen und den Verlauf einzuschätzen. Die Bezugspersonen sollten dafür sensibilisiert werden, auf welche Symptome sie achten können, und ermuntert werden, sich wieder vorzustellen, wenn sie negative Veränderungen beobachten.

Bei denjenigen Kindern, die noch Monate und Jahre nach den traumatischen Erfahrungen Belastungszeichen zeigen, können sich die chronischen Stressreaktionen vielfältig ausdrücken und verschiedenen Störungsbildern zugeordnet werden, von Ängsten, Depressionen, Zwängen, Essstörungen und Verhaltensauffälligkeiten bis hin zu Bindungsstörungen, dissoziativen Symptomen und Störungen der Emotionsregulation. Sie beeinträchtigen die Kinder in vielen Lebensbereichen wie Schule, Freizeit, Familie und Freundschaften und stehen der erfolgreichen Bewältigung von altersgemäßen Entwicklungsaufgaben erheblich im Weg. Sie erhöhen das Risiko für die Ausbildung weiterer körperlicher und seelischer Erkrankungen, sozialer Ablehnung und schädlicher Kompensationsstrategien wie den Missbrauch von Substanzen. Die negativen Folgen können auch die gesamte weitere Lebensspanne betreffen. Durch eine Vielzahl von Studien mit erwachsenen Trauma-Überlebenden wissen wir, dass sich hinter vielen seelischen Erkrankungen im Erwachsenenalter unbearbeitete Traumatisierungen im Kindesalter verbergen (Schmid, Fegert & Petermann, 2010). Frühe Traumata erhöhen auch das Risiko für somatische Diagnosen wie zum Beispiel für Herz-Kreislauf-Erkrankungen und wirken sich sogar nachteilig auf die Lebenserwartung aus (Shonkoff & Garner, 2012). Daneben verursachen sie langfristig massive gesellschaftliche Kosten (Habetha et al., 2012). Das Erleben von Gewalt ist der größte Risikofaktor für einen sogenannten „Cycle of Violence" (Widom, 1989), und zwar in zwei Richtungen: Zum einen erhöht sich das Risiko, auch später erneut Opfer zu werden und Lebensbedingungen herzustellen, in denen die Traumatisierungen an die nächste Generation weitergegeben werden (Chiang et al., 2018). Zum anderen wird ein nicht unbedeutender Anteil an Kindern, die Gewalt erlebt haben, ohne adäquate Behandlung selbst gewalttätig oder straffällig. Sie geben als Erwachsene die Traumatisierung in die nächste Generation weiter (Dutton, 1995; Nickerson et al., 2011).

Traumafolgen entstehen in sozialen Kontexten

Wir haben vorhin erwähnt, dass feinfühlige soziale Unterstützung ein wesentlicher Schutzfaktor ist, um nach dem Erleben von einem oder mehreren traumatischen Ereignissen *nicht* zu erkranken. Umgekehrt können wir davon ausgehen, dass vielen Kindern und Jugendlichen, die krank geworden sind und deswegen den Weg in unsere Praxis gesucht haben, dieser protektive Faktor gefehlt hat. Die Kinder, die erkranken, sind häufig nicht nur einzelnen abgegrenzten traumatischen Ereignissen ausgesetzt, sondern wurden oftmals auch in einem schwierigen familiären Umfeld groß, in dem optimale Entwicklungsbedingungen gefehlt haben und basale kindliche Grundbedürfnisse nicht ausreichend versorgt waren. Neben den umschriebenen traumatischen Ereignissen haben diese Kinder oft weniger Möglichkeiten gehabt, sich altersentsprechend zu entwickeln, soziale Kompetenzen zu erlernen, in ihrer emotionalen Regulationsfähigkeit unterstützt zu werden oder auch nur Trost und Zuwendung zu erfahren. Das Entstehen einer Traumafolgestörung nach einem potenziell traumatisierenden Ereignis kann also nur vor dem Hintergrund des komplexen Zusammenwirkens verschiedener Faktoren verstanden werden. Aufgrund dieser Komplexität ist oft nicht auf den ersten Blick erkennbar, was den Kindern tatsächlich fehlt. Dies kann dazu führen, dass Bedarfe übersehen werden und viele Betroffene bis ins Erwachsenenalter hinein keine adäquate Behandlung finden. Dabei wären aus unserer Sicht eine frühzeitige Diagnostik und eine rasche und passgenaue Behandlung besonders relevant, um manifeste Erkrankungen zu behandeln und all den geschilderten negativen Entwicklungen vorzubeugen.

Traumafolgen begegnen uns in verschiedenen Gestalten

Obwohl Traumata häufig sind und bei der Entstehung von vielen verschiedenen Folgeproblemen eine wesentliche Rolle spielen, ist es in der Praxis nicht unbedingt die Regel, dass sie den primären Vorstellungsgrund für eine Psychotherapie darstellen. Vielmehr begegnen wir Traumafolgestörungen in den unterschiedlichsten „Verkleidungen“. Oft zeigen Kinder und Jugendliche massive Verhaltensauffälligkeiten oder psychische Symptome, die durch die üblichen pädagogischen Maßnahmen oder therapeutische Strategien kaum beeinflussbar scheinen. Über die dahinterliegenden Ursachen und Motive bei diesen Kindern ist oft wenig bekannt. So zeigte eine Erhebung in den USA mit erwachsenen Patient:innen mit Essstörung, dass 75 Prozent der Betroffenen, die vor dem Alter von elf Jahren erkrankten, die Verdachtsdiagnose PTBS erfüllen und im Mittel neun traumatische Ereignistypen berichten (Brewerton et al., 2022). Weiterhin zeigen amerikanische Forschungsergebnisse, dass 92 Prozent der Jugendlichen, die mit der Justiz in Kontakt kommen, mindestens ein traumatisches Ereignis erlebt haben (Abram et al., 2004) und im Durchschnitt 30 Prozent eine PTBS aufweisen (Ford et al., 2007). Darüber hinaus haben zahlreiche Studien den starken Zusammenhang zwischen sexuellem Missbrauch in der Kindheit und späterer Störung des Sozialverhaltens belegt (Maniglio, 2015).

Eltern, Erzieher:innen, Lehrer:innen oder andere Bezugspersonen haben an uns häufig den Auftrag, dass das schwierige Verhalten „abgestellt“ wird, sich die Kinder wieder einfügen und im Alltag gut zurechtkommen sollen. Die Täter:innen, die häufig aus dem Nahbereich stammen (UBSKM, 2022), haben ein großes Interesse daran, dass die Betroffenen weiter über die Ursachen ihres Leidens schweigen. Scham- und Schuldgefühle aufseiten der Kinder und Jugendlichen und auch aufseiten der Familien verhindern, dass offen über die Ereignisse gesprochen werden kann. Und nicht zuletzt gehört die Anstrengung, das Trauma zu vergessen und auf keinen Fall daran zu denken oder darüber zu reden, zu den Kernsymptomen der posttraumatischen Belastungsstörung, wie wir gleich noch sehen werden.

1.1.1 Die posttraumatische Belastungsstörung (PTBS) nach DSM-5

In der Praxis stehen wir vor der Aufgabe, uns bei all der Vielfalt und Komplexität nicht zu verlieren und vor allen Dingen den speziellen Bedarf nach einer traumafokussierten Behandlung nicht zu übersehen, sondern zu erkennen. Dafür benötigen wir Werkzeuge, die uns helfen, die Berichte und Beobachtungen von Kindern und Eltern zu ordnen und zu unserem Fachwissen über Traumafolgen und Behandlungsmöglichkeiten in Bezug zu setzen. So können wir uns ein umfassendes und individuelles Bild von den Schwierigkeiten und Ressourcen des jeweiligen Kindes machen und anhand dessen eine passende Behandlung vorschlagen. Als ein solches nützliches Werkzeug empfinden wir die Diagnose der posttraumatischen Belastungsstörung (PTBS) in der Beschreibung, die uns das DSM-5 anbietet (s. Kasten). Aus jahrzehntelangen Beobachtungen gewonnen und wissenschaftlich gut untersucht, rahmt sie unserer Erfahrung nach die vielfältigen Phänomene treffend ein, die uns in der täglichen Arbeit mit traumabelasteten Kindern und Jugendlichen tatsächlich begegnen. Dies erleichtert es uns auch, Kindern und Eltern die Entstehung und das Zusammenspiel der Symptome besser zu erklären und einen Therapieplan abzuleiten. Mit einer Prävalenz von 1–5 Prozent bei Minderjährigen (Landolt, 2013; McLaughlin, 2013) tritt die PTBS in etwa gleich häufig auf wie die ADHS (Schlack et al., 2007), wird aber seltener diagnostiziert.

Symptombereiche der PTBS nach DSM-5

Das DSM-5 beschreibt neben dem Trauma-Kriterium Schwierigkeiten in vier Symptombereichen und ermöglicht darüber hinaus eine Berücksichtigung der dissoziativen Symptomatik.

Wiedererleben („Intrusionen")

Kinder und Jugendliche mit PTBS leiden unter belastenden, sich aufdrängenden Erinnerungen an das Geschehene. Diese können in allen Sinnesmodalitäten auftauchen (z. B. Bilder, Geräusche, Gerüche, Körperempfindungen). Werden Kinder durch Reize (Trigger wie z. B. die Sirene eines Rettungswagens) an das traumatische Ereignis erinnert, reagieren sie mit starker Angst und körperlichen Veränderungen wie Herzklopfen oder Zittern. Häufig kommen Albträume vor. Kleinere Kinder spielen das Ereignis immer wieder lustlos nach.

Vermeidung

Die Betroffenen versuchen mit ganzer Kraft, Erinnerungen, Gedanken und Gefühle in Zusammenhang mit dem Ereignis zu vermeiden. Sie gehen Personen, Orten, Gesprächen, Aktivitäten und Situationen aus dem Weg, die sie an die Ereignisse erinnern. Das macht es auch schwer, offen über die Ereignisse zu sprechen und Unterstützung zu erfahren.

Negative Veränderungen von Kognition und Stimmung

Manchmal werden Teile der Ereignisse nicht erinnert. Das muss insbesondere auch in Hinblick auf die Beurteilung der Glaubwürdigkeit berücksichtigt werden, da Inkonsistenzen und Erinnerungslücken kein Hinweis auf Unwahrheiten sind, sondern vielmehr der Ausdruck der für das Traumagedächtnis typischen Fragmentierung. Kinder und Jugendliche mit PTBS entwickeln anhaltende und übertriebene negative Überzeugungen oder Erwartungen, die sich auf die eigene Person, andere Personen oder die Welt beziehen und meistens etwas mit den Ursachen oder Folgen des Traumas zu tun haben. Beispiele hierfür sind: „Ich bin nirgends sicher", „Man kann niemandem vertrauen" oder „Weil mir das passiert ist, bin ich wertlos". Häufig geben sich Kinder und Jugendliche selbst die Schuld für die Ereignisse. Sie sind geplagt von Furcht, Wut, Schuld oder Scham. Viele haben keine Freude mehr an Dingen, die sie früher gerne gemacht haben, ziehen sich zurück oder fühlen sich anderen Menschen nicht mehr nahe. Sie haben Schwierigkeiten, angenehme Gefühle wie Glück, Zufriedenheit oder Zuneigung zu empfinden.

Veränderungen des Erregungsniveaus und der Reaktivität („Hyperarousal")

Jungen und Mädchen, die unter einer PTBS leiden, haben ein dauerhaft gesteigertes Erregungsniveau. Einige werden nach dem Trauma leicht reizbar und bekommen Wutausbrüche bei kleinsten Anlässen. Einige verhalten sich risikoreich oder verletzen sich selbst bis hin zu Selbstmordgedanken oder -versuchen. Manche sind übermäßig wachsam oder schreckhaft. Viele traumatisierte Kinder und Jugendliche haben Konzentrationsschwierigkeiten, was sich in einer Verschlechterung der Schulleistungen niederschlägt. Schwierigkeiten einzuschlafen, durchzuschlafen oder ein unruhiger Schlaf sind nicht selten.

Spezifikation: mit oder ohne Dissoziation

Manche Betroffene fühlen sich zeitweise wie in einem Traum oder nehmen die Umwelt als unwirklich wahr (Depersonalisation und Derealisation). Diese Symptomatik tritt auch unabhängig von Erinnerungen an das Trauma auf und hängt oft mit dem allgemeinen Stresslevel des Kindes zusammen.

Von allen oben beschriebenen Symptombereichen ist das *Wiedererleben besonders ausschlaggebend für die Behandlungsplanung.* Während viele der anderen Symptome auch im Rahmen anderer psychischer Erkrankungen oder Stressreaktionen auftauchen können und somit gut auf herkömmliche Behandlungsmethoden ansprechen, sind Symptome des Wiedererlebens ganz einzigartig für die PTBS und erfordern eine traumafokussierte Arbeit, also eine konkrete Verarbeitung der Erinnerung an das traumatische Ereignis und / oder seiner Bedeutung (Schäfer et al., 2019).

1.1.2 Von der ICD-10 in die ICD-11

Das Referenzsystem für die klinische Arbeit in vielen Ländern ist die ICD, die Internationale Klassifikation psychischer Störungen. Schon in ihrer zehnten Fassung (Dilling, Mombour & Schmidt, 2015) und überlappend mit dem DSM formuliert sie als Kernsymptome der posttraumatischen Belastungsstörung den Dreiklang aus Intrusionen, Übererregung und Vermeidung. In der ICD-11 (↗ https://icd.who.int/en), welche die alte Kategorisierung gerade ablöst, wurde neben der (klassischen) PTBS außerdem die Diagnose der komplexen PTBS eingeführt. Sie bezieht sich auf Ereignisse von besonderer Tragweite, insbesondere dann, wenn diese wiederholt stattfinden, länger andauern und ein Entkommen aus der Situation schwierig oder unmöglich ist. Hier zählen neben den Grundsymptomen (Intrusionen, Übererregung und Vermeidung) noch weitere Symptome zur Diagnose, im Einzelnen:

- Probleme in der Emotionsregulation,
- ein negatives Selbstbild verbunden mit Gefühlen von Scham, Schuld oder Versagen sowie
- Schwierigkeiten in den Beziehungen zu anderen Personen.

In der ICD-11 wird mit der anhaltenden Trauerstörung außerdem auch eine neue Diagnose eingeführt, die außergewöhnliche Trauerreaktionen nach dem Verlust einer nahestehenden Person beschreibt. Zu den Leitsymptomen zählen:

- die Sehnsucht nach oder ein ständiges Beschäftigen mit der Person sowie
- starker emotionaler Schmerz (Traurigkeit, Schuldgefühle oder -zuweisungen, Leugnen, Ärger, Schwierigkeiten, den Tod zu akzeptieren oder sozialen Aktivitäten nachzugehen).

Zur Abgrenzung gegenüber „normalen" Trauerprozessen werden eine ungewöhnlich lange Zeitdauer und ein Abweichen von der kulturellen Spannbreite genannt sowie bedeutsame Beeinträchtigungen in verschiedenen Lebensbereichen. Gerade im Hinblick auf traumatisierte Kinder lohnt es sich, die Auswirkungen der Verlusterfahrungen im Blick zu behalten: Zum einen gehen traumatische Ereignisse oftmals mit Todesfällen einher, und neben den traumabezogenen Aspekten können Verluste weitere Folgebelastung mit sich bringen, die adäquat erkannt und versorgt werden sollten. Zum anderen leiden Kinder auf mehreren Ebenen unter einem Verlust, da oft auch das unmittelbare Unterstützungssystem betroffen ist. Verstirbt beispielsweise ein Elternteil oder ein

Geschwisterkind, so sind auch die erwachsenen Bezugspersonen mit eigenen Trauerprozessen beschäftigt. Das verändert deren Verfügbarkeit für die Unterstützung der Kinder, die so dringend gebraucht wird.

1.1.3 PTBS-Symptome in der Praxis: Sie stecken Helfer:innen an und erschweren die Behandlung

Wer mit traumabelasteten Familien gearbeitet hat, wird festgestellt haben: Die Symptome beeinträchtigen nicht nur die Betroffenen selbst, sondern sie haben Ansteckungseffekte und lösen in den Bezugssystemen und in den Helfersystemen Dynamiken aus, die der Überwindung der Symptome im Wege stehen. Weil die Gehirne von traumatisierten Menschen die belastenden Reaktionen als überlebensnotwendig empfinden (mehr dazu in Abschn. 1.2.2), sträuben sie sich in der Regel dagegen, sie aufzugeben, und lassen zunächst einmal keine Gelegenheit aus, um Hilfsmöglichkeiten zu vereiteln.

- Die Inhalte des **Wiedererlebens** machen nicht nur den Kindern Angst, sondern können auch für die Helfer furchteinflößend sein. Therapeut:innen sind selbst auch Eltern oder haben Kinder im Nahfeld. Sich Details über den sexuellen Missbrauch von einem kleinen Mädchen anzuhören oder die Gefühlswelten eines Jugendlichen zu begleiten, der seinen Vater tot aufgefunden hat, ist auch für sie schwer auszuhalten. Die Ungerechtigkeiten und Grausamkeiten, mit denen sie bei der Arbeit in Berührung kommen, kratzen an eigenen Sicherheiten, lösen manchmal starke emotionale und körperliche Reaktionen aus und können Intrusionen bei den Behandelnden hinterlassen. Weil dies insgesamt zu Belastungen bis hin zu einer sekundären Traumatisierung führen kann, betonen wir den Stellenwert von Selbstfürsorge in Kapitel 2.
- Ebenfalls in Kapitel 2 vertiefen wir, wie man in den Sitzungen und darüber hinaus damit umgehen kann, dass **Übererregung** ansteckend ist, dass die Angst, Patient:innen zu destabilisieren, abschreckend ist und dass Therapeut:innen sich selbst gut regulieren müssen, damit sie die Kinder adäquat koregulieren können.
- Die Hoffnungslosigkeit, das Schwarz-Weiß-Denken, das Misstrauen und all die anderen Belastungen, die sich aus **negativen Veränderungen von Kognition und Stimmung** für die Betroffenen ergeben, führen bei den Helfer:innen oftmals zu Gefühlen der Hoffnungslosigkeit, zu Lähmung und zu Hürden bei der Gestaltung der therapeutischen Beziehung. Auch Helfende können in die Falle geraten, Gedanken oder Zweifel zu entwickeln, die entweder unberechtigt sind oder dem Prozess schaden („Bei so einer Vorgeschichte sind die Heilungschancen gering", „Das Kind ist zu instabil für eine Traumaverarbeitung", „Die Jugendliche strengt sich zu wenig an").
- Besonders ansteckend sind **Vermeidungstendenzen**. Aus Angst, Scham und Nicht-wahrhaben-Wollen bemerken auch enge Familienmitglieder oft nicht, dass Übergriffe stattfinden, oder sie lehnen Hilfe ab. In der Gesellschaft und auch bei vielen Fachleuten besteht wenig Bewusstsein darüber, wie weit traumatische Ereignisse verbreitet sind und welche Hilfsmöglichkeiten es gibt. Und auch viele Psychotherapeut:innen

scheuen sich davor, die Kinder direkt auf die Traumatisierung anzusprechen oder ihnen eine traumafokussierte Behandlung anzubieten – oftmals aus Sorge, etwas falsch zu machen oder die Lage noch mehr zu verschlimmern. Dabei dürfen wir unter Berufung auf den wissenschaftlichen Konsens getrost dafür einstehen, dass der größte Behandlungsfehler in der Traumatherapie die Nicht-Behandlung ist.

- Auch **dissoziative Symptome** wie Depersonalisations- oder Derealisationserleben können ansteckend oder einschüchternd sein. Vielleicht haben Sie sich in der Arbeit mit schwer traumatisierten oder hochdissoziativen Menschen schon einmal selbst dabei ertappt, wie Sie Ihre eigenen Gedanken nicht mehr richtig verfolgen konnten und Ihnen Ihre Umgebung oder der Kontakt zu Ihren Patient:innen irgendwie unwirklich vorkam? Manchmal spüren wir auch eine für uns eher untypische Zurückhaltung beim Stellen bestimmter Fragen und beim Ansprechen von Themen, die von den Patient:innen nicht komplett realisiert werden können und abgespalten werden mussten. In manchen Fällen können dissoziative Symptome auch zu Verwirrung bei uns führen. Warum kann jemand in der einen Stunde gut über etwas Auskunft geben, scheint sich dann aber in der nächsten Sitzung nicht mehr richtig zu erinnern? Wie kann es sein, dass manche Körperteile nicht mehr gespürt oder angesteuert werden können? Dass es immer wieder zu Schweigen, Abwesenheit und dissoziativen Anfällen kommt? Manchmal stellt sich dann bei den Helfer:innen ein Gefühl der Unsicherheit ein: Welche Phänomene sind von den Patient:innen kontrollierbar und welche nicht? Was ist wahr und was „erfunden"?

1.1.4 Paradigmenwechsel: PTBS-Symptome machen Sinn!

In den bisherigen Ausführungen haben wir die langanhaltenden Reaktionen auf traumatische Erfahrungen als seelische Erkrankung oder *Störung* beschrieben. Das finden wir legitim und wichtig, weil PTBS-Symptome bei den Betroffenen zweifellos Leiden verursachen, belastend sind und im wahrsten Sinne des Wortes *stören*. Sie stören dabei, all die Dinge zu tun, die Kinder unbeschwert tun können sollten: lachen, sich freuen, spielen, Freunde finden, sich entwickeln, lernen, neugierig sein, sich sicher und gemocht fühlen, sich konzentrieren – ja, sie stören sogar beim Schlafen.

Gleichzeitig ist es wichtig anzuerkennen, dass alle Symptome durchgängig die beste mögliche Anpassungsleistung darstellen, die Kinder entwickeln konnten, um mit stark überlastenden Erlebnissen zurechtzukommen. Symptome des Wiedererlebens sind Ausdruck unverarbeiteter Erinnerungsfragmente. Vermeidungssymptome sind verbissene Versuche, nicht schon wieder etwas Schlimmes erleben oder fühlen zu müssen. Gedankliche Verzerrungen wie Schuldkognitionen bieten brauchbare, wenngleich schmerzliche Erklärungen für unbegreifliche Erfahrungen oder nehmen Täter:innen in Schutz, von denen die Kinder abhängig waren und oft noch sind. In den Übererregungssymptomen zeigt sich eine biologisch fundierte, erhöhte Alarmbereitschaft, die die Betroffenen in Zukunft besser schützen soll. Dissoziation ist ein Mechanismus, der in der traumatischen Situation geholfen hat, unaushaltbaren Schmerz nicht komplett fühlen zu müssen und von Angst nicht vollkommen überflutet zu werden. Und selbst komorbide Erkrankungen entwickeln sich oft aus der Notwendigkeit, wieder ein Kontrollgefühl herzustellen, wie bei Zwängen, oder sich zu betäuben, wie bei Suchterkrankungen.

Vor diesem Hintergrund scheint es uns berechtigt zu unterstreichen, dass alle Symptome normale, nachvollziehbare, ja sogar auf eine gewisse Weise überlebensnotwendige Reaktionen auf die alles andere als normalen, völlig überfordernden traumatischen Ereignisse sind. Tatsächlich erleben viele Personen unmittelbar nach einem traumatischen Ereignis genau solche Reaktionen. Während sie bei vielen Betroffenen wieder von allein weggehen, setzen sie sie sich bei anderen fest und bilden plötzlich ein starkes Hindernis für ein zufriedenes Leben. In diesem Fall kann traumafokussierte Therapie helfen, um die ins Stocken geratene Bewältigung wieder in Gang zu setzen. Dabei besteht Traumatherapie primär nicht darin, Symptome zu bekämpfen. Vielmehr wollen wir erreichen, dass sich der innere Zustand und das übersteuerte Gefahrenerleben dahingehend verändern, dass die Symptome in ihrer Funktion als Schutzstrategien überflüssig werden. Die Bedingungen dafür herzustellen ist der Sinn der Traumatherapie.

Vor diesem Hintergrund wird auch verständlich, warum wir in der Traumatherapie nicht symptomgeleitet, sondern *verständnisgeleitet* vorgehen. Dieser „Paradigmenwechsel" ist auch für unsere Haltung als Traumatherapeut:innen ungemein wichtig: *Es geht nicht darum, Symptome zu bekämpfen – sondern darum, Symptome überflüssig zu machen.*

1.2 Traumatherapie als bewältigungsorientierte Psychotherapie mit angemessener Berücksichtigung der Ursachen

Julian ist ein aufgeweckter 13-Jähriger. Er spielt hervorragend Tischtennis und Keyboard. Bis vor kurzem war er ein sehr guter Schüler und hatte viele Freunde. Aktuell wohnt er im Kinderheim, weil seine alleinerziehende Mutter mit seinen Wutausbrüchen nicht mehr klarkommt. Kürzlich ist er anderen Kindern mit den Scherben einer Glasflasche hinterhergerannt und hat anschließend versucht, aus dem Fenster zu springen. Auslöser war, dass sich die anderen um eine Baseballmütze gestritten hatten.

Im „Hier und Jetzt" macht es überhaupt keinen Sinn, warum ein ansonsten gut integrierter und weitgehend unauffälliger 13-Jähriger in einer alltäglichen Situation mit Gleichaltrigen dermaßen ausrastet und sich und andere so in Gefahr bringt. Nichts in der gegenwärtigen Situation lässt einen Grund für ein solches Problemverhalten erkennen.

Spulen wir ein paar Jahre zurück. Als Julian zehn ist, lernt seine Mutter einen neuen Partner kennen. Sie arbeitet im Schichtdienst, der Stiefvater ist oft mit den Kindern allein. Wenn er getrunken hat, verprügelt er Julian, sobald der Junge etwas lauter mit seinem jüngeren Bruder streitet. Über einen Zeitraum von zwei Jahren ist es nicht selten vorgekommen, dass der Stiefvater Julian mit Kabelbindern an einem Stuhl festgebunden und mit Gegenständen auf ihn eingeschlagen hat. In solchen Momenten hat Julian oft gedacht: „Lieber springe ich aus dem Fenster, als noch länger mit ihm zusammenzuwohnen."

Im „Dort und Damals" erhält die aktuelle Problemsituation eine ganz andere Plausibilität. Streitsituationen sind für Julian Trigger. In solchen Momenten wird er „per Schleudersitz" von der Gegenwart zurück in die Traumazeit katapultiert. Dieses Wissen verändert die Sicht auf Julians Verhalten komplett.

Definition „Trigger"

Unverarbeitete Erinnerungen an traumatische Ereignisse sind im Gedächtnis in Form von Netzwerken abgespeichert, die alle damit verknüpften Sinneseindrücke, Gedanken, Gefühle, Verhaltensimpulse und Körperempfindungen beinhalten. Wenn Kinder und Jugendliche, die unter einer PTBS leiden, durch äußere oder innere Hinweisreize an das Trauma erinnert werden, wird das ganze Netzwerk einschließlich emotionaler Reaktionen und Verhaltensimpulse aktiviert. Beim Trigger-Begriff denkt man oft als Erstes an äußere Reize wie bestimmte Personen (die dem Täter oder der Täterin ähnlich sehen), laute Geräusche (nach einem Unfall), den Geruch von Rauch oder verbranntem Fleisch (nach einem Brand), bestimmte Nahrungsmittel (Joghurt nach oralem Missbrauch) oder bestimmte Umgebungen (Schwimmbadbesuch nach einem Bootsuntergang). Trigger können aber auch unscheinbarer sein (Nacht, weil der Missbrauch da stattgefunden hat, der Jahrestag des Todes eines Angehörigen, warten – so wie damals im Luftschutzbunker), eine bestimmte Beziehungskonstellation betreffen (Konflikte mit einer Autoritätsperson), innere Körperzustände widerspiegeln (hungrig, müde, Harndrang) oder bestimmte Gefühle (Angst – auch wenn sie sich auf die nächste Matheaufgabe bezieht).

Für den Umgang mit traumatisierten Kindern und Jugendlichen macht es einen riesigen Unterschied, wenn es uns gelingt, das vermeintliche Problemverhalten immer als einen *Kontrollverlust* zu verstehen (Hensel, 2012). Ein Kontrollverlust, der sich daraus ergibt, dass die Kinder im Flashback dieselben Situationen von damals noch einmal durchleben, als würden sie gerade stattfinden. *Genauso wie damals* versucht sich Julian auch heute durch einen Sprung aus dem Fenster zu retten. *Im genauen Gegenteil zu damals* wird er heute selbst aggressiv, bevor die anderen ihm gefährlich werden könnten. Was wie ein Angriff aussieht, ist in Wirklichkeit eine Verteidigung. Sie ergibt sich aus der inneren Angst und einem verzweifelten Bedürfnis nach Schutz. Das heutige Problemverhalten ist mit Blick durch die Traumabrille ein sinnvolles Verhalten aus einem wichtigen Grund – aber mit hohen Kosten.

Gerne wird für die Beschreibung der Traumafolgestörungen die Metapher eines Eisbergs herangezogen (vgl. Abb. 1.1). Beim Eisberg ist nur ein sehr kleiner Anteil über der Wasseroberfläche zu sehen. Ein weitaus größerer Teil befindet sich unter Wasser. Was wir bei den traumatisierten Kindern über der Wasseroberfläche sehen, sind die gegenwärtigen Symptome und Problemverhaltensweisen. Um diese aber zu verstehen, brauchen wir das Wissen über die gemachten Erfahrungen in der Vergangenheit, die im Bauch des Eisbergs unter Wasser liegen.

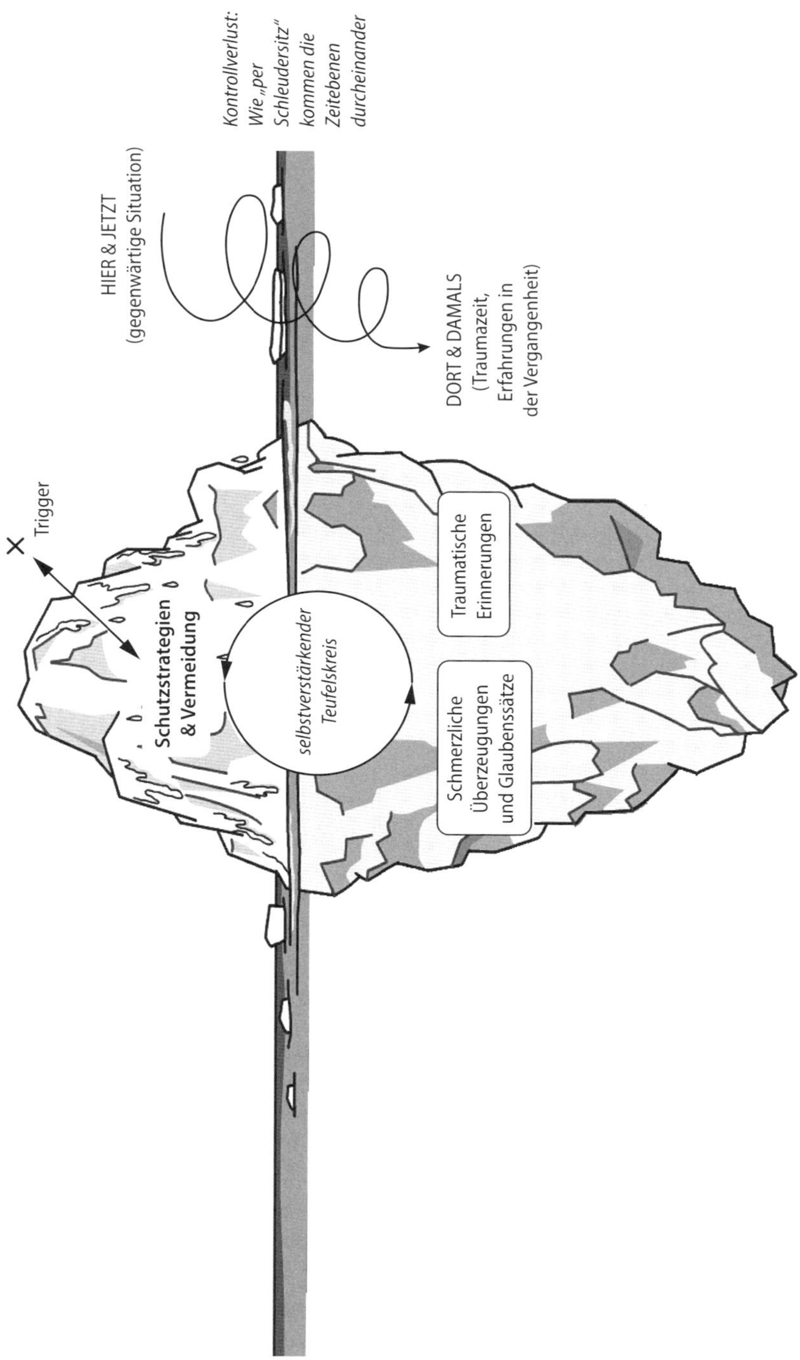

Abbildung 1.1 Eisberg & Schleudersitz

In Abbildung 1.1 sowie auf dem AB 1.1 wird grafisch veranschaulicht, wie die im Alltag sichtbaren Symptome missglückte Problemlöseversuche darstellen, die sich aus der Dynamik der Traumafolgen ergeben. Auf die Theorie dahinter (Ehlers & Clark, 2000) gehen wir in Abschnitt 1.2.1 ein.

Inwiefern unterscheidet sich traumafokussierte Therapie also von herkömmlicher Psychotherapie? Wir rechnen in der traumafokussierten Arbeit nicht damit, dass sich die Symptome über eine symptomorientierte Behandlung lösen lassen. Im Bauch des Eisbergs sitzt die PTBS. Kaum würden wir ein Symptom an der Oberfläche beseitigen, würde das nächste Symptom nachkommen. Wenn wir mit Julian trainieren würden, sich weniger aggressiv zu verhalten, würde er vermutlich stattdessen eine starke Angst entwickeln, die das Ausmaß einer Panikstörung annehmen kann. Eine nachhaltige Lösung der sichtbaren Symptome ist nur zu erwarten, wenn es uns gelingt, den Bauch des Eisbergs aufzulösen. Was aber macht den Bauch des Eisbergs aus? Es sind die ungünstig verarbeiteten und desintegriert abgespeicherten Erinnerungen zum Zeitpunkt der Traumatisierung und die damit einhergehenden schmerzlichen Bewertungen und Erwartungen. Diese verfestigen sich jedes Mal noch mehr, wenn zur Bewältigung von Erinnerungsdruck Strategien eingesetzt werden, die kurzfristig hilfreich, aber langfristig schädigend sind.

1.2.1 *Das kognitive Modell der PTBS*

Anke Ehlers und David Clark (Ehlers & Clark, 2000) beschreiben diese Zusammenhänge eindrucksvoll in ihrem kognitiven Modell der PTBS. Dieses ist inzwischen in vielfältigen Studien überprüft worden, manche Aspekte wurden auch speziell bei Kindern und Jugendlichen untersucht (Mitchell et al., 2017).

Entstehung der PTBS

Auslöser für krank machende Reaktionen ist das Erleben eines potenziell traumatischen Ereignisses. Die Wahrscheinlichkeit, eine Störung zu entwickeln, steigt einerseits in Abhängigkeit von den Merkmalen des Traumas. Julian beispielsweise hat wiederholt interpersonelle Gewalt durch eine nahe Bezugsperson erlebt. Das ist ein besonders krank machender Auslöser. Andererseits sind auch prädisponierende Umstände ausschlaggebend, wie eine vorbestehende psychische Erkrankung oder weitere innere und äußere Risikofaktoren. Nicht nur durch einzelne, sehr extreme Ereignisse, sondern auch durch die Häufung mehrerer für sich genommen geringfügigerer Ereignisse kann eine Schwelle überschritten werden, die das Gehirn in nicht mehr bewältigbaren Stress versetzt. Dass nicht jedes Kind mit vergleichbaren Voraussetzungen eine PTBS entwickelt, wird im Modell damit erklärt, dass die kognitive Verarbeitung in der Situation eine große Rolle spielt. Attribuiert die Person die Ereignisse eher external oder internal? Erlebt sie Ohnmacht und Hilflosigkeit oder kann sie sich zumindest innerlich abgrenzen? Kann das

Ereignis als *endlich* eingeschätzt werden? Befürchtet die Person, dass sie sterben wird? Was nimmt sie aus der Situation an Einsichten und Erkenntnissen über sich, andere und die Welt mit? Julian beispielsweise gibt sich selbst die Schuld für die körperlichen Misshandlungen. Immerhin scheint er sich nicht so leise verhalten zu haben, dass der Stiefvater nicht ärgerlich werden musste. Den Stiefvater in die Verantwortung zu ziehen ist für den Zehnjährigen keine Option. Erstens weiß er, wie sehr die Mutter ihn liebt und wie schwer sie sich getan hat, sich wieder auf einen Mann einzulassen, nachdem der leibliche Vater die Familie verlassen hat. Er will sie auf keinen Fall verletzen. Zweitens hat er Angst, dass ihn der Stiefvater umbringen wird, wenn er sich wehrt. Die wiederholte Hilflosigkeit und das Gefühl des Ausgeliefertseins in vielen wiederkehrenden Gewaltsituationen sind ein glaubhafter Beleg dafür. Er hat sich noch nie den Gedanken erlaubt, dass der Stiefvater sich falsch verhält und nicht er. Durch das Zusammenwirken von traumatischen Erlebnissen und ungünstiger Traumaverarbeitung können wir die Entstehung von Julians krankheitswertiger, chronischer Belastungsreaktion erklären.

Aufrechterhaltung der PTBS

Julians Stiefvater sitzt im Gefängnis. Warum verschwinden die Symptome nicht von alleine, nachdem die reale Bedrohung beendet ist? Im kognitiven Modell wird dies primär dadurch erklärt, dass Julian nach wie vor Zustände von aktueller Bedrohung erlebt. Dies wird nach Ehlers und Clark durch das Zusammenwirken von drei Elementen erklärt.

Erstens, die ungünstige gedankliche Verarbeitung in der traumatischen Situation setzt sich auch nach Ende der Situation fort: Nicht nur das Trauma, sondern auch seine Ursachen und Folgen werden negativ verzerrt bewertet, was zu *schmerzlichen Überzeugungen und Glaubenssätzen* führt. Zudem entwickeln Kinder und Jugendliche im Versuch, das Erlebte einzuordnen, eine einseitige und ungünstige Sicht auf sich selbst (z. B. als wertlos und schuldig), auf die Welt (z. B. als gefährlich und unberechenbar) und auf die Zukunft (z. B. als schlecht und begrenzt). Oben haben wir bereits gehört, dass Julian sich selbst die Schuld für die Misshandlungen gibt. Er hat eine furchtbar schlechte Meinung von sich. Wäre nicht irgendetwas grundverkehrt mit ihm, hätte er bestimmt nicht solche Erfahrungen gemacht. Alle anderen Kinder werden schließlich nicht geschlagen. Wenn sogar die engsten Bezugspersonen gewalttätig sind, wem soll er dann überhaupt vertrauen? Er ist sich sicher, dass die meisten Erwachsenen böse sind und man lieber niemandem trauen sollte, um nicht wieder verletzt zu werden. Auch seine PTBS-Symptome bewertet er dementsprechend: Die Wutausbrüche (die vorher nicht vorhanden waren) bestätigen für ihn, dass er wirklich ein außer Kontrolle geratener Junge ist, wie es sein Stiefvater immer gesagt hat. Julian fühlt sich als Versager und hat keinen Berufswunsch: Er rechnet nämlich nicht damit, jemals erwachsen zu werden, wenn schon sein bisheriges Leben ein solches Desaster war.

In der Folge erleben Betroffene schmerzliche Gefühle, die sich aus den spezifischen Bewertungen des Traumas und seiner Folgen ergeben. In Julians Fall ist dies zum einen die Angst, dass von engen Bezugspersonen jederzeit schreckliche Dinge zu erwarten sind. Zum anderen erlebt er starke Schuld und Scham, da er sich so schlecht verhalten hat und seiner Meinung nach das einzige Kind ist, dem so etwas passiert. Die Gedankenwelten naher Bezugspersonen können die ungünstige gedankliche Verarbeitung bei den Kindern zusätzlich beeinflussen, z.B. wenn sie ihre Kinder abwerten oder beschuldigen.

Zweitens, traumatische Erfahrungen sind anders im Gedächtnis abgespeichert als gewöhnliche Erinnerungen. Einerseits sind die *traumatischen Erinnerungen* fragmentiert. Erlebtes, Gefühltes und Gedachtes bilden keine kohärente Einheit. Julian hat Erinnerungslücken. Er kann von vielen Situationen nicht mehr genau sagen, was er mit seinen Sinnen wahrgenommen hat und welche Gedanken und Gefühle er in der Situation hatte. Teilweise ist ihm die Zeitspur abhandengekommen und er weiß nicht mehr genau, in welcher Reihenfolge die Dinge passiert sind. Solange Erinnerungen nicht kohärent sind, können sie nicht abgelegt werden, sondern bleiben emotional aufgeladen. Andererseits sind alle Fragmente, die zu einer traumatischen Erinnerung gehören, emotional eng miteinander gekoppelt und nicht als vergangene Erfahrung abgespeichert, sodass die Aktivierung einer bestimmten Erinnerung einhergeht mit einer Reaktivierung aller anderen emotionalen und sensorischen (z.B. visuell, auditiv, olfaktorisch) Elemente derselben Situation. Diese Reaktivierung wird von dem Betroffenen wie im Hier und Jetzt erlebt und erzeugt das Gefühl der aktuellen Bedrohung. Sobald Julian den Geruch von Bier wahrnimmt, erinnert er sich blitzschnell an seinen Stiefvater. Sein Nacken schmerzt. Er hat starke Angst und fühlt sich gelähmt. Ihm ist, als würde er den Stiefvater atmen hören. Das ist deshalb so, weil in seinem Gedächtnis ein Traumanetzwerk entstanden ist, dessen Elemente eng gekoppelt sind und sich gegenseitig aktivieren, sodass auch Reize, die nicht unmittelbar mit dem Trauma in Beziehung stehen, Trigger darstellen können (in Julians Fall der Streit der Gleichaltrigen).

Diese ersten beiden Elemente, die ungünstigen Interpretationen und das fragmentierte Traumagedächtnis, bilden den „Bauch des Eisbergs". Diese treten in einen *selbstverstärkenden Teufelskreis* mit dem dritten Element, nämlich Schutzstrategien einschließlich Vermeidung.

Trifft ein Kind mit einem „großen Eisbergbauch" auf einen inneren oder äußeren Auslösereiz (Trigger, s. Kasten Seite 23) oder drängt sich ein Element des nicht elaborierten Traumagedächtnisses in den Vordergrund, erlebt das Kind erneut einen Kontrollverlust, Hilflosigkeit und Entsetzen und wird von den negativen Gefühlen von damals überflutet, was wir als Wiedererleben bezeichnen. Diesen Moment haben wir weiter oben mit einem Schleudersitz verglichen. Um mit der starken Überflutung zurechtzukommen, wählen Kinder automatische *Schutzstrategien*. Gemeint sind alle kompensatorischen Verhaltensweisen, die den Leidensdruck reduzieren und die Kontrolle wiederherstellen sollen. In Julians Beispiel ist es unter anderem die Aggressivität gegen andere im

Sinne eines gegensinnigen Problemverhaltens. Weitere verbreitete Schutzstrategien sind suizidales Verhalten, Selbstverletzungen, Substanzmissbrauch, Lügen, Schlaflosigkeit, Erbrechen oder auch Dissoziation. Auch Symptome anderer psychischer Erkrankungen wie einer Depression oder einer Zwangsstörung können die Rolle von Schutzstrategien erfüllen, da sie entweder vor Intrusionen abschirmen (z. B. bei der Depression) oder der Herstellung von Kontrolle dienen (z. B. beim Zwang). Damit es gar nicht zur Gefühlsflut kommt, setzen Kinder außerdem vorbeugend *Vermeidungsverhalten* ein. Julian versucht mit ganzer Kraft, nicht an das Trauma zu denken oder mit Reizen in Berührung zu kommen, die als Trigger wirken könnten. An den Wochenenden will er deshalb auf keinen Fall zurück in seine Wohnung, um dort seine Mutter und seinen Bruder zu besuchen. Er weiß, dass er, sobald er die Türschwelle überschreitet, heftigste Ängste verspürt und schnell die Kontrolle über sein Verhalten verliert.

Schutzstrategien und Vermeidung stellen somit das dritte der drei interaktiven Elemente bei der Aufrechterhaltung der Störung dar. Das Arglistige an den Schutzstrategien und an der Vermeidung ist, dass sie kurzfristig sehr gut wirken. Langfristig aber führen sie zu den PTBS-Symptomen, stören und verhindern die Integration der traumatischen Erinnerungen ins autobiografische Gedächtnis und wirken als Bestätigung für die negativen Glaubenssätze über sich und die Welt. Julian schämt sich jedes Mal, wenn er wieder aggressiv gegen andere Kinder geworden ist. Er sieht es als Bestätigung an, dass er ein schlechtes Kind ist und dass er sich nie wieder normal und sicher fühlen wird.

Leider werden die negativen Glaubenssätze der Kinder oftmals durch die Reaktion der Eltern oder anderer Bezugspersonen geprägt bzw. gestärkt. Sei es, weil die Eltern selbst stark belastet sind oder an einer eigenen psychischen Erkrankung leiden oder weil sie das Verhalten der Kinder nicht richtig als Schutzstrategien verstehen können. Dadurch kann die Gedankenwelt der Eltern die Entstehung und Aufrechterhaltung einer PTBS bei den Kindern begünstigen.

1.2.2 Neurobiologische Modelle

Im vorhergehenden Abschnitt haben wir uns primär mit den psychologischen, auf Verhaltens- und Erlebensebene beobachtbaren Veränderungen befasst, die traumatische Erlebnisse nach sich ziehen können. Aus der Forschung wissen wir jedoch, dass psychosoziale Stressoren auch tief in biologische Regulationssysteme eingreifen können und funktionelle sowie strukturelle Veränderungen im Gehirn nach sich ziehen. Umgekehrt spielen die genetische Grundausstattung eines Menschen sowie epigenetische Mechanismen und biologische Dispositionen eine entscheidende Rolle dabei, ob ein spezifisches traumatisches Ereignis eine Traumafolgestörung wie zum Beispiel die PTBS auslöst bzw. zu schwerwiegenden körperlichen Erkrankungen führt oder nicht. Es wird zunehmend klar, dass sich unterschiedliche Formen von Missbrauch und Misshandlung in der Kindheit, je nach Alter und Entwicklungsstand des Gehirns, in sehr spezifischen Veränderungen niederschlagen können (Teicher et al., 2016).

Strukturelle Veränderungen

Studien berichten sowohl Veränderungen im Volumen bestimmter Gehirnregionen, insbesondere dem Hippocampus, der vor allem für die Speicherung und den Abruf von Gedächtnisinhalten zuständig ist, als auch in der Konnektivität zwischen verschiedenen Gehirnregionen. Des Weiteren zeigt sich, dass sich auch die Entwicklung sensorischer Systeme verändern kann und somit auch die Verarbeitung von Sinneswahrnehmungen. Insbesondere die durch die Amygdala vermittelte Reaktion auf bedrohliche Wahrnehmungen ist bei traumatisierten Menschen deutlich verstärkt. Die Amygdala können wir uns wie unseren „Feuermelder“ im Gehirn vorstellen. Gleichzeitig scheint es eine Beeinträchtigung bei der Erwartung von Belohnung zu geben, sodass potenziell schöne Situationen oder Aktivitäten weniger aufgesucht werden. Auch die Verbindungen zwischen der Amygdala und dem präfrontalen Kortex sind vermindert, was sich in einem verringerten Einfluss auf automatisierte Stressreaktionen und Handlungsmuster zeigt. Interessanterweise scheinen diese Veränderungen unabhängig davon zu sein, ob die untersuchten Personen tatsächlich erkrankt sind oder lediglich eine Vorgeschichte von Misshandlung haben. Es muss also Schutzmechanismen geben, die dazu beitragen, resilient zu bleiben und die physiologischen Veränderungen ausgleichen zu können. Diese sind bisher jedoch deutlich weniger untersucht worden. Gerade dieser Forschungsbereich entwickelt sich rasch und die Interpretation vieler einzelner Befunde in der Zusammenschau steht noch aus.

Vom lernenden Gehirn zum Überlebensmodus und zurück

Wenn Kinder in sicheren Umgebungen aufwachsen, sind sie in aller Regel offen, neugierig, kreativ und wissbegierig. Ihr Gehirn befindet sich in einem Zustand, der von unterschiedlichen Wissenschaftler:innen immer wieder als „das lernende Gehirn“ bezeichnet wurde. In diesem Zustand strebt es danach, die Welt zu entdecken, Wissen aufzubauen und bedeutungsvolle Beziehungen einzugehen. Doch was passiert im Gehirn, wenn Kinder traumatische Erfahrungen machen? Das Gehirn tut zunächst alles, was möglich ist, um das Überleben zu sichern und Sicherheit wiederherzustellen. Es wechselt in den „Überlebensmodus“. Weiter oben haben wir die psychologischen Veränderungen als Anpassungsleistungen beschrieben, die – in einer durch Traumata geprägten Lebenswirklichkeit – dem Überleben dienen. Ähnlich können wir auch die neurobiologischen Veränderungen als überlebensdienliche, adaptive Anpassungsversuche des sich entwickelnden Gehirns begreifen (Ford & Courtois, 2015). Doch wie kann etwas, das ursprünglich eine Anpassungsleistung war, im Verlauf zu einer so starken Belastung oder gar Erkrankung werden, wie wir sie bei unseren jungen Patient:innen sehen? Die Kinder, die zu uns kommen, haben massive Bedrohungen, Unsicherheit und Hilflosigkeit erlebt, die ihr angeborenes Schutz- und Verteidigungssystem aktiviert haben. Ohne adäquate Unterstützung bei der Regulation und Bewältigung kann es dazu kommen, dass diese Systeme im Gehirn dominant werden und langfristig die Kontrolle über das Gehirn und den Körper übernehmen. Das heißt, anstatt das Trauma und dessen Folgen kohärent zu integrieren und in den „Lernmodus" zurückzukehren, bleibt das Gehirn im „Überlebensmodus". Entwicklungsbiologisch ältere Regionen wie das Stammhirn, die Amygdala und andere Teile des Mittelhirns übernehmen die Kontrolle und hemmen dauerhaft die Strukturen des Frontalhirns, die für höhere Denkleistungen, Planen, Urteilen und viele Formen des Lernens notwendig sind.

Traumafolgestörungen können somit also eher als psychobiologische Anpassungsversuche verstanden werden, die kurzfristig notwendig und sinnvoll sind, langfristig jedoch, wenn die Umgebungsbedingungen sich verändert haben, schädlich werden. Unser Gehirn strebt in erster Linie danach zu überleben, alles andere ist zweitrangig. Der Wechsel vom Zustand des „lernenden Gehirns" als Ausgangsbasis hin zum „Überlebensmodus" kann als Ergebnis eines Abwägungsprozesses zwischen der Notwendigkeit zu überleben und der Möglichkeit, zu wachsen, zu lernen und sich selbst zu entwickeln und zu verwirklichen, verstanden werden.

Wenn wir mit diesem Wissen einen Blick in Julians Gehirn werfen, ergibt sein schwer nachvollziehbares Verhalten in Streitsituationen durchaus Sinn. Aufgrund der traumatischen Erfahrungen befindet sich sein Gehirn in genau diesem „Überlebensmodus", der die Kontrolle über seinen Körper und sein Verhalten übernommen hat. Jedes laute Wort und jeder Streit unter seinen Freunden rufen Erinnerungen an die Gewalt durch seinen Stiefvater wach und aktivieren sein übermäßig sensibilisiertes Alarmsystem. Julians Fähigkeit, aktuelle Situationen einschätzen zu können, impulshafte Reaktionen zu hemmen und seine Handlungen im Voraus zu planen und zu durchdenken, ist dadurch massiv eingeschränkt. Man könnte sagen, dass sein Frontalhirn, also der Teil seines Gehirns, der genau dafür zuständig ist, „offline" ist. Er steht Julian nicht zur Verfügung.

Im weiteren Verlauf des Buchs haben wir uns entschieden, für Kinder und Jugendliche die leicht zugänglichen Bilder des „Häschens" für den Überlebensmodus und den „Denker" für die präfrontalen Strukturen des „lernenden Gehirns" zu benutzen (vgl. Abb. 4.1 auf S. 105). Das Modell wurde von Lydia Hantke und Hans-Joachim Görges (Hantke & Görges, 2023) entwickelt und eignet sich aus unserer Erfahrung sehr gut, um die hochkomplexen Gehirnvorgänge für Kinder und deren Familien zugänglich und für die Behandlung nutzbar zu machen. Wie das Modell in der Therapie konkret eingesetzt und vermittelt werden kann, beschreiben wir in Abschnitt 4.2.

Das Toleranzfenster und die Stressreaktion in traumatischen Situationen

Wie kommt es dazu, dass Julians Häschen so außer sich ist und immer wieder so leicht aktiviert wird? Um diese Frage zu beantworten, kann es helfen, die Stressreaktion genauer unter die Lupe zu nehmen, um die Dynamik des autonomen Nervensystems (ANS) besser zu verstehen. Das ANS steuert die Reaktionen des Körpers beim Wechsel zwischen Anspannung und Entspannung, unabhängig davon, ob es darum geht, mit einer großen Bedrohung umzugehen oder einfach nur etwas mehr Spannung aufzubauen, um eine schwierige Situation gut zu bewältigen.

Als Bild für diese Regulation hat sich das sogenannte Toleranzfenster (vgl. Abb. 4.2, S. 106) bewährt. Alltagsbelastungen bewältigen wir locker innerhalb des Toleranzfensters. Wir regulieren An- und Entspannung in Abhängigkeit der Anforderungen der jeweiligen Aufgabe bzw. Lebenssituation. Dabei ist das Toleranzfenster in Abhängigkeit von der jeweiligen persönlichen Vorerfahrung bei jedem Menschen etwas anders ausgeprägt. Es beschreibt die Fähigkeit, sich auf verschiedene, auch schwierige Situationen einzustellen und danach wieder zur Ruhe zu kommen. Innerhalb des Toleranzfensters kann man gut mit anderen verbunden sein und die aktuellen Signale aus der Umwelt effektiv verarbeiten.

Große Bedrohungen können wir nicht mehr innerhalb des Toleranzfensters bewältigen, der Überlebensmodus wird aktiviert und das sympathische Nervensystem übernimmt das Ruder und löst Kampf- oder Fluchtimpulse ohne Eingriffsmöglichkeiten aus. Diese *Dissoziation in Hochspannung* wird als Hyperarousal oder Übererregtheit bezeichnet. Ist Kämpfen oder Flüchten nicht möglich, kann es auch zu einer hoch angespannten Starre kommen, der sogenannten Lähmung oder Freeze-Reaktion. In die entgegengesetzte Richtung, ins Hypoarousal oder die Untererregtheit, zieht das dorsale parasympathische System in die *Dissoziation in Unterspannung*. In diesem Zustand fühlt man sich kraftlos, wie betäubt und abgeschnitten. Die Muskulatur erschlafft, das Schmerzempfinden ist weitgehend ausgeschaltet. Der Totstellreflex wird ausgelöst, es kommt zu einem apathischen Zustand oder zu Ohnmacht.

Prinzipiell strebt unser Gehirn immer wieder danach, in einen beruhigten, regulierten Zustand innerhalb des Toleranzfensters zurückzukehren. Gerade Kinder brauchen dabei in aller Regel Unterstützung von außen durch feinfühlige, umsichtige Erwachsene, die sich selbst innerhalb ihres Toleranzfensters befinden.

Sehen wir uns die einzelnen Bestandteile der Stressreaktion genauer an:

1. Innehalten und erste Orientierung

Die erste unwillkürliche Schreckreaktion auf einen als möglicherweise (lebens)bedrohlich wahrgenommenen Reiz ist, innezuhalten und sich zu orientieren. Die Umgebung wird auf Bedrohungen hin gescannt, Fluchtwege werden ausgespäht oder Kampfhandlungen vorbereitet. Wir spüren, wie unser Herz schneller schlägt, die Muskeln sich anspannen, die Atmung schneller und flacher wird, der Blick sich einengt und der Körper mit Stresshormonen überflutet wird. Wenn Ihnen nachts auf der Straße einmal plötzlich ein Reh im Lichtkegel Ihrer Autoscheinwerfer begegnet ist, haben Sie ein lebendiges Bild dieser unmittelbaren Reaktion. Es handelt sich bei diesem Zustand um eine Mischung aus starker Wachsamkeit (Hypervigilanz), Verzögerung der unmittelbaren Reaktion und gleichzeitiger körperlicher Vorbereitung auf weitere Handlungen. In dem Moment, in dem Sie dem Reh ausweichen konnten und realisieren, dass nichts passiert ist, atmen Sie einige Male tief durch und kehren nach und nach wieder in einen entspannteren Ausgangszustand zurück. Nun können Sie die Fahrt fortsetzen. Sind Sie stark mitgenommen, verspüren Sie vielleicht den dringenden Wunsch, jemanden anzurufen, der Ihnen hilft, in Ihr Toleranzfenster zurückzukommen, indem er Sie beruhigt. Dieses Muster hat sich evolutionär als höchst effektiv für den Umgang mit Bedrohungen erwiesen und ermöglicht es, die Handlungsmuster auszulösen, die am wahrscheinlichsten dazu dienen, das eigene Überleben zu sichern.

2. Aktivierung der Kampf- oder Fluchtreaktion

Wird in der ersten Schreckreaktion eine tatsächliche Bedrohung identifiziert, kann es passieren, dass die Anspannung so weit steigt, dass das Toleranzfenster in Richtung eines Hyperarousals, also in die Dissoziation in Richtung Übererregung verlassen wird. Gelingt es, aus der ersten Schreckreaktion heraus potenzielle Handlungsmöglichkeiten zu entdecken, zeigen sich diese im Zustand der Übererregung entweder als automatisierte Kampf- oder Fluchthandlungen.

Um sich aktiv gegen eine wahrgenommene Bedrohung wehren zu können, muss das Alarmsystem im Gehirn zunächst die körperliche Erregung weiter erhöhen und den Körper dadurch optimal auf *Kampfhandlungen* vorbereiten. Diese muss es dann auch ausführen mit dem Ziel, den Angreifer oder die Bedrohung unschädlich zu machen. In einer realen Gefahrensituation können diese Handlungen höchst angemessen und zielführend sein.

Kommt es auch nach Abschluss des ursprünglichen Ereignisses immer wieder durch äußere Trigger oder Erinnerungen zu solch starken Aktivierungen des Kampfmodus, zeigen sich diese im Erleben von starkem Ärger und Wut oder auch in aggressiven Handlungen in objektiv ungefährlichen Situationen, die aber an die traumatische Ursprungssituation erinnern. So hat Julian immer wieder in eigentlich harmlosen Situationen massiv gewalttätig reagiert, weil sein Gehirn diese Situationen als viel bedrohlicher eingeschätzt hat, als sie in der Außenwahrnehmung waren. Im Gegensatz zur Gewalt durch seinen Stiefvater, wo er sich ohnmächtig und wehrlos gefühlt hatte, signalisierte ihm sein Gehirn in diesen Situationen, dass Angriff die beste Verteidigung ist.

Fluchtreaktionen dagegen sind Versuche, der traumatischen Situation zu entkommen. Sie gehen mit der gleichen zusätzlichen Aktivierung von Energie einher, sind aber mit anderen Handlungsimpulsen verknüpft. Sie folgen daher meist an dritter Stelle, wenn die erste Orientierungsreaktion und die anschließende Kampfreaktion nicht zur Beendigung der Bedrohung geführt haben. Die für ein effektives Flüchten notwendige Energie kann der Körper nur sehr kurzfristig zur Verfügung stellen. Das Ziel der Fluchtreaktion ist es, möglichst viel Abstand zwischen sich und die Bedrohung zu bringen. Julian hat einmal, als sein Stiefvater auf ihn losging, versucht, aus dem Fenster zu springen, um ihm zu entfliehen.

Wie oben beschrieben, braucht es in aller Regel sichere Umstände und Hilfe von außen, um aus der Übererregung wieder ins Toleranzfenster zurückzukommen. Wird kein Weg gefunden, sich im Anschluss an ein traumatisches Ereignis wieder sicher zu fühlen, bleibt ein dauerhaftes Bedrohungsgefühl bestehen. Zumeist wird dieses Gefühl durch Trigger im Außen oder durch Intrusionen im Innen immer wieder ausgelöst und verstärkt. Das Gehirn versucht dann, weiter die Energie zur Verfügung zu stellen, die für eine Fluchtreaktion gebraucht würde. Dies geht mit der Zeit zulasten des Körpers. Körperliche Erkrankungen oder auch Verhaltensstörungen können eine Folge davon sein.

Der Versuch, den Erinnerungen an eine traumatische Situation kurzfristig aus dem Weg zu gehen, führt langfristig zu einer weiteren Generalisierung der Reaktion. Kinder entwickeln dann eine Intoleranz gegen jede Art von Stress oder unangenehmen Erlebens und versuchen, diese um jeden Preis zu vermeiden. Suchterkrankungen, die Vermeidung von Erinnerungen, aber auch dissoziative Zustände können Folge einer dauerhaften Fluchtreaktion sein. Auch Selbstverletzung und suizidales Verhalten sind mitunter Versuche, dem unangenehmen Erleben immer weiter zu entfliehen. Mit der Zeit entstehen dadurch Teufelskreise, die den Stress, dem man eigentlich entfliehen will, immer weiter verstärken.

Langfristig können diese Bewältigungsstrategien zudem eher zu einem erhöhten Risiko führen, erneut Traumata zu erleben. Auf eindrucksvolle Weise hat Sophie (17) genau diese Entwicklung bei sich erlebt. Wenn sie ausgeht, kann sie oft die vielen Menschen und Reize nicht gut aushalten. Sie möchte unbedingt dazugehören und so wie die anderen sein, ihr Gehirn ist aber im Überlebensmodus und schlägt ständig Alarm. Um diesen nicht zu spüren, trinkt sie sehr viel Alkohol und kann sich oft am nächsten Morgen nicht genau erinnern, ob sie freiwillig mit einem Mann nach Hause gegangen ist oder von ihm dazu gedrängt wurde. Manchmal hat sie nach solchen Nächten starke Schmerzen oder entdeckt blaue Flecken an ihrem Körper, was ihr große Angst macht, weil sie sich nicht erinnern kann, wie sie entstanden sind.

3. Wenn Kämpfen oder Flüchten unmöglich erscheint

In traumatischen Situationen gibt es häufig keine äußeren Handlungsmöglichkeiten wie kämpfen oder flüchten. Kann man der Situation nicht entkommen, führt dies zunächst dazu, dass der Körper dauerhaft in einem hoch angespannten, erstarrten Zustand verbleibt und auf eine Gelegenheit wartet, der Situation doch noch zu entfliehen. Gerade bei Kindern, die interpersonelle Traumata erleben, kommt hinzu, dass die unentrinnbare Bedrohung oft von Menschen ausgeht, die sie eigentlich schützen und ihnen helfen sollten.

Wird dann nach Beendigung der traumatischen Situation kein Weg zurück ins Toleranzfenster gefunden oder handelt es sich um eine andauernde Bedrohung durch eine enge Bezugsperson, verbleiben die Kinder in diesem angespannten Zustand. Diese chronische Erstarrungsreaktion schlägt sich im Verlauf in vielen zentralen Symptomen der posttraumatischen Belastungsstörung nieder: Die Betroffenen erleben ein andauerndes Gefühl der Bedrohung, sie beschäftigen sich ständig mit möglichen zukünftigen oder vergangenen Gefahren. Dies geht einher mit Selbstbeschuldigungen und dauerndem

Grübeln, intrusivem Wiedererleben sowie veränderten Überzeugungen in Bezug auf sich und die Welt.

Das letzte Mittel unseres Körpers, uns während einer traumatischen Situation zu schützen, ist der komplette Zusammenbruch, die Dissoziation in die Untererregung, der auch als *tonische Immobilität* bezeichnet wird. Ist Kampf oder Flucht dauerhaft nicht möglich oder kommt es unvermeidbar immer wieder zu traumatischen Übergriffen, schützt sich der Körper durch ein mehr oder weniger komplettes Abschalten. Die Wahrnehmung und Informationsverarbeitung verändern sich so, dass möglichst viel innere Distanz zum traumatischen Erleben und zur eigenen emotionalen Reaktion geschaffen werden kann. Das Geschehen wird von den Betroffenen als unwirklich erlebt oder sie nehmen sich aus großer Distanz wahr. Bestimmte Sinneseindrücke erscheinen wie ausgeblendet, das Schmerzempfinden kann völlig ausgeschaltet sein. Zum einen kann dieses Verhalten die komplette Unterwerfung signalisieren und so Angreifer dazu bringen, von einem abzulassen, und sei es nur, weil diese annehmen, ihr Opfer getötet zu haben. Zum anderen spart dieser Zustand maximal viel Energie für den Moment, in dem Kämpfen oder Flüchten eventuell doch wieder möglich wird.

Diese unwillkürliche Schutzreaktion während des Traumas führt in der rückblickenden Betrachtung häufig zu negativen Bewertungen der Patient:innen über sich selbst und Unverständnis bezüglich des eigenen Verhaltens und der Körperreaktionen während des Ereignisses. Für die Betroffenen ist es wichtig zu verstehen, dass dieser Zusammenbruch ohne willentliche Einflussmöglichkeiten geschieht. Wenn Kinder sich fragen: „Warum habe ich nicht ‚Nein' gesagt?", „Wie konnte ich nur einfach mitmachen?", oder gefragt werden: „Warum hast du dich denn nicht gewehrt?", hat dies häufig mit genau dieser automatischen Überlebensreaktion zu tun. Je öfter es aus Sicht des Überlebensmodus notwendig war, diesen Zustand zu aktivieren, um das Überleben zu sichern, umso leichter lässt sich diese Reaktion auslösen. Dies kann mitunter dazu führen, dass Menschen leichter erneut körperliche oder sexualisierte Gewalt erleben. So kann es vorkommen, dass sie beispielsweise direkt zu Beginn von sexuellen Handlungen erstarren oder dissoziieren und so gar nicht wahrnehmen können, dass es in dieser Situation vielleicht eine alternative Handlungsmöglichkeit gegeben hätte.

Vielfältige Symptome entstehen als Folge tonischer Immobilität. Einerseits gehören Depersonalisations- und Derealisationserleben, Amnesien und dissoziative Zustände dazu. Andererseits führt sie häufig zu den bereits erwähnten dysfunktionalen Grundüberzeugungen. Besonders belastend ist für Betroffene auch, unbewusstes Vermeidungsverhalten bei sich zu beobachten, ohne die Auslöser dafür benennen zu können. Sie leiden unter extremer Betäubtheit und Gefühlsblindheit, fühlen sich von allen Menschen entfremdet und haben starke Scham- und Schuldgefühle. Auch Schwierigkeiten damit, zielgerichtetes Verhalten zu beginnen oder zu vollenden, können auftreten. So kann aus einer adaptiven Reaktion, die in aussichtlosen Situationen dabei hilft, sich komplett zu unterwerfen und so das Überleben zu sichern, eine dauerhafte Lähmung entstehen, die es unmöglich erscheinen lässt, kleine Schritte in Richtung einer Veränderung zu gehen.

1.2.3 Rational für die Behandlung

Beide Modelle, das kognitive und das neurobiologische, machen deutlich, dass eine nachhaltige Behandlung von belastenden Traumafolgen nur möglich ist, wenn man die Tatsache würdigt, dass alle Symptome zunächst einmal eine grandiose Anpassungsleistung darstellen. Warum sollten die Kinder diese also freiwillig hergeben?

Gleichzeitig lässt sich aus den Modellen ableiten, an welchen Punkten eine erfolgversprechende Therapie ansetzen kann. Dabei scheinen drei Punkte entscheidend. Veränderungen gelingen, wenn:

1. der „Denker" mit an Bord ist, sich das Kind oder der/die Jugendliche also sicher im Hier und Jetzt innerhalb des Toleranzfensters im Lernmodus befindet;
2. die Erinnerung an das Ereignis in der Vergangenheit aktiviert ist und
3. gleichzeitig korrigierende Informationen verfügbar sind, die mit den entstandenen Annahmen und dysfunktionalen Denkmustern inkompatibel sind und die Erinnerungen um Wissen über den Kontext ergänzen, in den das Trauma eingebettet ist.

Für die kinder- und jugendspezifische Behandlung von Traumafolgen sei hier explizit erwähnt, dass das Einbeziehen von Eltern und/oder anderen Bezugspersonen einen zentralen Wirkfaktor für den Behandlungserfolg darstellt und daher Bestandteil der Behandlungsplanung sein sollte (siehe hierzu auch Kap. 9).

Das kognitive Modell von Ehlers und Clarks sieht einen Hauptfaktor für die Entstehung und Aufrechterhaltung der PTBS darin, dass die Erinnerungen an das Trauma wenig elaboriert und leicht triggerbar im perzeptuellen oder impliziten Gedächtnis abgespeichert sind. Aus der neurobiologischen Beschreibung lässt sich ableiten, dass eine Aktivierung dieser Erinnerungen und der dysfunktionalen Bewertungen ohne Regulationsmöglichkeit dazu führt, dass erneut ein starkes Bedrohungserleben entsteht, der Überlebensmodus aktiv ist und eine Stressreaktion außerhalb des Toleranzfensters abläuft. Verarbeitung, Elaboration und Kontextualisierung der Erinnerungen sind in diesem Zustand nicht ausreichend möglich. Bei der Behandlung der PTBS geht es also in erster Linie darum, dem Kind oder Jugendlichen die lebendige Erfahrung zu ermöglichen, dass sich die aktuelle Wirklichkeit fundamental von der durch die Traumabrille erwarteten Realität unterscheidet. Das umfasst auf allen Ebenen (Kognition, Emotion, Körper, Verhalten) insbesondere auch die Erkenntnis, dass das Ereignis *vorbei* ist. Dabei können viele unterschiedliche Methoden zum Einsatz kommen. Einige davon sind in den nächsten Kapiteln ausführlich beschrieben.

Neben Prozessen der Extinktion und Habituation wird die *Gedächtnisrekonsolidierung* als weiterer Vorgang beschrieben, der der Verarbeitung der Erinnerung in unterschiedlichen traumafokussierten Ansätzen zugrunde zu liegen scheint (Wright et al., 2021). Die Grundlagenforschung beschreibt dabei neurobiologische Prozesse, wie Erinnerungen aktiviert und verändert abgespeichert werden können (Nader, Schafe & Le Doux, 2000; Sara, 2000). Dies geht vermutlich mit einer Überführung der Erinnerungen vom impliziten oder „heißen" ins explizite oder „kalte" Gedächtnis einher. Es erfolgt sozusagen eine Art „Update" des Gedächtnisses. Den alten Erinnerungen wird nicht nur eine neue Gedächtnisspur oder Erfahrung zur Seite gestellt, sondern sie werden regelrecht transformiert und um hilfreiche neue Einsichten ergänzt abgespeichert. Das heißt auch, dass sie dadurch ihre negativen Wirkungen auf die Gegenwart vollständig verlieren können.

Traumabearbeitung in der Therapie unterscheidet sich grundlegend von intrusiven Erinnerungen im Alltag

Im Alltag erleben Patient:innen die Teile der traumatischen Szenen in ihren Erinnerungen immer wieder. Sie hören oft gut gemeinte Ratschläge, wie zum Beispiel, dass sie es überstanden haben und jetzt alles hinter sich lassen können. Dadurch allein stellt sich aber leider keine Verbesserung ein. Im alltäglichen Wiedererleben wird in der Regel nur der Überlebensmodus aktiviert, das Häschen ist sozusagen alleine unterwegs und der Denker hat keine Möglichkeit, seine Einsicht und sein Wissen mit dem Häschen zu teilen und so das Häschen zu beruhigen. Eine reine Reaktivierung durch Trigger oder in Flashbacks scheint die Symptomatik eher zu stabilisieren, da sie ja jedes Mal erneut die alte Hilflosigkeit und Ohnmacht spürbar werden lässt. Die dysfunktionalen Bewältigungsstrategien bestätigen, dass die Situation tatsächlich gefährlich war und nur durch den Einsatz der Strategien überstanden werden konnte. Dieses Erleben wiederum wird dann auch erneut im Gedächtnis abgespeichert.

Im Gegensatz dazu findet eine therapeutische Verarbeitung und damit eine Verringerung der Symptomatik durch die gleichzeitige Aktivierung des Stressors und der differenzierenden Ressource statt – Häschen und Denker kommunizieren also miteinander und arbeiten zusammen. Die gleichzeitig aktivierte, mit der alten Erfahrung inkompatible Information wirkt dadurch, dass sie diskrepante Informationen zur traumatischen Situation enthält. Beides kann zusammen abgespeichert werden. Die Erinnerung wird so *rekonsolidiert,* also um die neuen Informationen ergänzt abgespeichert, und ist in Zukunft zusammen mit diesen Informationen abrufbar. Am leichtesten zugänglich sind dabei für viele Patient:innen kognitive Informationen. Dabei kann es sich zum Beispiel um ein neu erlangtes Wissen über die Ursache von Traumata handeln oder darum, dass die Person entgegen ihren bisherigen Annahmen nicht schuld an den Ereignissen war, oder auch einfach, dass sie entgegen der Erwartung während der Traumatisierung überlebt hat.

Ein Hauptziel in der Traumaverarbeitung ist es, die Verbindungen zwischen gegenwärtigen Triggern und beeinträchtigenden, Leiden verursachenden Reaktionen aufzulösen, sie zu entkoppeln. Der Standort bleibt die gefahrenfreie, buchstäblich *post*-traumatische Gegenwart. Vom sicheren „Hier und Jetzt" aus ist es möglich, das Gedächtnis „upzudaten" und die schmerzlichen Glaubenssätze zu identifizieren und zu verändern. Genauso wirksam wie die Veränderung von Kognitionen sind auch neue, alternative Gefühle oder Körperempfindungen, veränderte imaginative Vorstellungsbilder oder alternative Verhaltensweisen. Und nicht zuletzt das Erleben von Sicherheit mit uns Therapeut:innen im

Therapieraum. Die Kinder sollen durch alle Interventionen die Chance bekommen, sich in einem therapeutischen sicheren Rahmen mit den Erinnerungen auseinanderzusetzen, um die Erfahrung zu machen, dass das Trauma und seine Folgen heute weit weniger bedrohlich sind, als sie sich durch die Traumabrille anfühlen. Im Zuge dessen können sie lernen, eine andere, hilfreichere Sicht auf die Ereignisse, sich und die Welt zu entwickeln. Sie ordnen so das Geschehen kontextualisiert in ihr autobiografisches Gedächtnis ein.

Studien mit Erwachsenen belegen, dass sich bereits bei moderater Aktivierung der alten Gedächtnisstrukturen eine nachhaltige Veränderung bezüglich der Symptomatik einstellt – ohne dass ein komplettes Eintauchen oder gar erneutes Durchleben nötig ist (Foa, Huppert & Cahill, 2006). Das spielt in der Therapie zu unseren Gunsten, da es die Bereitschaft der Patient:innen erhöht, an der Bearbeitung der traumatischen Erinnerungen dranzubleiben, sobald ein Einstieg gefunden ist.

Parallel zur veränderten Abspeicherung der traumatischen Erinnerungen und der damit einhergehenden Verringerung der emotionalen Reaktion auf Trigger, gelingt es den Kindern immer leichter, bisherige Schutz- und Vermeidungsstrategien zurückzufahren, bis sie eines Tages gar nicht mehr notwendig sind, was sich wiederum positiv auf das eigene Selbst- und Weltbild auswirkt und mit einem Rückgang der Belastungssymptome einhergeht.

Den Weg in die Therapie finden

Es gibt viele unterschiedliche Gründe, warum Kinder und Jugendliche, die traumatische Erfahrungen gemacht haben, nicht frühzeitig den Weg in die Therapie finden. Einer ist besonders gravierend, nämlich dass viele Kinder lange Zeit in den missbräuchlichen Umgebungen gefangen sind und diese ihre normale Lebensrealität darstellen, während weiter interpersonelle oder sexualisierte Gewalt stattfindet und die Täter:innen durch Drohungen und andere Strategien dafür sorgen, dass die Ereignisse nicht bekannt werden. Als Traumatherapeut:innen lernen wir die Kinder meistens erst dann kennen, wenn diese aktuellen Bedrohungssituationen beendet und bereits erste juristische Schritte eingeleitet sind.

Von den anderen Behandlungshürden behaupten wir, dass die meisten von ihnen auf die Mechaniken von Traumafolgestörungen selbst zurückgehen. Scham und Angst sowie die daraus resultierenden Vermeidungstendenzen haben die Familien und die Helfersysteme oft ebenso stark im Griff wie die Kinder selbst. Typische Symptome der Traumafolgestörung, die in Verbindung zu dem erlebten Trauma stehen, machen Sinn – aber sie stellen gleichzeitig auch Hindernisse auf dem Weg in eine adäquate Behandlung dar.

Hürden bei den Betroffenen und ihren Familien

Kleinere Kinder sind sich nicht immer bewusst, dass sie etwas erlebt haben, was vonseiten der Erwachsenen nicht in Ordnung ist oder als „traumatisch“ gelten kann. Sie suchen die Erklärung für außergewöhnliche Erlebnisse oft eher bei sich und können schlecht verbalisieren, worunter sie leiden. Auch fehlt es ihnen an Wissen über und Zugang zu Behandlungsmöglichkeiten, wenn ihr erwachsenes Umfeld nicht den Bedarf erkennt und sie unterstützt.

Jugendliche hingegen, die oft sehr wohl einschätzen und beschreiben können, was passiert ist, und auch in der Lage sind, ihren Leidensdruck zu einem Bedarf nach professioneller Hilfe in Bezug zu setzen, befinden sich in einer Lebensphase, in die eine Psychotherapie manchmal so gar nicht passen mag. Olivia (16) trifft sich lieber mit ihren Freundinnen und geht mit ihnen skaten. Sie hat alle Hände voll zu tun, das Schuljahr einigermaßen über die Bühne zu bringen, und ihre Eltern sind – wie alle Erwachsenen – momentan echt ätzend. Die Aussicht, mit einer Therapeutin oder einem Therapeuten über unangenehme, schambesetzte oder gar angstauslösende Inhalte zu sprechen, ist wirklich das Letzte, was sie jetzt gebrauchen kann.

Hürden im Versorgungssystem

Das routinemäßige Erfragen traumatischer Ereignisse und möglicher Folgesymptome gehört in vielen Ambulanzen, Kliniken und Praxen nicht zum Standardprozess in der Diagnostik, obwohl sogar in der Leitlinie eindeutig betont wird, dass „Fragen in Bezug auf das Erleben spezifischer potenziell traumatischer Ereignisse [...] explizit gestellt werden“ sollen (Schäfer et al., 2019).

Folgende vier Hürden begegnen uns in der Praxis besonders häufig. Und alle halten wir für lösbar:

1. Auch unter gut ausgebildeten Kolleg:innen besteht eine **Unklarheit über die Häufigkeit und Bedeutsamkeit von traumatischen Erfahrungen** im Kindes- und Jugendalter allgemein und von sexueller und körperlicher Gewalt im Besonderen. Um dieser Wissenslücke entgegenzuwirken, haben wir am Anfang dieses Kapitels versucht, diese Punkte noch einmal darzustellen.
2. **Es ist nicht einfach, nach Trauma und Traumafolgen zu fragen**. Angst, Unsicherheit, Hilflosigkeit und Scham sind nur ein paar der Gefühle, denen Therapeutinnen ausgesetzt sind, wenn sie mit Traumata von Kindern konfrontiert werden. Deswegen wollen wir in Kapitel 2 Hilfestellungen bieten, um in der Diagnostik und in der Therapie als Helfer handlungsfähig zu bleiben.
3. Viele Kolleg:innen sind sich **unsicher bezüglich Behandlungsmöglichkeiten und -aussichten**, wenn die Diagnose PTBS erst einmal gestellt wurde. Sie trauen sich deshalb nicht, das Thema anzusprechen. Dem Stärken von traumatherapeutischen Handlungskompetenzen ist dieses gesamte Buch gewidmet.
4. Einige Kolleg:innen **befürchten schädliche emotionale Auswirkungen**, wenn man die Kinder und Jugendlichen nach ihren traumatischen Erfahrungen fragt, und sind besorgt, die Kinder durch Traumadiagnostik zu „re-traumatisieren“. Wissenschaftliche Erhebungen kommen zu einem anderen Ergebnis: In einer Befragung von mehr als 10.000 Kindern und Jugendlichen nach ihrer subjektiven Belastung infolge eines Routinescreenings auf traumatische Ereignisse und PTBS-Symptome gaben weniger als 5 Prozent an, dadurch stark belastet zu sein. Kinder, die ein Trauma erlebt hatten, zeigten eine höhere Belastung als Kinder ohne traumatische Erfahrungen. Sexueller Missbrauch und PTBS-Symptomschwere waren Prädiktoren für höhere Belastung durch das Screening (Skar, Ormhaug & Jensen, 2019). Was bedeutet das für die Praxis? Für die meisten Kinder, die keine traumatischen Erfahrungen gemacht haben, ist es *keine* Belastung, wenn sie danach gefragt werden. Für Kinder mit traumatischen Erfahrungen *kann* ein Screening belastend sein, und zwar umso eher, wenn sie mehrere Ereignisse und/ oder sexuellen Missbrauch erlebt haben sowie starke PTBS-Symptome aufweisen. Und jetzt kommen die guten Neuigkeiten: Das sind doch genau die Kinder, die wir finden wollen, weil sie unsere therapeutische Unterstützung am dringendsten brauchen! (Vgl. auch Informationen zur Traumadiagnostik unter Abschn. 1.3.3.)

1.3 Ziele und Struktur einer bedarfsorientierten Behandlung

Wie wir in Abschnitt 1.2 dargestellt haben, zielt jede Form von wirksamer Traumatherapie grob gesprochen darauf ab, die kostspieligen Bewältigungsversuche überflüssig zu machen, weil die Kinder und Jugendlichen über korrigierende Erfahrungen lernen und erleben können, dass die Gefahr gebannt ist und die erworbenen Schutzstrategien aufgegeben werden können. Danach sind nicht alle Probleme gelöst, aber sie können sich genauso mit „Lust und Frust" des Lebens befassen wie ihre nicht traumabelasteten Gleichaltrigen auch. Aus diesem primären Ziel lassen sich an den Bedürfnissen traumatisierter Kinder ausgerichtete und auf korrigierende Erfahrung hinwirkende Zielsetzungen ableiten, die über die Dauer der gesamten traumafokussierten Therapie unser Handeln bestimmen. Sie sind im folgenden Kasten zusammengefasst.

Zielsetzungen

Biete dem Kind Gelegenheit dafür, dass es ...

1. ... vor weiteren Traumatisierungen geschützt ist und sich im Therapiezimmer und im Alltag objektiv sicher fühlen kann.
2. ... sich selbst zu beruhigen lernt, wenn es sich durch Traumatrigger und Symptome belastet fühlt.
3. ... seine Fähigkeit zur Selbstbeobachtung verbessern kann.
4. ... über seine Erlebnisse und seine Schlussfolgerungen offen sprechen kann, damit es erzählen und verstehen kann, was ihm passiert ist und was das für sein weiteres Leben bedeutet.
5. ... seine Kompetenzen bei der Beziehungsgestaltung verbessern kann.
6. ... sein Erleben von Hilflosigkeit, Kontrollverlust und Ohnmacht aufgeben und stattdessen Selbstwirksamkeit wiederentdecken kann.
7. ... ein kohärentes und integriertes Bewusstsein von sich in der Welt entwickeln kann.

Parallel sollen die Bezugspersonen befähigt werden, die Kinder bestmöglich bei der Erreichung dieser Ziele zu unterstützen. Da dies von unmittelbarer Relevanz für den Therapieerfolg des Kindes ist und aufgrund der eigenen Betroffenheit dennoch schwierig sein kann, haben wir den Bezugspersonen ein eigenes Kapitel (Kap. 9) gewidmet.

Alle Ziele tauchen über die gesamte Therapie in unterschiedlicher Gewichtung auf. Weil sie vielfältig sind und wir nicht alles gleichzeitig angehen können, brauchen wir eine Idee davon, wie wir ihre Umsetzung sinnvoll anordnen können.

1.3.1 *Eine sinnvolle Reihenfolge für die Behandlung*

Zu Beginn jeder traumafokussierten Behandlung geht es darum, die Voraussetzungen zu schaffen, damit eine Traumabearbeitung überhaupt erfolgen kann, ohne die Betroffenen zu überfordern. Nur in einer äußerlich und innerlich ausreichend sicheren Umgebung können Kinder und Jugendliche die Schutzstrategien aufgeben, die sie aufgrund des Traumas entwickelt haben. Nur wenn wir Sorge dafür tragen, dass die Kinder ausreichend Sicherheit im Hier und Jetzt erleben, können sie Bewältigungserfahrungen machen, die einen Unterschied zur Traumatisierung darstellen.

Der Kern der traumafokussierten Therapie besteht darin, die Kinder und Jugendlichen dabei zu begleiten, durch eine konkrete Auseinandersetzung mit den traumatischen Erinnerungen die Koppelungen zwischen Auslösern (Triggern) und emotionalen Reaktionen aufzulösen und zu hilfreicheren Bewertungen zu finden. Der „Bauch des Eisbergs" wird also verkleinert und die traumatischen Erlebnisse zusammen mit den erlangten neuen Erkenntnissen in einer anderen Konfiguration im autobiografischen Gedächtnis abgespeichert. Währenddessen erfolgt die emotionale Verarbeitung.

Zum Ende der Therapie gilt es, die Zukunft zu gestalten und dem Trauma einen Platz zu geben, von dem aus es nicht länger das Leben bestimmt. Jetzt, da die Erinnerungen nicht mehr so mächtig sind: Wie geht es weiter? Welche Entwicklungsaufgaben stehen an oder müssen nachgeholt werden?

In der Literatur wird häufig auf das klassische Modell von Horowitz (1973) mit seinen drei Phasen „Stabilisierung", „Konfrontation" und „Integration" Bezug genommen. In der realen klinischen Praxis handelt es sich dabei eher um miteinander verflochtene Stränge. Die drei Elemente tauchen über die gesamte Therapie hinweg auf, nur unterschiedlich stark gewichtet. Es soll nicht der Eindruck entstehen, dass die vorangegangene Phase abgeschlossen sein muss, bevor die nächste angegangen werden kann oder dass die Phasen in der vorgeschriebenen Reihenfolge abgearbeitet werden müssen. So kann bereits das Aufsuchen eines Psychotherapeuten oder einer Psychotherapeutin und das Etablieren einer therapeutischen Beziehung äußerst konfrontativ sein, insbesondere für Kinder und Jugendliche, die schlechte Erfahrungen mit erwachsenen Bezugspersonen gemacht haben und eine schlechte Meinung von sich haben. In späteren Therapiephasen ist es immer noch wichtig, einen sicheren Rahmen im Sinne von Stabilisierung (in der Gegenwart) zu bieten, während wir gemeinsam mit den Patient:innen die traumatischen Erfahrungen (in der Vergangenheit) besprechen. Wir empfinden „Stabilisierung" und „Konfrontation" nicht als Gegensatzpaar. Das, was die Patient:innen am meisten destabilisiert, ist nicht das Sprechen über die traumatischen Erfahrungen. Vielmehr erfolgt die Destabilisierung durch die ständige Reinszenierung des Traumas im Gehirn, mit jedem Albtraum, mit jeder Intrusion, mit dem permanenten Erleben von Kontrollverlust – und mit der damit einhergehenden Notwendigkeit, Sicherheit herzustellen, obwohl es schon lange keine äußere Bedrohung mehr gibt. Konfrontation ist aus unserer Sicht deswegen die mächtigste Stabilisierungsstrategie!

Eine Aufteilung der Therapie in Abschnitte kann für die Therapieplanung durchaus hilfreich sein, sollte aber im Verlauf der Therapie zugunsten einer stärker dynamischen, zirkulären, prozessorientierten Sicht aufgegeben werden. Inspiriert von der dynamischen Behandlungshierarchie der DBT-PTSD (Steil et al., 2015) haben wir für unsere Arbeit mit Kindern und Jugendlichen ein Stufenmodell entwickelt, dem auch die vorgeschlagenen Interventionen in diesem Buch folgen. Dabei versuchen wir über die ganze Therapie hinweg, möglichst weit oben in der Stufenhierarchie zu arbeiten. Dafür müssen die unteren Stufen ausreichend tragfähig sein. Wann immer dies kurzfristig nicht gewährleistet ist, wechseln wir auf eine niedrigere Stufe, bis die höhere Stufe wieder möglich ist. In Abbildung 1.2 ist das Stufenmodell dargestellt. Die vier Stufen werden eingefasst von zwei tragenden Säulen: der therapeutischen Beziehung und der Zusammenarbeit mit Bezugspersonen.

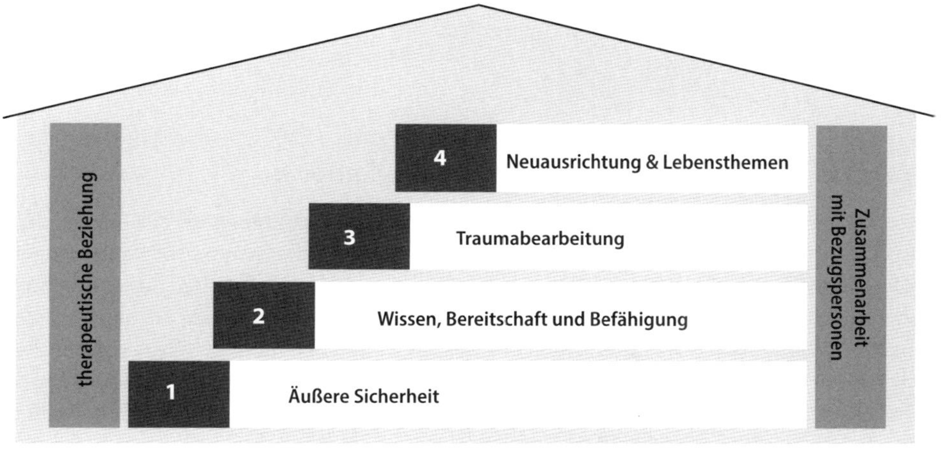

Abbildung 1.2: Stufenmodell

Von Anfang an und die gesamte Therapie über gestalten wir eine tragfähige, traumasensible, sichere therapeutische Beziehung. Diese ist als erste tragende Säule in Kapitel 2 dieses Buches näher beschrieben.

Die zeitliche Orientierung der unteren beiden Stufen ist die *Gegenwart*: Auf **Stufe 1** sorgen wir dafür, dass genügend äußere Sicherheit besteht, oder leiten Schritte in die Wege, um diese herzustellen. Diese Punkte beschreiben wir in Kapitel 3 des Buches.

Auf **Stufe 2** geht es darum, die Kinder und Jugendlichen zu befähigen, sich ihrer traumatischen Vergangenheit stellen zu können. Dafür bieten wir ihnen nützliches Wissen und hilfreiche Selbstregulationsstrategien an. Wir unterstützen sie dabei, sich aktiv für die Traumabearbeitung zu entscheiden („Ich bin dazu bereit") und sich diese gemeinsam mit dem Therapeuten / der Therapeutin zuzutrauen („Gemeinsam schaffen wir das"). All diese Punkte vertiefen wir in Kapitel 4 des Buches.

Auf **Stufe 3** geht es um die konkrete Auseinandersetzung mit den traumatischen Erfahrungen und ihren Auswirkungen. Wie genau diese erfolgen kann, beschreiben wir ausführlich in den Kapiteln 5, 6 und 7. Die zeitliche Orientierung auf dieser Stufe ist die – von der sicheren Gegenwart aus betrachtete – traumatische *Vergangenheit*.

Inhalt von **Stufe 4** ist, sich neu auszurichten und sich wichtigen Lebensthemen zuzuwenden, um so auch anstehende Entwicklungsaufgaben gestärkt und mutig anzupacken. Die zeitliche Orientierung dieser Stufe ist die *Zukunft*. Darauf gehen wir in Kapitel 8 genauer ein.

Die zweite Säule für eine erfolgreiche Behandlung von Traumafolgestörungen ist die permanente Zusammenarbeit mit den engen Bezugspersonen der Kinder, damit wir diese spätestens am Ende der Therapie in ein Umfeld entlassen können, das sich gut um ihre Bedürfnisse kümmern kann. Um den Stellenwert dieses Themas zu betonen und konkrete Hilfestellungen zu bieten, widmen wir der Zusammenarbeit mit den Bezugspersonen das ganze Kapitel 9.

1.3.2 Das Stufenmodell als Landkarte und Kompass

Bei der Therapieplanung erleben wir es häufig, dass Kinder und Jugendliche eine Vielfalt an ungelösten Themen und Entwicklungsaufgaben mit in die Traumatherapie bringen. Viele davon sind unbestritten relevant und müssen früher oder später angepackt werden. Familien erleben in der Regel den größten Druck bei den Themen, die am stärksten sichtbar sind. Jedoch sind diese nicht immer als erste veränderbar. Kinder wünschen sich, dass Albträume schnell aufhören. Eltern möchten, dass die Wutausbrüche zurückgehen, sie legen Wert darauf, dass das Schuljahr um jeden Preis bestanden werden muss, oder wollen noch vor Beginn der Therapie unsere Einschätzung hören, welche weiterführende Schule für das Kind geeignet ist. Jugendliche wünschen sich unproblematische Beziehungen zu Gleichaltrigen oder zu ihren Eltern. Und auch aus Therapeutensicht scheint es erstrebenswert, dass ein Zehnjähriger endlich mit dem Bettnässen aufhört oder eine Neunzehnjährige sich nicht ständig neu verliebt, nur um schon wieder oberflächlichen Sex statt echter Nähe zu erleben.

Unverarbeitete Traumata stehen bei normativen Entwicklungsaufgaben im Weg und binden Ressourcen, die nötig wären, um sich im Leben gut zurechtzufinden. Wir tun den Kindern deswegen einen großen Gefallen, wenn wir mit ganzer Kraft auf eine baldige Bewältigung des Traumas hinarbeiten. Es ist nicht damit zu rechnen, dass die Symptome nachlassen oder sich Beziehungen klären, bevor das Trauma besprochen und integriert ist. Die schulischen Leistungen werden sich nach der Traumatherapie voraussichtlich wieder auf das Niveau von vorher verbessern, und zu diesem Zeitpunkt lässt sich dann auch adäquater beurteilen, welche Schulform für das jeweilige Kind geeignet wäre.

Oberste Priorität hat für uns die Traumabearbeitung und das Schaffen der Mindestvoraussetzungen, damit diese möglichst bald beginnen und erfolgreich gemeistert werden kann. Alle anderen Themen sind im Behandlungsverlauf nachrangig. Wir halten dieses Vorgehen für eine lohnende Investition im Dienste baldiger nachhaltiger Veränderungen. Auch komorbide Störungen werden, wann immer möglich, im Anschluss an die Traumabearbeitung adressiert: So können Kinder, die neben der PTBS an einer „echten" ADHS, Depression oder Enuresis leiden, sich diesen Störungen mit mehr Energie zuwenden, wenn sie nicht gleichzeitig gegen Intrusionen und Albträume kämpfen. In vielen Fällen stellt sich allerdings heraus, dass Impulsivität, Konzentrationsprobleme, schlechte Stimmung oder die altersinadäquate Blasenkontrolle vor allem in Zusammenhang mit nicht verarbeiteten traumatischen Erfahrungen stehen und sich durch die traumafokussierte Therapie vollständig auflösen. Auch in der Forschung gibt es zahlreiche Belege für transdiagnostische Effekte der traumafokussierten Therapie (z. B. Sachser & Goldbeck, 2017; Rosner et al., 2019).

Um offen für die Belange der Kinder zu bleiben, aber trotzdem das meiste Gewicht auf die Traumaverarbeitung zu legen, hilft es uns, das Stufenmodell als Landkarte bei der Therapieplanung einzusetzen. Es bestimmt, in welcher Reihenfolge wir uns den jeweiligen Themen zuwenden wollen, um die Traumabearbeitung nicht unnötig aufzuschieben. Am Beispiel von Charlotta möchten wir dieses Vorgehen veranschaulichen. Charlotta, 14 Jahre, hat eine lange Behandlungsgeschichte hinter sich, bevor erkannt wurde: Das Mädchen leidet unter einer PTBS, nachdem ihr ehemaliger Nachbar und Bekannter der Familie sie jahrelang sexuell missbraucht hat. Seit Mitte der Grundschulzeit fiel sie vermehrt durch impulsives Verhalten und aggressive Durchbrüche auf. Mehrmals wurde sie aufgrund einer hyperkinetischen Störung des Sozialverhaltens (teil)stationär psychiatrisch behandelt, die medikamentöse Einstellung auf ein atypisches Neuroleptikum zeigte nur teilweise Erfolge in der Reduktion der Symptome. Mit 13 Jahren drohte das Mädchen einen Suizidversuch an, weshalb sie für zwei Nächte akutpsychiatrisch aufgenommen und im Anschluss an eine ambulante Psychotherapie verwiesen wurde. Dort wurde sie erstmals im Rahmen eines Traumascreenings auf eine Traumafolgestörung abgeklärt.

Das Stufenmodell als Landkarte für die Therapieplanung

Stufe 1: Äußere Sicherheit. Als wir beginnen, mit Charlotta zu arbeiten, ist der übergriffige Nachbar bereits in Haft und es gibt keinen weiteren Kontakt. Allerdings ist es zu Beginn der Therapie nötig, mit Charlotta einen konkreten Krisenplan zu erstellen und einen Lebensvertrag zu schließen, in dem sie zusicherte, während der Therapie keine weiteren Suizidversuche zu unternehmen.

Stufe 2: Wissen, Bereitschaft & Befähigung. Um ambulant zu arbeiten, ist es wichtig, die extremen Impulsdurchbrüche in Schule und Hort mit stabilisierenden Techniken sowie präzisen Absprachen mit der Schule einigermaßen in den Griff zu bekommen, da sonst kein weiterer Verbleib dort möglich wäre und die Einrichtung ebenso wie die Jugendhilfe auf eine erneute stationäre Behandlung bestehen würden. Charlotta entscheidet sich bewusst für den ambulanten Weg und ist bereit, sich an Vereinbarungen zu halten. Ihr ist bewusst, dass davon die Fortsetzung der Zusammenarbeit mit ihrer ambulanten Therapeutin abhängt, und sie will die traumatischen Ereignisse unbedingt mit ihr verarbeiten, weil sie sich von ihr so gut abgeholt, wertgeschätzt und verstanden fühlt.

Stufe 3: Traumabearbeitung. Die direkte Auseinandersetzung mit ihren Erfahrungen macht es Charlotta möglich, ihre Traumafolgesymptome auch langfristig zu beeinflussen. Für sie ist es nach den vielen erfolglosen Vorbehandlungen besonders wertvoll, schon nach wenigen Therapiesitzungen mit dem Traumabericht zu beginnen und dadurch den ungewollten, belastenden Erinnerungen und schädlichen Glaubenssätzen ihre Macht zu nehmen.

Stufe 4: Neuausrichtung & Lebensthemen. Nach Abschluss der Traumaverarbeitung bricht die Vordiagnose einer hyperkinetischen Störung des Sozialverhaltens in sich zusammen. Durch die Bearbeitung des Traumas ist klarer zu erkennen, dass alle anfänglichen Symptome auf die PTBS zurückzuführen waren. Charlotta kann bei ihrer Mutter wohnen bleiben, anstatt in eine therapeutische Wohngruppe zu ziehen, wie zwischenzeitlich erwogen wurde. Sie kann weiterhin die Regelschule und den Hort besuchen. Sie braucht ihre Medikation nicht mehr, da die impulsiven Durchbrüche kaum mehr auftreten. Charlottas Mutter begibt sich selbst in psychotherapeutische Behandlung, um ihre Schuldgefühle aufzuarbeiten und an einer positiven Mutter-Kind-Beziehung zu arbeiten, was zuletzt aufgrund des immensen Drucks von außen kaum mehr möglich war.

Doch bei stürmischer See reicht manchmal auch die zuverlässigste Landkarte nicht aus, um das Schiff sicher ans Ziel zu bringen. Um flexibel reagieren, aber trotzdem auf Kurs bleiben zu können, braucht es einen Kompass.

Traumabelastete Kinder und Jugendliche haben ein aufregendes Leben und die täglichen Schulprobleme, Streitigkeiten im Freundeskreis, Selbstverletzungen und weiteren kleinen und großen Krisen des Alltags fördern Vermeidungstendenzen und blockieren Therapieerfolge oft. Dabei handelt es sich teilweise durchaus um ernste und therapierelevante Themen, die wir nicht so einfach ignorieren können, so wie bei Charlotta, die während der laufenden Therapie eine erneute sexuelle Grenzverletzung erlebte. Störungen und konkurrierende Fragestellungen ergeben sich nicht nur bei der Therapieplanung zu Beginn der Therapie. Vielmehr ist es nötig, sich in jeder einzelnen Stunde erneut die Frage zu stellen, wie eine gute Priorisierung gelingen kann. Um der Versuchung zu widerstehen, uns von „lauten“, aber in Bezug auf die Traumabearbeitung nachrangigen oder gar ablenkenden Fragestellungen aufhalten zu lassen, haben wir uns angewöhnt, das **Stufenmodell als Kompass** in jeder Therapiestunde einzusetzen. So können wir bei allen auftauchenden Themen überprüfen, wie viel Raum wir ihnen in der jeweiligen Stunde geben wollen, ohne uns von einer zügigen Traumabearbeitung abbringen zu lassen. Im folgenden Kasten finden Sie wieder Charlottas Beispiel zur Veranschaulichung.

Das Stufenmodell als Kompass im Therapieverlauf

Stufe 1: Äußere Sicherheit. In der zweiten Therapiestunde, in der Charlotta an ihrem Traumabericht arbeitet, kommt das Mädchen mit der Neuigkeit in die Sitzung, dass sie wieder ein Trauma erlebt habe. Als sie mit ihrer gleichaltrigen Freundin im Schwimmbad war, habe ein Mann mit Absicht vor ihren Augen onaniert. Charlotta fühlte sich der Situation hilflos ausgeliefert, zusammen mit der Freundin gelang es ihr aber, das Schwimmbad zügig zu verlassen. Charlotta schafft es, ihrer Therapeutin gleich zu Beginn der Sitzung davon zu berichten. Die Therapeutin wägt ab, ob es externen Handlungsbedarf gibt. Charlotta wurde nicht verletzt und hat richtig reagiert. Es handelt sich um einen unbekannten Mann, den sie wahrscheinlich nicht wiedersehen wird. Für das Mädchen besteht ausreichende Sicherheit.

Stufe 2: Wissen, Bereitschaft & Befähigung. Charlotta erhält von ihrer Therapeutin Psychoedukation zur akuten Belastungsreaktion und die beiden klären Charlottas aktuelle Symptome ab. Sie frischen Charlottas Emotionsregulationsstrategien auf und insbesondere das fokussierte Atmen ermöglicht es Charlotta, ihre Anspannung wieder ausreichend zu regulieren, um in der Sitzung weiterzuarbeiten. Die Therapeutin drückt Verständnis und Bedauern aus und lobt die Patientin dafür, wie mutig sie sich in der Situation verhalten hat. Sie erkundig sich nach Charlottas Bereitschaft, weiter am Traumabericht zu arbeiten, und bietet an, sich alternativ eine kleine Verschnaufpause zu gönnen.

Stufe 3: Traumabearbeitung. Charlotta wünscht sich explizit, weiter am begonnenen Traumabericht zu arbeiten. Das aktuelle Ereignis hat die PBTS-Symptome noch einmal aufflammen lassen und die Jugendliche erhofft sich durch das Fertigstellen des Berichts eine nachhaltige Verbesserung ihrer Symptomatik. Sie kommt in dieser Sitzung gut voran.

Stufe 4: Neuausrichtung & Lebensthemen. Ganz am Ende der Stunde nimmt sich die Therapeutin noch einmal zehn Minuten Zeit, um sich bei Charlotta zu erkundigen, wie es ihr in Bezug auf die Schwimmbadsituation jetzt gehe. Mit ihrer Therapeutin zu reden habe sie sehr entlastet. Sie habe erkannt, dass sie sich in der Situation richtig verhalten habe, und würde es beim nächsten Mal wieder genauso machen. In der Folgestunde berichtet sie, dass sich die Symptome wieder normalisiert haben und sie nicht mehr häufig an den Vorfall denken muss. Die Therapie kann wie geplant fortfahren. Mit Charlottas Einverständnis informiert die Therapeutin die Mutter über den Vorfall und die beiden Erwachsenen überlegen, ob es sinnvoll sein kann, das Ereignis beim Bademeister oder bei der Polizei zu melden.

1.3.3 *Traumafokussiertes Vorgehen*

Am obigen Beispiel von Charlotta lassen sich zwei zentrale Voraussetzungen für die traumafokussierte Therapie ableiten: Nur wenn uns das Vorliegen von traumatischen Erfahrungen und deren Folgebelastungen bekannt ist, haben die Kinder die Chance auf eine adäquate und bedarfsgerechte Behandlung. Gleichzeitig dürfen wir nicht erwarten, dass die Kinder und Jugendlichen von sich aus und ohne explizites Nachfragen unsererseits über die traumatischen Ereignisse berichten. Daher liegt es an uns Fachleuten, bei allen Kindern und Jugendlichen eine saubere Traumadiagnostik durchzuführen. Alles beginnt mit einem Traumascreening, also mit der Frage, ob das Kind traumatische Ereignisse erlebt hat und ob sich die aktuellen Belastungen damit in Zusammenhang bringen lassen. Für uns ist es ganz selbstverständlich, dass wir bereits im ersten oder zweiten Gespräch nach besonderen Ereignissen fragen, die kürzlich oder vor längerer Zeit eingetreten sind. Das bietet sich im Zusammenhang mit der Exploration der Symptomatik und des Vorstellungsgrundes an. Als Eisbrecher eigenen sich dafür Trauma-Checklisten. Wir starten gerne mit der Formulierung: „Viele Kinder, die zu mir kommen, haben belastende oder erschreckende Ereignisse erlebt. Ich würde gerne von dir erfahren, ob du das auch kennst und welche davon dir vielleicht passiert sind."

Im Rahmen der Anamnese lohnt es sich außerdem, gezielt nach familiären Belastungen zu fragen. Zum einen erhöhen diese das Risiko für das Vorliegen traumatischer Ereignisse für das Kind und die Wahrscheinlichkeit, nach einem Trauma eine PTBS zu entwickeln. Zum anderen können wir darüber schon eine erste Einschätzung treffen, wie gut die Eltern in der Lage sein werden, sich als Bezugspersonen in eine mögliche Traumatherapie einzubringen.

Sowohl für das Screening auf traumatische Ereignisse und Traumafolgesymptome als auch für die differentialdiagnostische Abklärung mithilfe eines klinischen Interviews stehen Ihnen wissenschaftlich gut untersuchte und praxistaugliche Hilfsmittel zur Verfügung, die frei zugänglich sind (eine Liste mit hilfreichen Tools sowie eine Art FAQ in Bezug auf die Diagnostik finden Sie online (AB 1.2 und AB 1.3).

Bei der langen Vorgeschichte an erfolglosen Behandlungen gibt es in Charlottas Fall genügend Belege dafür, dass ein reines symptomorientiertes Arbeiten nicht ausgereicht hat, damit das Mädchen wieder gesund wird. So erscheint es bei der 13-Jährigen plausibel, dass ihre Aggressionen nur zurückgehen können, wenn man sie richtig in ihren Entstehungszusammenhang einbettet. Nach Traumascreening, Anamnese und Diagnostik und nachdem die Therapeutin von der Mutter als Hauptbezugsperson weitere anamnestische Daten und familiäre Belastungsfaktoren erfragt hat, sind sich Charlotta, ihre Mutter und die Therapeutin sehr schnell einig, dass direkt mit der traumafokussierten Arbeit begonnen werden kann.

Damit ist nicht gemeint, dass Charlotta sofort in der nächsten Stunde der Therapeutin von ihren traumatischen Erfahrungen erzählen soll (obwohl wir uns ein solches Vorgehen in bestimmten Konstellationen durchaus vorstellen könnten). Es bedeutet vielmehr, dass ab sofort in jeder Sitzung der Traumafokus gegenüber allen anderen Themen im Vordergrund steht. Die individuellen Stresssymptome der Patientin werden jederzeit explizit und implizit zu den traumatischen Erfahrungen und deren Folgen in Beziehung gesetzt und leiten die Wahl und Ausgestaltung der Interventionen in jeder Stunde.

Die Therapeutin hält es für zentral, Charlotta durch traumafokussierte Psychoedukation (Abschn. 4.1) den Zusammenhang zwischen ihrer Aggression und den Missbrauchserfahrungen zu erklären. Dabei hilft ein gutes Verständnis der Konzepte „Trigger“ und „Übererregung“. Nachdem das Mädchen in den letzten Jahren immer wieder gehört hat, dass sie alles falsch mache und ihre Gruppen oder Beziehungen störe, erfährt sie in dieser Therapie erstmalig, dass sich in ihrem Verhalten auf nachvollziehbare Weise ihre Belastung durch das Trauma ausdrückt, das vermeintliche Fehlverhalten vor diesem Hintergrund einen Sinn ergibt und sogar eine Funktion erfüllt. Sie lernt, dass sie nicht angespannt ist, weil mit ihr etwas nicht stimmt, sondern als Reaktion auf das Trauma. Und sie entdeckt gemeinsam mit ihrer Therapeutin, dass sie nicht aus heiterem Himmel aggressiv wird, sondern dass es sich um identifizierbare Trigger handelt, die ihre Aggression auslösen, wie z. B. körperbetonte Spiele in der Pause oder strenge Grenzsetzungen durch Lehrkräfte.

Um den Aufbau einer tragfähigen Beziehung muss sich Charlottas Therapeutin zu diesem Zeitpunkt nicht mehr bemühen, da Charlotta ihr Kompetenz zuschreibt und sich verstanden fühlt. Dennoch achtet die Therapeutin auf eine Beziehungsgestaltung, die sich an den besonderen Bedürfnissen traumatisierter Jugendlicher orientiert (mehr dazu in Kap. 2).

Im weiteren Vorgehen kann jede Intervention traumafokussiert eingesetzt werden. Wenn Charlottas Therapeutin mit der Jugendlichen ihre Ressourcen definiert, wählt sie Ressourcen, die bedeutsam *für den Umgang mit den Traumafolgen* sind, wenn sie Motivationsarbeit macht, dann weil sie Charlotta *für eine Auseinandersetzung mit den traumatischen Ereignissen* motivieren möchte (Abschn. 4.3.1). Wenn sie ihr Achtsamkeits- und Entspannungstechniken zeigt (Abschn. 4.3.2) oder mit ihr Emotionsregulationstechniken einübt (Abschn. 4.3.3), dann um besser *mit traumabezogener Anspannung* umzugehen und um sie auf *das Erstellen eines Traumaberichts* vorzubereiten. Jede einzelne Intervention erhöht die Erfahrung von Selbstwirksamkeit („Ich kenne mich jetzt besser aus", „Ich kann meine Anspannung selbst beeinflussen") und begünstigt korrigierende Erfahrungen. Beides entspricht genau dem Wesen von traumafokussierter Therapie und ebnet zügig den Weg in Stufe 3, von der wir uns die größte Wirkung versprechen.

Manchmal finden Kinder und Jugendliche erst nach einiger Zeit in der Therapie den Mut, uns ihre traumatischen Erfahrungen anzuvertrauen. Dann ist es wichtig, dass wir von Anfang an signalisiert haben, dass wir bereit sind, auch über diese Themen mit ihnen zu sprechen. Manchmal zeigen sich PTBS-Symptome erst, nachdem sich die überlagernde Symptomatik gebessert hat – wie bei Ruth (14), die wegen stark ausgeprägter Waschzwänge und Zwangsgedanken in Therapie kommt. Sie ist hoch motiviert, therapeutisch daran zu arbeiten, dass diese verschwinden. Erst nach 20 Sitzungen klassischer Zwangsbehandlung vertraut sie der Therapeutin an, dass die Zwänge aufgetreten sind, nachdem ihr Bruder sie sexuell missbraucht hat. Anlass ist das erstmalige Auftreten von bildhaften Intrusionen des Missbrauchs, weil sich die Zwangssymptomatik verbessert hat. Obwohl die Therapeutin am Anfang der Therapie explizit nach traumatischen Ereignissen gefragt hatte, hatte sich Ruth zu sehr geschämt und war in großer Sorge, welchen Erdrutsch sie in der Familie auslösen würde, wenn sie den Missbrauch offenlegt.

Zu denken geben sollte uns außerdem, wenn wir mit den probaten symptomorientierten Methoden nicht mehr vorankommen. Ruths Therapeutin war zum ersten Mal stutzig geworden, als die Exposition mit Reaktionsverhinderung trotz hoher Motivation der Patientin, Unterstützung der Eltern und gutem Rückgang der Anspannung innerhalb der Sitzung auch nach mehrmaliger Wiederholung keine stabile Besserung erbrachte. Das Entlastende ist: Traumagedächtnis und sichtbare Symptomatik sind über Gedächtnisnetzwerke miteinander verbunden, sodass wir immer zugleich auf beiden Ebenen des „Eisbergs" arbeiten, egal wo wir ansetzen. Der Punkt ist nur – wenn wir nicht früher oder später an den Bauch des Eisbergs kommen, können wir keine nachhaltige Besserung erwarten. Die Arbeit an den Zwängen hat Ruth die Tür in eine traumafokussierte Therapie geöffnet. Ganz gesund wurde sie erst, nachdem auch die traumatischen Ereignisse bearbeitet waren.

Auf Kurs bleiben und flexibel sein

Eine klare Struktur sowie Flexibilität für die individuellen Besonderheiten schließen sich auch in der traumafokussierten Therapie nicht aus. Beide Aspekte stehen in einem heilsamen Gegensatz zu typischen Charakteristika von traumatischen Erfahrungen:

- Traumatische Erfahrungen sind mit Hilflosigkeit und Chaos verknüpft – Struktur schafft Sicherheit und Orientierung.
- Traumatische Erfahrungen missachten die Bedürfnisse der Kinder und Jugendlichen – Flexibilität respektiert die individuellen Bedürfnisse bestmöglich.

Um traumafokussiert zu bleiben, kann ein Plan davon, was wir in der jeweiligen Sitzung erreichen wollen, helfen. Eine klare „Agenda“ – also ein strukturiertes und direktives Vorgehen ist bei Traumapatient:innen anzuraten, um nicht mit ihnen in der Vermeidungsfalle zu landen. Das steht nicht im Widerspruch zu einer hohen Flexibilität bei der konkreten Umsetzung der Interventionen.

Wenn wir verstanden haben, was wir mit der jeweiligen Methode erreichen wollen und warum wir so vorgehen, können wir sie den individuellen Voraussetzungen entsprechend einsetzen. Wir wollen Sie gerne dazu einladen, dieses ganze Buch aus dieser Grundhaltung heraus zu lesen. Bei allem, was wir Ihnen vorschlagen, wollen wir darstellen, worauf es aus unserer Sicht ankommt, und Ihnen die Möglichkeit lassen, selbst auszuwählen, wie genau Sie es so umsetzen, dass es zu der Art passt, wie Sie gerne Therapie machen.

Innerhalb der Zielgruppe der traumabelasteten Kinder und Jugendlichen gibt es eine große Unterschiedlichkeit. Das Schöne ist, dass alle Erklärungsmodelle und Methoden in diesem Buch bei entsprechender Anpassung für die unterschiedlichsten Altersgruppen von Vorschulkindern bis zu jungen Erwachsenen eingesetzt werden können.

Nehmen Sie sich einen Augenblick Zeit. Wie arbeiten Sie normalerweise mit einem fünfjährigen Vorschulkind und wie mit einer 18-jährigen Abiturientin? Mit dem Vorschulkind verbringen Sie wahrscheinlich den größten Anteil der Sitzung auf dem Boden, spielend oder malend. Sie planen vielleicht kleine Einheiten von zehn Minuten ein, in denen Sie dem Kind etwas vermitteln wollen, das Ihnen für den Fortgang der Therapie und die Genesung des Kindes besonders relevant erscheint. Vielleicht nutzen Sie ein Bilderbuch, um dies zu veranschaulichen. Den Rest der Stunde verbringen sie altersentsprechend eher unstrukturiert. Die Abiturientin hingegen ist besonders empfänglich für kognitives Arbeiten, sie profitiert davon, ihre eigenen dysfunktionalen Annahmen zu identifizieren und zu hinterfragen, ist wissbegierig und nutzt gerne Arbeitsblätter, um sich zu strukturieren und darin nachzulesen.

In der traumafokussieren Therapie kann beidem Rechnung getragen werden. Alle Methoden können auf die individuellen Bedürfnisse und Vorlieben der Kinder und Jugendlichen angepasst werden. Ebenso können sie bei unterschiedlichen Traumatypen – wie einmaligen schicksalhaften Erlebnissen ebenso wie bei langandauernden interpersonellen Traumata – sowie bei den unterschiedlichsten Subgruppen eingesetzt werden, wie

z. B. bei Heim- oder Pflegekindern, Kindern und Jugendlichen mit Entwicklungsverzögerungen oder Behinderungen, mit Fluchthintergrund oder mit komorbiden körperlichen oder psychischen Erkrankungen. Wir haben uns bei der Auswahl der Fallbeispiele in diesem Buch darum bemüht, diese Bandbreite sichtbar werden zu lassen.

Es reicht, wenn es „gut genug“ ist!

Damit die anderen wichtigen Lebensthemen nicht zu lange warten müssen, plädieren wir für eine zügige und an den Prioritäten ausgerichtete Arbeitsweise, die im Kontrast zu den traumabedingten Vermeidungstendenzen steht. Dazu versuchen wir ein therapeutisches Vorgehen zu wählen, das so langsam und umfassend wie nötig ist, aber so schnell wie möglich.

Wie viele traumaorientierte Verfahren erweisen sich alle Interventionen, die Sie in diesem Buch finden, als erfreulich robust gegen Imperfektionen und Abweichungen von Idealbedingungen. Das kommt uns sehr entgegen, da das Trauma keine Gelegenheit auslässt, uns zu verunsichern und ein Gefühl der Unzulänglichkeit zu vermitteln, etwa wenn es Tobias (9) auch nach der dritten Psychoedukationsstunde noch schwerfällt zu erkennen, dass seine Wutausbrüche mit bestimmten Auslösern zusammenhängen; Valeria (14) es nach mehreren Monaten gefühlsorientierter Arbeit noch nicht schafft, ihre Gefühle differenziert zu spüren und zu benennen; oder Renee (10) sich noch zweimal pro Woche einnässt, obwohl medizinisch alles in Ordnung ist und die Therapeutin in den ersten 15 Sitzungen viel Zeit auf mögliche Strategien verwendet hat. Darias (13) Therapeutin findet, dass man die Progressive Muskelentspannung mindestens ein halbes Jahr lang üben muss, um sie richtig zu beherrschen. Ramons (17) Therapeut fürchtet, dass die wackelige Motivation seines Patienten komplett einbricht, wenn er ihm jetzt vorschlägt, über die traumatischen Ereignisse zu sprechen. Gleichzeitig hat Ramon noch nie eine einzige Therapiestunde verpasst. Lauter gute Gründe, um an der eigenen therapeutischen Kompetenz zu zweifeln, weitere Methoden auszuprobieren oder die Traumabearbeitung weiter aufzuschieben? Nach unserem Dafürhalten ist es ganz im Gegenteil ein Ansporn, voranzugehen und darauf zu vertrauen, dass die Traumabearbeitung auch unter suboptimalen Bedingungen zum Durchbruch verhelfen kann. Wenn wir verstanden haben, was wir mit der jeweiligen Methode erreichen wollen, müssen weder die Bedingungen noch das Ergebnis perfekt sein – es reicht, wenn sie ausreichend gut sind! Wenn Sie einen perfekten Dolmetscher für die Sprache Paschtu bekommen, greifen Sie zu. Bevor Sie Ihrem afghanischen Jugendlichen allerdings gar keine Behandlung anbieten oder er sehr lange warten muss, behelfen Sie sich mit einem nicht ausgebildeten Dolmetscher, zusätzlich einigen Brocken Deutsch und Englisch, mit Bildern, Gesten und einer Übersetzer-App auf dem Smartphone.

Verabschieden Sie sich von Ihrem Perfektionismus – wenn es „gut genug“ ist, haben Sie und die Patient:innen schon gewonnen! Im Grunde gibt es für das traumatherapeutische Vorgehen nur eine einzige verbindliche Voraussetzung, damit eine Verarbeitung stattfinden kann: Es muss möglich sein, sich aus einem sicheren „Hier und Jetzt" den Erlebnissen im „Dort und Damals" zuwenden zu können und mit der Anspannung die meiste Zeit innerhalb des Toleranzfensters zu bleiben bzw. Wege zu kennen, immer wieder ins Toleranzfenster zurückzukommen.

Vertrauen Sie auch nicht darauf, dass das Kind „von sich aus" über das Trauma reden wird, „wenn es so weit ist". Sie verschwenden wertvolle Zeit, die den Kindern auf dem Weg der Traumabewältigung unnötig verloren geht oder die sie – wenn sie diese dann hinter sich gebracht haben – lieber im echten Leben als im Therapiezimmer verbringen wollen. Wenn Sie nach einer Checkliste suchen, die Ihnen bei einer Einschätzung hilft, wie gut Sie in der Therapie bisher vorangekommen sind – in AB 1.4 haben wir minimale Ziele für jede Stufe zusammengestellt, mit der Sie abgleichen können, ob Sie schon „gut genug" gearbeitet haben.

Der Grundsatz „gut genug" gilt auch für die Qualifikationen der Therapeut:innen. Sicherlich sind das Wissen um die kontraintuitive Logik von Trauma und Traumafolgen, ein evidenzbasierter Behandlungsleitfaden und eine traumasensible Haltung in der Beziehungsgestaltung förderlich. In allen anderen Aspekten handelt es sich bei der traumafokussierten Therapie jedoch um eine reguläre Psychotherapie, bei der wir auf alle Kenntnisse und Kompetenzen zurückgreifen können, die wir für die Therapie mit Kindern, Jugendlichen und ihren Familien auch sonst einsetzen.

2. Die tragfähige Beziehung in der traumafokussierten Therapie

Viele der Kinder und Jugendlichen, die sich in unseren Praxen vorstellen, haben Traumata innerhalb für sie wichtiger Beziehungen oder Bezugssysteme erlebt. Sie haben die Erfahrung gemacht, dass ihre Bezugspersonen überfordert waren oder aus anderen Gründen nicht in der Lage, ihnen den Schutz und die feinfühlige und engmaschige Unterstützung zu geben, die sie gebraucht hätten. Viele erleben eine nachhaltige Erschütterung ihres Selbst- und Weltbildes.

Nach allen Erschütterungen und Vertrauensbrüchen, die die 16-jährige Lena erlebt hat, hätte sie allen Grund gehabt, ihrem Therapeuten mit großer Skepsis zu begegnen. Ihre Mutter leidet unter einer chronischen Erkrankung und hat Mühe, für ihre drei Kinder zu sorgen. Lenas leiblicher Vater verließ die Familie nach der Geburt des jüngsten Geschwisters, da war Lena vier. Als sie zehn war, zog ein neuer Mann zu Hause ein. Er kümmerte sich gut um Mama und die Kinder, baute eine neue Küche ein und wurde von Nachbarn und Freunden sehr für seine Großherzigkeit und seine ruhige Art bewundert. Lena konnte verschnaufen, sie fühlte sich als Älteste nicht mehr ganz so verantwortlich für die Familie, insbesondere wenn Mama wegen eines Krankheitsschubes nicht viel machen konnte. Sie ließ sich gerne von ihm in den Arm nehmen und kuschelte sich oft dankbar an ihn. Lenas Welt brach zusammen, als sie zwölf war und der Stiefvater begann, sie beim Kuscheln sexuell zu berühren. Über die Zeit schuf er immer wieder Situationen, in denen er sie zwang, sexuelle Handlungen an ihm auszuführen. Lena verstand die Welt nicht mehr. Wie sollte sie sich verhalten? Wie konnte es sein, dass die Person, die ihr Halt gab und der sie vertraute, ihr plötzlich solche Angst machte?

Wie wir in Kapitel 1 beschrieben haben, beruhen Traumafolgestörungen zunächst auf überlebensnotwendigen biologischen und psychologischen Anpassungsversuchen an widrige Lebensumstände. Finden Kinder keinen Weg zurück aus ihrem Überlebensmodus in einen entspannten, offenen und bindungsorientierten Zustand, in dem sie das Erlebte verarbeiten können, werden aus ursprünglichen Anpassungsversuchen störende Symptome, die aktuelle Beziehungen belasten. Während die erworbenen Schutzstrategien bei der Beziehungsgestaltung durch den Blick der Traumabrille Sinn ergeben, bringen sie für die therapeutische Arbeit besondere Herausforderungen mit sich. Erstaunlicherweise gelingt es in den meisten Fällen dennoch rasch, eine tragfähige therapeutische Beziehung aufzubauen, wenn wir einige traumaspezifische Punkte berücksichtigen und typische Fallen vermeiden. Dafür möchten wir Sie in diesem Kapitel sensibilisieren.

Eine in der Arbeit mit traumatisierten Menschen mindestens genauso wichtige Grundlage für die gelingende Therapie ist der Umgang mit uns selbst – innerhalb und außerhalb der Therapiestunden. Das ergibt sich aus der Interaktion zwischen einer besonderen Feinfühligkeit der Patient:innen für Beziehungssignale und unserer eigenen emotionalen Reagibilität. Auf der einen Seite stehen die Erfahrungen der Kinder und Jugendlichen. Ihre Bedürfnisse wurden in der Vergangenheit durch andere Menschen nicht wahrgenommen. Sie haben immer wieder erlebt, dass ihre psychischen oder physischen Grenzen missachtet wurden. Um wenigstens etwas Vorhersehbarkeit und Kontrolle zu schaffen, haben sie ein feines Gespür für den Zustand der Menschen in ihrer Umgebung entwickeln müssen. Sie bemerken oft ganz genau, wie es uns als Therapeut:innen geht und was sie uns zumuten dürfen und können. Gleichzeitig spüren sie oft auch besser als andere Kinder und Jugendliche, was von ihnen erwartet wird, um anderen zu gefallen, um anderen ein gutes Gefühl zu vermitteln und um sie auf keinen Fall zu enttäuschen oder gar gegen sich aufzubringen. Und so begegnen sie auch uns in der therapeutischen Beziehung.

Auf der anderen Seite steht unsere emotionale Ansprechbarkeit. Die Geschichten dieser Kinder zu hören, geht an uns als Therapeut:innen nicht immer spurlos vorüber. Die Abgründe, in die wir mit den Kindern bisweilen blicken, übersteigen das, was wir uns vorstellen möchten. So sollte eine Welt, in der Kinder aufwachsen, nicht sein. Dadurch wird unser Bedrohungssystem aktiviert. Auch erfahrene Therapeut:innen können zeitweise überwältigt sein und mit Gefühlen von Entsetzen, Ohnmacht und Wut in Kontakt kommen. Manchmal werden wir vom Alarmsystem der Kinder angesteckt und mitgerissen. Außerdem kann die Arbeit mit besonders schweren oder interessanten Fällen unser Bedürfnis nach Anerkennung aktivieren: Vielleicht möchten genau wir diejenigen sein, denen sich diese Kinder anvertrauen. Oder wir spüren einen starken Wunsch, schnelle Therapieerfolge zu erzielen und bald „alles wieder gutzumachen“. Vielleicht wollen wir auch besonders kompetente Therapeut:innen sein, die es besser machen als andere Bezugspersonen und die die vielen schlechten Erfahrungen, die sich oft auch im Hilfesystem wiederholen, ausgleichen können. Wenn wir dann im Therapieverlauf erleben, dass wir von den Kindern abgelehnt werden, keine schnellen Verbesserungen sichtbar werden oder Kooperationspartner uns abwerten, kann uns das vor diesem Hintergrund besonders hart treffen.

Aus diesen Gründen haben wir uns in diesem Kapitel entschieden, Beziehungsgestaltung zweiseitig zu verstehen – einmal als Gestaltung der Beziehung zu unseren Patient:innen und deren Bezugspersonen und einmal als Gestaltung des Umgangs mit uns selbst. Es ist uns ein Anliegen, die Wechselseitigkeit und die Auswirkungen auf die therapeutische Arbeit in den Fokus zu nehmen und konkrete Strategien anzubieten, wie eine langfristige, sinnstiftende Arbeit auch mit schwer traumatisierten Menschen gelingen kann, ohne dass wir selbst Schaden nehmen.

2.1 Einen sicheren Hafen finden

Therapie findet in der Begegnung statt, in unserer ganz realen Beziehung zu den Kindern und Jugendlichen und zu deren Bezugsystemen. Die aktuelle Psychotherapieforschung betont die Wichtigkeit der therapeutischen Beziehung: einerseits als eigenständigen Wirkfaktor, andererseits als Grundlage, auf der therapeutische Interventionen überhaupt erst wirksam werden können (Flückinger et al., 2015). Als Therapeut:innen wissen wir um die Stärke und die Resilienz, die in unseren jungen Patient:innen steckt. Traumafolgesymptome und ungünstige Bewältigungsmechanismen verstellen häufig den Blick der Betroffenen und ihres Umfeldes auf die Tatsache, dass die Kinder bereits einen Weg gefunden haben, all das Schlimme zu überstehen. Sie sind überhaupt erst bei uns in der Therapie angekommen, weil sie eine ganze Menge Stärke in sich tragen. Unsere Aufgabe ist es, diese für sie wieder spürbar und nutzbar zu machen. Bei der Beziehungsgestaltung zu traumatisierten Kindern, Jugendlichen und deren Bezugssystemen kann es hilfreich sein, einige Leitgedanken zu berücksichtigen, die dem traumatischen Erleben entgegengesetzt sind. Wir sehen die Vermittlung von Sicherheit, Wertschätzung, Hoffnung und Mitgefühl als zentral für einen gelingenden Beziehungsaufbau an. Von Beginn der Therapie an ist es außerdem wichtig, eine gute Verortung im Hier und Jetzt vermitteln zu können. Wir widmen diesen fünf Facetten im Folgenden je einen Abschnitt.

Eines wollen wir von Anfang an betonen: Dass die Patient:innen eine vertrauensvolle Beziehung eingehen können, ist keine Bedingung oder Voraussetzung für eine traumafokussierte Therapie – sondern vielmehr eines ihrer Ziele! Insbesondere sollten uns auftretende Herausforderungen und Schwierigkeiten in der Beziehungsgestaltung niemals von einer traumafokussierten Arbeit abbringen. Beziehungsarbeit und traumafokussierte Arbeit stellen keinen Widerspruch dar, sondern greifen ineinander und gehören untrennbar zusammen.

2.1.1 Sicherheit im Therapieraum und in der Beziehung

Irritiert schaut die 15-jährige Lara die Therapeutin an, als diese sie beim ersten Termin nach dem Betreten des Raumes bittet, sich in Ruhe umzusehen und zu überlegen, wo im Zimmer sie gerne sitzen möchte, auf welchem Platz sie sich ein bisschen sicher fühlen könnte. „Weißt du, für viele Menschen, die etwas Schreckliches erlebt haben, ist es schwierig, sich danach wieder sicher zu fühlen. Aber wir können auf einfache Dinge achten, die es uns leichter machen, ein bisschen weniger Bedrohung zu fühlen. Und dabei hilft es, die Wahl zu haben. Du entscheidest hier, ob du auf dem Schaukelstuhl, im Sessel oder auf dem Boden sitzen magst, und auch, wo und in welchem Abstand ich sitzen soll. Und wenn du es jetzt noch nicht genau weißt, dann probieren wir einfach unterschiedliche Möglichkeiten aus." Lara entscheidet sich für den Sessel mit Blick zur Tür und bittet die Therapeutin darum, ihren Stuhl ein bisschen weiter zurückzuschieben.

Traumasensible Beziehungsgestaltung unterscheidet sich von Alltagsbeziehungen darin, dass sie *absichtsvoll* geschieht, die Bedürfnisse der Kinder erkennt und adäquat auf sie eingeht. In der Traumapädagogik wurde als Grundvoraussetzung für das Absetzen der Traumabrille und die Aufgabe traumabedingter Schutzstrategien der Begriff des „sicheren Ortes" geprägt (Gahleitner et al., 2014). In pädagogischen Kontexten geht es insbesondere um sichere Orte im Außen und den Schutz vor erneuter Traumatisierung. In diesem Abschnitt wollen wir darstellen, wie wir das Konzept des sicheren Ortes auch in der therapeutischen Arbeit berücksichtigen können. Dieser „sichere Ort" ist erst einmal ganz wörtlich gemeint. Wir bemühen uns, das Therapiezimmer und die Möglichkeiten der Begegnung, die hier stattfinden, so zu gestalten, dass sich die Kinder und Jugendlichen nach und nach sicher fühlen können. Wichtigstes Merkmal eines sicheren Ortes ist: erlebbar zu machen, dass die Gefahr vorbei ist, dass aktuell keine Bedrohung besteht, und damit den Raum dafür zu öffnen, dass sich wieder ein Sicherheitsgefühl einstellen kann. Nur an solchen sicheren Orten können traumatisierte Kinder ihr traumabedingtes Schutzverhalten aufgeben, Hoffnung schöpfen und den Mut finden, ihre Zukunft ungestört und selbstbewusst zu gestalten.

Die andauernde Übererregung eines Gehirns, das sich im Überlebensmodus befindet, lässt traumabelastete Kinder und Jugendliche ständig auf erneute Gefahren lauern und erschwert es ihnen, in Beziehung mit anderen Menschen zu gehen und zu bleiben. Es ist wichtig, dass wir bedenken, wie anders vermeintlich unscheinbare Details durch die Traumabrille wirken können. Luise (17) bekam eine Panikattacke, weil das Fenster im Therapiezimmer weit offen stand. Was wir am Anfang nicht wussten, ist, dass sie mit ansehen musste, wie sich ihr Cousin durch einen Sprung aus dem Fenster das Leben nahm, und sie seitdem Angst davor hatte, plötzlich selber die Kontrolle zu verlieren und ebenfalls aus dem Fenster zu springen. Peter (7) erstarrte, als ihm der Therapeut die Tür öffnete. Er hatte einen Bart, genauso wie sein Vater, der körperliche und emotionale Gewalt an ihm ausgeübt hatte. Karin (19) hatte sexuelle Grenzverletzungen durch ihren Kinderarzt erlebt. Die ersten paar Sitzungen waren für sie mit einer furchtbaren Anstrengung verbunden und sie bekam die Hälfte des Gesagten nicht mit, weil sie voller Erinnerungsbilder war, sobald der Therapeut sie direkt ansprach. Sie konnte dies in der Situation gut verstecken, sich im Anschluss aber an kaum etwas erinnern, das gesagt wurde. Sie fand erst nach mehreren Sitzungen den Mut, dies ihrem Therapeuten mitzuteilen, weil sie ihn nicht kränken wollte.

Das Therapiezimmer, die Person des Therapeuten oder der Therapeutin sowie Aspekte der Beziehung können genauso Trigger beinhalten wie die Inhalte der Gespräche. Werden die Trigger nicht genau identifiziert und die Reaktionen richtig zugeordnet, führen sie häufig zu starker Anspannung bis hin zu dissoziativen Zuständen bei den Betroffenen. Das erfordert eine besondere Achtsamkeit von unserer Seite. Damit Kinder und Jugendliche mit uns in der Therapie neue, korrigierende Erfahrungen machen können, damit sie aufnehmen können, was wir ihnen vermitteln wollen, damit sie die Beziehungserfahrungen mit uns verinnerlichen können, ist es notwendig, dass ihre Anspannung möglichst innerhalb des Toleranzfensters bleibt und ein handhabbares Ausmaß nicht überschreitet. Weil sich die Probleme aus der Traumafolgestörung, sozusagen dem Überlebensmodus des Gehirns, ergeben, ist es gleichzeitig wichtig anzuerkennen, dass es sich bei der Fähigkeit zur Selbstregulation um etwas handelt, das sich erst im Verlauf der Therapie verändern kann. Dennoch können wir von Anfang an auf ein paar allgemeine Dinge achten. Dafür ist es noch gar nicht nötig, den genauen Inhalt der traumatischen Erfahrungen zu kennen oder schon konkrete Trigger gesammelt zu haben.

Sicherheit im Raum und in der Kontaktgestaltung

Das Unmittelbarste ist die Frage, wie wir unsere Räumlichkeiten ansprechend und sicher gestalten und altersgerechte Materialien anbieten. Die Beleuchtung, die Auswahl der Bilder an der Wand, gemütliche Sitzmöglichkeiten, einladende Spielsachen und Bilderbücher – lauter kleine Aufmerksamkeiten, die einen Beitrag zum Wohlfühlen leisten. Wichtig ist es, alle Sinnesmodalitäten im Blick zu behalten. Wir haben beispielsweise schon häufiger die Erfahrung gemacht, dass ein starker Geruch nach Parfüm bei Betroffenen ein Trigger sein kann, und verzichten bewusst darauf.

Bei der Gestaltung des Kontakts sind alle Maßnahmen sinnvoll, die einen maximalen Kontrast zum traumatisierenden Umfeld herstellen. Dabei steht bereits jede Form von unvoreingenommenem, wertschätzendem und mitfühlendem Beziehungsangebot im Gegensatz zu den Einsamkeitsgefühlen, die für die Kinder oft zur Normalität geworden sind. Wir zeigen den Kindern, so gut es uns möglich ist, dass wir sie genau so akzeptieren, wie sie sind, ganz egal, wie schrecklich sie sich selber auch immer finden mögen. Die achtsame Wahrnehmung ihrer Bedürfnisse – und sei es ein Glas Wasser, wenn der Patient verschwitzt in der Stunde ankommt – und unser authentisches Interesse an ihnen machen einen Unterschied zu der Ablehnung und Nicht-Beachtung, die viele in der traumatischen Situation, aber auch in ihrem aktuellen, problembelasteten Alltag gewohnt sind. Und wenn uns das nicht gut gelingt, wenn wir als Therapeut:innen einen Fehler machen oder etwas sagen, das als kränkend empfunden wird, entschuldigen wir uns. Für viele ist es eine neuartige Erfahrung, dass wir zwar auch nicht perfekt sind, aber anders als frühere Bezugspersonen zu unseren Fehlern stehen und sie bedauern.

Achtung: Empathie als Trigger

Wenn Kinder in ihrem Leben kaum Zuwendung erfahren haben, wenn sie erlebt haben, dass Versorgung und Mitgefühl an physischen oder emotionalen Schmerz gekoppelt ist, dann kann zu frühes, offenes oder starkes Ausdrücken von Mitgefühl bei diesen Kindern negative Reaktionen auslösen.

Eine emotional zu stark unterstützende, warme und fürsorgliche Beziehungsgestaltung wirkt für manche Kinder und Jugendliche als Trigger für alte Bindungserfahrungen und dysfunktionale Grundannahmen. Zu schnell kann zu viel Nähe entstehen, das Bindungssystem wird übermäßig aktiviert und die Kinder sehen ihren Wunsch nach Grenzen und Distanz nicht gewahrt. Manchmal geraten Kinder darüber hinaus in einen Loyalitätskonflikt zu ihren Bezugspersonen oder empfinden emotionalen Schmerz, da das Erleben von Zuwendung, Wärme und Fürsorge sie an all die Situationen erinnert, in denen sie dies schmerzlich vermisst haben. Als Reaktion auf diesen Schmerz können rasch gut geübte, extreme Bewältigungsreaktionen wie Kampf- oder Fluchtimpulse oder Wut und Selbsthass ausgelöst werden. Ohne Kenntnis der psychotraumatologischen Erklärungsmodelle sind diese Reaktionen insbesondere für neue Bezugspersonen unerwartet und enttäuschend und können ansteckend sein. Auch uns als Therapeut:innen können sie in emotionale Erregung versetzen. Oft lösen sie aversive Gefühle den Kindern gegenüber aus, insbesondere dann, wenn wir uns durch die Zurückweisung gekränkt fühlen und nicht sehen, dass wir die Grenzen der Kinder überschritten haben und nicht aus echtem Mitgefühl heraus gehandelt haben. Deswegen sollten wir sehr sorgfältig auf die Art und Dosierung unserer Beziehungsangebote achten.

Im Verlauf der Therapie können wir sie dann nach und nach bei der Realisierung auch dieser schmerzhaften Erfahrungen unterstützen. Es geht nicht darum, Dinge auszublenden oder zu vermeiden. Vielmehr liegt es in unserer Verantwortung, feinfühlig zu beobachten, wann der passende Zeitpunkt ist, sich diesen Erfahrungen zu stellen und die Exposition möglichst so zu gestalten, dass die Patient:innen nicht überflutet werden. Alte Erfahrungen sollten dosiert aktiviert werden und durch das neue Erleben in der therapeutischen Situation und in der Begegnung mit sich selbst kontrastiert werden.

Sicherheit durch Vorhersehbarkeit

Traumatische Umgebungen sind oft durch Unberechenbarkeit, Kontrollverlust, Ohnmacht, Missachtung von Grenzen und Bedürfnissen sowie Ausgeliefertsein bestimmt. Kinder und Jugendliche sind in diesen Kontexten immer wieder einer existenziellen Beschämung ausgesetzt und mit paradoxen Beziehungsangeboten konfrontiert gewesen. Im Kontrast dazu achten wir so gut wie möglich auf Berechenbarkeit, Transparenz und Mitbestimmung. Das Anbieten regelmäßiger Termine und das Klären von Erreichbarkeit schafft Struktur und vermittelt Verlässlichkeit. „In jeder Stunde gibt es Redezeit, Übungszeit und Spielzeit", erklärt die Therapeutin, „und du darfst am Ende entscheiden, welches Spiel du mit mir spielen möchtest." Am Anfang jeder Stunde eine gemeinsame Agenda zu erstellen, trägt zur Vorhersehbarkeit und Kontrolle bei. So kann für alle wichtigen Dinge genügend Zeit eingeplant werden und nichts wird vergessen. Rituale und immer wiederkehrende Abläufe machen es leichter, Sicherheit zu erleben. Wir nutzen in solchen Momenten gerne den Rückbezug zu unserem Störungsmodell und erklären den Kindern, dass es dem „Häschen" hilft, nicht zu aufgeregt zu werden und mit dem „Denker" in Kontakt zu bleiben, wenn beide wissen, was auf sie zukommt (mehr dazu in Abschn. 4.2).

Jugendliche sind jederzeit in die Therapieplanung einbezogen. Für Stefan (15) war es fundamental wichtig, zu vereinbaren, dass der Therapeut jeden Schritt in der Therapie ankündigen wird und nichts geschieht, was er nicht vorher wusste oder wozu er nicht zugestimmt hat. Das macht für ihn den größten Unterschied zur traumatischen Situation, in der er Dinge tun musste, die er nicht wollte, ohne vorher gefragt zu werden. Nur so konnte er sich auf die Therapie einlassen.

Da die Kinder und Jugendlichen zu Anfang der Therapie oft noch nicht genau wissen, was Nachhallerinnerungen auslösen kann oder welche Gefühle für sie schwierig auszuhalten sind, kann es sehr hilfreich sein, die eigenen Handlungen zu kommentieren. Das kann zum Beispiel bedeuten, dass alles, was passiert und beobachtbar ist, erklärt und mit Worten begleitet wird. Statt einfach und unerwartet aufzustehen und durch die plötzliche Bewegung eventuell ein Bedrohungsgefühl auszulösen, könnte der Therapeut ankündigen, dass er kurz zum Computer geht, um etwas auszudrucken. Spürt er dabei, wie der Jugendliche ihn mit Blicken durch den Raum verfolgt, könnte er auch das aufgreifen, indem er kommentiert: „Du beobachtest genau, wie ich zum Drucker gehe."

Sicherheit durch Mitbestimmung

Genauso wichtig wie eine klare und erkennbare Struktur als Gegenpol zum inneren Chaos ist Mitbestimmung als Gegenpol zu erlittenen Zwängen. Dazu tragen, wie im Fallbeispiel der 15-jährigen Lara, bereits ganz einfache Wahl- und Gestaltungsmöglichkeiten in der Therapiesituation bei. Gerade am Anfang kann es sinnvoll sein, möglichst wenige Regeln aufzustellen und viel Gestaltungs- und Handlungsfreiheit bei den Patient:innen zu belassen. Dadurch zeigen wir implizit: „Hier ist es anders als in der traumatischen Situation, du hast die Wahl, darfst mitentscheiden, bist Teil des Prozesses und kannst Kontrolle und Selbstwirksamkeit erleben."

Auch kann es wichtig sein, mit den Kindern zu besprechen, dass sie mitbestimmen dürfen, wie lange die Therapie dauert und ob sie weiter mit uns zusammenarbeiten wollen. Auch wenn es ihnen schnell besser geht und sie gute Fortschritte machen, müssen sie keine Angst haben, dass die Therapie dann plötzlich vorbei ist. Wir vermitteln authentisch, dass wir wirklich an ihnen interessiert sind und an sie glauben. Wir lassen sie wissen, dass wir die Therapie nicht plötzlich und ohne mit ihnen unsere Beweggründe zu besprechen, einseitig beenden, sie nicht aufgeben und immer wieder nach Möglichkeiten suchen, ihnen zu helfen. Auch und gerade in besonders schwierigen Momenten. „Hier bist du der Auftraggeber und ich arbeite für dich. Wie ein Bergführer helfe ich dir mit einer schwierigen Lebensetappe besser zurechtzukommen, auch wenn ich nicht für immer da sein werde. Nur du kannst beurteilen, ob dir das, was wir tun, hilft. Du kannst jederzeit entscheiden, die Therapie zu beenden, wenn du findest, dass wir nicht gut zusammenarbeiten oder wir deine Ziele nicht erreichen. Selbst wenn ich mal genervt oder frustriert sein sollte, bin ich für dich da. Auch an Stellen, wo es vielleicht für uns beide richtig schwierig wird, werde ich nicht aufgeben. Ich bin dein Therapeut und ich werde alles tun, was notwendig ist, um dir zu helfen und gut für dich da sein zu können."

Vielen Kindern und Jugendlichen hilft es, getroffene Vereinbarungen schriftlich festzuhalten. Mehr zur Gestaltung von solchen Therapieverträgen finden Sie in Abschnitt 4.3.1 im Zusammenhang mit der Motivation von Jugendlichen. Auch im späteren Therapieverlauf erleben wir es als selbstverständlich, wertschätzend und hilfreich, Kinder und Jugendliche wann immer möglich mitentscheiden zu lassen: So dürfen sie beispielsweise aussuchen, ob sie den Traumabericht (Kap. 5) lieber malen, aufschreiben oder die Ereignisse mit Figuren nachspielen wollen und mit welchem der verschiedenen Ereignisse sie beginnen wollen, falls mehrere Traumata stattgefunden haben.

Sicherheit durch Kontinuität

Am Ende der Sitzung kann es zum Sicherheitsempfinden in der Beziehung beitragen, den Kindern etwas aus dem Therapieraum mit nach Hause zu geben oder ihnen anzubieten, dass sie etwas Symbolisches im Therapieraum lassen dürfen. Was wir dem Kind dadurch implizit vermitteln: „Auch wenn ich nicht anwesend bin, kannst du das, was wir hier machen, oder deine Vorstellung von mir als gutes Beziehungsobjekt bei dir haben." Das steht im Kontrast zu Verlusten, diskontinuierlichen Beziehungen und Beziehungsabbrüchen, die oft das bisherige Leben ausgemacht haben. Kleine Gegenstände, Steine oder Bücher bei den jüngeren Kindern, Audio- oder Videobotschaften, die auf deren Handy aufgenommen werden, für die älteren Jugendlichen – hier sind der Kreativität keine Grenzen gesetzt. Gerade wenn viele Trennungssituationen in der Vergangenheit erfolgt sind und es keine festen, sicheren Bezugspersonen gab, können kleine Dinge viel bewirken. Mit einer ähnlichen Absicht können Arbeitsblätter mit Therapieergebnissen aus der Stunde mit nach Hause genommen werden. Außer als Brücke zu den Sitzungen lassen sich Hausaufgaben zur Strukturierung der Woche, als kleine Alltagsrituale oder zur besseren Gestaltung von Übergangs- oder Trennungssituationen einsetzen, damit die Kinder von Beginn an erleben, dass die Sitzungsinhalte auch im Alltag brauchbar sind.

Die Herausforderung für uns als Therapeut:innen zu Beginn der Therapie besteht also darin, die Gegenpole von Struktur und Vorhersehbarkeit auf der einen Seite und von Mitbestimmung, Flexibilität und Freiheit auf der anderen Seite auszubalancieren sowie die Kontinuität der Beziehung für die Patientinnen erlebbar zu machen. Da die Patient:innen zu diesem Zeitpunkt ihre Bedürfnisse meist nur teilweise wahrnehmen und äußern können, können wir nicht davon ausgehen, dass sie erkennen und klar einfordern, was sie brauchen. Vielmehr müssen wir immer wieder auf unsere Intuition vertrauen, Hypothesen prüfen und gute Wege zur Abstimmung mit den Patient:innen suchen. Wegen dieser Komplexität und aufgrund der Gefahr einer zu starken oder unbemerkten Aktivierung unseres eigenen Bedrohungs- oder Anerkennungssystems ist in der Arbeit mit dieser Patient:innengruppe der regelmäßige Austausch mit Kolleg:innen in Inter- und Supervision unverzichtbar.

2.1.2 Wertschätzung für die Anpassungsleistung

Die fünfjährige Sarah kommt hoch angespannt mit ihrer Mutter in die Therapie. Sie bewegt sich im Raum, klettert auf der Mutter herum und kann auch nach mehrfacher Aufforderung durch die Mutter nicht stillhalten. Der Mutter ist dieses Benehmen der Tochter sichtlich peinlich. Die Therapeutin bemerkt bei sich eine beginnende Unruhe im Brustbereich. Mit dem Ziel, die Anpassungsleistung von Sarahs Gehirn zu würdigen, erklärt sie: „Das ist eine ganz schön aufregende Situation für Sarah und für Sie. Sarahs Körper tut gerade viel dafür, um gut hier sein zu können." Sie wendet sich Sarah zu, nimmt kurz Blickkontakt auf und sagt: „Sarah, es ist total in Ordnung, wenn du etwas Bewegung brauchst." Durch das Benennen der aktuellen Bedürfnisse und den Bezug zur Traumafolgestörung, können sich alle wieder etwas entspannen und zur Ruhe kommen. Mit einer kleinen Skizze und wenigen Worten erklärt die Therapeutin das Modell vom Häschen und vom Denker. Da die Mutter dieses Verhalten von „Sarahs Häschen" kennt und es auch in vertrauten Situationen zu Hause oder in der Schule immer wieder auftritt, suchen die drei anschließend nach weiteren Möglichkeiten, wie Mama und der Denker beim Beruhigen helfen könnten.

Gerade die ersten Stunden einer Therapie sind eine sehr herausfordernde Situation für Kinder und Jugendliche. Neben der Hoffnung auf eine positive Veränderung, die sie antreibt, bringen viele auch Unbehagen und Angst mit und nehmen diese auch bei ihren Eltern oder anderen Bezugspersonen wahr. Leicht kann bei ihnen der Eindruck entstehen, dass gerade die Dinge, die so hilfreich waren, um kurzfristig mit den schrecklichen Erlebnissen und deren Folgen umzugehen – nicht darüber sprechen, niemandem mehr vertrauen, immer auf der Hut sein –, hier abgelegt werden sollen, am besten noch bevor eine Therapie richtig losgehen kann. Und tatsächlich hören Patient:innen nicht selten von wohlmeinenden Erwachsenen, dass sie in der Therapie „über alles sprechen müssen", „motiviert mitarbeiten sollen" und dem Therapeuten „vertrauen können". Dadurch können sie zusätzlich unter Druck geraten. Mit Blick durch die Traumabrille ist ein solches Sicheinlassen noch gar nicht möglich, da sich das Gehirn dauerhaft im Überlebensmodus befindet. Die innere Anspannung kann durch das therapeutische Setting verstärkt werden. Denn auch hier setzten die Kinder die Traumabrille nicht ab. Und wenn dann die Anspannung steigt, steigt auch das Bedürfnis nach Schutz und damit die Neigung zur Vermeidung oder anderen nachvollziehbaren, aber leider nicht hilfreichen Verhaltensweisen.

Als Therapeut:innen zeigen wir jederzeit großen Respekt für die Anpassungsleistungen der Kinder. Wir versichern ihnen, dass ihr Erleben komplett nachvollziehbar ist, dass sie keineswegs „verrückt" sind oder „sich doch einfach nur ein bisschen mehr anstrengen" müssen. Unsere Haltung folgt der Annahme: Alle augenscheinlich dysfunktionalen Verhaltensweisen der Kinder sind mit Blick durch die Traumabrille (überlebens-) notwendige Bewältigungsversuche. In der gegenwärtigen Wirklichkeit sind sie Zeichen für einen Kontrollverlust beziehungsweise Kontrollversuche einer nicht in dem Ausmaß vorhandenen Bedrohung. Der Schleudersitz wurde aktiviert und hat die Kinder in die vergangene Wirklichkeit zurückkatapultiert (vgl. Abschn. 1.2). Und damals, in der traumatischen Situation, in der oder in deren Folge sie entstanden sind, waren genau diese Verhaltensweisen die bestmögliche Bewältigungsstrategie. Oft kennen die Kinder heute noch keinen besseren Weg, um mit den überwältigenden Erinnerungen und Gefühlen umzugehen. Manchmal kennen sie zwar bessere Strategien, können auf diese jedoch nicht zuverlässig zugreifen. Die Kinder von Anfang an spüren zu lassen, dass wir sie für großartige Überlebenskünstler:innen halten und uns im Sinne von Psychoedukation (Kap. 4) gemeinsam mit ihnen auf die Suche nach Erklärungen für die Entstehung ihres Bewältigungsverhaltens machen, wirkt entschämend und erleichtert es ihnen, offen in Kontakt zu gehen.

Alle diese Überlegungen gelten genauso, wenn Kinder und Jugendliche in den Therapiestunden herausfordernde Verhaltensweisen zeigen, die störend für die Zusammenarbeit sein können. Manchmal weigern sie sich, mit uns zu sprechen, sind kämpferisch und wollen auf gar keinen Fall als Opfer wahrgenommen werden. Manchmal fügen sie sich bereitwillig in alles, wollen uns unbedingt gefallen, machen Quatsch und verwickeln uns in völlig andere Themen oder dissoziieren, sobald wir uns wichtigen Themen nähern. Ganz individuell versuchen wir dann den „wichtigen Grund" (Weiß, 2021) hinter diesen Verhaltensweisen zu erkunden und zu würdigen, welch wichtige Anpassungsleistung die Strategien vor dem Hintergrund der eigenen Lebensgeschichte darstellen. Gleichzeitig versuchen wir zu benennen, inwiefern sie für die Zusammenarbeit problematisch sein können. Davon ausgehend suchen wir gemeinsam nach Wegen für eine ausreichende Arbeitsbasis im Hier und Jetzt, so wie mit Jakob (17) im folgenden Fallbeispiel.

Jakob (J): „Ich weiß nicht, ob ich Ihnen vertrauen kann. Ich weiß nicht, ob ich jemals wieder irgendjemandem vertrauen kann."

Therapeut (Th): „Wow, wie gut, dass du mir das sagst. Das finde ich sehr nachvollziehbar. Du kennst mich ja gar nicht und es ist sehr vernünftig, nicht jedem einfach so zu vertrauen, nur weil am Klingelschild steht, dass er Therapeut ist. Vielleicht verändert sich das im Laufe der Zeit, wenn wir uns besser kennenlernen."

J: „Nein, ich meine nicht, dass ich ihnen *noch* nicht vertraue, ich glaube, dass ich *nie wieder* jemandem vertrauen kann, auch Ihnen nicht."

Th: „Hm, okay, das ist tatsächlich etwas anderes ... *(überlegt)*. Weißt du, du musst mir vielleicht gar nicht vertrauen. Dein Gehirn hat gute Gründe, das nicht zu tun nach all dem, was du erlebt hast. Und es ist ja tatsächlich deine Entscheidung und auch dein gutes Recht, nicht zu vertrauen. *(Macht eine kleine Pause und denkt nach.)* Denkst du denn, dass uns das daran hindert, miteinander zu arbeiten? Falls nicht, ist es total okay für mich, wenn du mir nicht vertraust. Miteinander arbeiten zu können, ist die einzige Voraussetzung für mich. Das bedeutet, dass du regelmäßig zu den Sitzungen kommst und wir uns gemeinsam Dinge überlegen, und du entscheidest, was davon du ausprobieren möchtest. Du musst mir dafür nicht vertrauen und dich auch nicht allein auf mich verlassen, sondern nur auf deine eigenen Erfahrungen und Beobachtungen."

J: „Echt?"

TH: „Ja, echt! Wollen wir gemeinsam überlegen, was wir beide brauchen, um gut zusammenarbeiten zu können? Gerade hast du zum Beispiel schon einen für mich wichtigen Beitrag zur Zusammenarbeit geleistet. Du hast mir ehrlich gesagt, wie du etwas empfindest. Das schätze ich sehr, gerade weil ich weiß, wie schwierig Offenheit bei solchen Themen ist."

Wir können auch Mitgefühl damit entwickeln, dass sich traumabelastete Kinder und Jugendliche mehr anstrengen müssen, Beziehungen einzugehen oder aufrechtzuerhalten, da sie häufig unter starken Schamgefühlen und negativen Selbstüberzeugungen leiden. Das gilt insgesamt, nicht nur im therapeutischen Kontext. Wenn die Patient:innen spüren, dass wir ihr Erleben nachvollziehen können, haben sie auch die Chance zu lernen, dass ihr Denken und Verhalten eine logische Folge dessen ist, was ihnen passiert ist. Nach und nach können sie selbst mit mehr Akzeptanz auf sich blicken. Wenn nicht Vertrauen die Voraussetzung für die Therapie ist, sondern die Entscheidung, gemeinsam zu arbeiten und neue Wege zu erkunden, ist es viel leichter, damit zu beginnen. Im Verlauf der Zeit können die hinderlichen Annahmen über sich und die Welt so verändert werden, dass wieder mehr Vertrauen möglich wird.

Kultursensibilität als Element der Beziehungsgestaltung

In der Therapie begegnen wir einer hohen Prozentzahl von Menschen mit Flucht- oder Migrationshintergrund und auch viele von uns Therapeut:innen sind nicht in dem Land geboren, in dem sie leben und arbeiten. Die gute Nachricht: Die in diesem Buch beschriebenen Herangehensweisen, ebenso wie viele andere psychotherapeutische Techniken, scheinen kulturübergreifend anwendbar und wirksam zu sein (Thomas et al., 2022; Unterhitzenberger et al., 2021). Dennoch erscheint es uns wichtig, in Situationen, an denen Menschen unterschiedlicher Herkunft beteiligt sind, feinfühlig zu kommunizieren und zu handeln. Es beginnt damit, dass es in verschiedenen Kulturen unterschiedliche Konzepte von Krankheit und Gesundheit oder von Psychotherapie und der Rolle der Therapeut:innen gibt. Der Erwerb und die Weiterentwicklung von Kultursensibilität sind für unsere Profession als lebenslange Aufgaben zu sehen. Da wir nicht für jede einzelne der vielen Kulturen dieser Welt Expert:innen sein können, empfehlen wir, eine offene, neugierige Haltung des „Nichtwissens" einzunehmen (Anderson & Goolishian, 1992), um einen guten Mittelweg zwischen zwei Extremen zu finden.

1. Wir sollten einerseits bedenken, dass unsere eigene kulturelle Prägung wie eine Brille ist, die unser ganzes Denken, Fühlen und Handeln beeinflussen kann. Die Sichtweisen, die sie uns unbemerkt nahelegt, haben nur in unserer kulturellen Referenzgruppe Gültigkeit, die einen kleinen Bruchteil der Menschheit ausmacht. Wenn wir das ausblenden, kann es zu Missverständnissen, Vorurteilen und Irritationen über unterschiedliche Werte kommen. Gerade weil wir als Therapeut:innen eine unvoreingenommene Haltung allen Menschen gegenüber pflegen, sollte es uns nicht besonders schwerfallen, uns immer die Frage zu stellen: *Was bedeutet ein bestimmtes Verhalten oder eine bestimmte Wahrnehmung aus den Augen der anderen Person heraus betrachtet?* Barbara Abdallah-Steinkopff (2018) beschreibt diesen Abgleich zwischen der eigenen und der „fremden" Kultur systematisch mit der Technik des interkulturellen Pendelns.

2. Gleichzeitig sollten wir bedenken, dass die Herkunft nur eines von vielen Merkmalen ist, in denen wir uns von unseren Patient:innen unterscheiden können – neben Geschlecht, Alter, soziokulturellem Hintergrund, sexueller Orientierung und so fort. Wenn wir ihre Bedeutsamkeit überbetonen, laufen wir in die „Kulturalisierungsfalle" (van Keuk & Ghaderi, 2011, S. 149). Damit ist gemeint, dass die Suche nach den kulturellen Unterschieden oft erst dann beginnt, wenn die Kommunikation schwierig wird. Solange sich unser 16-jähriger afghanischer Patient aktiv in die Therapie einbringt, denken wir, es liegt daran, dass wir brillante Therapeut:innen sind. Wenn er mehrere Sitzungen ohne Absage verpasst, beginnen wir darüber nachzudenken, ob es wohl daran liegt, dass er Afghane ist. Dass auch deutsche Gleichaltrige manchmal unzuverlässig sind und die PTBS mit Vermeidungstendenzen einhergeht, rückt dann in den Hintergrund. Hier kann uns die Frage helfen: *Wie würde ich es einschätzen und mich verhalten, wenn mein Gegenüber keinen Migrationshintergrund hätte?*

2.1.3 Hoffnung und Vertrauen in das Potenzial der Kinder

Kinder, die Traumata erlebt haben, fühlen sich häufig hoffnungslos und können sich keine oder zumindest keine bessere Zukunft vorstellen. Sie brauchen oft unsere Hilfe dabei, wieder Hoffnung zu entwickeln, und phasenweise jemanden, der die Hoffnung für sie übernimmt. Unsere professionelle Erfahrung ermöglicht es uns, an die Fähigkeiten und die innere Weisheit unserer Patient:innen zu glauben und in den meisten Fällen auch überzeugend die Zuversicht zu vermitteln, dass es immer einen Weg gibt, auch wenn wir diesen im Moment noch nicht klar vor uns sehen.

Marie (13) berichtet: „Ich fühle mich einfach so ekelig. Ich kann mir nicht vorstellen, dass es irgendjemand in meiner Nähe aushalten kann. Oft denke ich, dass man mir ansieht, was passiert ist, und dass andere mich ebenfalls ekelig finden. Alles fühlt sich klebrig an, so als wäre ich irgendwie dreckig oder würde komisch riechen. Außerdem muss ich mich oft übergeben, wenn ich Sport mache oder manchmal auch einfach so – das ekelt die anderen sicher auch, wenn sie das sehen." Ihr Onkel, der sie über mehrere Jahre sexuell missbraucht hat, hat ihr immer wieder gesagt, dass andere ihr nicht glauben und sich von ihr abwenden würden, wenn sie mit jemandem darüber sprechen würde. Er vermittelte ihr, dass er überhaupt der Einzige sei, der sie wirklich liebhabe und verstehe, und dass das zwischen ihnen etwas ganz Besonderes sei. „Ich schäme mich so, dass ich ihm geglaubt habe, und auch dafür, dass ich ihn irgendwie vermisse. Das zeigt doch, dass etwas mit mir nicht stimmt."

Anhand von Maries Beispiel lässt sich vielleicht besser verstehen, warum es gerade interpersonell traumatisierten Kindern und Jugendlichen häufig so schwerfällt, an eine gute Zukunft zu glauben. Wenn man wie Marie davon überzeugt ist, dass alle anderen Menschen sich vor einem ekeln, bedeutet das, auf ein einsames Leben ohne nahe Beziehungen zu blicken, in dem die eigenen Wünsche und Bedürfnisse entweder keine Rolle spielen oder doch nicht erfüllbar sind. Legt man ihre Sicht durch die Traumabrille zugrunde und vergegenwärtigt man sich die beschriebenen Überzeugungen, wird deutlich, wie sinnvoll und notwendig es ist, als Behandelnde immer wieder zu überprüfen, ob man wirklich präsent bleibt, loyal ist, das Gesagte ernst meint. Unsere Verantwortung ist es, ein Gegengewicht zu dem selbstabwertenden Blick durch die Traumabrille zu schaffen, indem wir Hoffnung auf Besserung vermitteln und die tiefe Gewissheit verkörpern, dass in jedem Patienten und in jeder Patientin das Potenzial steckt, die Traumafolgen zu überwinden und eine eigene Zukunft zu gestalten.

Für Marie war es wichtig, sich genau so angenommen zu fühlen, wie sie war und wie sie sich zu diesem Zeitpunkt selbst empfand – und gleichzeitig die ernsthafte Gewissheit ihrer Therapeutin zu spüren, dass es Hoffnung auf Veränderung gibt. Dies ermöglichte es ihr, sich der tief empfundenen Scham und dem Ekel zu stellen und nach und nach die ihr zugrunde liegenden Überzeugungen zu hinterfragen. (In Abschn. 7.2.2 berichten wir Ihnen, wie die Therapeutin ihr konkret beim Überwinden der Schamgefühle half.)

Entscheidend ist von Anfang an unsere tiefe Überzeugung, dass in den kleinen Patient:innen alles steckt, was sie brauchen, um mithilfe ihrer inneren Weisheit alle Herausforderungen zu bewältigen. Traumatisierte Kinder und Jugendliche haben ein untrügliches Gespür dafür, ob wir echt sind, es ernst mit ihnen meinen und an sie glauben. Deswegen tun wir gut daran, den Fokus stets auch auf die Stärken und Ressourcen zu legen, sie wissen zu lassen, was wir an ihnen mögen, und die Leistung anzuerkennen, die es bedeutet, bis hierhin gekommen zu sein.

2.1.4 Offenheit und Mitgefühl für den Schmerz

Wenn Sie das Fallbeispiel von Marie oben lesen und einen kurzen Moment innehalten, welche Impulse können Sie bei sich bemerken? Vielleicht können Sie spüren, wie leid Ihnen Marie tut. So über sich zu denken, muss zwangsläufig zu heftigen und schmerzlichen Gefühlen führen. Vielleicht spüren Sie auch den Drang, ihr zu sagen, dass Sie gar keinen komischen Geruch wahrnehmen können, es nicht ihre Schuld war und sie sich nicht zu schämen braucht? All das ist sachlich vermutlich richtig – Sie können sie ja riechen, wissen, dass Kinder niemals schuld sind, und auch, dass man in der Therapie alles sagen darf und sich dafür nicht zu schämen braucht. Aber wäre eine solche Verhaltensweise hilfreich, um zu Marie einen guten Kontakt aufzubauen?

Immer wieder haben wir dargestellt, wie wichtig es ist, alle Traumafolgesymptome als vielleicht extreme, aber zunächst sehr hilfreiche Lösungsversuche anzuerkennen. Zusätzlich zur Vermittlung dieses Wissens über die Zusammenhänge zwischen dem Trauma und seinen Folgen ist die Validierung des daraus entstehenden Schmerzes ein zentrales Instrument der Beziehungsgestaltung.

Wir begegnen unseren Patient:innen mit einer empathischen, wertfreien Haltung des „Nicht-Wissens“. Dabei hilft uns die Annahme, dass es – mit dem subjektiven Blick durch die Traumabrille der Patient:innen – die beste ihnen zur Verfügung stehende

Wahl ist, genau so zu denken und handeln, wie sie es eben tun. Diese ureigene Sicht anzuerkennen – auch wenn wir sie vielleicht alles andere als gutheißen – und den Kindern und Jugendlichen so dabei zu helfen, sich selbst und ihre heftigen Gefühlsreaktionen besser zu verstehen, ist wesentlich für die Vertrauensbildung. Die Validierung von Gedanken und Gefühlen wirkt unmittelbar beruhigend auf das Alarmsystem. Unser Denker beruhigt sozusagen das Häschen der Patient:innen und liefert deren Denkern ein Modell, wie man auch mit sich umgehen kann. Je besser und treffsicherer wir in Worte fassen können, was wir verstehen, und je genauer wir den Jugendlichen helfen auszudrücken, was sie denken, empfinden oder wahrnehmen, umso stärker kann der beruhigende Effekt sein und umso mehr Vertrauen entsteht mit der Zeit. In der Therapie wünschen wir uns, dass alle Gedanken, die mit dem Trauma und seinen Auswirkungen zu tun haben, ungeschönt geäußert werden. Eine unaufgeregte, anerkennende und offen fragende Haltung hat sich dafür als sehr nützlich erwiesen.

Aufmerksam und mitfühlend hat sich die Therapeutin Maries Schilderungen angehört. Sie spürt, wie in ihrem Körper Wärme entsteht und sie mit der Einsamkeit und Trauer von Marie in Kontakt kommt. Ihre Stimme klingt „dosiert" weich und mitfühlend, als sie Marie wissen lässt: „Ich höre, dass du dich schmutzig und ekelig fühlst, und ich kann mir vorstellen, dass dir das den Kontakt zu anderen Menschen richtig schwer macht. Wenn ich daran denke, dass du ja auch in deiner Familie niemanden außer deinem Onkel hattest, dem du dich nah gefühlt hast, kann ich gut verstehen, dass du ihn auch vermisst. Er hat dich missbraucht und gleichzeitig hat er dir aber viel von dem gegeben, was wir Menschen alle brauchen. Jemanden, der uns sagt, dass er uns liebhat und der für uns da ist. Und dieses Vermischen von guten Dingen, die wir brauchen, mit sexueller Gewalt – das führt dann dazu, dass wir viele verschiedene Gefühle auf einmal haben können, die manchmal gar nicht gut zusammenpassen. Hab ich das richtig verstanden?"

Selbst wenn die Traumabrille der Patient:innen durch ihre Erfahrungen in der vergangenen Wirklichkeit geprägt ist und aus der gegenwärtigen Perspektive zunächst nicht nachvollziehbar scheint, ist es von größter Wichtigkeit, sich mit einer achtsamen, nicht wissenden Haltung ihren Sichtweisen zu nähern und diese zu validieren. Validieren meint dabei, dass wir den Patient:innen empathisch und mit radikaler Echtheit signalisieren, dass ihre Verhaltens- und Erlebensweisen aus ihrer subjektiven Sicht und mit ihren bisherigen Lebenserfahrungen stimmig, sinnvoll und verstehbar sind, auch wenn wir vielleicht nicht mit ihnen übereinstimmen. Die Therapeutin im obigen Beispiel nimmt die Patientin aktiv an und lässt sie diese Annahme auch spüren.

Gleichzeitig kann auf diese Weise eine erste Wahrnehmung bei den Jugendlichen entstehen, wie schmerzhaft ihre aktuelle Weltsicht auf Dauer ist und was für einen hohen Preis sie dafür zahlen. Vorsichtig können wir bereits zu diesem Zeitpunkt einbringen, dass es auch andere Möglichkeiten geben könnte, auf die Ereignisse und deren Folgen zu blicken. Das kann Bereitschaft und Neugier wecken, alternative Sichtweisen gemeinsam zu erkunden. So muten wir ihnen zu, sich im Rahmen der traumaspezifischen Psychoedukation (s. Abschn. 3.2) mit Fakten auseinanderzusetzen, die nicht unbedingt zu ihrem subjektiven Erleben passen, und validieren die daraus entstehende Schwierigkeit. Wenn Sie sich einen genaueren Überblick über die verschiedenen Möglichkeiten verschaffen wollen, wie man Validierung zum Ausdruck bringen kann, können sie diese in AB 2.1 nachlesen oder sich mit der Literatur zur Dialektisch-Behavioralen Therapie (z. B. Fleischhaker, Sixt & Schulz, 2011) vertraut machen.

Das bisher Beschriebene bedeutet nicht, dass wir als Therapeut:innen keine Grenzen setzen. Klarheit und Grenzen nach innen und außen sind ein wichtiges Grundbedürfnis von Kindern und Jugendlichen, insbesondere dann, wenn sie viel Überwältigendes erlebt haben. Häufig fehlt ihnen gerade die Erfahrung mit gesunden, verlässlichen Grenzen und Unterstützung bei der Selbstbegrenzung und -regulation. Auch hier gilt, transparent zu bleiben, zu begründen, warum etwas notwendig ist, und Mitgefühl mit dem Schmerz zu haben, der vielleicht daraus entsteht und den wir gut validieren können.

2.1.5 *Eine gute Verortung im Hier und Jetzt*

Beates Blick wird plötzlich ganz glasig. Sie wurde nach einem stationären Aufenthalt aufgrund von Panikattacken, Zwangsgedanken und -handlungen und einer starken sozialen Unsicherheit überwiesen. Gerade hat sie noch lebendig davon erzählt, dass sie riesige Angst vor dem Oberarzt in der Klinik hatte, obwohl alle anderen ihn „total nett“ fanden. Wenn sie genauer darüber nachdenke, falle ihr nichts ein, was er falsch gemacht haben könnte. Als die Therapeutin interessiert weiter exploriert, erinnert sie sich, dass es ihr bei manchen Filmen genauso geht. Eigentlich immer, wenn dieser eine Schauspieler die Hauptrolle spielt. Obwohl sie die Filme echt gut findet und gerne mit ihren Freundinnen ins Kino geht, habe sie das schon ewig nicht mehr gemacht. Ihre Angst sei einfach zu groß. Neugierig willigt sie ein, dies gemeinsam genauer zu erforschen. Am Computer googlen die beiden den „bedrohlichen“ Schauspieler. Mit einem Mal kann die Therapeutin beobachten, wie sich der Körper der Patientin anspannt. Sie hält sich den Unterleib und klagt über starke Schmerzen. Sie berichtet, dass sie nur noch verschwommen sehen kann. Die Therapeutin klickt das Bild weg und bittet Beate, alle roten Gegenstände im Raum aufzuzählen. Doch diese reagiert darauf schon nicht mehr. Die Therapeutin bemerkt eine verstärkte Anspannung bei sich und atmet einige Mal langsam und tief ein und aus, um ihr Alarmsystem zu beruhigen. Anschließend spricht sie Beate direkt mit fester, freundlicher Stimme an, um sie wieder mehr und mehr in der Gegenwart zu orientieren. „Beate, kannst du meine Stimme hören? Ich bin deine Therapeutin und wir sind gerade in meiner Praxis. Wir haben das Jahr 2023. Du bist hier sicher.“ Als Beate sie anschaut und wieder etwas präsenter wirkt, erklärt sie ihr in einfachen Worten, was sie beobachtet hat: „Beate, versuch mal, mich anzuschauen und dann dich ein bisschen im Raum umzuschauen. Genau. Sehr gut. Es könnte sein, dass dein Körper sich gerade an etwas erinnert, wofür du vielleicht noch keine Worte hast. Ja. Jetzt geht es erst mal darum, dass du wieder ganz ins Hier und Jetzt zurückkommst. Kannst du deine Füße auf dem Boden spüren und ein bisschen in den Boden drücken? Genau. Vielleicht magst du dich auch ein bisschen bewegen und etwas ausschütteln. Ja? Super! Was meinst du, sollen wir zu den Therapiesesseln zurückgehen?“ Die beiden gehen ein bisschen durch den Raum, öffnen ein Fenster und setzen sich dann auf die Sessel. Die Therapeutin erkundigt sich, wie hoch die Anspannung gerade ist, und entscheidet damit, ob sie noch weiter daran arbeiten, mehr ins Hier und Jetzt zu kommen, oder ob es möglich ist, gemeinsam zu verstehen, was da gerade passiert ist. Im Verlauf kann Beate berichten, dass in dem Moment wieder Bilder von ihrem Babysitter aufgetaucht sind, der sie sexuell missbraucht hat – bis dahin habe sie mit niemandem über diese Bilder gesprochen, da sie sich so sehr geschämt habe.

Ein zu starker, unbemerkt ausgelöster Alarm kann dazu führen, dass das Häschen übernimmt und die Kinder dadurch den direkten Kontakt zu uns und zur gegenwärtigen Wirklichkeit nicht mehr aufrechterhalten können. Sie verlassen ihr Toleranzfenster und verlieren sich mehr und mehr in ihrer „Traumawelt“. Auch kann es passieren, dass wir als Gegenüber als bedrohlich oder gefährlich wahrgenommen werden. Die Patient:innen verstummen oder verlieren vollkommen den Kontakt zum Hier und Jetzt. Sie gleiten in dissoziative Zustände bis hin zu dissoziativen Krampfanfällen ab. Bereits geringe Anstiege der Anspannung können unbemerkt rasch in eine übermäßige Spannung münden, Kampf- oder Fluchtreaktionen auslösen, automatisches unterwürfiges Verhalten hervorbringen oder zu einer mehr oder weniger deutlichen Dissoziation führen, in der Lernerfahrungen nur noch eingeschränkt möglich sind.

Bemerken wir das, ist es zunächst hilfreich, uns selbst zu beruhigen und uns klarzumachen, dass es sich bei all diesen Reaktionen um Phänomene handelt, die den Kindern und Jugendlichen auch im Alltag immer wieder begegnen (vgl. hierzu auch Kasten „Hilfreicher Umgang mit Alarmreaktionen“ auf Seite 67 sowie AB 2.2). Die Patient:innen sind bei uns in Therapie, *weil* sie diese Phänomene erleben und eigenständig nicht bewältigen können. Sie haben sie nicht davon bekommen, dass sie bei uns in Therapie sind. Diese Sichtweise kann uns helfen wahrzunehmen, dass in all diesen schwierigen Momenten eine große Chance liegt. Ganz überflutet von der traumatischen Erinnerung gibt es einen wichtigen Unterschied zu Alltagssituationen und zur vergangenen Wirklichkeit: Diesmal sind wir mit im Raum! Wir wissen, dass das Trauma vorbei ist und das Häschen übernommen hat. Es handelt sich „nur“ um einen automatischen Schutz vor schmerzhaften Erinnerungen und Gefühlen. Und wir haben Ideen, wie man den Denker wieder an Bord holen kann und was man gemeinsam ausprobieren kann, um das Häschen zu beruhigen und sich schnell und sicher wieder im Hier und Jetzt zu orientieren. Danach können wir Häschen und Denker dabei unterstützen, Worte zu finden und einzuordnen, was gerade passiert ist.

Im Fall von Beate bedeutet dies, gemeinsam herauszufinden, was sie braucht, um in Zukunft weniger heftig in die Dissoziation hineinzufallen, und wie ihre Therapeutin sie bestmöglich dabei unterstützen kann. Sind zunehmend bessere Strategien für das Verringern der Dissoziationsneigung etabliert oder Skills vermittelt, die dissoziative Zustände rascher unterbrechen, können selbstabwertende oder selbstvernachlässigende

Grundannahmen die Umsetzung dennoch verhindern und dazu führen, dass Beate sich für den alten Weg entscheidet. Kommt dies wiederholt vor, kann es hilfreich sein, Wiedergutmachung zugunsten der eigenen Person zu leisten – man hat es ja besser gewusst – und auf diese Weise eine Art Überkorrektur vorzunehmen.

So vereinbarte die Therapeutin mit Marie, die sich so stark vor sich selbst ekelte, dass sie sich immer wieder erbrach, dass sie nach jedem selbstinduzierten Erbrechen eine Wiedergutmachung an ihrem Körper leistet, indem sie diesen liebevoll versorgt.

Hilfreicher Umgang mit Alarmreaktionen

Grundsätzlich kann man sich an dieser Abfolge orientieren, wenn Kinder und Jugendliche in der Therapiesituation durch etwas getriggert werden (eine Langform dieser Checkliste zum Runterladen und / oder Ausdrucken finden Sie unter ↗ http://www.junfermann.de):

1. Beruhigen Sie sich selbst und erden Sie sich.
2. Sorgen Sie für Sicherheit im Außen.
3. Bleiben Sie in Kontakt.
4. Bieten Sie emotionale Unterstützung an.
5. Helfen Sie bei der Emotionsregulation.
6. Nehmen Sie sich Zeit und lassen Sie dem oder der Jugendlichen Zeit.
7. Was ist jetzt hilfreich, um den Moment zu verbessern?

(Angelehnt an Borg-Laufs, Breithaupt-Peters & Jankowski, 2021)

2.2 Ein Prozessmodell zur Selbst- und Koregulation in fünf Schritten

Die Aktualisierung von Problemen und die gleichzeitige Aktivierung von Ressourcen sind laut Grawe (2004) die beiden Hauptzutaten für eine therapeutische Entwicklung. Beides erfolgt im Therapiezimmer unmittelbar in der Begegnung und damit in der Beziehung zwischen den Beteiligten. Wie eben dargestellt, könnte ein hilfreiches Beziehungsangebot an traumatisierte Menschen in etwa diesen Leitgedanken folgen: „Ich bin ganz für dich da und interessiere mich ernsthaft für dich, einschließlich aller schönen und fürchterlichen Erfahrungen, die dein Selbst- und Weltbild geprägt haben."

Eine solche Haltung kann für viele Betroffene zum ersten Mal überhaupt den Raum eröffnen, um sich gefahrlos mit dem zu befassen, worunter sie bisher am meisten gelitten haben. Damit wir dieses Angebot ernst meinen können, ist es notwendig zu lernen, unsere eigenen inneren Prozesse zu beobachten, präzise zu beschreiben und auf eine Weise zu beeinflussen, dass wir uns selbst jederzeit ausreichend sicher fühlen oder mit auftretender Verunsicherung verantwortungsbewusst umgehen können. Wir betrachten Patient:innen und Therapeut:innen in diesem Beziehungeschehen als gleichberechtigte Partner:innen – es ist eine Begegnung von Mensch zu Mensch. Insofern lässt sich die Selbstregulation der Therapeut:innen nicht von der Hilfe zur Regulation für die Patient:innen trennen.

Die therapeutische Beziehung wird permanent durch die Interaktionen zwischen der Therapeutin oder dem Therapeuten und dem Kind gestaltet. Um diese Interaktionen absichtsvoll im Sinne eines sicheren Hafens herzustellen, hat es uns persönlich geholfen, einen bestimmten Ablauf zu verinnerlichen, an dem wir uns in den Sitzungen orientieren. Wir versuchen hier, diesen Ablauf zu beschreiben, indem wir ihn in fünf Schritte unterteilen. Inspiriert wurden wir dazu von unterschiedlichen therapeutischen Kolleg:innen und Achtsamkeitslehrer:innen wie Tara Brach oder Bruce Perry. Wir hoffen, auch Ihnen eine Orientierungshilfe für den Umgang mit sich selbst und den Patient:innen zur Verfügung zu stellen, die Sie jederzeit für sich abwandeln können.

Vier der folgenden Schritte finden innerhalb der Sitzung statt, der fünfte nach Abschluss der Stunde. Wir möchten Ihnen das Modell anhand des Fallbeispiels der fünfjährigen Sarah veranschaulichen, die so angespannt und voller Bewegungsdrang in die Therapiestunde kam (vgl. S. 59).

Schritt 1: Sei präsent, beobachte und beschreibe genau!

Bei Sarah ist die Übererregung kaum zu übersehen. Bei ihrer Mutter muss man schon genauer hinschauen, um mitzubekommen, wie peinlich ihr das Verhalten ihrer Tochter ist. Erkennbar ist dies am ehesten an ihrem Blick und an den Veränderungen in ihrer Stimme, als sie die Aufforderungen an ihre Tochter erfolglos wiederholt. Um all diese relevanten Informationen auf den verschiedenen Sinneskanälen wahrnehmen zu können, ist es wichtig, als Therapeut:in „ganz bei der Sache“ und gleichzeitig „ganz bei sich“ zu sein. Das ist mit *Präsenz* gemeint. Wenn wir präzise beobachten und Worte für das finden, was wir gerade wahrnehmen, ist dies häufig schon eine erste Entlastung. Durch die nicht wertende Beschreibung holen wir den Denker mit an Bord. Dies führt unmittelbar zu einer Beruhigung des Häschens. Zunächst bei uns und dann, wenn wir es laut aussprechen, auch bei den anderen Anwesenden.

Daneben ist auch die eigene innere Reaktion der Therapeutin oder des Therapeuten eine wichtige Informationsquelle, die es mit genau derselben Präsenz zu beobachten gilt: Sarahs Unruhe ist ansteckend und löst nicht nur bei der Mutter, sondern auch bei der Therapeutin den Impuls aus, etwas zu unternehmen. Und auch das Unbehagen der Mutter überträgt sich ein Stück weit auf die Therapeutin. Auf beides reagiert ihr Körper mit einer Anspannung, die sie vor allem als Unruhe im Brustkorb spürt. Alle Gefühle, Körperempfindungen und Impulse bei uns selbst beinhalten wichtige Informationen über die aktuelle Situation und über unsere eigenen inneren Aktivierungen, Schemata und emotionalen Verletzlichkeiten. Deswegen kann es hilfreich sein, diese zu bemerken und sich ihnen zuzuwenden – zunächst einmal nur beschreibend, ohne etwas zu bewerten und ohne auf eine bestimmte Weise zu reagieren. So beobachtet Sarahs Therapeutin: „Ah, da ist Unruhe in meinem Brustkorb. Ich nehme einen Impuls wahr, der Mutter beizustehen. Es taucht eine Erinnerung auf, wie ich von meiner eignen Mutter harsch zurechtgewiesen werde."

Dafür ist es nötig, offen zu bleiben und zunächst einmal nichts zu unterdrücken, was sich zeigt. Wenn es zu schnell geht und zu viele Informationen gleichzeitig von außen und von innen auf uns einprasseln, kann es helfen, kurz innezuhalten, durchzuatmen, zu verlangsamen, sich (und dem Kind) eine Pause zu gönnen. Dies gelingt uns umso leichter, wenn wir es immer wieder auch im Rahmen von formalen Achtsamkeits- und Selbstberuhigungsübungen trainieren.

Schritt 2: Erkenne, was es braucht!

Als Nächstes müssen wir dem, was uns äußerlich und innerlich begegnet, eine Bedeutung geben. Das tun wir, um daraus Annahmen über die Bedürfnisse derer ableiten zu können, die sich unserer professionellen Begleitung anvertraut haben. Hier können sich die Schlussfolgerungen, zu denen wir als Therapeut:innen gelangen, stark von denen in Alltagsbeziehungen unterscheiden. Anders als Sarahs Mutter, die die Unruhe des Mädchens als Fehlverhalten auffasst und alles dafür tut, um es zu unterbrechen, erkennt Sarahs Therapeutin, dass sie eine innere Not ausdrückt. Ihr Verhalten versteht sie als einen Versuch, mit dieser Not umzugehen.

Wir können auf explizites und implizites Erfahrungswissen über die Verarbeitungsmechanismen traumatischer Erlebnisse zugreifen. Daher liegt die Vermutung nahe, dass Sarahs Not etwas mit dem traumatischen Erlebnis und den zugehörigen Überlebensstrategien zu tun haben könnte, die für sie eine Therapie nötig gemacht haben. Daraus leitet die Therapeutin die Hypothese ab, dass sich hier möglicherweise ein Bedürfnis nach Sicherheit ausdrückt. Druck auszuüben würde dann nicht helfen, das Verhalten abzustellen, sondern eher noch zusätzlichen Stress auslösen. Außerdem würde es vermutlich negative Annahmen über sich („Nicht einmal dazu bin ich in der Lage") und über die Welt („Keiner sieht, wie es mir geht", „Ständig zerrt jemand an mir herum") bestärken. Deswegen löst die Therapeutin die Situation stattdessen dadurch, dass sie beide Beteiligte validiert und Verständnis für den Zusammenhang von Sarahs Verhalten und ihrer Traumatisierung schafft. Schließlich kann sie auch viel Verständnis für die Mutter empfinden, die gerade erneut einen Kontrollverlust erlebt und vermutlich genau darunter leidet.

Und genauso achtsam, wie wir auf die Bedürfnisse der Eltern und Kinder blicken, sollten wir auch unsere eigenen Reaktionen und Bedürfnisse erkunden: Wie geht es mir gerade? Was brauche ich in diesem Moment? Sarahs Therapeutin bemerkt bei sich einen gewissen Leistungsdruck, Sarah und ihrer Mutter gleichermaßen gerecht zu werden und dafür zu sorgen, dass Sarahs Bereitschaft zu einer Traumatherapie nicht durch einen Fehler ihrerseits verloren geht.

Warum Beobachten so wichtig ist – und was passiert, wenn wir es verpassen

Eine Therapeutin berichtete von einem ihrer ersten Fälle zu Beginn ihrer Arbeit mit Kindern und Jugendlichen: „Frank war 16 und lebte zu diesem Zeitpunkt in einer Wohngemeinschaft der Jugendhilfe. Er hatte sein Tagebuch aus einem Krisenaufenthalt in der Psychiatrie mitgebracht. Auf meine Frage, was ihn zu mir führe, schlug er das Buch auf und begann vorzulesen. Mein erster Gedanke damals war: ‚Wie gut, dass er so offen berichtet. Er scheint echt Interesse an Therapie zu haben, das darf ich nicht unterbrechen.' Am Ende der Stunde hatte ich kaum etwas gesagt, außer mit ihm einen neuen Termin zu vereinbaren. Am nächsten Tag rief die Pädagogin aus der Einrichtung an und berichtete, dass Frank wieder in die Klinik musste. Er habe gegen Abend wieder einen massiven Krampfanfall gehabt, den sie nicht unterbrechen konnte. Deswegen musste sie den Notarzt rufen.

Rückblickend hätte ich mir gewünscht, genauer beobachtet zu haben, was bei mir während dieser Sitzung passiert ist. Auch wäre es wichtig gewesen, meine eigenen Reaktionen ernster zu nehmen und besser zu regulieren: das Herzklopfen, als er anfing zu lesen, mein Entsetzen bei einzelnen Passagen, die zunehmende Betäubung. Mein Alarmsystem war hoch aktiviert, mein Körper signalisierte mir eine merkwürdige Bedrohung. Nach der Stunde fühlte ich mich komplett erschlagen und sehr müde. Aber damals lag dies überhaupt nicht im Fokus meiner Aufmerksamkeit." Wenn wir die Reaktionen unseres autonomen Nervensystems besser beobachten und regulieren können, hilft uns das, die Therapie für uns und unsere Patient:innen sicherer zu gestalten, ganz unabhängig davon, in welcher Therapiephase wir uns befinden oder welche Methode wir anwenden.

Schritt 3: Versorge dich!

Viele traumatisierte Kinder und Jugendliche haben feinste Antennen für die inneren Zustände der Helfer:innen. Gleichzeitig ist es auch für uns Therapeut:innen völlig menschlich und normal, dass wir auf manche Szenen im Therapieraum erst einmal mit Anspannung reagieren oder mit Selbstzweifeln und unerbittlichen Ansprüchen an uns selbst in Kontakt kommen. Das kann unseren Blick einengen und eigene Schutzreaktionen auslösen. Wichtig ist, dass wir es – wie oben erwähnt – zunächst beobachten, beschreiben und radikal annehmen. Erst danach geht es darum, uns selbst wieder zu erden, unser eigenes Alarmsystem – ja, auch Therapeut:innen haben ein Häschen – zu beruhigen und wieder vollen Zugriff auf unsere Beobachtungsfähigkeiten und Handlungsmöglichkeiten zu bekommen. Sonst sind wir nicht mehr in der Lage, unser Versprechen einzulösen, für einen sicheren Ort zu sorgen und unseren Patient:innen möglichst unvoreingenommen, offen annehmend und wohlwollend zu begegnen.

Besonders kritisch dabei ist, dass sich Traumapatient:innen aufgrund ihres permanent erhöhten Gefahrenempfindens im Überlebensmodus leichter als andere von unserer Alarmreaktion anstecken lassen. Sie neigen außerdem dazu, unsere Unsicherheit und Anspannung zu ihren Ungunsten zu interpretieren. Sarah beispielsweise könnte sich darin bestätigt sehen, dass der Ort für sie nicht sicher ist und die Therapeutin sie ablehnt. Der eigene Leistungsdruck der Therapeutin könnte bei ihr ankommen als Vorwurf, dass sie etwas falsch gemacht hat oder mit ihr etwas nicht stimmt. Dadurch würde ihre Scham verstärkt und sie müsste vermehrt Dinge unternehmen, um dieses Gefühl ertragen zu können.

Damit sich Kinder und Jugendliche *in unserer Gegenwart* sicher fühlen können, müssen wir darauf achten, wie „sicher" wir *in uns selbst* sind in dem Moment, in dem wir uns unseren traumatisierten Patient:innen zuwenden. Dies ist der Grund, warum wir immer zuerst uns selbst versorgen, bevor wir den Patient:innen eine Hilfestellung anbieten. Hier hilft in erster Linie ein offener Kontakt mit sich selbst. Wahrzunehmen, dass man gerade Angst oder Trauer empfindet, und dies interessiert zu beobachten, sich mit kleinen mitfühlenden Gesten über den Körper zu beruhigen und Gedanken als solche zu labeln, zu bemerken, dass viele Gedanken aus dem Alarmsystem kommen und gerade nicht hilfreich sind, kann uns selbst unterstützen. Genauso hilft es aber oft, ganz pragmatisch eigene Grundbedürfnisse zu versorgen, das Fenster zu öffnen, einmal tief durchzuatmen, die Körperhaltung zu verändern, in Bewegung zu kommen oder einen Schluck zu trinken.

Schritt 4: Versorge das Kind!

Für Sarah und ihre Mutter ist es gleichermaßen hilfreich, dass die Therapeutin ihnen eine sinnvolle Erklärung ihres Erlebens anbieten kann. Diese Erklärung bringt die äußere Situation und das beobachtbare Verhalten in Zusammenhang mit dem inneren Erleben und Sarahs traumatischer Vorgeschichte. Die annehmende und validierende Haltung der Therapeutin und ihr wiederholtes Dafüreinstehen, dass Sarahs Verhalten einen wichtigen Grund hat und alles genauso sein darf, wie es ist, schafft die Grundlage für eine Interaktion, in der die drei weiter über konkrete Strategien zur Entlastung sprechen können. Der Therapeutin ist es gelungen, sowohl auf Sarahs Bedürfnis als auch auf das ihrer Mutter einzugehen. Der größte Erfolg dieser Sitzung ist, dass Sarah in der Folgestunde wiederkommt und auch ihre Mutter der Therapie schon deutlich zuversichtlicher entgegensieht – was sich wiederum auf Sarah beruhigend und stärkend auswirkt. Der erste Schritt für eine tragfähige Arbeitsbeziehung ist damit gesetzt.

Wenn es uns gut gelungen ist, zu beobachten und zu beschreiben, was wir bei uns und beim Kind oder Jugendlichen wahrnehmen, uns selbst ausreichend versorgt haben und die bestmögliche Hypothese über die aktuellen Bedürfnisse abgeleitet haben, können wir uns der Versorgung zuwenden. Je genauer wir das aktuelle Bedürfnis der Kinder wahrnehmen, umso treffsicherer können wir es beantworten. Gerade wenn die Bedürfnislage unklar ist oder die Patient:innen ein stark vermeidendes oder sehr auf Unterwerfung ausgerichtetes Bewältigungsverhalten zeigen, kann es helfen, sich auf unsere Intuition zu verlassen und unsere therapeutische innere Weisheit zu nutzen. Je häufiger wir dies tun, desto mehr trainieren wir sie und umso klarer können wir sie wahrnehmen.

Manchmal fehlen den Kindern Informationen, manchmal brauchen sie die Möglichkeit, sich mitteilen zu dürfen und dabei offenen Kontakt zu erleben und wirklich gehört zu werden. Oft brauchen sie zunächst Hilfe bei der Reorientierung und beim Verstehen dessen, was sie gerade aus der Bahn geworfen hat. Dies macht es immer und immer wieder erforderlich, gut zu beobachten, um benennen und differenzieren zu können, was in den persönlichen Bereich des Kindes gehört, was in den der Therapeut:innen und was in den gemeinsamen Raum. Dieser Prozess gelingt immer besser, je mehr man darin geübt ist und auch je besser man den jeweiligen Patienten / die jeweilige Patientin kennenlernt. Jedes Misslingen der Einstimmung, jeder kurzfristige Kontaktabbruch bietet hierbei die Gelegenheit zur erneuten Einstimmung und Reparatur. Gerade dadurch ermöglichen wir den Kindern korrektive Beziehungserfahrungen.

Schritt 5: Entwickele dich weiter!

Nach Ende der Therapiestunde entfalten sich die angestoßenen Veränderungsprozesse bei den Patient:innen weiter. Therapeutische Interventionen und korrigierende Beziehungserfahrungen im Therapieraum wirken sich im Idealfall positiv auf den Lebenskontext aus. Aber auch für die Therapeut:innen ist jetzt ein guter Zeitpunkt gekommen, um sich noch einmal mit ihren Bedürfnissen zu befassen, für sich zu sorgen und ihren eigenen Entwicklungsprozess zu reflektieren.

Manche ihrer Beobachtungen sind relevant für den laufenden Therapieprozess. So nahm Sarahs Therapeutin ihre innere Reaktion auf Sarahs Übererregung ernst und notierte sich in der Akte, Selbstregulation und Interaktion mit der Mutter weiter als Thema auf dem Schirm zu behalten.

Manches betrifft den unmittelbaren beruflichen Alltag. Nach der Sitzung bemerkte Sarahs Therapeutin, dass sie die Sitzung mehr angestrengt hatte, als es ihr währenddessen bewusst war. Sie setzte sich noch einmal für fünf Minuten in die Nachmittagssonne auf den kleinen Balkon in ihrer Praxis und atmete einige Male tief durch. Danach konnte sie wieder mit mehr Energie und der vollen Präsenz in den nächsten Patient:innentermin gehen.

Manches betrifft die lebenslange eigene Entwicklung. Das Thema Leistungsdruck und unerbittliche Ansprüche war für Sahras Therapeutin kein unbekanntes. In dieser Sitzung war ihr noch einmal klarer geworden, dass sie besonders darauf ansprang, wenn sie merkte, dass sich Eltern schwertaten, die eigentlichen Bedürfnisse ihrer Kinder wahrzunehmen. Sie fasste den Vorsatz, dies im nächsten Termin bei ihrer Supervisorin anzusprechen.

2.3 Als Therapeut:in langfristig gesund bleiben

Ein langer Tag in der Klinik geht zu Ende. Ununterbrochen bin ich zwischen Visite, Einzelgesprächen, Gruppentherapie und Besprechungen hin und her gehetzt. Dazwischen habe ich telefoniert und noch nach einer Traumapatientin geschaut, die sich selbst schwer verletzt hat und bei der nicht klar ist, ob wir sie auf die beschützte Station verlegen müssen. Müde sitze ich über der Dokumentation, die auch noch erledigt werden muss, als es an meiner Zimmertür klopft. „Was ist denn jetzt noch?", denke ich, während ich die Tür öffne. Draußen steht Elisa, eine 18-jährige Patientin. In den letzten Wochen haben wir viel darüber gesprochen, wie hart sie mit sich umgeht. Sie hat beobachtet, wie wenig sie sich um sich selbst kümmern kann, weil sie davon überzeugt ist, nicht verdient zu haben, was sie eigentlich bräuchte, um sich ein klein wenig besser zu fühlen. Nun steht Elisa vor meiner Tür, mit einer Karaffe Apfelschorle und einem Glas und sagt: „Sie haben bestimmt wieder vergessen zu trinken. Ich habe beobachtet, wie lange Sie heute schon da sind – und da dachte ich, das tut Ihnen vielleicht gut." Mit diesen Worten stellt sie die Sachen auf meinem Tisch ab und verlässt das Zimmer. „Ertappt", denke ich, schenke mir ein Glas Schorle ein und widme mich, berührt von ihrer Fürsorge und mit dem festen Vorsatz, in Zukunft wieder ein besseres Vorbild zu sein, wieder meiner Dokumentation.

Wie in jedem therapeutischen Arbeitsumfeld haben wir auch als Traumatherapeut:innen mit Faktoren zu kämpfen, die zu übermäßigem Stress und Belastungen führen und auf die wir nicht immer Einfluss nehmen können: lange Arbeitszeiten, knappe Ressourcen, schwierige Kolleg:innen, zu viele Patient:innen, Krisen und Suizide, unliebsame administrative Tätigkeiten, eigene Erkrankungen oder private Probleme – um nur einige davon aufzulisten. Dazu kommen innere Stressfaktoren und ungünstige Denkmuster wie Perfektionsdenken, Selbstzweifel, unerbittliche Ansprüche, Selbstaufopferung oder Versagensängste.

Mit großer Wahrscheinlichkeit haben auch Sie sich über die Jahre Ihrer Ausbildung und Berufstätigkeit ein gewisses Repertoire an Dingen außerhalb der Arbeitszeiten aufgebaut, die Ihnen guttun, Ihr Leben bereichern und Ihnen Freude machen. Hobbys, Familie, Sport, ein Haustier, einfach nur freie Zeit, ohne etwas tun zu müssen oder um kreativ sein zu können. Gutes Essen, genügend Schlaf, eine heiße Badewanne, Urlaub und interessante Eindrücke in der Natur oder in einem Museum. All das hilft auch tatsächlich, in der Zeit außerhalb der Arbeit gut für sich zu sorgen. Und vermutlich ergeht es Ihnen wie den meisten Kolleg:innen: Wenn die Arbeit richtig schwer und stressig wird, sind das oft die Dinge, die als Erstes zu kurz kommen. Gerade dafür fehlt die Zeit, weil auch die angenehmen Aktivitäten einen Energieaufwand und Organisation erfordern.

Auch wenn wir immer wieder über Selbstfürsorge nachdenken und Menschen beraten, die ausgebrannt sind oder sich auf den Weg in einen Burn-out befinden, machen wir uns über potenzielle Nebenwirkungen von Therapie – wenn überhaupt – nur in Bezug auf unsere Patient:innen Gedanken – weniger in Bezug auf uns selbst. Dabei gibt es gut untersuchte Phänomene wie Ansteckungseffekte, sekundäre (oder stellvertretende) Traumatisierung sowie Mitgefühlsmüdigkeit *(compassion fatigue)* als eine Facette von Burn-out, die genau solchen „Nebenwirkungen für die Therapeut:innen" entsprechen. Seit Mitte der 80er-Jahre wurden in der Literatur unterschiedliche Beschreibungen und Theorien zu diesen Konzepten entwickelt und es gibt eine zunehmende Wahrnehmung und Sensibilität für deren Bedeutung unter den Therapeut:innen. Während wir einige davon in den folgenden Abschnitten nach und nach näher beleuchten, wollen wir immer den Blick darauf behalten, was wir innerhalb der Sitzungen, im Verlauf einer Therapie und ein ganzes Therapeut:innenleben lang tun können, um selber gesund, hoffnungsvoll und zufrieden zu bleiben und so über viele Jahre hinweg Kindern und Jugendlichen gut helfen zu können. Dabei sind wir nicht die Ersten, die behaupten, dass der Selbstfürsorge, neben der Beziehung und der Technik, eine gleichberechtigte Stellung in der therapeutischen Arbeit zukommt und dass das Wohlbefinden der Therapeut:innen eine wichtige Einflussgröße auf den Therapieerfolg der Patient:innen darstellt (Hoffmann & Hofmann, 2012).

2.3.1 Schwere Themen im Gepäck oder: Welche Form von Empathie ist hilfreich?

Als Therapeut:innen stehen wir vor der Herausforderung, uns immer wieder auf das Erleben der traumatisierten Kinder und Jugendlichen einzulassen, ohne uns zu tief mit hineinziehen zu lassen. Wir kommen mit existenziellen Fragen, mit den Abgründen von Familiensystemen und mit Spielarten menschlicher Grausamkeit in Kontakt, die unser bisheriges Menschen- und Weltbild mächtig infrage stellen können. Wir werden konfrontiert mit Verrat durch die Personen, die die Kinder doch hätten schützen müssen. Wir erlangen Einblicke in das Erleben von sexualisierter Gewalt und Vernachlässigung. Wir erfahren, wie es sich anfühlt, im Stich gelassen zu werden, durch die Familie, aber auch durch das Hilfesystem, von dem wir ein Teil sind. Wir kommen in Kontakt mit Sterben und Todesangst bis hin zur Notwendigkeit der Aufspaltung in verschiedene Persönlichkeitsanteile, um das Erlebte ertragbar zu machen. Dies zwingt uns immer wieder dazu, unsere eigene Biografie und unsere eigenen Annahmen über die Wirklichkeit, über Gerechtigkeit, über Sicherheit und Vertrauen anzuschauen. Wir müssen das Verhältnis zwischen möglichen Veränderungen und der Notwendigkeit radikaler Akzeptanz überdenken und weiterentwickeln. Dies macht es notwendig, sowohl innerhalb der Sitzungen als auch danach auf eine ganz bestimmte Weise für uns zu sorgen und unser Kontaktangebot zu gestalten.

Unbewusste und bewusste Empathie

Als Therapeut:innen betrachten wir die Fähigkeit, uns gut in andere Menschen hineinversetzen zu können, Empfindungen wahrzunehmen, für die die Kinder selbst noch keine Worte haben, und in deren Welt einzutauchen, zumeist als eine Stärke. Und das zu Recht: Empathie ist die Grundlage, auf der Therapiebeziehungen gestaltet werden, und unser wichtigstes Werkzeug, wenn wir Menschen dabei helfen wollen, sich selbst besser zu verstehen und die Auswirkungen traumatisierender Erfahrungen zu verringern. Auch haben sich viele von uns vermutlich gerade deswegen für diesen Beruf entschieden, weil sie entweder ganz natürlich über die Fähigkeit verfügen, sich in andere Menschen einfühlen zu können, oder weil es irgendwann in ihrem Leben dringend notwendig war, diese Fertigkeit bestmöglich zu trainieren.

Kann etwas, das so grundlegend für das Gelingen unserer Arbeit ist, zugleich auch schädlich sein? Folgen wir der Argumentation von Babette Rothschild (2023), ist genau das möglich. Sie geht davon aus, dass ein großer Teil der gesundheitlichen Schwierigkeiten, denen Therapeut:innen durch ihren Beruf ausgesetzt sind, Ergebnisse eines unbewussten und übermäßigen Einsatzes von Empathie sind. Wenn wir die Momente nicht bemerken, an denen wir von den negativen, überwältigenden Gefühlen unserer Patient:innen angesteckt werden, können wir die Gefühlsansteckung auch nicht beeinflussen oder kontrollieren. Wenn dies über einen längeren Zeitraum passiert, kann es zu einem Phänomen führen, das man „Mitgefühlsmüdigkeit" nennt. Darüber berichten wir weiter unten in Abschnitt 2.3.2.

Nach der gängigen Definition von *Empathie* meint der Begriff einen „Vorgang, bei dem eine Person versucht, die Aussagen, Verhaltensweisen oder Empfindungen einer anderen Person aus ihrem inneren Bezugsrahmen zu erkennen und nachzuvollziehen." *Klinische Empathie* bezeichnet enger gefasst „die ausgebildete, reflektierte Fähigkeit zur Einfühlung in den therapeutischen Kontext" (Margraf & Bengel, 2020). Durch diese Definition wird klar, wie sehr im Kontext der therapeutischen Arbeit Empathie vorwiegend dann hilfreich ist, wenn sie als *bewusstes* Nachvollziehen, als *reflektierte* Fähigkeit erfolgt. Ansteckungseffekte entstehen immer dann, wenn wir unbewusst die Stimmungen und Empfindung der Patient:innen übernehmen – und in diesem Fall können sie schaden.

Eine unserer Supervisandinnen arbeitete seit einiger Zeit als psychologischer Fachdienst in einer Mädchenberatungsstelle, in der sich vor allem junge Frauen nach sexualisierter oder körperlicher Gewalt in der Partnerschaft oder zu Hause vorstellten. In einem unserer Gespräche berichtete sie, dass sich ihr eigenes Verhalten zunehmend verändert habe. Sie bemerke schon länger, dass sie mehr Angst habe, wenn sie nachts allein auf dem Nachhauseweg sei. Das habe sie noch als „normale Vorsicht" eingeordnet, nachdem sie jetzt ja wisse, wie viel passiere. Aber neuerdings gehe sie auch viel seltener abends mit Freundinnen aus, fühle sich schnell unsicher und bedroht und bemerke, wie sie sich ständig nach potenziellen Gefahren umschaue. Manchmal spüre sie dann, wie ihr Herz schneller schlage und sie zu schwitzen anfange. Auch in Bezug auf ihren Partner, mit dem sie bereits seit über einem Jahr zusammenlebe, bemerke sie bei Spannungen plötzlich Bilder, wie er auf sie losgehen und sie körperlich angreifen könnte – obwohl das noch nie passiert sei und er mit Sicherheit keiner Fliege etwas zuleide tun würde. Sie schlafe auch schlechter und habe immer wieder Albträume, in denen sehr lebhafte Bilder dessen auftauchen, was sie am Tag von ihren Patientinnen gehört habe. Dies mache ihr zunehmend Sorgen. Ich frage sie, wie sie denn genau die Gespräche mit den Mädchen erlebe und welche Rückmeldungen sie bekomme. „Das läuft super, die Mädchen sagen, dass sie sich total verstanden fühlen, und ich merke, dass ich richtig nachfühlen kann, wie es ihnen gehen muss. Wenn sie mir schildern, was ihnen passiert ist, tauchen automatisch Bilder dazu in meinem Kopf auf – manchmal fühlt es sich fast so an, als wäre ich dabei. Dadurch kann ich oft genau benennen, wie sich meine Patientinnen wohl gefühlt haben müssen, und dann fühle ich mich sehr mit ihnen verbunden." „Kannst du entscheiden oder kontrollieren, wie lebhaft du dir diese Erinnerungen vorstellst?" „Nein, das passiert einfach. Eigentlich mag ich das sehr an meinem Gedächtnis, so kann ich jederzeit wieder an meine liebsten Urlaubsorte zurückgehen oder mir vorstellen, wie schön es damals mit meiner Oma war! Aber wenn es um meine Patientinnen geht, merke ich, wie schlimm das für mich ist und wie sehr mich diese Bilder mittlerweile verfolgen." Gemeinsam konnten wir herausarbeiten, dass ein Teil ihrer Schwierigkeiten darin bestand, dass sie sich die Bilder nicht „in der dritten Person" vorstellte, sondern sich so hineinversetzte, als würde es ihr selbst passieren, und dass die Bilder sehr lebhaft waren. Sie übte zunächst mit neutralen oder positiven Bildern, sich diese in der dritten Person, also aus einer Beobachterperspektive mit Abstand, in schwarz-weiß und ein bisschen verpixelt wie auf einem alten Fernseher vorzustellen. So gelang es ihr immer besser, mehr Abstand zu den Bildern zu gewinnen. Nach einiger Übung gelang es ihr, diese Strategie auch während ihrer Gespräche mit den Patientinnen anzuwenden und so immer klarer zwischen eigenen Erinnerungsbildern und den Berichten ihrer Patientinnen zu unterscheiden.

Anregung zur Selbstreflexion

Denken Sie an einen Patienten oder eine Patientin, dem oder der gegenüber Sie schwierige Gefühle erleben oder den / die Sie als anstrengend empfinden. Stellen Sie sich eine Interaktion mit oder ein Bild von dieser Person vor und beobachten Sie, was auftaucht.

- Welche Körperempfindungen können Sie wahrnehmen?
- Entstehen Bilder oder Geräusche oder Gespräche?
- Nehmen Sie Bewegungsimpulse wahr?
- Welche Gefühle sind da?
- Welche Gedanken tauchen auf?

Als Nächstes fragen Sie sich: Bei welchen dieser Eindrücke könnte es sich um Empfindungen meines Gegenübers handeln und welche haben eher mit meiner eigenen Geschichte zu tun?

Es geht hier nicht um falsch oder richtig, es ist lediglich hilfreich, sich genauer beobachten zu lernen (AB 2.3).

Alarmreaktionen, Ansteckungseffekte und Arbeit im Resonanzraum

Im Fallbeispiel der Supervisandin war es die hohe Empathiefähigkeit, gepaart mit einem sehr bildlichen Vorstellungsvermögen, die ihr vor allem außerhalb der Therapie Schwierigkeiten bereitet hat. Vermutlich hat jeder von Ihnen bereits Therapiesitzungen erlebt, nach denen Sie sich ausgelaugt, depressiv, hungrig oder angespannt gefühlt haben, obwohl objektiv alles gut gelaufen ist und gut gearbeitet werden konnte. Und auch, obwohl sie gut geschlafen und ordentlich gegessen haben und vor der Stunde noch guter Stimmung waren. Meist gehen diese Phänomene rasch vorüber, doch was, wenn sie länger anhalten oder uns während der Stunden so stark überkommen, dass wir nicht mehr gut in der Lage sind, weiterzuarbeiten? Und was, wenn wir noch gar nicht genau wissen, was es uns schwer macht oder wie wir unsere eigenen Reaktionen besser steuern können? Hier können wir wieder auf den Beginn unseres Fünf-Schritte-Modells (Abschn. 2.2) zurückgreifen. Darüber hinaus kann hier das Konzept der Arbeit im Resonanzraum helfen, das Lukas Nissen in seinem Buch *Emotionsvermeidung überwinden* (Nissen & Sturm, 2018) vorstellt.

Wie in dem Regulationsmodell, dass Sie in Abschnitt 2.2 kennengelernt haben, ist auch hier der erste Schritt die achtsame Selbstbeobachtung. Während der Arbeit mit den Kindern und Jugendlichen ist es hilfreich, regelmäßig „bei sich einzuchecken" und zu prüfen, wie es sich in diesem Moment anfühlt. Am einfachsten geht dies, indem wir uns mit einer wohlwollenden Haltung allem zuwenden, was wir in diesem Moment in unserem Körper wahrnehmen können. Die Wahrnehmung von Anspannung, Aufregung, Angst, Trauer oder Wut ist ein wichtiger Hinweis auf die Notwendigkeit, diese Gefühle zu regulieren. Das Gleiche gilt, wenn wir plötzlich eine starke Euphorie verspüren, bemerken, dass wir dringend etwas erreichen wollen, oder starken Empathieschmerz empfinden. Wenn wir den Schmerz anderer wahrnehmen, werden in unserem Gehirn ähnliche Regionen aktiviert, als würden wir eigenen Schmerz erleben. Nicht nach Feierabend sollten wir aktiv werden, sondern jetzt – direkt während der Sitzung. Ansonsten gelingt es uns nicht mehr, den Patient:innen das offene Kontaktangebot zu machen, das diese von uns benötigen, um sich selbst erforschen zu können. Die gute Nachricht ist, dass uns an dieser Stelle die gleichen Maßnahmen helfen, die wir auch mit den Patient:innen trainieren (s. Abschn. 2.2 u. 4.3.2).

Nach der achtsamen Bestandsaufnahme können wir unsere Aufmerksamkeit für einige Momente auf unsere Sitzposition richten. Ist der Körper entspannt? Sind wir vor- oder zurückgelehnt? Haben wir unbewusst die Haltung, Stimmlage oder Mimik unseres Patienten / unserer Patientin übernommen? Gibt es einen Bewegungsimpuls, dem wir nachgehen können? Taucht ein starkes Gefühl auf, das erst einmal beruhigt werden will? Alle möglichen Anzeichen für eine Aktivierung des Alarmsystems – körperliche Anspannung, Schmerzen, Betäubtheit oder dysfunktionale Gedanken – dürfen da sein und können mit liebevollem Gewahrsein wahrgenommen werden. Wenn wir uns ihnen mit unserem wohlwollenden inneren Beobachter zuwenden, sind sie keine Anzeichen mehr für überlebensorientierte Bewältigungshandlungen, sondern laufen lediglich als „inneres Geschehen" ab, ohne direkte Auswirkungen auf unser Verhalten zu haben.

Wenn wir dabei spüren, dass es in diesem Moment überflutend oder schwierig ist, beim Beobachten zu bleiben, ist es sinnvoll, konkrete Schritte auszuführen, um sich wieder gut im eigenen Toleranzfenster verankern zu können. Dafür sind zum Beispiel Atemübungen enorm hilfreich.

Die Bestandsaufnahme und die Übungen können entweder für sich alleine oder mit den Patient:innen gemeinsam durchgeführt werden. Was braucht es gerade, damit Häschen und Denker im Toleranzfenster bleiben und wieder gut zusammenarbeiten können? Oft hilft es, kurz die Füße auf dem Boden zu spüren und sie in den Boden zu drücken, das Handy regelmäßig Alarm schlagen zu lassen, um kurz innezuhalten und sich an den nächsten tiefen Atemzug zu erinnern, oder eine beruhigende, selbstmitfühlende Geste auszuführen oder das regelmäßige Lüften beizubehalten.

Sie reagieren vielleicht zunächst zurückhaltend angesichts so starker Selbstoffenbarung. Wir laden Sie ein, über Ihren Schatten zu springen und authentisch zu sein. Sie werden sehen, je selbstverständlicher wir als Therapeut:innen für uns genau das tun, was wir unseren Patient:innen beibringen möchten, desto glaubwürdiger werden wir als Modell. Schließlich sollten wir nichts von unseren Patient:innen erwarten, was wir selbst nicht zu tun bereit sind! Die regelmäßige Selbstzuwendung hat noch einen zweiten positiven Effekt: Im Verlauf werden Sie inneren Alarm immer schneller bemerken und leichter und selbstverständlicher regulieren können. Zudem werden Sie auch die Erfahrung machen, dass das wohlwollende Gesehenwerden aller Phänomene im Innen eine Basis schafft für das Erleben von Sicherheit und dass erst auf dieser Grundlage die Wahrnehmung weiterer wichtiger Bedürfnisse möglich wird. Nicht zuletzt: Von gut regulierten, achtsamen und sicheren Therapeut:innen, die möglichst durchgehend in der Lage sind, offenen Kontakt anzubieten, profitieren auch die Patient:innen.

Von der automatischen zur bewussten Empathie

Ebenfalls können wir uns auch darin üben, unsere Empathie bewusster einzusetzen und zu steuern. Statt, ohne es wahrzunehmen, die Gefühle, Körperhaltung, Mimik oder das Sprachmuster unserer Patient:innen zu übernehmen und so nach und nach auch immer mehr ihrer Symptome bei uns selbst zu spüren, können wir uns planvoll entscheiden: Uns bewusst in jemanden hineinzuversetzen, aktiv die Haltung oder Mimik zu imitieren und so in eine tiefe Resonanz zu kommen, um nach einiger Zeit genauso bewusst wieder ganz zu uns zurückzukommen und offenen Kontakt anzubieten – all das hilft uns und auch den Patient:innen, die sich so in unsere Präsenz einstimmen können und dadurch selber zur Ruhe kommen und ihre Gefühle von Trauer oder Angst offen ausdrücken können. Für viele Therapeut:innen ist es hilfreich, sich einen „Empathieregler“ vorzustellen und immer wieder aktiv zu überprüfen, wo dieser Regler gerade steht und ob es hilfreich und notwendig ist, sich in der aktuellen Situation mehr oder weniger einzustimmen.

Tipps zur Regulierung von automatischer Empathie

Während der Sitzung – Beobachten

- Wenn Sie sich Notizen machen, gewöhnen Sie sich an, auch die Mimik und die Gefühle der Patient:innen mit aufzuschreiben, das schafft sofort etwas Abstand.
- Checken Sie mindestes zweimal pro Sitzung, besser öfter, kurz bei sich ein, nehmen Sie Ihre Gefühle, Ihre Mimik wahr und schreiben Sie sich die Ergebnisse kurz auf.

Während der Sitzung – Verändern

- Entscheiden Sie sich bewusst, Ihren Gesichtsausdruck zu verändern, Ihre Sitzposition zu wechseln oder Ihre Gefühle zu regulieren, und beobachten Sie, wie sich das auf Ihre Patient:innen und den Resonanzraum auswirkt.
- Achten Sie auf die passende Dosierung von Nähe und Distanz und richten Sie sich immer wieder an den aktuellen Bedürfnissen der Patient:innen aus.

Nach der Sitzung - Beobachten

- Beobachten Sie für einen Moment Ihre Anspannung, Ihre Gefühle und Empfindungen und nehmen Sie wahr, ob und welche Gefühle Sie unterdrücken, ob Sie übermäßig in Resonanz mit den Empfindungen der Patient:innen gegangen sind und dadurch „überflutet" sind oder ob Sie sich evtl. sogar leer und wie dissoziiert fühlen.
- Sie können auch in einen Spiegel schauen und Ihren Gesichtsausdruck dahingehend prüfen.

Nach der Sitzung – Verändern

- Bewegen und lockern Sie Ihre Gesichtsmuskulatur und beobachten Sie, wie sich dadurch auch Ihre Stimmung verändert.
- Denken Sie an etwas Erfreuliches, stillen Sie ein Bedürfnis, das Sie während der Sitzung bemerkt haben, oder machen Sie fünf Minuten eine bewusste Pause.

2.3.2 *Sekundäre Traumatisierung, Mitgefühlsmüdigkeit und Burn-out*

Elena, eine Psychotherapeutin, die ihren Vater im Kosovokrieg verloren hat und mit ihrer Mutter und ihrer Schwester flüchten konnte, arbeitete schon seit einigen Jahren mit traumatisierten Kindern. Deswegen erklärte sie sich auch sofort bereit, unbegleiteten minderjährigen Geflüchteten zu helfen, als 2015 innerhalb kurzer Zeit sehr viele junge Menschen mit Therapiebedarf nach Deutschland kamen. In den Gesprächen mit ihrer Supervisorin konnte sie immer wieder reflektieren, dass sie sich in diesen Therapien ganz anders fühlte als sonst. Auf der einen Seite war sie ungewohnt unsicher und ängstlich, gleichzeitig jedoch hatte sie besonders hohe Anforderungen an die Anpassungsfähigkeit ihrer Patient:innen und spürte viel Ärger, wenn sie den Eindruck bekam, dass sie sich „nicht genug anstrengten" oder „alles geschenkt haben wollten". Nachts litt sie plötzlich unter Albträumen vom Flüchten. Bilder ihrer eigenen Fluchterfahrung vermischten sich mit den Erzählungen ihrer Patient:innen und sie wurde schließlich zunehmend gestresster, reizbarer. Deshalb konnte sie sich immer weniger auf die Jugendlichen einstimmen. Sie entschied sich, zumindest vorübergehend, nicht mehr mit dieser Zielgruppe zu arbeiten und suchte sich eigene therapeutische Unterstützung. Nach einiger Zeit nahm sie die Arbeit mit dieser Patientengruppe, die ihr weiter sehr am Herzen lag, zwar wieder auf, beschränkte sich aber auf maximal zwei geflüchtete Patient:innen zur gleichen Zeit. Hilfreich für sie war es, sich mit ihrer Therapeutin die eigenen schwierigen Erlebnisse, also ihre primäre Traumatisierung, nochmals anzuschauen und der Trauer und Wut über den Tod ihres Vaters Raum zu geben. So konnte sie eigenes Erleben in der Vergangenheit verorten und gut von den Erzählungen der Patien:innen unterscheiden lernen, die für sie eine sekundäre Traumatisierung darstellten.

Eine stabile Verankerung im Hier und Jetzt durch Übungen zum Grounding, für sich allein und zusammen mit ihren Patient:innen, wie wir sie weiter oben beschrieben haben, sowie das Entwickeln realistischer Kognitionen bzgl. der Integrationsmöglichkeiten ihrer Patient:innen, wie wir es in Kapitel 4 darstellen, halfen Elena, sich während der Therapiestunden weniger gestresst zu fühlen. Zusätzlich übte sie, sich auch innerhalb der Therapiegespräche mit ihren Patient:innen über die Atmung selbst zu beruhigen und echtes Mitgefühl sowohl für ihr eigenes Leid als auch für das Leid ihrer Patient:innen zu kultivieren (s. Übung im Kasten unten). In Bezug auf ihre eigenen Traumata half es ihr, eine stärkere Akzeptanz für die Unterschiede zwischen ihrer eigenen und deren Lebensgeschichte zu entwickeln. Insgesamt erlebte sie jetzt ihre Arbeit mit den Geflüchteten als sehr sinnstiftend und erfüllend. In einzelnen Fällen konnte sie von einer therapeutischen Öffnung hinsichtlich der eigenen Lebensgeschichte profitieren und die Jugendlichen dadurch zu einer höheren Anstrengungsbereitschaft in der Therapie und in Bezug auf die Integration motivieren.

Übung: Mitgefühl ein- und ausatmen

Eine unserer Lieblingsübungen aus dem Bereich des Selbstmitgefühls ist die Übung „Mitgefühl ein- und ausatmen". In dieser Übung geht es darum, den Schmerz und das Leid der anderen Person wahrzunehmen, es jedoch nicht verändern oder „wegmachen" zu wollen. Wenn wir mit Leid konfrontiert werden, entsteht in uns ebenfalls eine schmerzliche Erfahrung. Beim Einatmen begegnen wir diesem Schmerz mit dem Gedanken „Ich atme Mitgefühl für mich ein". Beim Ausatmen fokussieren wir uns (zumindest gedanklich) auf unsere Patient:innen und die Schwierigkeiten, die wir bei ihnen wahrnehmen können, und stellen uns vor, dass wir Mitgefühl für sie ausatmen: „Ich atme Mitgefühl für dich aus." Auf diese Weise richtet sich der wechselnde Fokus des Mitgefühls ganz mühelos nach der natürlichen Atembewegung: „Ein – für mich, aus – für dich …"

Die Übung ist angelehnt an das Programm „Mindful Self Compassion" (Neff & Germer, 2019) und lässt sich in vielen angespannten Gesprächssituationen einsetzen. Selbstmitgefühl zu praktizieren kann außerdem eine wunderbare Möglichkeit sein, um liebevoller und unterstützender mit sich umzugehen und so langfristig die eigene Resilienz zu stärken.

Mitgefühlsmüdigkeit und Burn-out: Wenn Mitgefühl sich ins Gegenteil kehrt

Wir können uns den Auswirkungen kaum entziehen, die ein enger Kontakt zu leidenden Menschen hat. Wenn wir uns einfühlen, nehmen wir Anteil an den schwierigen Gefühlen der anderen Person und sind mit unserem Wunsch verbunden, dass es dieser Person wohlergehen möge und wir das in unserer Macht Stehende tun, um ihr Leid zu lindern. Wir sind wohlwollend präsent und liebevoll mit dem Gegenüber verbunden. Wenn dieses Helfen aber überfordert, entsteht Mitgefühlsstress. Hält dieser über lange Zeit an, kann er in Mitgefühlsmüdigkeit münden. Christopher Germer sieht in Mitgefühlsmüdigkeit eine spezielle Form von Burn-out, die in der Arbeit mit stark leidenden Menschen entsteht (Germer, 2010).

Dass Gefühle ansteckend sind, kann jeder bestätigen, der schon einmal bei einem Liebesfilm geweint, bei einem Krimi bis zum Schluss mitgefiebert oder sich im Kino wie Batman oder James Bond gefühlt hat. Von Geburt an verfügt unser Nervensystem über die Fähigkeit, die Gefühle anderer Menschen mit- und nachfühlen zu können. So können wir, im Guten wie im Schlechten, direkt an der Erfahrung anderer Menschen teilhaben, von ihren Erfahrungen lernen und auf Dinge rasch reagieren, ohne sie selbst verifiziert zu haben. Das liegt daran, dass unsere sozialen Gehirne – wann immer wir mit Menschen in Kontakt sind – dazu bereit sind, dass wir uns auf den anderen einstellen. Evolutionär gesehen ist es wichtig, dass wir mitbekommen, wie stark die aktuelle physiologische Erregung unseres Gegenübers ist und ob wir vielleicht auch gleich kämpfen oder flüchten müssen. All das bedeutet Empathie.

Wir haben in unserem Fünf-Schritte-Modell gesehen, dass wir nur einen sicheren Raum bieten können, wenn wir selber sicher in uns sind. Wenn wir diesem Grundsatz folgen, bedeutet dies auch in Bezug auf den Umgang mit Übererregung, dass wir zuallererst auf uns selbst schauen. Damit wir handlungsfähig bleiben, wenn wir mit traumatisierten Kindern, Jugendlichen und deren Familien arbeiten, stellt sich permanent die Frage: Was können wir tun, damit wir nicht immer wieder Gefangene des Nervensystems unserer Patient:innen werden? Deswegen ist es so wichtig, dass wir als Therapeut:innen eine gut ausgeprägte Wahrnehmung unserer eigenen Gefühlszustände entwickeln und dass wir regelmäßig trainieren, diese zuverlässig zu beeinflussen.

Tim, ein Therapeut, der in einem Projekt mit unbegleiteten minderjährigen Geflüchteten involviert war, fühlte sehr mit seinen jungen Patient:innen mit. Er selbst war in einer gutbürgerlichen Familie in Deutschland aufgewachsen, kannte jedoch viele Geschichten seiner Großeltern, die im Krieg flüchten mussten. Zu Anfang half ihm sein Mitgefühl, sich sehr für diese Patient:innen zu engagieren. Er kümmerte sich mit viel Ausdauer um die Organisation von Dolmetscher:innen, um die Kostenübernahme durch das Jugendamt und die Kommunikation mit Anwälten, um im Aufenthaltsverfahren auch wirklich unterstützend sein zu können. Nach einiger Zeit berichtete er in der Supervision: „Ich fühle mich zunehmend ausgelaugt und kann lange nicht mehr so optimistisch sein. Gerade bei Mohammed fällt mir das immer stärker auf. Er ist so frustriert von seinem Leben und den Möglichkeiten hier. In Syrien ist er in einer wohlhabenden Familie aufgewachsen, jetzt hat er alles verloren. Er vermisst sein Land, seine Familie, seinen Status dort. Er ist so depressiv und oft habe ich das Gefühl, dass er doch suizidal ist." Während ich Tim zuhöre, fällt mir auf, dass er sich während des Erzählens sehr verändert. Seine Körperhaltung wird schlaffer, seine Stimme immer monotoner und ich habe den Eindruck, dass er Mohammeds Selbst- und Weltsicht fast komplett übernimmt. Seine Empathie ist so stark, dass er gar keinen Abstand mehr zu Mohammed einnehmen kann. Es ist spürbar, wie viel Sympathie er für den jungen Mann empfindet, was sicher auch für Mohammed angenehm und stärkend für die Beziehung ist, weil sich der junge Mann von seinem Therapeuten ernsthaft verstanden und angenommen fühlen kann. Doch gleichzeitig führt genau das dazu, dass Tim objektiv immer weniger hilfreich für seinen Patienten ist. Und es ist auch für Tim eine bedrohliche Situation, da die Gefühle von Depressivität, Frustration und Hoffnungslosigkeit sich auch in seinem Privatleben breitmachen.

Tims Beispiel zeigt, welche Formen Mitgefühlsmüdigkeit annehmen kann. Insbesondere zwei Quellen tragen zur Mitgefühlsmüdigkeit bei (Figley, 1995) und beide haben mit traumatypischen Symptomen zu tun. Möglicherweise ist das der Grund dafür, dass das Auftreten von Mitgefühlsmüdigkeit besonders oft im Kontext der Traumatherapie beschrieben wird. Es handelt sich einerseits um die Vermeidung von eigenen Gefühlen, andererseits um ein übermäßiges Kämpfen im Sinne eines zu starken Engagements für die Patient:innen, wie wir es im Fallbeispiel von Elena gesehen haben.

So wichtig es ist, mitfühlend zu sein, um ein tiefes Verständnis für unsere Patient:innen zu entwickeln und eine tragfähige und vertrauensvolle Therapiebeziehung aufzubauen, so sehr kann es sich ins Gegenteil verkehren, wenn wir unbewusst und unkontrolliert verstrickt werden. Christopher Germer schreibt dazu (2010, S. 223):

> „Das Resultat einer übermäßigen Hinwendung zu anderen wird Mitgefühlsmüdigkeit genannt. Diese Bezeichnung ist nicht ganz zutreffend, denn Mitgefühl an sich wirkt nicht ermüdend. Eigentlich müssten wir von „Anhaftungsmüdigkeit" sprechen. Wir verausgaben und erschöpfen, wenn wir auf das *Ergebnis* unserer Bemühungen fixiert sind, wie beispielsweise Erfolg und Anerkennung."

Wir können einiges dazu beitragen, um eine Anbahnung von Mitgefühlserschöpfung durch sekundäre Traumatisierung früh zu erkennen und ihr gegenzusteuern. Im folgenden Kasten haben wir einige Strategien zusammengestellt, die sich in der Praxis bewährt haben und sich zum Teil auch so in der Literatur wiederfinden.

Strategien zur Selbstfürsorge

- **Soziale Unterstützung:** Intervision, Supervision oder Eigentherapie als Raum, in dem all die unausgesprochenen Gedanken und Gefühle ausgedrückt werden können und Gültigkeit haben. Hier sind auch mal Tränen erlaubt, wenn etwas besonders Ungerechtes passiert oder Patient:innen im aktuellen Hilfesystem unfair behandelt werden.
- Ein **gutes Netzwerk** aus Kliniken, Jugendhilfe, Beratungsstellen, Hilfseinrichtungen, Psychiater:innen und anderen Unterstützer:innen.
- **Grenzen setzen** in allen möglichen Bereichen. Die Stunde pünktlich beenden, um einige Minuten für sich zu haben und darüber hinaus auch die für die Patient:innen so wichtige Vorhersehbarkeit und Struktur sicherzustellen. Mittagspausen und Feierabend einhalten. Kalenderhygiene betreiben – „Wie viele Traumapatient:innen kann ich sehen und an welchen Tagen / zu welchen Tageszeiten?" Eine klare Kommunikation bzgl. Erreichbarkeit und Kontakt außerhalb der Stunden. Zeiten ohne Handy und Erreichbarkeit einplanen.
- **Gute Beziehungen außerhalb der Arbeit,** in denen es Möglichkeiten gibt, alle Gefühle offen auszudrücken und die eigenen Bedürfnisse zu äußern, sich verbunden zu erleben und Freude zu empfinden.
- **Selbstwirksamkeits- und Kontrollüberzeugungen,** also die subjektive Gewissheit, dass man über die notwendigen Kompetenzen verfügt, auch schwierige Situationen meistern zu können (Hoffmann & Hofmann, 2012). Hier hilft die kontinuierliche fachliche Fort- und Weiterbildung sowie Möglichkeiten zum kurzfristigen Austausch mit Kolleg:innen. Spezifisch für die Arbeit mit traumatisierten Kindern und Jugendlichen können wir hierfür die Vernetzung über die digitale Online-Plattform ↗http://www.trauma.help – Deutsches Traumakompetenznetz e. V. empfehlen.

Was uns persönlich bislang am besten geholfen hat, ist, Zeit und Raum zu schaffen, um all die starken Gefühle zu erleben, die in der Arbeit mit traumatisierten Menschen entstehen: die Trauer, das Entsetzen, die Hilflosigkeit und die Wut angesichts der Ungerechtigkeit, wenn wir hören, was Kinder und Jugendliche durch andere Menschen, unglückliche Umstände oder Unfälle und Unglücke erleiden müssen. Natürlich geschieht das nicht in den Stunden mit den Patient:innen. Da geht es darum, präsent und unaufgeregt zu sein, Zutrauen zu signalisieren und ganz offen für das Erleben der jungen Menschen sein zu können. Das heißt nicht, dass uns in den Stunden nicht auch Dinge traurig machen oder die ein oder andere Träne vergossen wird – aber immer dosiert und immer mit der Überlegung, was in diesem Moment für die Patient:innen hilfreich und gut verdaulich ist.

Neben all den schwierigen Momenten, die entstehen können, den Unsicherheiten, starken Gefühlen und herausfordernden Interaktionen ist für uns Folgendes besonders wichtig: innehalten, wahrnehmen und feiern, wenn die Dinge gut laufen. Die kurzen Momente, in denen offener Kontakt mit einem sehr verschlossenen kleinen Jungen möglich war, das Lachen und die Erleichterung nach einer erfolgreichen Expositionsstunde, die Rückschau am Ende der Therapie und zu erleben, wie anders die jungen Menschen nach einigen Monaten sind. Für all das mindestens genauso offen zu sein, es mitzuerleben, sich mitzufreuen und auch anzuerkennen, was wir dazu beigetragen haben, macht diesen Beruf trotz aller Schwierigkeiten immer wieder erfüllend.

3. Sicherheitsaspekte bei der Therapieplanung und während des Therapieprozesses

In traumatisierenden Situationen erlernen Kinder und Jugendliche überlebensnotwendige Schutzstrategien. Bei manchen Kindern nehmen diese im späteren Leben und nach Abklingen der realen Bedrohung die Gestalt von störenden Belastungssymptomen an. Diese Schutzstrategien können nur aufgegeben werden, wenn die Kinder Anlass haben, sich im Hier und Jetzt ausreichend sicher zu fühlen. In diesem Kapitel erfahren Sie, was aus unserer Sicht wichtig ist, um eine ausreichende Sicherheit herzustellen, damit Verletzungen aus der Vergangenheit durch eine Auseinandersetzung mit den traumatischen Ereignissen und deren Bedeutung überwunden werden können.

Unsere Verantwortung als Therapeut:innen ist es einerseits, die **äußere Sicherheit im Alltag** der Patient:innen einzuschätzen und, wo nötig, auf eine Verbesserung hinzuwirken. Im Stufenmodell (Abschn. 1.3.2) entspricht dies der *Stufe 1*. Dazu zählen Vorkehrungen, wie mit Suizidalität und Krisensituationen umgegangen werden soll, ebenso wie Themen des Kinderschutzes, allen voran natürlich die Einschätzung, ob weitere Bedrohungen oder Übergriffe zu befürchten sind. Daneben geht es auch um körperliche Gesundheit und eine kindgerechte Umgebung in Bezug auf die Wohnsituation, die Tagesstruktur und den sozialen Bezugsrahmen. Bei all diesen Fragen kann die Zusammenarbeit mit den unmittelbaren Bezugspersonen sowie mit Mediziner:innen, mit Entscheider:innen und Fachkräften in der Kinder- und Jugendhilfe, mit Anwält:innen, Richter:innen und der Polizei sowie mit Lehrer:innen und Erzieher:innen notwendig und sinnvoll sein. Diese Punkte werden wir in diesem Kapitel aufgreifen.

Andererseits ist es unsere Aufgabe, für einen **haltenden Rahmen in der Therapie** zu sorgen. Auf der Basis einer traumasensiblen therapeutischen Beziehung (Kap. 2) sollen die Patient:innen in der Traumatherapie Bewältigungserfahrungen machen können, statt einer unkontrollierbaren Überforderung ausgesetzt zu sein. Dies erreichen wir zum einen dadurch, dass wir ihnen ein gutes Verständnis über die Zusammenhänge zwischen dem Trauma und dem aktuellen Erleben und Verhalten vermitteln. Daneben ist es wichtig, die Motivation der Kinder und Jugendlichen so weit zu stärken, dass sie bereit sind, sich auf die Traumabearbeitung einzulassen, und sich zutrauen, gemeinsam mit der Therapeutin oder dem Therapeuten diesen Weg zu gehen. Dazu gehört es, Ressourcen zugänglich zu machen und dadurch Veränderungspotenziale zu aktivieren. Nützlich ist in dieser Therapiephase, den Patient:innen erste Strategien für den Umgang mit starker Anspannung, überwältigenden Gefühlen und störenden Symptomen an die Hand zu geben. Diese dienen dem Schutz vor Gefühlsüberflutung im Alltag und können ihnen später als Regulationshilfen beim Bearbeiten der Erinnerungen dienen. So starten die Patient:innen gut informiert und adäquat vorbereitet mit der Bewältigung der traumatischen Erfahrungen. Alle diese Punkte zusammen entsprechen im Stufenmodell der Stufe 2 und werden in Kapitel 4 thematisiert.

3.1 Sicherheit im Alltag der Patient:innen

Lea ist 16 und fürchtet sich vor den sonntäglichen Mittagessen mit ihrer Familie. Alle am Tisch wissen, dass ihr großer Bruder sie über Jahre hinweg sexuell missbraucht hat. Obwohl die Mutter auf Leas Seite ist, bringt sie es nicht übers Herz, den erwachsenen Bruder nicht einzuladen. Der Vater hält sich heraus. Übergriffe finden seit Jahren keine mehr statt. Mehrere Anläufe mit Unterstützung des Jugendamtes, Leas Lebenssituation zu beeinflussen, sind unter anderem daran gescheitert, dass das Mädchen die Eltern auf gar keinen Fall konfrontieren will. Sie gibt sich nämlich selbst einen großen Teil der Schuld am Missbrauch. Sie hat Angst vor möglichen Konsequenzen und will nicht außerhalb der Familie untergebracht werden, auch um nicht von ihren kleinen Schwestern getrennt zu sein. Lea bittet ihre Therapeutin in den Anfangsstunden ausdrücklich darum, nicht mit ihren Eltern zu reden, da für sie die Therapie gerade zu einem sicheren Ort wird. Hier traut sie sich erstmalig, offen darüber zu reden, wie es ihr innerlich geht. Leas Therapeutin steht vor der schwierigen Entscheidung, ob sie unter diesen Voraussetzungen mit einer Bearbeitung der Erinnerungen an den Missbrauch beginnen kann oder ob sie eine Veränderung der familiären Situation zur Bedingung für eine traumabezogene Behandlung machen soll.

Erinnern Sie sich an unsere Überlegungen in Abschnitt 1.1.3, dass Vermeidung ansteckend ist? Und dass die PTBS mit allen Mitteln versucht zu verhindern, dass wir ihr auf den Pelz rücken? Um Therapeut:innen davon abzuhalten, dass die Bearbeitung der traumatischen Erinnerungen endlich beginnen kann, benutzt sie dafür oft einen besonders hinterlistigen Trick: Sie lässt den Eindruck entstehen, dass die äußere Situation „zu instabil" sei. Als Psychotherapeut:innen haben wir ein ausgeprägtes Fürsorgebedürfnis und sind sehr empfänglich für die Drohungen und die Verunsicherung, die von äußeren Hindernissen ausgehen.

Scheinbar unüberwindbare Hürden tauchen – wie bei Lea – bei vielen traumatisierten Kindern und Jugendlichen in großer Zahl und Vielfalt auf, weil die Umstände komplex sind oder weil es Abhängigkeiten gibt. Erschwerend kommt hinzu, dass sich bei vielen Betroffenen eine generalisierte Hilflosigkeit eingestellt hat. Als Reaktion auf viele Situationen, denen sie machtlos ausgeliefert waren, haben sie die Annahme entwickelt, sie dürfen oder können nichts an ihrer Situation ändern. So stehen wir mit unseren Patient:innen oft vor dem Dilemma, entscheiden zu müssen, wie viel Unsicherheit wir in Kauf nehmen können, um nicht stehen zu bleiben – ohne das Kind unverantwortlichen Risiken auszusetzen. Wissen Sie, was das Fatale ist? Wenn wir alle Widrigkeiten berücksichtigen, können wir uns nie zum Kern der Störung vorarbeiten. Die Kinder bleiben krank oder der Zustand verschlechtert sich durch Chronifizierungsprozesse. Dabei würden sie zur Bewältigung der schwierigen Bedingungen vom vollen Zugriff auf die

Ressourcen profitieren, die momentan von der PTBS gebunden sind. Manches lässt sich überhaupt erst durch oder nach der Traumabewältigung lösen. Sicher ist es immer eine Einzelfallentscheidung, wie weit man gehen kann und wann was möglich ist. Vor einer Falle wollen wir aber warnen, nämlich absolute Forderungen aufzustellen, nach dem Muster: „Solange ein bestimmtes Kriterium nicht erfüllt ist, brauche ich gar nicht an eine Bearbeitung der traumatischen Erinnerungen zu denken!"

Eineinhalb Jahre nach dem erfolgreichen Abschluss seiner traumafokussierten Psychotherapie meldet sich der inzwischen 19-jährige Sadjad mit einer traurigen Nachricht. Trotz einer vorbildlichen Integration wurde sein Asylantrag abgelehnt. Nun droht die Abschiebung in sein Heimatland Afghanistan. Obwohl er sehr aufgewühlt ist, hat sich seine gesundheitliche Verfassung nur kurzzeitig und unwesentlich verschlechtert. In einem Auffrischungsgespräch, in dem wir konkrete Handlungsmöglichkeiten sowie den Umgang mit belastenden Gedanken und Gefühlen besprechen, sagt er: „Ich bin so froh, dass ich die Traumatherapie gemacht habe. Hätte ich jetzt noch die schlimmen Bilder in meinem Kopf – ich hätte mich sicher umgebracht, als mich die Nachricht erreichte." Ganz zu Beginn der Therapie war Sadjad an nichts anderem interessiert als an der Frage nach seinem Aufenthaltsstatus. Es kostete den Therapeuten einige Mühe, gemeinsam mit dem damals 17-Jährigen die Bereitschaft für eine Traumabearbeitung herzustellen. Der Therapeut hatte die gängige Einstellung im Kolleg:innenkreis im Ohr: „Solange die Bleibeperspektive nicht geklärt ist, brauche ich gar nicht an eine Bearbeitung der traumatischen Erinnerungen zu denken!" Der ausschlaggebende Punkt, trotzdem zu starten, obwohl niemand vorhersehen konnte, ob die Behandlung adäquat zu Ende geführt werden konnte: Sadjad und sein Therapeut waren sich einig, dass sie beide keinen Einfluss auf den Bleibestatus nehmen konnten. Auf seine psychische Gesundheit allerdings konnte Sadjad mithilfe einer Therapie einwirken. Und dem Jugendlichen leuchtete ein, dass eine Besserung seiner psychischen Symptomatik auch lohnend für alle anderen ungeklärten Alltagsprobleme wie Spracherwerb, Integration und eben auch den Umgang mit der unklaren Zukunftsperspektive sein würde.

Um keine Missverständnisse aufkommen zu lassen: Auch wir sind natürlich sehr bedacht auf Sicherheit und wollen unsere Patient:innen keinen unnötigen Risiken aussetzen. Deswegen definieren wir äußere Sicherheit als unterste Stufe im Stufenmodell und sprechen uns dafür aus, Sicherheitsaspekte sowohl bei der Therapieplanung als auch während des Therapieprozesses im Blick zu behalten. Allerdings hat uns gerade die Arbeit mit Kindern und Jugendlichen aus kriminalisierten Kontexten und Prostitutionsnetzwerken sowie mit Geflüchteten in prekären Lebenslagen gelehrt, unsere Ansprüche sehr weit nach unten zu schrauben. Wir haben festgestellt: Wenn wir es nicht schaffen, die äußeren Hürden vor der Behandlung in den Griff zu bekommen, ist eine Behandlung unter fragilen Bedingungen besser als gar keine Behandlung. Zum Glück ist die äußere Lage nicht immer so trostlos und wenig beeinflussbar, und deshalb wollen wir im Folgenden ein paar Punkte zusammenstellen, auf die es sich – wann immer möglich – zu achten lohnt.

3.2 Eine gute Notfallplanung

Der wichtigste Grundsatz bei der Therapieplanung lautet: Nur wenn der Patient / die Patientin am Leben bleibt, können wir ihn / sie behandeln! Deswegen ist es gerade bei hochbelasteten Patient:innen wichtig, vor Beginn der Therapie einen Lebensvertrag (AB 3.1) zu schließen und Vorkehrungen für den Umgang mit Notfällen zu treffen. Manchmal ist schon in den ersten Sitzungen eine umfassende Krisenplanung wichtig, je nach Alter und Konstellation in Zusammenarbeit mit den Bezugspersonen.

Krisenplan

Die Strategien auf dem Krisenplan helfen den Jugendlichen dabei, für sich zu sorgen, wenn sie in eine innere Notlage geraten. Folgende Fragen sollten adressiert werden:

- Welche konkreten Verhaltensweisen bzw. Notfallskills kann ich einsetzen?
- An welchen vertrauten Erwachsenen kann ich mich im Krisenfall wenden? Ist diese Person informiert, gewillt und in der Lage, mir dann zu helfen?
- An welche Anlaufstellen kann ich mich je nach Bedarf wenden und wie ist der jeweilige Zugangsweg?

Nachdem die 14-jährige Michaela als „ausreichend stabil“ aus der Klinik nach Hause entlassen wurde, kommen in der ersten Sitzung ihrer ambulanten Therapie einige Themen auf den Tisch, die bei der Therapieplanung vorgezogen werden müssen. Noch immer ritzt sich Michaela teilweise so schwer in die Unterarme, dass sie ärztlich versorgt werden muss. Obwohl sie sich von akuter Suizidalität aktuell distanzieren kann, gerät sie immer wieder in so schlimme innere Nöte, dass sie sich dann am liebsten umbringen möchte. Das Ergebnis der ersten Sitzung ist ein Notfallplan. Michaela schreibt ihre „Top-Drei“-Notfallskills zusammen, die sie in der Klinik gelernt hat: Chilibonbons lutschen, an Lavendelöl riechen und Seilspringen (mehr zu Skills finden Sie in den Abschn. 4.3.2 und 4.3.3 sowie auf AB 4.15 und AB 4.16). Der Therapeut sucht mit ihr im Internet nach der nächstgelegenen Notaufnahme, in die sich die Jugendliche nach schwerer Selbstverletzung zur Wundversorgung begeben wird. Ihre Mutter stimmt zu, sie jederzeit dorthin zu begleiten. In Bezug auf die Suizidalität ist die Vertrauensbasis zu beiden Eltern nicht ausreichend, dass sich Michaela in so einem Moment an sie wenden würde. Sie kann aber verlässlich zusagen, beim Hilfetelefon anzurufen, wenn sie merkt, dass die suizidalen Gedanken drängend werden. Auch kennt sie die für sie zuständige psychiatrische Klinik. Sie hat mit den Ärztinnen schon gute Erfahrungen gemacht und ist bereit, direkt dort anzurufen, sobald sie merkt, dass sie nicht mehr allein zurechtkommt. Die Klinik kennt das Mädchen und hat Unterstützung für den Notfall zugesagt.

3.3 Kinderschutz geht vor

Neben dem Schutz des Lebens gilt bei der Therapieplanung als Grundsatz auch: Kinderschutz und Sicherheit gehen vor! Ist die Situation zu Therapiebeginn ungeklärt oder entstehen im Verlauf der Therapie Verdachtsmomente, dass eine akute Gefährdung des Kindes vorliegen könnte, sollten wir uns darum zuerst kümmern.

In der Regel sind Psychotherapeut:innen keine Expert:innen für Kinderschutz. Die gesetzlichen Regelungen sind vielschichtig, regional unterschiedlich und ändern sich von Zeit zu Zeit. Es gilt vieles zu bedenken, die Abläufe erfordern den Einbezug verschiedener Systeme und benötigen erhebliche personelle, zeitliche und finanzielle Ressourcen. Deswegen ist es wichtig, sich mit den Schutzprotokollen und Anlaufstellen in der eigenen Region vertraut zu machen und sich fortlaufend zu informieren und zu vernetzen. Nur gemeinsam mit spezialisierten Beratungsstellen, Opferschutzorganisationen, Jugendämtern und anderen zuständigen Fachstellen haben wir eine realistische Chance, die bestmögliche Lösung für das jeweilige Kind oder die jeweilige Familie auf den Weg zu bringen. (Das Portal der Kinder- und Jugendhilfe bietet hier eine gute Informations- und Kooperationsplattform: ↗ https://jugendhilfeportal.de.)

Insoweit erfahrene Fachkraft

Eine besonders hilfreiche Figur in der Kinder- und Jugendhilfe in Deutschland ist aus unserer Sicht die sogenannte Insoweit erfahrene Fachkraft nach § 8a und § 8b SGB VIII, die oft unter ihrer informellen Bezeichnung als Kinderschutzfachkraft, IeF, IseF, InsoFa oder Isofak bekannt ist. Diese Fachkräfte arbeiten für die Jugendämter, sind aber an eine Beratungsstelle angegliedert. Anders als die Mitarbeiter:innen des Jugendamtes dürfen sie anonym beraten und der Austausch mit ihnen löst nicht automatisch weitere Konsequenzen aus. Mit ihrer Kompetenz und ihrer Erfahrung können sie Therapeut:innen bei der Einschätzung helfen, inwiefern eine Gefährdung vorliegt und was weitere sinnvolle Schritte und geeignete Anlaufstellen sein könnten.

Bei Michaela ist im ersten Gespräch nicht auf Anhieb beurteilbar, ob ihre Eltern ausreichend in der Lage sind, für sie zu sorgen – oder ob nicht Situationen entstehen können, die das Wohl des Mädchens gefährden. Der Therapeut erklärt ihr deswegen, dass sie sich jederzeit an die zuständige Schutzstelle des Jugendamtes wenden kann, falls sie sich zu Hause nicht mehr sicher genug fühlt. Neben der entsprechenden Telefonnummer, die rund um die Uhr zu erreichen ist, speichert das Mädchen die Nummer der Mutter ihrer besten Freundin in ihr Handy. Zu dieser hat sie ein sehr gutes Verhältnis und sie hat ihr schon angeboten, dass sie gerne auch kurzfristig dort übernachten kann, wenn die Lage einmal ernst wird. Im Intervall bis zur nächsten Sitzung telefoniert der Therapeut mit der für Kinderschutz zuständigen Fachkraft an der städtischen Beratungsstelle und bespricht mit ihr, worauf er achten soll, welche Unterstützungsmöglichkeiten das Jugendamt bietet und woran er erkennt, dass es an der Zeit für eine Gefährdungsmeldung ist, um gegebenenfalls eine Inobhutnahme einleiten zu können.

3.4 Aktuelle Belastungen berücksichtigen

Der Begriff der Kindeswohlgefährdung ist juristisch klar definiert und umgrenzt. Über ihr Vorliegen und die zu ergreifenden Maßnahmen entscheiden letztendlich die Gerichte. Jenseits dieser rechtlichen Erfordernisse begegnen uns in der Traumatherapie häufig unklare oder ungünstige Konstellationen. Es ist an uns, die Umgebungsbedingungen für die Kinder und Jugendlichen richtig einzuschätzen, zu berücksichtigen und – wenn wir darauf Einfluss nehmen können, ohne dass das den therapeutischen Prozess zu sehr aufhält – aktiv zu gestalten.

Auf den nächsten Seiten haben wir ein paar Punkte herausgegriffen, die nach unserer Meinung keine generellen Kontraindikationen für eine Traumabearbeitung darstellen, für die wir aber achtsam bleiben sollten, um den Patient:innen möglichst förderliche Rahmenbedingungen für die Therapie zu bieten.

Körperliche Belastbarkeit

Bei vielen Traumatisierungen ist die körperliche Versehrtheit eine Folge, die mit berücksichtigt werden muss, so bei medizinischen Traumata, Unfällen, körperlicher und sexueller Gewalt. Deswegen sollte vorab die körperliche Belastbarkeit einschließlich anstehender medizinischer Interventionen richtig eingeordnet werden. Dies geht nur im Austausch mit den behandelnden (somatischen) Ärzt:innen. Traumafokussierte Therapie ist beanspruchend und benötigt eine gewisse zeitliche Kontinuität, sodass körperliche Instabilität oder die Unterbrechung der Behandlung ungünstig wären. Eine besondere Rolle spielen auch körperliche Schmerzen, einerseits als Triggerreize, andererseits als Reaktion auf Trigger. Invasive medizinische Behandlungen können dadurch eine Parallele zu den traumatischen Ereignissen darstellen, dass sie Elemente eines erlebten Kontrollverlustes beinhalten. Deswegen benötigen die jungen Patient:innen eine besondere Begleitung. Dissoziative Anfälle sollten Sie aus unserer Sicht fachärztlich von neurologischen Störungen wie zum Beispiel Epilepsien abgrenzen lassen.

Äußere Lebensbedingungen

Zu den optimalen Rahmenbedingungen für die Bearbeitung von traumatischen Erinnerungen gehören eine geklärte Wohnsituation, eine minimale Tagesstruktur und ein verlässlicher sozialer Bezugsrahmen. Gemeint ist hier nicht die langfristige Lebenssituation, weil dafür oft viele Faktoren berücksichtigt und viele Hürden genommen werden müssen. In vielen Fällen ist erst nach Behandlung der Traumasymptomatik überhaupt erkennbar, welche Art der Unterbringung und pädagogischen Versorgung für einen bestimmte Patienten oder eine bestimmte Patientin langfristig angeraten ist. So konnte der 13-jährige Julian, den Sie in Abschnitt 1.2 kennengelernt haben, ein halbes Jahr nach Abschluss der Therapie wieder bei seiner alleinerziehenden Mutter und seinem kleinen Bruder einziehen. Aufgrund der massiven Aggressionen infolge der Gewalt durch seinen Stiefvater war eine Fremdunterbringung nötig geworden. Zu Therapiebeginn hätte niemand vorhersagen können, welchen Bedarf er nach erfolgreicher Bearbeitung der traumatischen Erinnerungen haben würde. Eine langfristige Planung wäre zu diesem Zeitpunkt verfrüht gewesen.

Im Kontext der Psychotherapie geht es vor allem um ausreichende Stabilität *für den Zeitraum der Traumabearbeitung*. Wenn die Kinder nicht wissen, wo sie wohnen, was sie den ganzen Tag machen und wer ihre vertrauenswürdigen Ansprechpartner im Alltag sind, fehlt ein haltender Rahmen zwischen den Therapiesitzungen. Einrichtungen der stationären Jugendhilfe und Kliniken sind in aller Regel in der Lage, den notwendigen Halt zu bieten. Leben die Kinder in ihren Familien und findet die Therapie ambulant statt, ist es manchmal nötig, die Situation vorab zu entlasten, zum Beispiel indem familiäre, schulische oder nachbarschaftliche Ressourcen aktiviert oder die Kinder- und Jugendhilfe mit ihren ambulanten und stationären Unterstützungsangeboten einbezogen wird. Wichtig ist, dass traumatisierte Kinder die Erfahrung machen können, an „sicheren Orten" zu sein. Welche traumapädagogischen Grundsätze dazu beitragen können, haben wir auf AB 3.2 zusammengestellt.

Triggermanagement

Auch in objektiv ungefährlichen Umgebungen können Patient:innen mehr oder weniger unverhofft in Kontakt mit Traumatriggern geraten. Dies kann einerseits kurzfristig zu starkem Erinnerungsdruck, zum Erleben von Kontrollverlust und zur gesamten Palette heftiger Gefühlsreaktionen einschließlich Dissoziation oder Aggression führen. Andererseits steigt durch eine wiederholte Konfrontation mit Triggerreizen im Alltag insgesamt der Stresspegel, sodass sich die Patient:innen über einen längeren Zeitraum hinweg immer schwerer tun, in ihrem Toleranzfenster zu bleiben. Deswegen ist es so wichtig, die äußere Umgebung auf traumarelevante Reize hin zu überprüfen und Strategien anzubieten, mit denen die Situation sicherer gestaltet werden kann.

Jedes Mal, wenn die Polizei in die Flüchtlingsunterkunft kam, weil es lauten Streit zwischen den Bewohnern gab, oder wenn er irgendwo eine Polizeistreife erblickte, durchlebte Akono (17) heftigste Todesängste. In seinem Heimatland Nigeria hatte er viele Polizisten als korrupt und gefährlich kennengelernt. Auf seiner Flucht war er in Libyen von der Polizei ins Gefängnis gesperrt und gefoltert worden. Die Flucht führte ihn durch Italien, wo er bei einer Polizeirazzia Schläge mit einem Schlagstock abbekam, obwohl er unbeteiligt war. Die Vorstellung von der Polizei als „Freund und Helfer" war ihm nach diesen Vorerfahrungen völlig fremd und sein Organismus reagiert heftig beim Anblick von Polizisten. Diese wichtigen Informationen erhielt sein Therapeut in einer der ersten Therapiestunden, als er gemeinsam mit Akono eine sogenannte **Triggeranalyse** durchführte und eine Triggerliste (AB 3.3) erstellte. Triggerlisten enthalten typische Auslöser für heftige Gefühlsreaktionen und können im Verlauf immer wieder ergänzt werden, wann immer neue Trigger identifiziert werden. Allein schon zu wissen, welche wiederkehrenden Reize bei einem bestimmten Jugendlichen starke emotionale Aktionen auslösen können, hilft bei der Prävention von emotionaler Überflutung und mindert das Erleben von Unberechenbarkeit und Kontrollverlust.

Anhand ihrer individuellen Triggerliste können Kinder, Jugendliche und ihre Bezugspersonen gemeinsam mit ihren Therapeut:innen überlegen, welchen Triggern vorläufig aus dem Weg gegangen werden kann, bis sich durch die Traumabewältigung die Koppelung zwischen Trigger und Gefühlsreaktion wieder auflöst (**Stimuluskontrolle**). Theo (9) hatte panische Angst vor Schwimmbadbesuchen, seit er mit ansehen musste, wie sein Onkel in einem Fluss ertrunken war. Mit der Schule wurde vereinbart, dass Theo vorerst vom Schwimmunterricht befreit werden konnte, bis er sich nach erfolgreicher Traumabewältigung durch eine langsame Annäherung wieder ins Wasser traute (s. auch In-vivo-Exposition in Abschn. 7.2.1). Das war langfristig wichtig, weil es ihm dadurch wieder möglich wurde, zusammen mit seinen Freunden an dieser wichtigen und fröhlichen sportlichen Aktivität teilzunehmen. Kurzfristig nicht mit zum Schwimmen zu gehen, entfernte einen leicht beeinflussbaren Stressfaktor aus seinem Wochenablauf – was einen baldigen Start der traumafokussierten Arbeit sehr begünstigte. Stimuluskontrolle eignet sich auch in vielen Situationen, in denen es Kinder und Jugendliche verpassen, sich vor belastenden Auslösern ausreichend zu schützen. Zarif (14) schaute sich in sozialen Netzwerken stundenlang Enthauptungsvideos aus seinem Heimatland an. Das gab ihm das Gefühl, die große räumliche Entfernung zu seiner Familie besser aushalten zu können und damit seine Sehnsucht zu reduzieren. In Wirklichkeit aber löste es schlimme Intrusionen und Gefühlsreaktionen aus. Ellen (12) telefonierte täglich mit ihrer leiblichen Mutter, mit der es Streit und Konflikte gab, und hatte noch nicht gemerkt, wie sehr sie diese Telefonate emotional destabilisierten und dass sie der häufigste Auslöser für Ellens Selbstverletzungen waren. Mithilfe ihrer Therapeutin vereinbarten Mutter und Tochter, dass sie in nächster Zeit nur noch zweimal die Woche telefonieren würden. Ellen achtete darauf, nicht schon angespannt in die Telefonate zu gehen, und erarbeitete mit ihrer Therapeutin Selbstfürsorgestrategien, um sich nach dem Telefonat wieder zu regulieren.

Nicht bei allen Triggern ist es möglich, die Konfrontation zu dosieren, angenehmer zu gestalten oder komplett auszuschließen. Deswegen brauchte Akono eine Möglichkeit, wie er die unvermeidbaren Begegnungen mit der Polizei überstehen konnte, ohne jedes Mal in Todesangst zu verfallen. Dazu führte sein Therapeut mit ihm ein sogenanntes **Diskriminationstraining** durch. Die beiden erstellten ein Plakat, auf dem zuerst die Gemeinsamkeiten zwischen den traumatisierenden Momenten in der Vergangenheit und den Polizeieinsätzen in der Gegenwart notiert wurden: In beiden Fällen handelt es sich um Polizisten, sie tragen Uniformen. Danach wurden die Unterschiede zwischen damals und heute betont. Besonders ausschlaggebend für Akono war die ganz persönliche Erfahrung, dass in Deutschland, anders als auf den vorherigen Stationen seiner Flucht, noch nie ein Polizist unfreundlich zu ihm gewesen war, sondern sich einer sogar bei ihm bedankt hatte, dass er seine Fragen so ehrlich beantwortet hatte. Durch ein Diskriminationstraining lassen sich auch **Gegenwartsanker** ermitteln, die dem Gehirn als Erinnerungsreize dafür dienen können, dass die Person jetzt in Sicherheit ist. An der

Wand gegenüber seinem Bett hängte Akono ein Fußballposter seines deutschen Lieblingsvereins auf. Wenn er nachts aus einem Albtraum aufwachte, war es das Erste, was er sah. Er hatte für sich den **Helfersatz** gefunden: „Hier in Deutschland bin ich sicher!"

Die Arbeit mit Triggeranalysen kann dann erweitert werden um Strategien, wie man mit der inneren Reaktion bei Konfrontation mit Triggern gut umgehen und die hochkochenden Gefühle wieder beruhigen kann. Beispiele dafür sind in Kapitel 2 und den Abschnitten 4.3.2 und 4.3.3 dargestellt.

Emotionale Instabilität und Risikoverhalten

Bei emotional wenig stabilen Patient:innen haben uns Tagebuchkarten (AB 3.4) gute Dienste erwiesen, um durch den Therapieprozess zu navigieren, ohne uns bei der Bearbeitung des Traumas von den Schwankungen aufhalten zu lassen. Neben einer allgemeinen Abfrage der Befindlichkeit und des Belastungsgrades können in dieses Selbstbeobachtungsinstrument alle Themen ausgelagert werden, die im Auge behalten werden sollen, ohne dass ihnen zu viel Aufmerksamkeit zuteilwird. Dazu zählen suizidale Gedanken, Selbstschädigung und Aggressivität, Affektdurchbrüche, problematisches Essverhalten, Dissoziation und Substanzkonsum. Die Jugendlichen schätzen sich täglich hinsichtlich all dieser Dimensionen ein, sodass in den Therapiestunden auf einen Blick ersichtlich ist, welche Rahmenthemen in der jeweiligen Woche aufgegriffen werden müssen, ohne dafür die traumaorientierte Arbeit zu unterbrechen. Dieses Hilfsmittel, das in den Manualen zur Dialektisch-Behavioralen Therapie für Jugendliche mit Problemen der Gefühlsregulation (DBT-A) ausführlich beschrieben ist (Merod, 2020), lässt sich mit den ebenfalls dort beschriebenen Verhaltensanalysen, Stressprotokollen und Skills kombinieren. So können mit den Patient:innen durch ein besseres Verständnis ihrer individuellen Auslöser, Risikofaktoren und Funktionalität emotionaler Überflutung Strategien zum Vorbeugen und Durchbrechen derselben erarbeitet werden. Einige Beispiele für den Einsatz dieser Werkzeuge finden Sie in Kapitel 2 sowie in den Abschnitten 4.3.2 und 4.3.3.

3.5 Juristische Fragen beachten

Sobald im Kontext einer traumafokussierten Behandlung juristische Fragen berührt sind, ist es unserer Erfahrung nach am besten, sich möglichst bald mit entsprechenden Fachleuten aus dem Feld zu vernetzen und abzustimmen. Die rechtlichen Rahmenbedingungen und Spielregeln sind komplex und voll von Detailaspekten, die je nach Fallkonstellation und Zeitpunkt eine Rolle spielen. Änderungen in Gesetzen und Entwicklungen in der Rechtsprechung machen es erforderlich, immer auf dem neuesten Stand zu bleiben – und das können nur Juristen zuverlässig leisten. Als Psychotherapeut:innen können wir die Familien, die wir begleiten, lediglich ermutigen und dabei unterstützen, die beste mögliche rechtliche Beratung einzuholen und sich eine möglichst umfassende

Meinung zu bilden, auf deren Grundlage sie eine für sie passende Entscheidung treffen können. Manchmal ist bereits eine Anwältin oder eine kompetente Person aus der Jugendhilfe einbezogen oder kann hinzugezogen werden. Aber auch Opferschutzorganisationen wie der Weiße Ring (↗ https://weisser-ring.de) sind sehr zu empfehlen, da sie auf einen unermesslichen Fundus an Informationen und Erfahrungen zurückgreifen können. Wer selbst nachlesen möchte, findet eine umfassende Auseinandersetzung mit der Thematik „Trauma und Justiz" in dem Buch von Kirsten Böök und Ulrich Sachsse (2014).

Eine Frage begegnet uns in der Supervision immer wieder und ist von besonderer Relevanz für die Behandlungsplanung: Darf während eines laufenden Gerichtsverfahrens eine traumafokussierte Behandlung stattfinden oder nicht? In vielen therapeutischen Kontexten gilt die Devise: Jede Form von traumafokussierter Behandlung ist zu unterlassen, solange es ein laufendes Gerichtsverfahren gibt. Dahinter steht normalerweise das Bestreben der Therapeut:innen, nicht aus Unachtsamkeit, Unkenntnis oder Unsicherheit etwas zu unternehmen, was den Verlauf des Strafprozesses zuungunsten des Patienten oder der Patientin beeinflussen könnte, etwa weil die Glaubhaftigkeit der Aussage des Kindes aufgrund der therapeutischen Arbeit heruntergestuft wird.

Für Verunsicherung sorgt oft der Umstand, dass das therapeutische und das juristische System, zumindest dem Augenschein nach, zwei unterschiedliche Zielsetzungen verfolgen: Wenn Therapeut:innen mit Kindern und Jugendlichen über die traumatischen Erfahrungen sprechen, interessieren sie sich vor allem für die gedanklichen und emotionalen Spuren, die das Trauma im Hier und Jetzt hinterlassen hat, und weniger für die objektiven Details der Ereignisse im Dort und Damals. Weil für sie die therapeutische Beziehung im Vordergrund steht und sie primär daran interessiert sind, so schnell wie möglich für eine Reduktion der traumabezogenen Belastungssymptome zu sorgen, gehen sie von der Grundhaltung aus, dem Kind Glauben zu schenken und sein Leiden in den Fokus zu stellen. Das Strafrecht andererseits ist darum bemüht, unter Berücksichtigung der gültigen Gesetze und auf Grundlage möglichst objektiver Fakten zu einem fairen Urteil zu gelangen. Es gilt die Unschuldsvermutung für den oder die mutmaßliche:n Täter:in und die Anwälte / Anwältinnen der verdächtigten Personen setzen oft alles daran, die Aussagen des Kindes zu diskreditieren, um für einen Freispruch oder eine Reduktion des Strafmaßes ihrer Mandant:innen zu sorgen. Das kann dazu führen, dass die Betroffenen plötzliche diejenigen sind, die sich rechtfertigen, verteidigen und für Gehör sorgen müssen oder dass sie in der Befragung verbal hart angegangen werden. Auch bei Glaubwürdigkeitsgutachten lautet die Nullhypothese, die es zu widerlegen gilt, dass das Kind *nicht* die Wahrheit sagt. Umso relevanter ist es deshalb, keine Fallstricke durch unbedachtes therapeutisches Handeln zu erzeugen, die sich im Gerichtsprozess gegen die Kinder richten können. Der Satz „Ich kann mich nicht genau erinnern, was passiert ist – wahrscheinlich bilde ich mir alles nur ein" entfaltet eine völlig andere Wirkung, je nachdem, ob er als Ausdruck desintegrierter traumatischer Erinnerungen in einem Traumabericht steht und therapeutisch bearbeitet werden kann oder ob er als Zeugenaussauge des Kinders in einem Strafprozess auftaucht. Ein besonderes Ausmaß an Vorsicht als Ausdruck von Fürsorge erscheint uns deshalb berechtigt.

Gleichzeitig bedeutet das Aufschieben einer notwendigen psychotherapeutischen Behandlung bis zum Abschluss des Gerichtsverfahrens, dass die Betroffenen lange Zeit weiter unter ihren Symptomen leiden müssen, ohne adäquate Hilfe zu bekommen. In dieser Zeit können Symptome chronifizieren, neue Symptome hinzukommen und die Kinder können wichtige Entwicklungsschritte nicht machen. Dies ist gerade deswegen problematisch und unter therapeutischen Gesichtspunkten schwer hinnehmbar, weil sich Gerichtsprozesse oft über Jahre hinziehen können und die reine Aussage der Kinder ganz häufig nicht den Ausschlag für eine rechtmäßige Verurteilung des Täters oder der Täterin gibt. In Deutschland beobachten wir in Bezug auf dieses Dilemma in letzter Zeit positive Entwicklungen (s. Kasten).

Vereinbarkeit von Therapie und Strafverfahren

In der Klarstellung in Teil B zu Artikel 2, Nr. 3 des „Gesetzes zur Bekämpfung sexualisierter Gewalt gegen Kinder", das am 16.06.2021 vom Bundestag beschlossen wurde (Bundesministerium der Justiz, 2021), heißt es im Wortlaut:

> „Auch darf und muss, soweit medizinisch-psychologisch indiziert, ohne Rücksicht auf die in einem Strafverfahren anstehenden Vernehmungen mit einer Therapie begonnen oder eine bereits begonnene Therapie weiter durchgeführt werden. Anderslautende Empfehlungen, mit dem Therapiebeginn bis zum Abschluss des Strafverfahrens zuzuwarten, wären geeignet, die Gesundheit der Verletzten zu gefährden, und finden eine Stütze weder im Gesetz noch in der Rechtsprechung. Insbesondere ist der Beweiswert von Zeugenaussagen, die erst nach oder während einer Therapie erfolgen, nicht generell geringer."

Der Gesetzgeber positioniert sich hier klar auf der Seite der Kinder und Jugendlichen und betont ihr Anrecht auf eine rasche und bedarfsgerechte Versorgung und Genesung. Natürlich ist es nach wie vor sinnvoll, nichts zu überstürzen und auf ein besonders akkurates Vorgehen und eine vollständige Dokumentation zu achten, wann immer Patient:innen sich mitten in einem Gerichtsverfahren befinden. Eventuell lassen sich Diagnostik, Stabilisierung und Traumabearbeitung im Therapieverlauf durch eine gute zeitliche Abstimmung sogar günstig mit den Anhörungen vor Gericht verschränken. Opferanwälte / Opferanwältinnen, psychosoziale Prozessbegleiter:innen (s. Kasten) und Opferschutzorganisationen können dabei helfen, dass nichts übersehen wird, und dafür sorgen, alle Optionen auszuschöpfen, die zu einer Entlastung der Kinder beitragen können. Dazu zählt auch die Option, die Befragung vor Gericht nur einmalig, videogestützt und ohne direkte Anwesenheit der Täter:innen stattfinden zu lassen oder in Begleitung einer vertrauten Person bzw. unter Zuhilfenahme von Skills.

Psychosoziale Prozessbegleitung

In Deutschland haben Kinder und Jugendliche ein Anrecht auf einen sogenannten psychosozialen Prozessbegleiter. Diese Figur ist sowohl mit den rechtlichen Belangen als auch mit den Bedürfnissen von Betroffenen vertraut und kann als Lotse für möglichst günstige Bedingungen sorgen. Man findet sie an den Gerichten.

Als Psychotherapeut:innen können wir einen wichtigen Beitrag dazu leisten, Kinder und Jugendliche während des Gerichtsverfahrens zur Seite zu stehen und sie zu coachen.

Nützlich kann aus unserer Sicht auch sein, den Interaktionspartner:innen im Rechtssystem alle Informationen, die uns aufgrund unserer psychologischen und psychotraumatologischen Expertise vorliegen, zurückzuspielen, zum Beispiel dass widersprüchliche Erinnerungen Ausdruck unvollständiger Traumaverarbeitung sein können und sogar als Diagnosekriterium der PTBS auftauchen oder dass dissoziative Zustände während eines Übergriffs es unmöglich machen können, sich zu wehren oder Nein zu sagen.

Aus Behandlungssicht ist es außerdem wichtig, mit den Betroffenen und ihren Familien nachvollziehbare, aber in der Regel nicht hilfreiche Annahmen therapeutisch zu bearbeiten, die der Aufnahme und Wirkung einer Therapie im Weg stehen. Weitverbreitet ist etwa die Vorstellung, dass eine Heilung erst möglich ist, wenn der Täter oder die Täterin eine gerechte Strafe erhalten hat. Zum einen bleibt meist lange offen, ob eine gerechte Bestrafung überhaupt erreicht werden kann, zum anderen stellt sich die erhoffte Erleichterung danach nicht in jedem Fall ein. Deshalb ist es so wichtig, dass wir gut darauf achten, Enttäuschungen vorzubeugen und bei den Kindern und deren Bezugspersonen die Bereitschaft zu stärken, sich unabhängig von Prozessverlauf und -ergebnis um ihre Gesundheit und ihre Heilung zu kümmern.

Sollte eine Traumatherapie stattfinden, während es weiter Kontakt zum Täter bzw. zur Täterin gibt?

Idealerweise ist der Kontakt zum Täter oder der Täterin vor Beginn einer traumafokussierten Psychotherapie so weit geklärt, dass ein störungsfreies Arbeiten möglich ist. Die damit verbundenen Fragestellungen können sich in Abhängigkeit davon unterscheiden, ob es sich um Täter:innen innerhalb oder außerhalb der Familie handelt. Wie bei allen anderen Behandlungsvoraussetzungen gilt auch hier, dass wir manchmal unter Bedingungen arbeiten müssen, die nicht ideal, aber zumindest „gut genug“ sind, z. B. wenn sich Begegnungen nicht komplett vermeiden lassen, wenn Täter:innen das (geteilte) Sorgerecht haben oder wenn Umgangsregeln befolgt werden müssen. Nicht selten ist auch die Zusammenarbeit mit Fachleuten aus der Kinder- und Jugendhilfe oder mit Rechtsanwält:innen erforderlich. Folgende Abwägungen können eine Rolle spielen:

- Besteht die Gefahr weiterer Übergriffe? Welche praktischen (z. B. Sicherheitspläne) und juristischen (z. B. Näherungsverbot) Möglichkeiten gibt es, um das Kind vor ungeplanten Begegnungen zu schützen?
- Wie sehr wird das Kind durch den Kontakt mit dem / der Täter:in emotional aufgewühlt? Wie passt dies mit der Notwendigkeit zusammen, für die Zeit der Traumaverarbeitung die sonstigen Stressfaktoren möglichst niedrig zu halten?
- Gibt es praktische oder juristische Möglichkeiten, den Kontakt für einen bestimmten Zeitraum auszusetzen, zu reduzieren oder in seiner Art zu verändern? Wie kann das Kind darin gestärkt werden, die Kontakte möglichst schadlos zu erleben?
- Wie bereit ist ein:e Täter:in, in der Therapie mitzuwirken – z. B. auch, indem er / sie von selbst für eine bestimmte Zeit auf Kontakt verzichtet? Was braucht die Person, um sich einlassen zu können (z. B. die Zusicherung, dass es der Therapeutin / dem Therapeuten nicht um die Bewertung der Vorfälle geht, sondern um eine Unterstützung des Kindes; regelmäßige Bezugspersonenstunden mit der Therapeutin oder dem Therapeuten …)?
- Falls der / die Täter:in das (geteilte) Sorgerecht hat: Ist gewährleistet, dass er / sie seine / ihre Einwilligung in die Behandlung nicht während der Therapie zurückzieht, oder müssen juristische Vorkehrungen getroffen werden?

4. Wissen, Bereitschaft und Befähigung

Ob sie schon mal davon gehört habe, dass eine Dinosaurier-Expertin Angst vor Dinosauriern hat. Vehement verneint Sarah (5) diese Frage. „Warum nicht?", fragt die Therapeutin nach. „Weil ein Dinosaurier-Experte alles über Dinos weiß. Alles! Der muss keine Angst haben, auch nicht vor den gefährlichen!" Sie haben Sarah schon in Abschnitt 2.1.2 kennengelernt, sie hatte am Anfang der Therapie so große Mühe stillzusitzen. Die Therapeutin weiß von Sarahs Mutter, dass das Mädchen seit einem Hundebiss starke Angst vor Hunden hat. Deshalb bietet sie Sarah an, eine Hunde-Expertin aus ihr zu machen. Dafür werden die beiden viel über Hunde sprechen und alles Wichtige über Hunde lernen – so lange, bis Sarah keine Angst mehr haben muss. Sarah wird erfahren, wie es dazu kam, dass sie sich seit dem Angriff durch den Hund so fürchtet und was man dagegen tun kann. Dies macht das Mädchen so neugierig, dass sie prompt fragt, ob sie gleich am nächsten Tag wiederkommen darf: „Dann kann ich schneller eine Expertin werden!"

Eine gelungene traumafokussierte Psychoedukation ermöglicht es Patient:innen, mit ihren Therapeut:innen gut zu kooperieren, sich aktiv in die Therapie einzubringen und nach und nach wieder mehr Stabilität, Kontrollierbarkeit und Selbstwirksamkeit zu erleben. Wissen darüber, was ein traumatisches Ereignis ist, wie Kinder üblicherweise darauf reagieren und was man unter einer PTBS versteht, hilft den betroffenen Familien, die manchmal merkwürdig anmutenden Reaktionen zu verstehen, die sie oft schon seit einer ganzen Weile plagen. In der Psychoedukation wird nicht nur unser Fachwissen über die Symptome der PTBS mit dem Erleben der Patient:innen in Verbindung gebracht (Störungsmodell). Wir erklären auch, wie wir in der Therapie vorgehen wollen (Therapieverlauf) und warum das aus unserer Sicht helfen wird (Therapierational). Die zunehmende Sicherheit im „Hier und Jetzt" neu zu erleben und sich auf die eigene Wahrnehmung wieder verlassen zu können, ist für die Betroffenen ebenso wichtig, wie besser zu verstehen, wann, warum und in welcher Art das frühere Erleben aus dem „Dort und Damals" in die Gegenwart schwappt. Kinder, Jugendliche und ihre Familien profitieren außerdem von der expliziten Aufklärung über das erlebte traumatische Ereignis, indem wir ihnen je nach Vorgeschichte Informationen über Hundebisse, Unfälle, Missbrauch oder Misshandlung anbieten. Dies hilft ihnen, ihre individuelle Erfahrung in einen größeren Rahmen einzubetten. All das trägt dazu bei, gemeinsam mit den Kindern und Jugendlichen eine sichere Basis in der Gegenwart zu erarbeiten. Von dieser Basis aus können wir im nächsten Schritt gemeinsam auf die traumatischen Erlebnisse in der Vergangenheit schauen und mit traumakonfrontativen Methoden wie zum Beispiel Traumaberichten (s. Kap. 5) alte Wunden bearbeiten.

Mit der traumafokussierten Psychoedukation verfolgen wir mindestens drei gleichrangige Ziele:

1. Konkrete Informationen zu den erlebten Traumata bieten Wissen und Entlastung.
2. Durch die Erklärbarkeit und Normalisierung der Symptome erfahren Kinder und Jugendliche, aber auch ihre Bezugspersonen Verständnis, Halt und eine erste Stabilisierung.
3. Die gemeinsame Erarbeitung eines Störungsmodells und daraus logisch ableitbare Veränderungsschritte lassen Motivation und einen klaren Fahrplan für die weitere Therapie entstehen.

Die ganze Zeit über achten wir darauf, explizit durch die Inhalte und implizit durch unsere therapeutische Haltung vier entlastende Kernbotschaften zu transportieren:

1. PTBS-Symptome sind eine normale Reaktion auf ein unnormales Ereignis!
2. Du bist nicht der/die Einzige!
3. Du bist nicht schuld!
4. Es gibt Hoffnung auf Besserung!

4.1 Traumafokussierte Psychoedukation

Kira zeigt sich in der ersten Sitzung zur Psychoedukation sehr schüchtern und ruhig. Die Fragen der Therapeutin beantwortet die Siebenjährige vorwiegend nonverbal und es ist eine starke Scham zu spüren. Während sie sehr aufmerksam und interessiert zuhört, wie die Therapeutin über „Misshandlung und was das genau ist" spricht, vermeidet sie es, viel von sich aus zu berichten. In der zweiten Sitzung wirkt Kira deutlich offener: Sie erzählt von ihrer Woche und aus der Schule und traut sich, selbst Fragen zu stellen. Als die Therapeutin sich erkundigt, wie es ihr nach der letzten Sitzung erging, antwortet sie fast schon selbstbewusst: „Sehr gut! Mir ging es viel besser." Bei der Exploration wird klar, dass die Änderungen in ihrem Verhalten und in ihrer Stimmung auf die Informationen zurückzuführen sind, die sie im Rahmen der Psychoedukation erhalten hat: Für sie war es sehr entlastend zu hören, dass sie nicht die Einzige ist, die Misshandlung erlebt hat, und dass Kinder nie schuld daran sind, wenn sie geschlagen werden.

Im Rahmen der Psychoedukation erfahren die jungen Patient:innen zunächst, was ein traumatisches Ereignis ist. Wir bieten ihnen einige der Informationen, die wir in Fachsprache in Kapitel 1 unseres Buches dargestellt haben, auf eine Weise an, die ihrem Entwicklungsalter und ihrem Bedarf entspricht. Dabei ist es nicht immer einfach, die schrecklichen Erfahrungen, die manche Kinder machen mussten, beim Namen zu nennen. „Sexueller Missbrauch", „Suizid", „Misshandlung" oder „Vergewaltigung" sind nur einige davon. Auch wir Therapeut:innen werden vielleicht an der ein oder anderen Stelle merken, wie schwer es uns fällt, über solche Ereignisse zu sprechen und sie konkret zu benennen. Dann kann es hilfreich sein, die Psychoedukation in einer Inter- oder Supervision mit Kolleg:innen zu üben und die Worte laut auszusprechen. Auch für manche Kinder und Jugendliche kann es ungewohnt und aufwühlend sein, diese Begriffe laut ausgesprochen zu hören – unterscheidet sich das doch häufig sehr von der Art, wie zu Hause darüber gesprochen wird.

Was genau steckt hinter diesem Vorgehen? Zum einen soll das Kind bereits an dieser Stelle erfahren, dass es einen Begriff für die schlimmen Erfahrungen gibt, die es gemacht hat, und es soll zahlreiche Informationen darüber erhalten, um zu einem Faktenexperten zu werden. Diese Fakten widersprechen oft den schmerzlichen Annahmen der Kinder und dienen sowohl der akuten Entlastung als auch als Grundlage für die spätere Arbeit an wenig hilfreichen Gedanken über das Trauma (s. Kap. 6). Kiras Beispiel etwa zeigt auf, wie eine der zentralen Botschaften der Psychoedukation über das Indexereignis rasch ihre Wirkung entfalten kann: Kinder sind niemals schuld, wenn ihnen etwas Schlimmes passiert!

Zum anderen findet aus Sicht der Verhaltenstherapie durch die Nutzung der korrekten Begrifflichkeiten von Beginn an eine gestufte Konfrontation statt. Wenn Kinder und Jugendliche es bevorzugen, von der „schlimmen Zeit" zu sprechen oder von „dem, was passiert ist", drückt sich eine Vermeidungstendenz aus. Diese Strategie ist so gut nachvollziehbar, dass sogar wir als Therapeut:innen uns manchmal dabei ertappen, wie wir lieber unspezifische Begrifflichkeiten wählen. Den Begriff „sexueller Missbrauch" direkt beim Namen zu nennen, kann demgegenüber zunächst Anspannung auslösen. Diese Anspannung lässt aber bald wieder nach und die Kinder fühlen sich schnell mutiger. Indem wir schon an dieser Stelle damit beginnen, die korrekten Begriffe zu benutzen, ermöglichen wir ihnen eine gestufte Exposition mit direkten Bewältigungserfahrungen. Auf diese Weise bereiten wir von Anfang an die spätere detaillierte Auseinandersetzung mit dem Trauma vor.

Zu wissen, dass es einen Begriff für etwas gibt – und das gilt sowohl für das traumatische Ereignis als auch für die Zusammenfassung der Symptome unter der Diagnose der posttraumatischen Belastungsstörung –, führt auch dazu, sich weniger alleine damit fühlen. Kinder haben wenig Vergleichsmöglichkeiten und wenig Wissen darüber, was in anderen Familien hinter verschlossenen Türen passiert. Eine sehr menschliche Reaktion auf schmerzvolle Ereignisse ist Scham und die Frage: „Warum passiert das ausgerechnet mir?" Viele denken über sich: „Keiner darf wissen, was mir passiert ist – ich bin damit ganz allein!" Konkrete Informationen, die von der Therapeutin oder dem Therapeuten auf eine ruhige und mitfühlende Weise angeboten werden, stärken das Selbstmitgefühl der jungen Patient:innen und tragen so zu einer Reduktion von Scham und Selbstvorwürfen bei. Durch das Benennen findet außerdem eine Externalisierung statt, die das Selbstwirksamkeitserleben stärkt.

Unsere Patient:innen können mit ganz unterschiedlichen Methoden dabei unterstützt werden, Expert:innen für das erlebte Trauma zu werden. In fast allen Altersgruppen lässt sich ein Quiz (Kasten) einsetzen, das spielerisch und doch sachlich die wichtigsten Informationen zum Ereignis vermittelt.

Zentrale Fragen im Psychoedukationsquiz

- Was ist …?
- Wie viele Kinder erleben eigentlich …?
- Wer ist eigentlich schuld an …?
- Wie geht es Kindern, die … erlebt haben?
- Was können Kinder tun, damit es ihnen besser geht?

Älteren Jugendlichen gefällt es, gemeinsam im Internet zu recherchieren oder einen Wikipedia-Artikel zu lesen. Für Kinder aller Altersklassen gibt es eine Vielzahl an hilfreichen Büchern, die herangezogen werden können. Eine vielleicht für Sie hilfreiche Literaturliste finden Sie auf der Website von trauma.help –Deutsches Traumakompetenznetz e. V.: ↗ https://www.trauma.help (vorherige Anmeldung erforderlich).

Kira und ihre Therapeutin spielen gemeinsam ein Quiz. Dazu hat die Therapeutin verschiedene Karten vorbereitet, auf denen vorne eine Frage und auf der Rückseite eine kurze Antwort steht. Eine Übersicht zu möglichen Fragen finden Sie im obigen Kasten. Kira darf beginnen und sich eine Frage aussuchen, deren Antwort sie besonders interessiert. Sie wählt „Gibt es viele Kinder, die körperliche Misshandlung erleben?“. Auf die Frage der Therapeutin, ob sie eine Vermutung habe, antwortet sie mit einem Achselzucken. Ob sie mal nachsehen sollten? Kira nickt eifrig. Auf der Rückseite steht, dass jedes Jahr viele Kinder von körperlicher Misshandlung betroffen sind und dass es besonders häufig Familienmitglieder sind, die Kinder misshandeln. Kira staunt nicht schlecht, denn sie ist bisher davon ausgegangen, die einzige Betroffene an ihrer Schule zu sein.

Dann ist die Therapeutin an der Reihe und wählt die Karte „Was ist körperliche Misshandlung?“. Sie versucht, sie zu beantworten, und Kira darf nachsehen, ob die Antwort richtig war. So arbeiten sie sich spielerisch durch alle Fragen zur körperlichen Misshandlung und Kira fühlt sich zunehmend mutiger und selbstbewusster.

Die Erstellung der Quizkarten erfordert nur wenig Vorbereitung und kann gut an die individuellen Fragen und Bedürfnisse der Kinder und Jugendlichen angepasst werden. Die jeweiligen Informationen können sich Therapeut:innen aus Fachbüchern oder durch eine Internetrecherche beschaffen. Im Online-Training unter ↗ https://tfkvt.ku.de ist es möglich, auf fertige Arbeitsblätter zuzugreifen (Anmeldung erforderlich). Die Fragen können beliebig ergänzt werden, je nachdem, was für die jeweiligen Patient:innen von Bedeutung ist.

Manche Kinder haben sehr unterschiedliche Traumata in ihrer Lebensgeschichte erfahren. An dieser Stelle der Therapie reicht es unserer Erfahrung nach aus, den Traumatyp zu besprechen, der aktuell die stärkste Belastung versursacht. Oft entspricht das dem Ereignis, das in der Diagnostik als Indexereignis benannt wurde. Gerade bei multipel traumatisierten Patient:innen passiert es nicht selten, dass wir zu Beginn der Therapie noch nicht genau wissen, welches Trauma als Indexereignis gelten kann. Dann ist es möglich, diesen

Teil der Psychoedukation mit dem Thema durchzuführen, das die stärksten Intrusionen verursacht oder von dem wir aus fachlicher Sicht annehmen, dass es besondere Relevanz für die Störung hat. Die Psychoedukation kann jederzeit später ergänzt oder wiederholt werden, etwa wenn in der Vorbereitung des Traumaberichts die Ereignisse klarer werden.

4.2 Die Störung und die „störenden" Symptome

„... und das nennen wir dann posttraumatische Belastungsstörung." Die 15-jährige Annett sieht ihren Therapeuten mit hochgezogenen Augenbrauen an und fragt: „Heißt das jetzt, dass ich gestört bin, oder was?" Tatsächlich hatte der Therapeut so noch nie über seine Wortwahl nachgedacht. Den Störungsbegriff benutzen Fachleute oft selbstverständlich. „Nein, nicht du bist gestört", antwortet er nach kurzem Nachdenken, „sondern es gibt vieles, was dich stört: Die Albträume stören dich, deine Konzentrationsprobleme und dass du dich ständig mit deiner besten Freundin streitest – all diese Dinge stören dich dabei, ein unbeschwertes Leben zu führen." Mit dieser Erklärung können sowohl Annett als auch ihr Therapeut gut weiterarbeiten.

Bezug nehmend auf die spezifischen Symptome unserer Patient:innen, die wir bereits aus der Diagnostik kennen, können wir die vier Symptombereiche der PTBS nach DSM-5 (s. Abschn. 1.1.1) einzeln durchgehen und erklären, was man genau unter Intrusionen, Flashbacks oder Hyperarousal versteht, warum diese Reaktionen Sinn ergeben und was wir tun können, damit diese sich bessern. Wir leiten gemeinsam ab, dass diese eine normale Reaktion auf ein unnormales Ereignis darstellen, einen Namen haben – PTBS – und relativ häufig sind (vgl. AB 4.1).

Liegen neben den klassischen PTBS-Symptomen weitere Veränderungen im Erleben vor, leiden Patient:innen zum Beispiel unter starken dissoziativen Symptomen, einer Depression oder einer Essstörung, erklären wir auch diese und ordnen sie im Rahmen einer Traumafolgesymptomatik zusammen mit den Patient:innen ein.

Ausschlaggebend ist, dass die jungen Patient:innen die Mechanik und – oftmals kontraintuitive – Logik von Traumafolgesymptomen begreifen. Als Grundlage eignet sich das kognitive Modell von Ehlers und Clark (2000). Wie wir in Abschnitt 1.2 ausführlich dargestellt haben, kann eine fehlende Integration der traumatischen Ereignisse im autobiografischen Gedächtnis dazu führen, dass durch (oft alltägliche) Auslöser eine starke emotionale Belastung entsteht (Intrusionen, Flashbacks, Übererregung). Darauf folgendes Vermeidungsverhalten oder kognitive Vermeidungsstrategien reduzieren kurzfristig das schmerzhafte Erleben, verhindern jedoch die Verankerung der traumatischen Erinnerungen im expliziten Gedächtnis. Des Weiteren beeinflusst das Traumagedächtnis die Interpretation des Geschehenen, was durch negative, katastrophisierende oder schuldbehaftete Gedanken das intrusive Wiedererleben von Bedrohung begünstigt und den Kreislauf der Vermeidung am Laufen hält. Für eine mögliche kindgerechte Erklärung dieses Modells nutzen wir gerne die Metapher eines Kleiderschranks (s. Kasten).

Schrankmetapher zur Vermittlung des Therapierationals

Mit unserem Gedächtnis und der PTBS ist es ein wenig so wie mit einem Kleiderschrank. Normalerweise wird alles, was wir erleben, ordentlich einsortiert wie in Fächer. Bei einem traumatischen Ereignis aber, wenn wir uns in einem Ausnahmezustand befinden und unser Stresssystem aktiviert ist, funktioniert das nicht. Das nennen wir Traumagedächtnis. Außergewöhnlich viele Sinneseindrücke und Wahrnehmungen werden abgespeichert, aber nicht wie sonst ordentlich einsortiert. Das kannst du dir vorstellen wie bei einem Kleiderschrank, in den du ganz viele Klamotten einfach reinstopfst. Der ist dann so voll, dass die Türen ganz schnell aufgehen, wenn jemand auch nur leicht dagegenstößt, und alles rausfällt. Das sind die Symptome des Wiedererlebens, die dann unangenehme Gefühle, Anspannung oder ein Bedrohungsgefühl verursachen. Das, was im Alltag „gegen deine Schranktür stößt", nennen wir Trigger. Das können einzelne Merkmale sein, die dein Gehirn irgendwie während des Traumas abgespeichert hat, Gefühle, Körper- oder Sinnesempfindungen, aber auch Gedanken und Erinnerungen. Weil das unangenehm ist, versuchst du alles zu vermeiden, was dich an … (hier exakten Begriff nutzen: die Misshandlung, den Unfall etc.) *erinnert. Total verständlich! Aber trotzdem gehen die Erinnerungen nicht weg, der Kleiderschrank geht immer wieder auf. Hast du eine Idee, wie man mit so einem Kleiderschrank umgehen kann? Aufräumen? Genau! Wir müssen also alle Klamotten einmal rausnehmen, ansehen, ordentlich zusammenfalten und wieder in den Schrank legen. So können wir wieder Ordnung in den Schrank bekommen. Mit der Traumatherapie verhält es sich so wie mit diesem Schrank: Wir können die Kleider nicht rauswerfen oder einfach loswerden, aber wir können erreichen, dass du selber entscheidest, wann der Schrank geöffnet wird und wann er verschlossen bleiben soll, und selbst wenn er mal versehentlich aufgeht, purzelt nicht alles heraus – du erhältst die Kontrolle über deine Erinnerungen zurück* (vgl. AB 4.2).

Für manche Betroffene ist es ein schwieriger Schritt, Akzeptanz für die Erkrankung zu entwickeln und zu verstehen, warum es ihnen so geht, wie es ihnen geht. Hier haben sich neurobiologische Modelle als hilfreiche Erklärung erwiesen. Andreas Krüger ist es in seinem *Powerbook* (2011) gelungen, in einer einfachen und bildhaften Sprache zu vermitteln, was im Gehirn passiert, nachdem ein Trauma erlebt wurde, und was man tun kann, um wieder gesund zu werden. Dafür benennt er die Gehirnareale als „Eidechsengehirn", „Katzengehirn" und „Professorgehirn". Für Jugendliche und Erwachsene finden wir den Band *Trauma ist ziemlich strange* von Steve Haines (2022) sehr anschaulich. Wir haben uns dafür entschieden, im Verlauf des Buches immer wieder auf das sehr eindrückliche Modell vom „Häschen und Denker" (Hantke & Görges, 2023) zurückzukommen, das wir in Abschnitt 1.2 bereits angeführt haben, da es sich an vielen Stellen auch eignet, um passende Interventionen abzuleiten. Im folgenden Kasten ist dargestellt, wie wir es Kindern und Jugendlichen erklären:

Das Modell vom Häschen und vom Denker

(nach Lydia Hantke und Hans-Joachim Görges, 2023)

Normalerweise, wenn du etwas erlebst oder wahrnimmst, bist du als ganzer Mensch daran beteiligt, also dein Körper, deine Gefühle und auch dein Denken. Wenn etwas Schönes passiert, spürst du vielleicht in deinem Bauch, wie es kribbelt und wie dein Herz schnell schlägt, weil du ganz aufgeregt bist, und auch dein Atem wird dann ein bisschen schneller. Alles, was in deinem Körper passiert und mit deinen Gefühlen zu tun hat, könnten wir das „Häschen" nennen. Dein Denken hilft dann, Worte für das zu finden, was gerade passiert. Diesen Teil können wir als deinen „Denker" bezeichnen. Der Denker erklärt zum Beispiel dem Häschen: „Du bist ganz aufgeregt und freust dich, weil du gleich mit deinen Eltern zur Oma fährst." Und der Denker erinnert sich, dass es bei der Oma beim letzten Mal Eis gab und es richtig schön war – und erwartet, dass das dieses Mal wieder ganz genauso ist.

Im Gehirn sind dem Häschen und dem Denker verschiedene Strukturen zugeordnet (siehe hierzu auch Abb. 4.1). Zum Häschen gehören die ganz alten Gehirnteile, das Kleinhirn und das Stammhirn. Hier wird zum Beispiel die Atmung gesteuert und der Blutdruck geregelt. Außerdem gehört zum Häschen das Mittelhirn, auch das limbische System genannt. Dort sitzen unser Alarmsystem – das heißt Mandelkern oder auch Amygdala – und unser Ein- und Ausgang ins Gedächtnis, der Hippocampus. Dem Denker gehört der jüngste Teil unseres Gehirns, unsere Großhirnrinde oder auch präfrontaler Kortex genannt.

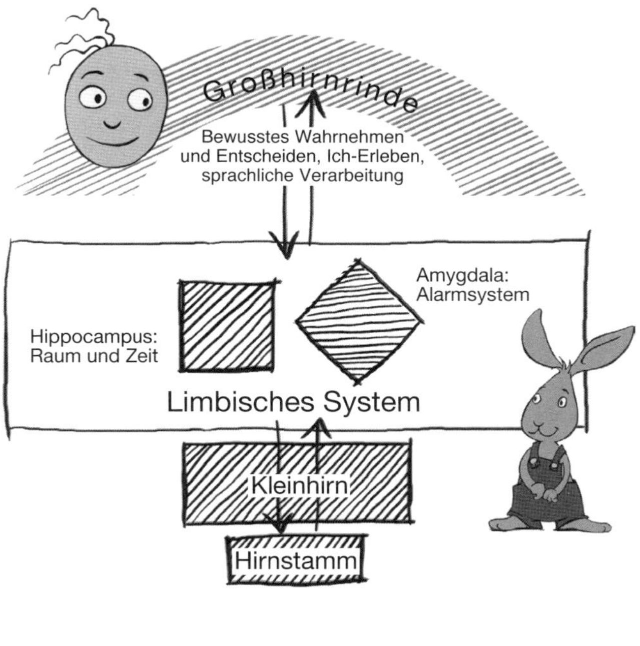

Abbildung 4.1: Häschen-und-Denker-Modell

(Gezeichnet von Kai Pannen. Aus: © Hantke, L. & Görges, H.-J. (2023): *Handbuch Traumakompetenz: Basiswissen für Therapie, Beratung und Pädagogik*. Paderborn: Junfermann. Mit freundlicher Genehmigung der Autor:innen.)

Wenn alles gut ist, arbeiten Häschen und Denker prima zusammen. Sie informieren sich gegenseitig und helfen dir, die Welt zu verstehen und deine Handlungen optimal zu planen und auszuführen. Diesen Bereich nennen wir „Ressourcenbereich" oder „Toleranzfenster". Wenn wir uns innerhalb des Toleranzfensters bewegen, können wir besonders gut lernen und nachdenken und wir können schwierige Situationen und Probleme lösen (Abb. 4.2).

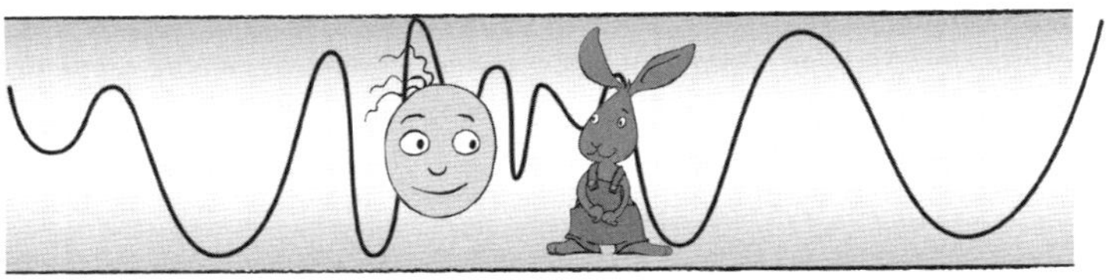

Abbildung 4.2: Ressourcenbereich / Toleranzfenster

(Gezeichnet von Kai Pannen. Aus: © Hantke, L. & Görges, H.-J. (2023): *Handbuch Traumakompetenz: Basiswissen für Therapie, Beratung und Pädagogik*. Paderborn: Junfermann. Mit freundlicher Genehmigung der Autor:innen.)

Wenn etwas Schlimmes passiert, zum Beispiel ein Trauma, dann wird das Häschen ganz aufgeregt. Es verliert dann den Kontakt zum Denker und will nur noch weglaufen, kämpfen oder – wenn gar nichts mehr geht – erstarren und sich totstellen. So hat das Häschen über ganz viele tausend Jahre gelernt, auch in schwierigen Situationen irgendwie zu überleben (Abb. 4.3).

Wenn alles gut läuft, tauschen Denker:in und Häschen sich aus, kann die Großhirnrinde mit den anderen Teilen von Gehirn und Körper zusammenarbeiten. Im Notfall wird die Verbindung zur Großhirnrinde unterbrochen, damit das Häschen schneller reagieren kann. Die Einordnung fehlt dann noch.

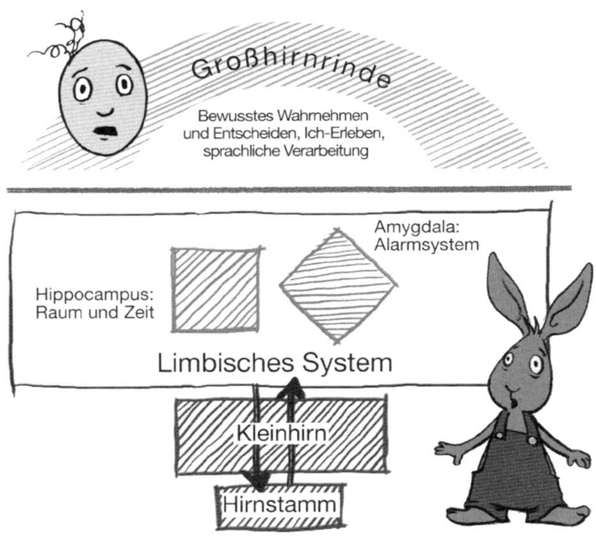

Abbildung 4.3: Überlebensmodus

(Gezeichnet von Kai Pannen. Aus: © Hantke, L. & Görges, H.-J. (2023): *Handbuch Traumakompetenz: Basiswissen für Therapie, Beratung und Pädagogik*. Paderborn: Junfermann. Mit freundlicher Genehmigung der Autor:innen.)

Wenn die Gefahr vorbei ist, versucht der Denker, alles gemeinsam mit dem Häschen einzuordnen. Er fragt also nach, was das Häschen erlebt hat. Meistens geht das gut. Wenn es aber viel zu viel für das Häschen war, dann führt allein das Denken daran dazu, dass es wieder ganz überflutet wird von den Bildern und Körpererinnerungen und dass es wieder abschaltet. Häschen und Denker arbeiten also nicht mehr gut zusammen.

Wenn das Häschen ganz aufgeregt wird und den Kontakt zum Denker verliert, dann gerät es in Hochstress – es kann dann nur noch ganz automatische Verhaltensweisen ausführen und gar nicht mehr gut nachdenken und planen (Abb. 4.4). *Zum Beispiel kämpft es dann gegen andere Kinder oder läuft einfach weg. Wenn dem Häschen alles zu viel wird, kann es sein, dass es einfach in sich zusammenklappt. Das nennen wir „Dissoziation“. Das Häschen und der Denker sind dann ganz weit weg und bekommen gar nichts mehr von den Dingen mit, die gerade um sie herum passieren.*

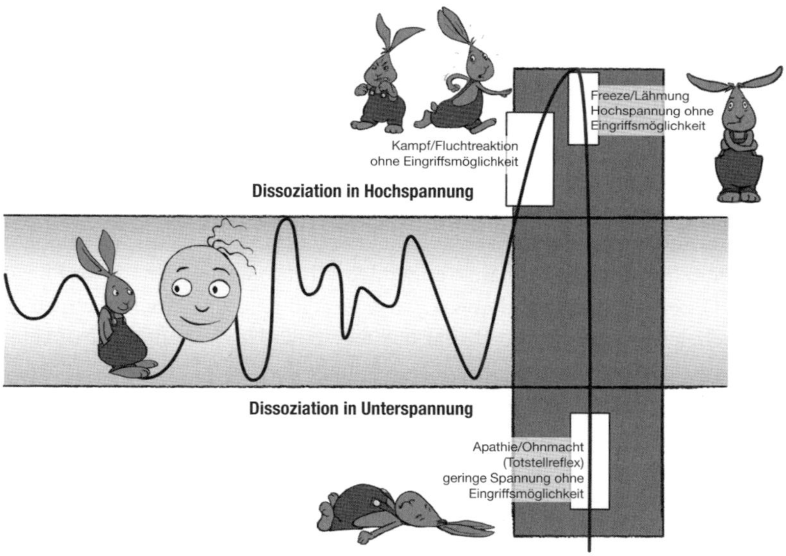

In der Notfallreaktion verlässt die Spannungskurve den Ressourcenbereich und der / die Denker:in kann nicht mehr eingreifen. Kampf und Flucht oder Freeze bzw. Totstellreflex werden automatisch aktiviert. Das passiert auch im Nachhinein beim Auftauchen von Triggern.

Abbildung 4.4

(Gezeichnet von Kai Pannen. Aus: © Hantke, L. & Görges, H.-J. (2023): *Handbuch Traumakompetenz: Basiswissen für Therapie, Beratung und Pädagogik*. Paderborn: Junfermann. Mit freundlicher Genehmigung der Autor:innen.)

In der Therapie wollen wir gemeinsam dafür sorgen, dass Häschen und Denker gut zusammenarbeiten können. Wir helfen dem Denker herauszufinden, wie er das Häschen beruhigen kann, und dem Häschen helfen wir dabei, zusammen mit dem Denker alles zu verstehen und zu sortieren, was es erlebt hat.

Je nach Alter und Interesse des Kindes, kann das Modell mehr oder weniger neurobiologisch unterfüttert werden und so für ganz unterschiedliche Zwecke eingesetzt werden.

4.3 PTBS – und nun?

„Ich habe schon so oft über alles gesprochen und ich hab mich auch schon gezwungen, einfach wieder schwimmen zu gehen! Das hilft doch alles nichts. Ich verstehe nicht, warum sich etwas ändern soll, wenn ich es hier noch mal erzähle." Verständnisvoll erklärt die Therapeutin dem 17-jährigen Navid: „Was du gemacht hast, erinnert mich an etwas, was manchmal Menschen tun, die noch nie in den Bergen waren. Sie stellen sich unten an den Fuß des Berges, ziehen eine gerade Linie nach oben und laufen los. Nach wenigen hundert Metern geht ihnen die Puste aus, sie kennen sich nicht mehr aus und wissen nicht, wie sie sich gegen ein aufziehendes Gewitter schützen können, sodass sie oft ganz schnell wieder umkehren müssen. Danach denken sie, dass Bergsteigen einfach nichts für sie ist." Weil Navid interessiert schaut, spricht die Therapeutin weiter und zieht eine Parallele zwischen der bevorstehenden Traumatherapie und dem Besteigen eines großen Berges. „Wenn jemand sich in einer Gegend gar nicht auskennt und vorhat, auf einen richtig großen Berg zu steigen, sucht er sich erst mal einen erfahrenen Bergführer. Dieser weiß, was man einpacken muss an Proviant und Hilfsmitteln. Er weiß auch, wo es Schutzplätze gibt und auf welche Wetterwechsel man achten sollte. So ähnlich ist der Anfang unserer Therapie. Ich bin wie der Bergführer. Klar, die Tour mit dir habe ich noch nie gemacht, aber ich habe viel Erfahrung, wie wir uns am besten ausrüsten und welche Hilfsmittel wir brauchen. Anfangs ist die Steigung noch milde, das ist unsere Vorbereitungsphase. Je näher wir zum Gipfel kommen, desto steiler und anstrengender kann es werden. In dieser Phase werden wir detailliert über den Mord an deinem Bruder und über deine Flucht nach Deutschland sprechen. Vielleicht wirst du manchmal darüber nachdenken, aufzugeben oder umzukehren, weil es zu schwierig erscheint. Doch sobald der Gipfel erreicht ist, beginnt auch schon der Abstieg, der sehr viel leichter fällt. Hier können wir dann gemeinsam in deine gute Zukunft blicken. Ich kann dich nicht auf den Berg hochtragen und leider gibt es auch keine Seilbahn. Das bedeutet, dass du wohl oder übel selber laufen musst, auch wenn es anstrengend ist. Doch ich kann dich dabei begleiten, sodass du den Weg nicht allein zurücklegen musst, und ich kann dir versichern, dass wir nur die Wege wählen werden, auf denen du dich auch sicher fühlst. Und weißt du – nach meinem ersten Eindruck traue ich es dir zu, dass du ein richtig guter Bergsteiger sein wirst."

Nachdem Kinder und Jugendliche besser verstanden haben, was es mit dem erlebten Trauma auf sich hat und dass die Symptome, unter denen sie leiden, in Zusammenhang mit ihren traumatischen Erfahrungen stehen, ist es wichtig, sie dort abzuholen, wo sie mit ihrer Motivation bezüglich der bevorstehenden Therapie stehen. Wie in Navids Beispiel bekommen die Kinder und Jugendlichen dadurch einen verständlichen Überblick, was eine Psychotherapie ist und was in den nächsten Wochen auf sie zukommen wird. Wichtig ist, den Kindern und Jugendlichen von Anfang an mit Transparenz zu begegnen und ihnen je nach Alter gut zu veranschaulichen, welche Elemente zur Therapie gehören. Weil seine Therapeutin vorhat, mit Navid das TF-KVT-Therapieprogramm (Cohen, Mannarino & Deblinger, 2009) einzusetzen, erklärt sie ihm in Bezug auf genau dieses Therapiemodell, wie es nun weitergeht:

„Zunächst werden wir deinen Rucksack packen, mit allen Dingen, die du brauchst, um dich auf unserem Weg sicher zu fühlen. Wir werden ein Entspannungsverfahren einüben, über Gefühle und Gedanken sprechen und was du tun kannst, um dich besser zu fühlen. Wenn du dich stark und bereit dafür fühlst, werden wir über die Flucht und den Mord an deinem Bruder sprechen. Wir werden deine Geschichte vielleicht aufschreiben oder zeichnen, je nachdem, was du dir aussuchst. Im Anschluss werden wir deine Betreuerin zu uns in die Sitzung einladen und uns mit ihr darüber austauschen. Und dann beginnen wir, in die Zukunft zu schauen, und überlegen, was du noch brauchst, um dich künftig sicher zu fühlen“ (vgl. AB 4.3).

In diesem Teil der Psychoedukation ist eine zentrale Botschaft, dass eine Therapie helfen kann, die Belastung zu verringern, und folglich, dass es Hoffnung auf Besserung gibt. Schließlich zeigen wissenschaftlich erprobte Verfahren eine hohe Wirksamkeit für traumafokussierte Therapie im Kindes- und Jugendalter (Schäfer et al., 2019). Die Information, dass etwa 80 Prozent der behandelten Kinder von einer solchen Therapie profitieren, können wir zu diesem frühen Zeitpunkt geben und somit die Motivation für die Therapie stärken. Dass es ein anstrengender Weg werden kann, der verschiedene Phasen beinhaltet, haben wir bereits mithilfe der Bergsteiger-Metapher (AB 4.3) erklärt.

Die im Kasten auf Seite 100 erwähnten zentralen Botschaften zu Beginn der Traumatherapie führen besonders bei Jugendlichen, die sich viele Gedanken über das „Normalsein“ und das „Anderssein“ machen, zu einer frühen Entlastung. Symptome einer PTBS aufzuweisen, bedeutet also nicht, verrückt zu sein und es für immer zu bleiben, sondern so zu reagieren, wie es die meisten Menschen tun, die etwas Schreckliches erlebt haben. Indem die Symptome der PTBS mit den Diagnostikergebnissen der jungen Patient:innen in Verbindung gebracht werden, wird deutlich, dass mögliche Verhaltensänderungen tatsächlich auf die PTBS zurückzuführen sind. Dass die Psychoedukation aber nicht nur die PTBS und die Symptome beschreibt, die häufig bei den Jugendlichen Scham oder Ärger auslösen, sondern im nächsten Schritt auch gleich Möglichkeiten zur Intervention aufzeigt, macht sie an dieser Stelle so wertvoll. Verschiedene Bilder oder Metaphern können dazu herangezogen werden, um das Rational der traumafokussierten Therapie zu beschreiben. Eine unserer Lieblingsmetaphern ist der Wasserball, die man auch körperlich nachahmen kann, während man sie erklärt.

Die Wasserball-Metapher

Hast du schon einmal versucht, einen Wasserball lange unter Wasser zu halten? Das ist anstrengend, oder? Stell dir mal vor, den Ball nicht nur ein paar Minuten, sondern mehrere Stunden oder Tage unter Wasser zu halten. Hände, Arme, Nacken und Schultern stehen unter starker Anspannung, und während du den Ball festhältst, hast du die Hände nicht frei, um irgendetwas anderes zu tun. Wenn du den Ball auf einmal loslässt – was wird passieren? Er wird mit ganzer Wucht hochschießen. Wenn du Glück hast, spritzt er dich nass, aber wenn es blöd läuft, könnte er dir sogar die Nase brechen. Wie bekommen wir den Wasserball nach oben, ohne dass er Schaden anrichten kann? Genau – indem wir unter Wasser langsam die Luft rauslassen.

> Mit den Erinnerungen an die traumatischen Ereignisse ist es dasselbe. Sie ständig wegzudrängen und unten zu halten ist furchtbar anstrengend und du kannst dich nicht mehr so gut um die Dinge kümmern, die dir eigentlich Spaß machen. In der Therapie geht es nicht darum, alles auf einmal nach oben zu holen – sondern die Luft langsam und kontrolliert rauszulassen. Dann können alle Erinnerung an der Oberfläche sein, ohne dich zu bedrohen (vgl. AB 4.4).

Wenn der Einbezug eines Elternteils oder einer anderen vertrauenswürdigen Bezugsperson in die Therapie geplant ist – was wir sehr befürworten (siehe Kap. 9) –, dann sollte zu diesem Zeitpunkt auch über Art und Umfang der Bezugspersonensitzungen aufgeklärt werden. Ludwig (10) kommt mit seinem Vater zur Therapie. Er hat vor mehreren Monaten seine Mutter infolge eines Autounfalls verloren, bei dem er mit im Auto saß. Die Therapeutin erklärt ihm, dass die Therapie nur eine Stunde pro Woche stattfindet. Papa ist aber jeden Tag da, auch nachts, wenn die Albträume kommen, oder am Wochenende, wenn Mama besonders stark fehlt. Auch Papa soll also ein Experte in Sachen Unfälle und Trauer werden, um Ludwig bestmöglich unterstützen zu können. Ludwig einigt sich mit der Therapeutin darauf, dass diese seinem Vater im Anschluss an die Sitzungen berichtet, was sie besprochen haben. Manchmal wollen sie ihn auch in Sitzungen einladen, auf jeden Fall gegen Ende der Therapie, wenn Ludwigs Buch über Mama fertig ist. Weil es auch mal Themen geben kann, die Papa nicht erfahren soll, stimmen Ludwig und seine Therapeutin immer ab, was sie weitergeben darf und was nicht.

4.3.1 Motivation und Ressourcenaktivierung

Simon ist zehn. Zu Beginn der Therapie glaubt er nicht, dass es ihm jemals wieder gut gehen kann. So belastet und hoffnungslos fühlt er sich. Die Therapeutin bietet Simon für seine Symptome die Metapher von finsteren Wolken an, die sich seit dem Trauma vor die Sonne geschoben haben (AB 4.5). Gemeinsam stellen sie sich vor, wie in der Therapie die Wolken weggepustet werden und ein schöner Regenbogen erscheint. Wichtig für Simon ist die Erkenntnis, dass die Sonne und der blaue Himmel die ganze Zeit über weiterhin da sind, nur momentan eben verdeckt und deswegen nicht zu sehen. Simon bekommt Lust, sich mit der Therapeutin auf die Suche nach seiner verloren gegangenen Fröhlichkeit zu machen. Er möchte sich wieder so gut fühlen wie vor dem Trauma.

Unabhängig vom Alter der Kinder und Jugendlichen und von der gewählten Methode verlangen wir den Patient:innen in der Traumatherapie etwas ab, was nicht angenehm ist und mit großem Unbehagen verbunden sein kann: Sie sollen sich intensiv mit dem Trauma und seinen Folgen auseinandersetzen. Natürlich winken am Ende der Therapie Bewältigungserfahrungen, Symptomverbesserung, mehr Wohlbefinden und mehr Handlungsfreiheit. Dennoch kommen wir in den ersten Stunden nicht umhin, für unsere Sache zu werben, um das störungsbedingte Vermeidungsverhalten zu überwinden. Nur wenn die jungen Patient:innen ausreichend davon überzeugt sind, dass es sich lohnt mitzuarbeiten und dass sie es schaffen können, ihr Trauma zu überwinden, werden sie sich mit uns auf den Weg machen. Deshalb zielt Motivations- und Ressourcenarbeit in der Traumatherapie darauf ab, Selbstwirksamkeitserwartungen zu stärken und Veränderungsbereitschaft zu wecken, und folgt dem Leitsatz: „Gemeinsam sorgen wir dafür, dass du es schaffen kannst."

Kleine Kinder motivieren

Bei jüngeren Kindern kann es ausreichen, sie neugierig zu machen und einen positiven Schwung herzustellen, damit sie sich auf die Behandlung einlassen. Wenn sie uns vertrauen, wenn sie gemerkt haben, dass wir freundlich sind, gut zuhören, uns einfühlen und sie trösten können – dann nehmen sie unser Angebot, sie zu begleiten, gerne an. Gleichzeitig wollen Kinder – auch in der Traumatherapie! – am liebsten Spaß und Freude erleben und profitieren von einem kindgerechten, ausgelassenen Rahmen, in dem auch Raum für schwierige Inhalte sein darf.

In einer der ersten Sitzungen erklärt Larissas Therapeutin der Achtjährigen, aus welchen Schritten die Therapie besteht. Sie kündigt an, dass in der letzten Stunde eine Party geplant ist, zu der sie auch ihre Mutter und ihre Lieblingstante einladen darf. Larissa fragt ganz aufgeregt, ob sie einen Schokokuchen backen und Luftballons aufblasen darf. Und ob es Limo gibt! Larissa fällt es leichter, den sexuellen Missbrauch durch den Großvater zu bearbeiten, weil sie sich schon auf die Party am Ende freut. Immer wieder begutachtet sie zusammen mit ihrer Therapeutin auf einem Zeitstrahl, wie lange es noch bis zur Party dauert. Die Vorfreude gibt ihr auch in schwierigen Sitzungen Kraft, Mut und Zuversicht.

Schlüssige Erklärungen, nachvollziehbare Metaphern, die sich an der Erfahrungswelt des Kindes orientieren, und das Vermitteln von Hoffnung auf Besserung tragen zu einer erfolgreichen Motivationsarbeit bei. Nach ihren Hobbys gefragt, erzählt die zwölfjährige Sandra, dass sie seit ihrem vierten Lebensjahr reitet. Die Therapeutin will von ihr als erfahrene Reiterin wissen, was das Wichtigste beim Reiten sei. Sandra antwortet: „Wenn man an ein schwieriges Hindernis kommt und glaubt, nicht darüberzukommen, muss man seinen ganzen Mut zusammennehmen und trotzdem springen." Die Therapeutin nutzt die Metapher „Reiten", um Sandra jeden Prozessschritt und auch die Rollenaufteilung in der Therapie zu erklären. So wie sie gewöhnlich das Pferd erst satteln muss, wird es auch in der Traumatherapie eine stabilisierende Zeit geben. Für den „Ausritt", den Traumabericht, kann sich Sandra an ihr eigenes Motto halten, vor Schwierigkeiten nicht zurückzuschrecken. Auch wenn das Pferd manchmal stürmisch ist, sie wird als Reiterin jederzeit die Zügel in der Hand halten. Die Therapeutin als Reitlehrerin wird danebenstehen, sie ermutigen und ihr Hilfestellungen geben, damit sie das Pferd am Ende stolz und erleichtert zurück in den Stall bringen kann.

Jugendliche motivieren

Je älter die Kinder und Jugendlichen sind, umso wichtiger wird es, dass wir uns explizit für ihre Sichtweisen interessieren, sie gut informieren und sie als gleichberechtigte Partner:innen jederzeit in alle Entscheidungen einbeziehen, einschließlich der Entscheidung für oder gegen eine traumafokussierte Arbeit. Umso wichtiger ist in dieser Altersgruppe eine ausführliche Psychoedukation, wie wir sie in Abschnitt 4.1 beschrieben haben. Im Unterschied zu kleineren Kindern sind sie nämlich besser in der Lage, selbst die langfristigen Konsequenzen ihrer Entscheidungen zu beurteilen. Es ist förderlich, die Bedenken der Jugendlichen ernst zu nehmen und ihre Ängste zu validieren, ohne dabei jedoch dem Inhalt der Sorgen zuzustimmen. Dieser ist nämlich häufig irrational oder auf die Traumafolgen zurückzuführen.

Der sechzehnjährige Elyas leidet seit dem Trauma unter starken Wutanfällen, die er in dem Ausmaß vorher nicht von sich kannte. Deswegen befürchtet er, dass er durchdrehen und alles kurz und klein schlagen könnte, wenn er der Therapeutin von seinen traumatischen Erfahrungen berichten soll. „Ganz ehrlich, ich habe noch kaum einen Patienten kennengelernt, der am Anfang der Therapie bei dem Gedanken entspannt war, mir von seinen Erfahrungen zu erzählen", bestärkt ihn die Therapeutin. „Es ist normal, dass du skeptisch bist. Ich bin froh, dass du mir das so offen sagst." Obwohl sie seine Sorge ernst nimmt, bietet sie ihm einen anderen Ausweg an: „Was hältst du davon, wenn wir die Therapie genau dafür nutzen, an deinen Wutanfällen zu arbeiten? Ich habe keine Angst davor, dass du hier durchdrehen könntest. Der erste Teil der Therapie wird dich auf die Herausforderung vorbereiten, dass wir hier über das Trauma sprechen können, ohne dass etwas Schlimmes passiert. Wenn wir beide finden, dass du so weit bist, dann legen wir los!"

Das Jugendalter ist eine aufregende Zeit voller herausfordernder Entwicklungsaufgaben. Darum schwankt die Motivation der Jugendlichen gegenüber der Psychotherapie oft. Zugunsten eines guten Therapieprozesses kann es sich lohnen, die Entscheidung für eine traumafokussierte Therapie sowie die Bereitschaft, dranzubleiben, gut zu verankern. Mit großer Wahrscheinlichkeit werden uns die Jugendlichen an unterschiedlichen Stellen in der Therapie eine Ambivalenz signalisieren bezüglich der Frage, ob es eine gute Idee ist, weiterzumachen und das Trauma zu bearbeiten. Wenn wir uns zu Beginn der Therapie die Zeit nehmen, Pro und Kontra einmal systematisch zusammenzutragen und am besten schriftlich festzuhalten, können wir uns im Verlauf der Therapie immer wieder darauf berufen, wie die Entscheidung damals gefallen ist.

Eine gute Möglichkeit, das Für und Wider gegenüberzustellen und auftauchenden Befürchtungen ebenso wie Hoffnungen gebührend Raum zu geben, ist die sogenannte Vier-Felder-Tafel (AB 4.6). Wir wählen deshalb vier Felder, weil wir für zwei verfügbare Optionen jeweils Vor- und Nachteile sammeln, zum Beispiel für die Entscheidung für oder gegen eine Traumatherapie.

Als Vorteile werden oft die Vorstellungsgründe für die Therapie genannt (z. B. der Wunsch, wieder durchschlafen zu können). Manchmal nennen die Jugendlichen auch Langzeitziele wie ein besseres Leben oder einen Berufsabschluss. Bei den Nachteilen werden Sorgen, Zweifel und Ängste genannt, die teilweise eng mit dem Störungsbild der PTBS zusammenhängen (z. B. die Annahme „Mir kann eh niemand helfen“). Aber auch praktische Punkte wie fehlendes Geld für die Fahrkarte, um zur Therapie zu kommen, können auftauchen. Sich nicht mit dem Trauma auseinanderzusetzen hat Vorteile: Man hält die schmerzlichen Inhalte auf Distanz und macht weiter wie gewohnt – irgendwie ging das bisher ja auch. Ein Blick auf die Nachteile wiederum zeigt auf, dass es ohne Behandlung noch schlimmer werden könnte oder dass der Schulabschluss gefährdet ist.

Es bietet sich an, mit der Bearbeitung der Vor- und Nachteile dort zu beginnen, wo der oder die Jugendliche gerade steht und was ihm oder ihr am leichtesten fällt. Früher oder später wechseln die Jugendlichen ganz von alleine auf die andere Seite und man verhindert ein Zerren oder zu starkes Arbeiten der Therapeut:innen an erwünschten Antworten. Nachdem alle Argumente zusammengetragen sind, ist es wichtig, anzuerkennen, dass es für beide Optionen nachvollziehbare Vor- und Nachteile gibt. Vorsichtig können wir uns erkundigen, ob sich schon ein Trend für eine Entscheidung abzeichnet. Dabei muss es nicht gleich 90 / 10 stehen – manchmal reichen schon 51 zu 49 Prozent. Unter ↗ http://www.trauma.help finden Sie – nach vorheriger Anmeldung – Erklärvideos, die das Vorgehen Schritt für Schritt vermitteln.

Um die Entscheidung für die Therapie zu erleichtern, kann gemeinsam überlegt werden, welche Hürden ganz praktisch gelöst werden können (wie z. B. die Finanzierung der Fahrkarte). Ängste und Sorgen können validiert werden und dann mithilfe sokratischer Fragen (s. Kap. 6) durch hilfreichere Sichtweisen kontrastiert werden. So können beispielsweise Vermeidungstendenzen in Zusammenhang mit der PTBS gebracht oder das Springen über den eigenen Schatten als „Challenge“ mit Unterstützung der Therapeutin angenommen werden. Aufschlussreich ist es, die Konsequenzen danach einschätzen zu lassen, ob sie kurz- oder langfristig sind. Oft stellt sich dabei heraus, dass bei einer Entscheidung gegen die Therapie die kurzfristigen Vorteile überwiegen („Ich muss mich meiner Angst nicht stellen“), während aber die langfristigen Nachteile (die Störung bleibt bestehen) in Kauf genommen werden müssen, wohingegen die langfristigen Vorteile nur durch eine Therapie zu erreichen sind.

Therapievertrag

Um spätere Diskussionen klein zu halten und zu verhindern, dass Patient:innen im Laufe der Therapie abspringen, kann das Abschließen eines Therapievertrags sinnvoll sein, in dem grundsätzliche Regeln für die Therapie vereinbart werden. Neben einer verbindlichen Absprache hinsichtlich des Umgangs mit Krisen und Suizidalität (s. Abschn. 3.2) kann hier auch festgehalten werden, ob und wie die Patient:innen zwischen den Sitzungen Kontakt zu den Therapeut:innen aufnehmen dürfen, dass sie nüchtern in den Therapiesitzungen erscheinen und wie damit umgegangen werden soll, wenn Patient:innen Sitzungen verpassen. Die Therapeut:innen können überlegen, was sie als Mindestvoraussetzung mit Patient:innen vereinbaren möchten, um gut für diese da sein zu können. Da viele unserer Patient:innen bislang wenig Erfahrung mit hilfreichen Beziehungen haben, kann es ein schönes Signal sein, die Vereinbarung darüber aufzunehmen, wozu sich *die Therapeut:innen* verpflichten. So übernehmen beide dafür Verantwortung, dass eine Therapie gelingen kann.

Ressourcenaktivierung

Als die Therapeutin ihn nach seinen Stärken fragt, zuckt Ramadan (17) mit den Schultern. Sie versucht ihm zu erklären, dass jeder Mensch Stärken hat, auch wenn sie manchmal aufgrund zahlreicher Schwierigkeiten wie verschüttet sind. Wieder Schulterzucken. Die Therapeutin ergänzt, dass sie es eine unglaubliche Leistung findet, als junger Mensch ohne die Unterstützung der Eltern in ein anderes Land zu flüchten und sich dort zurechtzufinden. Das lässt Ramadan aufhorchen. So wie viele Geflüchtete verfügt auch er über einen starken Überlebenswillen. Auf der Flucht hat er es geschafft, sich durchzusetzen und sich auch an schwierigste Umstände anzupassen. Gleich zu Beginn der Therapie erstellen Ramadan und seine Therapeutin ein „Ressourcenplakat“. Als er sich bewusst macht, was er schon alles gemeistert hat, ist er etwas hoffnungsvoller den Herausforderungen gegenüber, die noch auf ihn warten.

Eine der wichtigsten Grundlagen für eine gelingende Behandlung ist, dass sich die Kinder und Jugendlichen die Therapie zutrauen – was vielen aufgrund ihres negativen Selbstbildes nicht mehr so leicht möglich ist. Deswegen ist es unserer Erfahrung nach im gesamten Verlauf der Therapie ausschlaggebend, dass die Patient:innen wieder mehr in Kontakt mit ihren Ressourcen kommen und sich als selbstwirksam erleben – ganz im Gegenteil zu der Einengung auf Negatives und die Machtlosigkeit, die im Moment des Traumas erlebt wurde.

Wenn wir den Blick auf Stärken und Ressourcen richten, verlassen wir auch als Therapeut:innen die Problemtrance, die sich in traumatisierten Familien häufig (und völlig nachvollziehbar) etabliert hat. Wir lernen die Kinder und Jugendlichen von einer ganz anderen, bewältigungsorientierten Seite kennen. Das ist wichtig, denn wenn die Patient:innen spüren, dass wir ihnen die Therapie zutrauen, hilft es ihnen, sie sich auch selber zuzutrauen.

Manchmal ist es nötig, Ressourcen neu aufzubauen. Oft ist es aber so, dass viele Ressourcen schon da, aber nicht mehr zugänglich sind. Sehr entgegen kommt uns dabei, dass es in allen Kindern und Jugendlichen einen Anteil gibt, der voller kreativer Ideen, voller Lebensenergie und voller Lust auf eine gute Zukunft ist. Wir würden behaupten, sogar trotzige Jugendliche sind immer motiviert – man muss nur herausfinden, wofür. Diesen Anteil gilt es zu stärken und gemeinsam zu überlegen:

- Was kann ich gut?
- Was mache ich gern?
- Was gibt mir Kraft?
- Wer oder was tut mir gut?
- Wer oder was tut mir nicht gut?

Und noch konkreter in Bezug auf die Überwindung der traumatischen Erfahrungen:

- Was bildet ein Gegengewicht zu den Belastungen?
- Wer oder was kann mir dabei helfen, die Therapie zu meistern?

Metapher Waage

Zum Einführen des Ressourcenblicks verwenden wir gerne das Bild einer Waage mit zwei Schalen. Kinder und Jugendliche aus allen Kulturen kennen Waagen und finden die nachfolgende Erklärung deswegen logisch und einleuchtend. Wenn in der einen Waagschale viele Gewichte sind (viele Belastungen und Symptome), gibt es im Grunde zwei Möglichkeiten, die Waage ins Gleichgewicht zu bringen. Die erste, nämlich die Belastungen gleich zu Beginn aus der Waagschale zu nehmen oder die Symptome verschwinden zu lassen, ist leider nicht realisierbar. Was man aber von Anfang an machen kann, ist, mehr Gewichte (Ressourcen) in die andere Waagschale zu legen!

(vgl. AB 4.7)

Für die Ressourcenarbeit stehen viele verschiedene Materialien und Hilfsmittel zur Verfügung, z. B. die Kartensets „Ressourcenübungen für Kinder und Jugendliche“ (Gräßer & Hovermann, 2020) und „Noch mehr Ressourcenübungen für Kinder und Jugendliche“ (Gräßer, Hovermann & Botved, 2020). AB 4.8 bietet Ihnen ein „Ressourcenblatt“ für Ihre Arbeit.

Zielformulierung

Weil Kinder und Jugendliche oft mit viel Gepäck in die Therapie kommen, kann es ausschlaggebend für den Erfolg der Behandlung sein, sich frühzeitig auf klare Ziele zu einigen. Das Gepäck der jungen Patient:innen besteht aus traumabezogenen Lasten, altersspezifischen normativen Entwicklungsaufgaben, schwierigen Umfeldern und ständigen Störungen, die sich im Alltag ergeben können. In Abschnitt 1.3 haben wir betont, wie wichtig es ist, die Themen in eine Reihenfolge zu bringen, die den Traumafokus im Vordergrund hält. Dafür haben wir das Stufenmodell als Landkarte für die Therapieplanung und als Kompass im Therapieverlauf eingeführt. Genauso wichtig ist es, die Kinder und Jugendlichen danach zu fragen, was sie in der Therapie erreichen wollen, und ihnen dabei zu helfen, klare und realistische Ziele zu formulieren und zu priorisieren. Ziele helfen den Jugendlichen dabei, immer vor Augen zu haben, wofür sich der Aufwand lohnt und woran sie erkennen, dass sie auf dem richtigen Weg sind (AB 4.9).

Bei Hanna (15) rückt die Therapie schon nach wenigen Sitzungen plötzlich in den Hintergrund, was sich darin bemerkbar macht, dass sie zu spät oder gar nicht in den Stunden erscheint. Sie will sich jetzt erst mal um ein Praktikum kümmern und ihren Schulabschluss vorbereiten. Sie komme gerne weiter in die Therapie, aber nur, wenn die Therapeutin sie bei diesen Themen unterstütze. Die Therapeutin rekapituliert mit Hanna zusammen die anfänglich formulierten Therapieziele. Ob sie noch Albträume habe – Hanna nickt. Ob sie sich schon besser konzentrieren könne – Hanna schüttelt den Kopf. Hanna bemerkt, dass die Symptome, aus denen sie ihre Therapieziele abgeleitet hat, weiterhin da sind und sie stark belasten. „Wenn ich besser schlafe und mich besser konzentrieren kann", erkennt Hanna, „ist es eigentlich auch für mein Praktikum und meinen Schulabschluss das Beste." Gemeinsam mit der Therapeutin legt sie sich darauf fest, ihre ganze Energie doch auf die Therapie zu richten.

Die 17-jährige Maria leidet neben ihrer PTBS auch an elektivem Mutismus. Bevor sie mit ihrer aktuellen Therapeutin in die Traumatherapie eingestiegen ist, war sie bereits fünf Monate in stationärer Behandlung. Maria spricht in den Sitzungen nicht mit ihrer Therapeutin und diese ist sehr besorgt, dass die Patientin die Therapie abbrechen könnte, insbesondere, weil diese ihre möglichen Einwände, Sorgen und Bedürfnisse nicht so äußern kann wie andere Patient:innen. Maria ist aber bereit, etwas zu schreiben, und so formuliert sie in einer der ersten Therapiesitzungen vier Ziele für sich: 1) „Besser mit starken Gefühlen umgehen können", 2) „Mehr Freude empfinden", 3) „Die traumatischen Erinnerungen besser kontrollieren können" und 4) „Schuldgefühle abbauen". Immer wenn die Therapeutin den Eindruck hat, dass Maria an der Therapie zweifelt, oder sie Vermeidungstendenzen befürchtet, lesen die beiden gemeinsam Marias Therapieziele und die Therapeutin wiederholt, mit welchen Interventionen sie diese erreichen können. Indem die Patientin sich ihre (eigens formulierten!) Ziele immer wieder vor Augen führt, wird die Therapie nicht zum Selbstzweck, sondern zu ihrem persönlichen Weg zu einem weniger beeinträchtigten Leben. Auch wenn die Versuchung groß ist, als Erstes auf die im Alltag dominanten Herausforderungen zu schauen: Das Sprechen mit unvertrauten Personen, das Halten von Referaten oder die Planung der weiteren Wohnsituation bei getrennt lebenden Eltern stehen aktuell nicht auf Marias Agenda. Und so darf die Therapeutin weiter traumafokussiert an der PTBS-Symptomatik arbeiten, was nicht nur Marias Wünschen entspricht, sondern auch der Grundlogik von traumafokussierter Therapie, das Trauma als Erstes in den Blick zu nehmen und darauf zu vertrauen, dass nach erfolgreicher Traumabewältigung alle weiteren Baustellen leichter angepackt werden können (s. Abschn. 1.3).

4.3.2 Achtsamkeit und Entspannung

In der kognitiven Verhaltenstherapie und auch in dem in diesem Buch vorgestellten Ansatz nutzen wir überwiegend sogenannte Top-down-Strategien, um unseren Patient:innen dabei zu helfen, die traumatischen Erlebnisse und deren Folgen zu verarbeiten: Wir bieten Erklärungsmodelle an und beschäftigen uns mit der Veränderung von Gedanken und Bewertungen, um dadurch emotionale und körperliche Reaktionen zu modulieren. Der Zugang erfolgt über Traumaberichte, also die Formulierung einer kohärenten Erzählung, die dann um angemessene und hilfreiche Kognitionen ergänzt wird. Das Erleben verändert sich durch das Verstehen. Oft resultiert daraus auch ein ausgewogeneres und realistisches Selbst- und Weltkonzept.

Vielleicht fällt Ihnen auf, dass für all diese Strategien das notwendig ist, was wir im Kasten auf Seite 105 als „Denker" eingeführt haben. Gemeint sind die Strukturen und Funktionen des präfrontalen Kortex im Gehirn. Durch die Vehemenz der traumatischen Erfahrung haben Kinder und Jugendliche jedoch oft Schwierigkeiten, auf diese zuzugreifen – während sie ein Trauma erleben und danach jedes Mal wieder, wenn sie daran erinnert werden. Um die Kommunikation zwischen „Häschen" und „Denker" wieder zu stärken – also um ins Toleranzfenster zurückzukommen – und um den Kortex wieder mit an Bord zu holen, ist es unabdingbar, auch auf sogenannte Bottom-up-Strategien zurückzugreifen, gerade auch in der ersten Phase der Therapie. Dazu gehen wir von den Empfindungen des Körpers aus und nutzen Atmung und Bewegungen, um sensumotorische Veränderungen zu erzielen und so die Selbstregulation, die Verarbeitung von traumatischen Erinnerungen und die Bewältigung von Alltagsaufgaben zu unterstützen. Wir üben mit den Kindern und Jugendlichen, wie sie jederzeit wieder in ihr Toleranzfenster zurückkommen können, Häschen und Denker also zu einer guten Zusammenarbeit bewegen können. Auf diese Weise wollen wir dazu beitragen, dass die Kinder und deren Bezugspersonen ihre Geschichte nicht nur wie bloße Fakten berichten, sondern in der Lage sind, sich in ihrem gesamten Erleben im „Hier und Jetzt" mit der traumatischen Vergangenheit auseinanderzusetzen.

Die 16-jährige Nathali wird von ihrer Mutter zur Therapie gedrängt. Diese berichtet über ihre Tochter: „Nathali ist komplett unerreichbar geworden für mich. Ich mache mir solche Sorgen. Stundenlang liegt sie wie abwesend auf ihrem Bett und reagiert auf nichts. Manchmal glaube ich, sie merkt selber gar nicht, wie lange sie da schon liegt." Die Therapeutin fragt bei Nathali nach und das Mädchen erzählt, dass sie sich meist wie betäubt fühle. Sie könne weder ihren Körper noch ihre Gefühle für irgendetwas wahrnehmen. „Irgendwie ist mir alles egal. Die einzigen Momente, die sich nicht ganz so scheiße anfühlen, sind, wenn ich viel Eis oder Süßigkeiten esse. Dann wird alles ganz weich und warm in mir. Eigentlich will ich der Mama echt helfen und ich nehme es mir jedes Mal wieder ganz fest vor. Ich weiß ja, wie viel sie arbeitet und dass ihr alles zu viel ist. Aber wenn es dann so weit ist, kann ich mich null aufraffen. Ich verschieb's dann immer weiter, bis es schon viel zu spät ist. Es ist, als würde mein Körper nicht auf meinen Kopf hören, egal, wie sehr ich es wirklich will." In der Diagnostik stellt sich heraus, dass

Nathali über mehrere Jahre vom Partner der Mutter sexuell missbraucht worden ist. Daran anknüpfend erklärt die Therapeutin: „In dieser Zeit hat dein Körper gelernt, einfach nur irgendwie zu überleben und nicht aufzufallen. Er hat das Beste getan, was er konnte, um dich zu schützen." Der Partner hatte damit gedroht, Nathalis Mutter und ihrem kleinen Bruder etwas anzutun, sollte irgendjemand von dem Missbrauch erfahren.

Hier geht es in der Therapie zunächst einmal darum, Nathali dabei zu unterstützen, wieder etwas zu spüren und aus der Untererregung, dem *Hypo*arousal, zurück ins Toleranzfenster zu kommen. Dazu leitet die Therapeutin sie an, anstrengende Körperbewegungen auszuführen oder auf einem Wackelbrett zu balancieren, während die beiden sprechen. Hierdurch soll ihr Energieniveau etwas erhöht werden, bis sie wieder in der Lage ist, sich präsent und in Verbindung zu fühlen. Anfangs löst jede Art von Bewegung bei Nathali rasch Ängste bis hin zu Panik aus, da sie aufgrund ihres schmalen Toleranzfensters schnell aus der Untererregung in einen übererregten Zustand, ins *Hyper*arousal, gerät. Dadurch tauchen Bilder des Missbrauchs zusammen mit einer massiven Wut und Aggression in ihr auf. Die Bilder und die damit verbundenen Gefühle und Gedanken, die jetzt vermehrt auftauchen, erzeugen wiederum auch im Alltag große Scham in ihr, was kompensatorisch erneut zu Essattacken und Hass auf ihren Körper führt. Für den weiteren Verlauf der Therapie geht es deswegen darum, Nathali frühzeitig Möglichkeiten an die Hand zu geben, die Erinnerungen und die starken Gefühle und Körperempfindungen, die damit einhergehen, besser tolerieren zu können und ihr Toleranzfenster wieder zu vergrößern. Dadurch können die Erinnerungen in der späteren Traumakonfrontation bearbeitet werden. Doch bereits jetzt gelingt es ihr durch eine erste Verbesserung der Emotionstoleranz und Regulationsfähigkeit, Bewegung besser auszuhalten, mehr Kontakt zu ihrem Körper zu bekommen und auch in ihrem Alltag wieder verstärkt teilnehmen zu können. So erlebt sie sich als selbstwirksam. Ihre Motivation, sich später detailliert mit den Erinnerungen auseinanderzusetzen, wird gestärkt.

Wie das Fallbeispiel zeigt, können Über- und Untererregung nicht nur bei verschiedenen Patient:innen auftreten, sondern auch innerhalb derselben Person. Bei manchen Kindern und Jugendlichen können diese Zustände rasch wechseln. Daher ist es wichtig, die zum jeweiligen Zustand passenden Interventionen auszuwählen.

Im nächsten Abschnitt wollen wir noch mal gemeinsam auf das Toleranzfenster blicken und verdeutlichen, warum es notwendig ist, gut zu wählen, welche Art von Übung man mit welchen Patient:innen zu welchem Zeitpunkt einsetzt. Im Anschluss beschreiben wir dann ganz konkret die Übungen, die wir gerne in der Praxis anwenden, und weisen darauf hin, wie Sie die meisten Achtsamkeits- und Entspannungsübungen, die Sie selbst gerne mögen, traumasensibel adaptieren können.

Entspannung und Achtsamkeit sind nicht dasselbe

Um das Hyperarousal kurzfristig zu reduzieren und beispielsweise auch den Schlaf zu verbessern, haben sich insbesondere Entspannungsübungen als hilfreich erwiesen. Hier ist darauf zu achten, dass sie tatsächlich nur dann eingesetzt werden, wenn Kinder immer wieder Übererregungszustände erleben und sich nicht vor allem im Hypoarousal, also der Untererregung, befinden. Wir haben in der Praxis insbesondere mit dem Einsatz der progressiven Muskelrelaxation nach Jacobsen und dem fokussierten Atmen gute Erfahrungen gemacht, die wir weiter unten auch konkret beschreiben.

Während Entspannungsübungen gut dazu geeignet sind, das Hyperarousal kurzfristig zu reduzieren und auf das Erreichen eines ganz bestimmten Zustands – nämlich Entspannung – abzielen, können Achtsamkeitsübungen ganz unterschiedliche Zwecke verfolgen. Sie können die Verbindung zur Gegenwart stärken, Dissoziation verhindern oder unterbrechen und dabei helfen, den inneren Beobachter zu trainieren oder die Haltung zu sich selbst zu verändern. Häufig berichten unsere Patient:innen auch nach Achtsamkeitsübungen, dass sie sich in einem entspannteren Zustand befinden. Dies ist ein angenehmer Nebeneffekt, jedoch nicht unbedingt das Ziel und erst recht nicht der Maßstab für das Gelingen von Achtsamkeitsübungen.

Beim Begriff „Achtsamkeit" entsteht in vielen Köpfen sofort ein Bild von Menschen, die in Stille im Schneidersitz auf einer Yogamatte sitzen. Doch dienen diese formellen Übungen eigentlich dem Training einer Haltung, mit der wir uns und der Welt begegnen. Jon Kabat-Zinn definiert diese Haltung der Achtsamkeit als „die Bewusstheit, die dadurch entsteht, dass man mit Absicht und ohne zu werten mit der Aufmerksamkeit bei der Entfaltung der Erfahrung von Moment zu Moment" ist (Kabat-Zinn, 2003, S. 145). Das Gewahrsein meint hier keineswegs ein rein neutrales, emotionsloses Beobachten. Es geschieht aus einer Haltung der Freundlichkeit und des Mitgefühls für alles Lebendige. Deswegen erklären wir den Jugendlichen, angelehnt an die Definition von Amy Saltzman (2018): „Achtsamkeit ist, hier und jetzt freundlich und neugierig aufmerksam zu sein, damit wir unser Verhalten bewusst steuern können."

Studien bei Erwachsenen belegen, dass die Etablierung einer achtsamen Haltung PTBS-Symptome reduzieren und Vermeidungsverhalten verringern kann. Somit kann eine bessere Handlungsfähigkeit erreicht werden. Außerdem werden positive Effekte sowohl auf das Hyperarousal als auch auf die emotionale Abstumpfung berichtet (Fabach, 2017). Für unsere Arbeit mit traumatisierten Kindern und deren Bezugssystemen scheint uns sowohl das Etablieren einer wohlwollenden und mitfühlenden Haltung sich selbst und den anderen gegenüber als auch die Verbesserung der Handlungsfähigkeit entscheidend. Durch das Beobachten innerer und äußerer Vorgänge von Moment zu Moment und das Beschreiben auch in verbaler Form stärken wir die Zusammenarbeit zwischen Häschen und Denker und erhöhen das Bewusstsein für den aktuellen Anspannungszustand.

Die Bedeutung des Toleranzfensters für die traumafokussierte Therapie

Nathali ist ein gutes Beispiel für die in den vorangegangenen Kapiteln bereits beschriebenen Schwierigkeiten traumatisierter Kinder und Jugendlicher, ihre Spannung optimal zu regulieren. Ein wichtiger Schritt in der Therapie ist es also, mit unseren kleinen Patient:innen Wege zu finden, innerhalb ihres Toleranzfensters zu arbeiten bzw. sie darin zu trainieren, immer wieder dorthin zurückkommen zu können. Sie erinnern sich an unser Modell auf Seite 105: Erst wenn Häschen und Denker wieder Vertrauen zueinander fassen und gut zusammenarbeiten, lassen sich neue adäquate Reaktionen auf aktuelle Situationen finden. Auch eine Verarbeitung und Integration der Informationen aus der traumatischen Situation durch traumakonfrontative Therapieelemente ist nur in diesem Zustand möglich. Wie Sie in vorigen Kapiteln bereits erfahren haben, liegt dieses Toleranzfenster zwischen den Extremen des Hyper- und Hypoarousals (Siegel, 1999). Innerhalb dieses Fensters können verschiedene Intensitäten emotionaler Erregung verarbeitet werden, ohne dass die Funktionsfähigkeit des Systems gestört wird. Hier können Informationen aus der inneren Welt (Bilder, Erinnerungen, Körperwahrnehmungen) mit solchen aus der äußeren Umgebung integriert werden. Vereinfacht gesagt: Der Denker bleibt „online", kann über das Erlebte nachdenken und sprechen, während gleichzeitig alle Gefühle und Körperempfindungen erlebt werden können. Dadurch können sowohl adaptive Alltagshandlungen trotz vorhandener Trigger ausgeführt werden als auch traumarelevantes Material prozessiert und in kohärenter Form abgespeichert werden. Eines der wichtigsten Ziele in der Behandlung traumatisierter Kinder ist die Stärkung dieser Integrationsfähigkeit. Dieses Ziel verfolgen wir vom Anfang bis zum Ende der Therapie. Eine ausreichende Fähigkeit, rechtzeitig zu bemerken, wann ein Abgleiten in die Über- oder Untererregung droht, und dann einzugreifen, um im Toleranzfenster bleiben zu können, ist die Voraussetzung für eine gelingende Arbeit in späteren Phasen der Therapie und trägt langfristig dazu bei, auch mit zukünftigen neuen Belastungssituationen gut zurechtkommen zu können.

Die fünfjährige Sarah, die zusammen mit ihrer Mutter zur Therapie kam, fiel sofort auf, weil sie so zappelig und unruhig war. Zu Beginn dieses Kapitels berichteten wir davon, dass ihre Therapeutin sie zu einer richtigen Hunde-Expertin machen wollte. Seit sie im Beisein ihrer Eltern und ihres älteren Bruders von einem Hund angefallen und gebissen worden war, war sie überaus schreckhaft. Wenn sie auch nur von weitem einen Hund in der Nachbarschaft bellen hörte, rief das starke Angstreaktionen hervor. Sie blieb dann über lange Zeit angespannt, konnte sich nicht mehr von der Mutter lösen, sich nicht selbst beruhigen und ließ sich auch nicht ablenken. Die Therapeutin erklärte Sarah und ihrer Mutter, dass das Häschen in Sarahs Kopf sie unbedingt vor der Gefahr warnen will, wieder von einem Hund gebissen zu werden, und dass es jedes Mal „Großalarm" auslöst, wenn irgendetwas auftaucht, was auch nur entfernt an Hunde erinnert. Dies kann auch dann passieren, wenn objektiv gar keine Gefahr besteht, weil Sarah sich ja in ihrem sicheren Kinderzimmer befindet und der Hund draußen und weit weg ist oder lediglich eine Werbung für Hundefutter im Fernsehen läuft. Schon das Gespräch versetzte Sarah in so starke Anspannung, dass sie ganz unruhig auf dem Schoß ihrer Mutter herumrutschte und immer wieder aufstand. Diese ersten eigenen Regulationsversuche konnte die Therapeutin immer wieder mit kleinen Körperübungen aufgreifen. Sarah durfte sich außerdem im Zimmer frei bewegen. So reguliert half es Sarah sehr zu hören: „Dein Häschen, das versucht gerade, ganz besonders gut auf dich aufzupassen, und reagiert deswegen immer ganz laut und heftig, wenn es irgendwo einen Hund hört oder sieht. Und weil das Häschen so schnell und stark deinen ganzen Körper steuert, kannst du nicht einfach so damit aufhören, wie die Erwachsenen das manchmal gerne hätten."

Konkrete Übungen, um ins Toleranzfenster zurückzufinden

Viele Interventionen, die bei anderen Störungsbildern eingesetzt werden, haben sich auch in der Arbeit mit traumatisierten Kindern als nützlich erwiesen. Handlungsleitend sollte bei der Auswahl die Frage sein, ob die jeweilige Intervention dazu dient, das Kind in seinem Toleranzfenster zu halten, das Toleranzfenster zu erweitern oder das Kind, wenn nötig, dahin zurückzuführen. Wir empfehlen Ihnen, wenige Übungen auszuwählen, die Sie mit den Patient:innen regelmäßig üben und die gut und schnell umsetzbar sind. Achen Sie darauf, diese traumasensibel einzusetzen:

Entspannungs- und Achtsamkeitsübungen traumasensibel einsetzen

Wenn wir Übungen aus den Bereichen Entspannung und Achtsamkeit einsetzen, ist es wichtig, dass wir die besonderen Bedürfnisse von traumatisierten Patient:innen im Blick behalten:

1. Ein Hauptmerkmal traumatischer Situationen ist es, keine Wahl zu haben. Bei Übungen sollten wir also immer eine **Wahlmöglichkeit** anbieten: Augen offen oder geschlossen halten, im Sitzen, Stehen oder Liegen, mit Musik oder ohne, Liegestütz, Kniebeugen oder Hampelmänner – wann immer es die Möglichkeit gibt, Einfluss zu nehmen, fordern Sie die Kinder dazu auf, es zu tun.
2. Wir achten auf Körpersignale, die darauf hinweisen, dass das Kind sich nicht innerhalb des Toleranzfensters befindet. Färbung der Haut, Körperspannung, Stimmlage, Körperhaltung und Blickrichtung geben wichtige Hinweise.
3. Ebenfalls wichtig ist, darauf zu achten, den **Bezug zum Hier und Jetzt** nicht gänzlich zu verlieren. Dies passiert leicht bei rein passiven Entspannungsüben. Deswegen hat es sich bewährt, eher aktive Entspannungsverfahren wie progressive Muskelentspannung anzubieten oder dazu aufzufordern, ein wenig Spannung zumindest noch in einem Körperteil zu halten, während der Rest des Körpers entspannen kann. Auch die Anleitung im Stehen oder im Gehen oder die Aufforderung, im Liegen einen Arm nach oben zu strecken, der im Fall einer Dissoziation herunterfällt, ist möglich. Daneben können Bewegungsübungen, die der Entspannung dienen, wie etwa traumasensibles Yoga, gut eingesetzt werden.

Vor allem dann, wenn man die Kinder oder Jugendlichen noch nicht lange kennt, ist es wichtig, Reaktionen genau zu beobachten und rasch Reorientierungs- oder antidissoziative Skills anzubieten.

Es kann sinnvoll sein, Varianten von Entspannungs- und Achtsamkeitsübungen zu wählen, die sich im Alltag gut und unauffällig integrieren lassen. Neben einer dauerhaften Absenkung der Grundanspannung, wollen wir an dieser Stelle ja auch „SOS-Übungen" etablieren, die **im Alltag sofort einsetzbar** sind und direkt helfen, mit Triggern und akutem „Traumastress" umzugehen, bis eine dauerhafte Beruhigung durch die Bearbeitung der Erinnerungen erfolgt ist.

Sarahs Therapeutin übte zusammen mit ihrer kleinen Patientin als Erstes, das Häschen zu beruhigen. Für sie war es hilfreich, sich im Außen zu orientieren, die Füße auf dem Boden zu spüren und sich im Zimmer umzuschauen. Dazu leitete die Therapeutin die Mutter an, Sarah aufzufordern, Gegenstände einer bestimmten Farbe im Zimmer zu finden und aufzuzählen. Danach lernte sie, sich auf die Wahrnehmung ihres Körpers zu konzentrieren und das Häschen mit tiefen, gleichmäßigen Atemzügen zu beruhigen. Ein kleiner Kuschelhase auf ihrem Bauch half ihr, selber zu überprüfen, ob sie tief in den Bauch atmete und sich das Stoffhäschen dabei schön auf und ab bewegt. So konnte sie wieder in ihr Toleranzfenster zurückkommen. Erst danach – mit dem Denker wieder an Bord – war es möglich, gemeinsam mit der Mutter Unterschiede zwischen der Situation im Hier und Jetzt und der Situation damals zu finden. Dieses bewusste Unterscheiden haben wir in Abschnitt 3.4 bereits unter dem Begriff des Diskriminationstrainings genauer beschrieben. Sarah zum Beispiel half es, sich darauf zu konzentrieren, dass sie sich jetzt in ihrem Kinderzimmer befand und der Hund weit weg war. Dies führte dazu, dass sie Informationen aus ihrer aktuellen Umgebung wieder zutreffender einschätzen und ihr Häschen sowohl mithilfe des Körpers als auch durch den Denker beruhigen konnte. Mit der Zeit gelang es Sarah mit Unterstützung ihrer Mutter immer besser, diese Übungen einzusetzen, sobald sie sich nervös oder angespannt fühlte, und dadurch immer seltener diese hohen Erregungszustände zu erleben.

Zu Beginn der Therapie geht es vor allem darum zu lernen, sich im Hier und Jetzt sicher zu verorten, sich rasch zu reorientieren und die Spannung in akuten Situationen auf ein erträgliches Maß absenken zu können. Dauerhaft verändert sich das Hyperarousal erfahrungsgemäß erst nach der erfolgreichen Verarbeitung des traumaspezifischen Materials. Für die bevorstehende direkte Auseinandersetzung mit den traumatischen Erlebnissen im Traumabericht ist die Fähigkeit der sicheren Verortung im Hier und Jetzt die Basis. Dabei hilft es, die Wahrnehmung nach außen zu lenken und sich auf die Sinne zu konzentrieren.

Vom Hyperarousal zurück ins Toleranzfenster finden

Sinne-Übungen

Bei der 5-4-3-2-1-Übung geht es darum, sich abwechselnd dem Seh-, dem Hör- und dem Tastsinn zuzuwenden. Die Kinder werden aufgefordert, sich entspannt im Raum umzusehen und jeweils fünf Gegenstände aufzuzählen, die sie sehen, fünf Geräusche, die sie hören, und fünf Dinge zu benennen, die sie mit ihrem Tastsinn wahrnehmen. In der zweiten Runde sind es nur noch vier und in jeder weiteren Runde wird um einen Gegenstand, ein Geräusch und ein Ertasten reduziert.

Für jüngere Kinder bietet es sich an, zum Beispiel alle grünen Gegenstände im Raum benennen zu lassen oder sich einen Gegenstand auszusuchen, den man mit allen Sinnen erkunden kann. Wir haben dafür unterschiedlich geformte kleinere und größere Kiesel in einer Box. Haben Sie schon einmal ausprobiert, ob man einen Kieselstein nicht nur sehen und an verschiedenen Stellen der Haut (Hand, Stirn) spüren, sondern ihn auch riechen und sogar hören kann (indem Sie mit dem Nagel drüberkratzen, während Sie ihn nahe ans Ohr halten)? Die Lenkung der Wahrnehmung nach außen lässt innere Stressreaktionen abklingen und führt so ins Toleranzfenster zurück. Die Kieselsteine lassen sich auch gut mit kleinen Bildern oder mit einem Wort verzieren, das an Achtsamkeit erinnern soll, und mit in den Alltag nehmen.

Check-in

Beim Check-in verbinden wir die Lenkung der Wahrnehmung nach außen mit der Beobachtung des Atmens: „Nathali, magst du dich einfach mal hier im Raum umschauen und deinem Blick erlauben, sich auf etwas auszuruhen, was du gern anschauen magst? … Sehr gut! Und während du das jetzt ganz genau anschaust – beobachte, wie währenddessen der Atem ganz von selbst aus- und einströmt. Und vielleicht kannst du wahrnehmen, wie dein Körper sich dabei bewegt …“

Je nach Zeit und Ziel der Übung, lässt diese sich beliebig erweitern. So kann immer wieder zwischen der Beschreibung und dem Atem gewechselt werden, man kann zu dem Gegenstand gehen und ihn betasten und diesen Gegenstand im Verlauf der Stunde auch immer wieder als Anker fürs Hier und Jetzt verwenden. So war es für Nathali sehr hilfreich, wenn sie später während der direkten Auseinandersetzung mit dem Trauma unter zu große Spannung geriet, zu dem Gegenstand zu schauen und sich dadurch schnell wieder im Hier und Jetzt zu verankern.

PEACE

Ein hilfreiches Akronym, das eine etwas umfassendere Übung beschreibt, in der viele Elemente der Achtsamkeit und des engagierten Handelns enthalten sind, wurde von Amy Saltzman (2018) beschrieben:

P – Pause
E – Entspannung
A – Anerkennen / Akzeptieren / Annehmen
C – Chance
E – Engagieren

Die ausführliche kindgerechte Anleitung haben wir auf AB 4.10 zusammengefasst.

Ein Moment für mich

Gerade in schwierigen Situationen kann es wichtig sein, den Jugendlichen beizubringen, sich zunächst in radikaler Akzeptanz zu üben und sich dann selbst freundlich und mitfühlend zu behandeln. Die Übung „Ein Moment für mich“ entstammt dem Arbeitsbuch *Self-Compassion Workbook for Teens* von Karen Bluth (2017) und kann sowohl kurz im Alltag als auch ausführlich als Meditation verwendet werden. Es hat sich als sehr hilfreich erwiesen, solche und ähnliche Übungen gemeinsam in der Stunde durchzuführen und sie dabei auf das Handy der Jugendlichen aufzunehmen. So können sie sie jederzeit anhören, wenn sie sie im Alltag anwenden möchten. Die ausführliche Anleitung kann dem AB 4.11 entnommen werden.

Fokussiertes Atmen

Beim fokussierten Atmen geht es darum, durch eine Vertiefung der Atmung und Lenkung in den Bauchraum sowie eine Verlängerung der Ausatmung einen Entspannungszustand zu erreichen. Hilfreich ist es insbesondere bei traumatisierten Kindern und Jugendlichen, den Fokus nicht ausschließlich nach innen zu richten, da dies zu einem Abdriften in Intrusionen führen kann.

Jüngere Kinder haben großen Spaß daran, ein kleines Kuscheltier, das wir ihnen im Liegen auf den Bauch setzen, dabei zu beobachten, wie es sich hoch und runter bewegt. Eine andere Variante ist die sogenannte Kakaoübung: „Stell dir vor, du sitzt vor einer Tasse heißem Kakao. Trinkst du gern Kakao? Beim Einatmen riechst du den leckeren Kakaoduft, beim Ausatmen pustest du, damit der Kakao abkühlt."

Jugendlichen hilft es, die Atmung durch ein Anheben und Absenken eines Fußes zu begleiten oder Wechselatmung zu üben. Hierfür wird eine Hand zur Nase geführt, der Daumen an ein Nasenloch und der Ringfinger an das andere Nasenloch gelegt. Mittel- und Zeigefinger können entweder an der Stirn abgestützt oder nach innen geklappt werden. Im Wechsel wird jetzt durch ein Nasenloch aus- und eingeatmet, das Nasenloch mit dem Finger sanft verschlossen und auf der anderen Seite wieder aus- und eingeatmet. Die Bewegung der Finger und der Seitenwechsel bewirken eine erleichterte Fokussierung sowie die Lenkung der Aufmerksamkeit.

Die 16-jährige Mariana erlebte laute Geräusche aufgrund von Bürgerkriegserlebnissen in ihrem Heimatland als starke Trigger im Alltag. In einer Großstadt lebend, wurde sie fast täglich damit konfrontiert, was dazu führte, dass sie zu Beginn der Therapie das Haus nur noch mit ihrer Pflegemutter verließ. Gemeinsam mit ihrer Therapeutin übte sie das fokussierte Atmen und Mariana ergänzte für sich die Worte „Luft rein, Luft raus". Die Woche über übte sie mit ihrer Pflegemutter weiter und am Tag der nächsten Therapiesitzung schaffte sie es erstmals wieder, alleine zur Schule zu gehen. „Ich habe getestet, ob Sie recht haben", sagte sie dann in der Sitzung zu ihrer Therapeutin. „Sie haben gesagt, wenn ich ruhig atme, passt das nicht mit der Angst zusammen. Es stimmt!"

Progressive Muskelentspannung (PMR)

Anleitungen zur PMR gibt es in vielen Variationen. In allen geht es darum, die Muskeln zuerst kurz anzuspannen und dann wieder zu entspannen und dabei den Unterschied zwischen Anspannung und Entspannung wahrzunehmen. Je nach Alter und Konzentrationsfähigkeit können unterschiedlich viele Muskelgruppen einbezogen werden. Auch hier kann der Text der Übung wieder auf das Handy aufgesprochen werden und steht so für die Anwendung zu Hause zur Verfügung. Kurzformen können ebenfalls gut im Alltag eingesetzt werden, um rasch zu einer Verminderung der Anspannung beizutragen und Selbstwirksamkeit zu erleben. Dabei werden auf einmal möglichst viele Muskeln des Körpers angespannt, die Anspannung kurz gehalten und dann alle Muskelpartien gleichzeitig entspannt.

Für kleinere Kinder hat sich das Bild der rohen und gekochten Spaghetti als hilfreich erwiesen: Erinnern Sie sich an den zehnjährigen Ludwig aus Abschnitt 4.3? Er hat miterlebt, wie seine Mutter bei einem Autounfall ums Leben kam. Seitdem hat er große Schwierigkeiten einzuschlafen und ist nur noch unter großem Protest dazu zu bewegen, in ein Auto einzusteigen. Während der Gespräche fällt auf, dass sich sein ganzer Körper anspannt, sobald es um Unfälle geht. Auch unabhängig davon wirkt sein Blick unstet und der kleine Körper scheint die ganze Zeit in einer Habachtstellung zu sein. Die Therapeutin fordert ihn auf, ihr mit seinem ganzen Körper zu zeigen, wie eine rohe Spaghetti aussieht. Gemeinsam stehen sie auf und strecken den ganzen Körper und spannen ihn fest an. Danach lassen sie alle Muskeln locker, so weich, wie eine gekochte Spaghetti. Diese Übung bringt er im Anschluss unter viel Gelächter auch seinem Vater bei, der ihn zur Therapie begleitet.

Pizzabacken

Pizzabacken ist eine bei unseren jüngeren Patient:innen sehr beliebte Entspannungsmethode, die zu zweit ausgeführt wird. Das Kind legt sich dafür auf den Bauch. Der „Pizzabäcker" oder die „Pizzabäckerin" beginnt mit der Massage, indem er oder sie den Rücken des Kindes sanft knetet. Danach wird in streichenden Bewegungen der Teig ausgerollt, die Tomatensoße punktuell verteilt und verstrichen und dann der Belag aufgelegt.

In den Elternstunden wird Ludwigs Vater dazu angeleitet, seinen Sohn bei der Entspannung vor dem Einschlafen zu unterstützen. Neben den allgemeinen Regeln zur Schlafhygiene (s. AB 4.12) erlernt der Vater „Pizzabacken" als Kindermassagemethode und kann sich so als selbstwirksam erleben, da er jetzt weiß, wie er ihn unterstützen kann. Beide profitierten von der entspannten gemeinsamen Zeit vor dem Zubettgehen. Ludwig fällt es dadurch deutlich leichter, zur Ruhe zu kommen, und er und sein Vater erleben die Abendzeit ruhiger und inniger.

Vom Hypoarousal zurück ins Toleranzfenster finden

Wenn die Patient:innen sich eher in einem untererregten Zustand befinden, erscheint es uns wichtig, diesen konkrete Vorschläge zu einer Erhöhung der Körperspannung zu machen, die helfen können, aus dem Hypoarousal zurück ins Toleranzfenster zu kommen. Grundsätzlich kommen hier alle Bewegungsübungen infrage, die mit einer gewissen Anstrengung verknüpft sind. Die Hände fest gegeneinanderpressen und rasch von links nach rechts bewegen, den Körper abklopfen, rennen, hüpfen, Hampelmänner machen. Aber auch gemeinsam Musik hören und sich im Rhythmus bewegen kann helfen, wieder ins Toleranzfenster zurückzukommen.

Sina, eine 16-jährige Patientin, saß an diesem Tag wie versteinert vor ihrer Therapeutin. Immer wieder versuchte sie etwas zu sagen, setzte zu einem Satz an und verstummte dann wieder. Sie hatte einen Tag zuvor erfahren, dass ihr älterer Bruder bei einem Motorradunfall ums Leben gekommen war. Es wirkte, als hätte sich ihr Denker ausgeklinkt. Sie waren völlig herunterreguliert, ihre für gewöhnlich sehr lebendige Mimik und Gestik waren wie verschwunden und ihre Arme hingen schlaff an ihrem Körper. Ihr limbisches System hatte komplett übernommen und ihr autonomes Nervensystem hatte ihren Geist und ihren Körper so weit herunterreguliert, dass es ihr schwerfiel, auf ihr Sprachzentrum zuzugreifen.

Die Therapeutin kannte Sina schon seit einigen Monaten. Sie wusste, dass sie in sehr chaotischen Verhältnissen aufgewachsen war. Der drogenabhängige Vater hatte die Familie verlassen, die Mutter war noch sehr jung und hatte die beiden Kinder meist sich selber überlassen. Im Grundschulalter war es zu sexuellen Übergriffen durch den Bruder und Freunde von ihm gekommen, von denen Sina bisher niemandem berichtet hatte. Gerade in den letzten Stunden hatten sie und ihre Therapeutin sich damit beschäftigt, ob und wie sie sich gegenüber der Mutter mitteilen könne, da sie sich oft sehr einsam und „an allem Schuld“ fühlte.

Als Sina so in die Praxis kam, war klar, dass es erst mal nur darum gehen konnte, präsent zu sein und sich auf sie einzustimmen. An klassische Interventionen oder ein Darüberreden war nicht zu denken. Sie war deutlich außerhalb ihres Toleranzfensters in der Untererregung und damit schwer erreichbar. „Hey, ich glaube Reden ist gerade keine gute Idee?“, sagte die Therapeutin. „Lass uns doch einfach ein bisschen hier zusammen sein und Musik hören. Was meinst du?“ Sina nickte zögerlich. Die Therapeutin aktivierte die Musik-App auf ihrem Handy und bat Sina, ihr das erste Lied zu sagen, das ihr in den Kopf kam. Nach einiger Zeit, in der die Musik spielte, begann Sina, ihren Kopf im Takt zu bewegen, und wieder einige Minuten später sagte sie: „Ich kann einfach nicht glauben, dass er einfach so weg ist! Das ist so ungerecht!“ Die Therapeutin antwortete: „Es tut mir so leid, dass das passiert ist. Ich spüre ganz viel Mitgefühl für dich, das muss sich wirklich ungerecht anfühlen, dass er sich einfach so aus dem Staub macht.“ Dass sie wieder in der Lage war, einen kompletten Satz zu sagen und nicht nur einzelne Worte, zeigte, genau wie die Veränderung ihrer Körperspannung, dass sie zurück in ihrem Toleranzfenster war.

Wie wir in Kapitel 2 bereits ausführlich beschrieben haben, ist es schon hilfreich, sich in solchen Momenten als Therapeut:in selbst gut zu regulieren. So wie es sich auf unsere Patient:innen beruhigend auswirken kann, wenn wir innerlich ruhig und gelassen bleiben, während sie sehr erregt sind, kann es sich positiv auswirken, wenn wir energetisiert und präsent bleiben können, während sie sich in Richtung Dissoziation bewegen und in einen Untererregungszustand gleiten. Die Beispiele zeigen auch, dass es nicht notwendigerweise der erste Schritt ist, eine formale Übung neu anzubieten oder anzuleiten, sondern es häufig erst einmal darum geht, sich wieder gemeinsam im Hier und Jetzt zu orientieren.

Sind Achtsamkeits- und Entspannungstechniken jedoch erst einmal gut etabliert, können wir für den ganzen Verlauf der Therapie immer wieder darauf zurückgreifen und diese rasch nutzen, um Erregungszustände zu beeinflussen. Für viele Familien trägt dies ganz zu Beginn der Therapie bereits zu einer spürbaren Erleichterung des Alltags bei. Zu verstehen, dass die Kinder nicht anders können, und sich gleichzeitig wieder selbstwirksam zu erleben, schafft viel Hoffnung und Zuversicht für den weiteren Verlauf der Therapie.

4.3.3 Umgang mit Gefühlen und starker Belastung vor Beginn der Traumaverarbeitung

Seit Mama einen Schlaganfall hatte, ist Luis (8) ein richtiger „Wutbär" geworden. Der vorher so ruhige und fröhliche Junge regt sich über jede Kleinigkeit sofort auf und gerät neuerdings auch mit seiner älteren Schwester in körperliche Auseinandersetzungen. Die Eltern sind ratlos. In der Anfangszeit der Therapie berichtet uns Luis, dass er auf die Erwachsenen und die große Schwester sauer ist, weil sie nicht ehrlich zu ihm waren: Als Mama im Krankenhaus war, haben sie ihm erzählt, dass sie im Hotel schläft. Jetzt hat er Angst, dass Mama sterben wird, ihn aber keiner davor warnt. Auf sich ist er ebenfalls sauer, weil er, als Mama noch ganz gesund war, lieber allein in seinem Zimmer gespielt hat als mit ihr. Jetzt, da sie wegen der Folgen des Schlaganfalls schnell müde wird, sehnt er sich nach gemeinsamer Spielzeit mit ihr.

Julian (13), den Sie schon in Abschnitt 1.2 kennengelernt haben, wird anderen Kindern in der Wohneinrichtung gegenüber aggressiv und lässt sich leicht in Kämpfe verwickeln. In den gemeinsamen Gesprächen stellt sich heraus, dass ihn Streitigkeiten zwischen anderen Kindern innerlich in die Gewaltsituationen zurückkatapultieren, in denen er von seinem Stiefvater körperlich misshandelt wurde. Was die Erzieher:innen bisher für unkontrollierte Wut gehalten haben, entpuppt sich als angstbedingte Kampfreaktion im Flashback. Hinterher fühlt er sich traurig und schämt sich, weil es gar nicht zu ihm passt, andere zu verletzen, und er auf keinen Fall so sein will wie sein Stiefvater. Diese Angst, Traurigkeit und Scham will er sich aber nicht anmerken lassen, da er befürchtet, von den anderen dann erst recht angegriffen oder ausgelacht zu werden.

Lena (16), die wir in Kapitel 2 kennengelernt haben, ritzt sich regelmäßig in die Unterarme. Für sie ist es die aktuell beste Möglichkeit, um das Gefühlschaos in den Griff zu bekommen, wenn sie sich in den Bildern vom sexuellen Missbrauch durch den Stiefvater verliert und ihr alles um sie herum unwirklich erscheint. Hinterher fühlt sie sich kurzfristig klarer und erleichtert. Gleichzeitig empfindet sie die Selbstverletzungen oft auch als gerechte Strafe, da sie sich selbst die Hauptschuld an den sexuellen Übergriffen gibt. Nach dem Ritzen schämt sie sich und versucht, die Schnittwunden zu verstecken.

Viele Kinder und Jugendliche werden nach dem Erleben traumatischer Ereignisse in heftige Gefühlsstürme hineingezogen, die ihnen und ihren Bezugspersonen unverständlich und schwer beeinflussbar erscheinen. Bei anderen dagegen ist das Gefühlserleben eingeengt, sie fühlen sich eher wie betäubt oder gefühlsleer. Die Angst, Hilflosigkeit, Ohnmacht und Verzweiflung aus der traumatischen Situation, aber auch Scham- und Schuldgefühle hinterlassen die Betroffenen mit einer besonderen Bereitschaft, auf traumabezogene Trigger oder auch in scheinbar gewöhnlichen Alltagssituationen mit Kampf- oder Fluchtverhalten zu reagieren oder ganz einzufrieren – bis hin zur Dissoziation. Durch die Alarmreaktion im Gehirn ist der Zugriff auf hilfreiche Regulationsstrategien eingeschränkt und begünstigt die wiederholte Erfahrung, überflutet und ausgeliefert zu sein. Dadurch wird die ungünstige kognitive Verarbeitung des traumatischen Erlebens verstärkt.

Impulsdurchbrüche und selbstschädigende Verhaltensweisen mögen als Problemverhalten in Erscheinung treten, sind jedoch aus der Traumaperspektive als kurzfristig hochwirksame Schutzstrategien zu begreifen. Sie sind in den traumatischen Situationen als unverzichtbare und alternativlose Überlebensstrategien entstanden, die auch nach dem Ende der traumatischen Situationen aufrechterhalten werden. Weil die Umstände, unter denen sie entstanden sind, so existenziell bedrohlich waren, werden sie ganz automatisch lieber einmal zu viel als einmal zu wenig eingesetzt. Aufgrund des anhaltenden Bedrohungsgefühls auch in objektiv sicheren Situationen werden sie von den Kindern als wirksame Möglichkeiten empfunden, um sich vor emotionaler Überflutung und völligem Kontrollverlust zu schützen.

Leider sind diese Schutzstrategien langfristig schädlich und können die Lage noch weiter verschlimmern. Von außen betrachtet scheint das sehr klar. Die äußeren Umstände haben sich geändert, das Trauma ist überstanden, die Gefahr ist vorbei. Deswegen erwarten Erwachsene oft, dass es ganz einfach für die Kinder sein müsste, die problematischen Verhaltensweisen abzustellen. Das kann zu massiven Konflikten führen.

Wenn wir die Welt durch die Augen der Kinder betrachten – und zwar so, wie sie sie durch ihre Traumabrille hindurch erleben –, machen ihre Reaktionen ganz viel Sinn. Wenn es uns gelingt, hinter jedem Problemverhalten einen wichtigen Grund zu vermuten, kommen wir in die Lage, das Problemverhalten als Bewältigungsstrategie zu würdigen, manchmal als momentan beste „Notfallstrategie“, bevor wir dann nach Alternativen suchen, die genauso gut oder besser wirken, aber weniger Schaden anrichten.

Bei Jugendlichen können die Emotionsregulationsprobleme besonders ausgeprägt sein, da in dieser Lebensphase der Umgang mit Gefühlen ohnehin erschwert ist. Im Gehirn finden wichtige Umbauprozesse statt, insbesondere im präfrontalen Kortex (Siegel, 2022). Dieser ist für die Handlungskontrolle und -planung sowie für die Hemmung störender Impulse zuständig und beinhaltet das Belohnungszentrum. Je früher, je vielfältiger und je chronischer Traumatisierungen im Leben stattgefunden haben, desto wahrscheinlicher ist es, dass Kinder und Jugendliche wenig einfühlsame Reaktionen auf ihre Gefühlsäußerungen durch relevante Bezugspersonen erlebt haben und bisher auch selbst wenig Gelegenheiten hatten, positive Erfahrungen mit dem Erkennen und Beeinflussen von Gefühlen zu sammeln. Je nach Vorgeschichte unterscheiden sich also die Zeit und die Energie, die wir vor der Bearbeitung der traumatischen Erinnerungen in eine verbesserte Regulation von starken Gefühlen investieren sollten.

Eine verbesserte Emotionsregulation ist nicht die Voraussetzung, sondern das Ergebnis einer erfolgreichen Traumabearbeitung

Unser Ziel ist es, den Jugendlichen ihre eigenen emotionalen Reaktionen besser verständlich zu machen als Bewältigungsversuche aufgrund der traumatischen Erlebnisse und ihnen einige Strategien zur Verfügung zu stellen, um diese zu regulieren und dabei sicher im Hier und Jetzt verortet zu bleiben. Es reicht fürs Erste völlig aus, die Gefühlsfluten im Alltag erträglicher zu machen und die Patient:innen in die Lage zu versetzen, sich den traumatischen Erinnerungen so zuzuwenden, dass sie ausreichend Kontrolle über ihre Gefühle haben und nicht erneut von ihnen überflutet werden. Eine langfristige emotionale Stabilität ist erst zu erwarten, wenn die traumatischen Erinnerungen gut verarbeitet sind. Deswegen arbeiten wir darauf hin, dass diese Verarbeitung möglichst bald stattfinden kann.

Auch nach vielen Jahren Erfahrung erstaunt es uns immer wieder, bei wie vielen Kindern und Jugendlichen nach einer überschaubaren Anzahl von fünf oder weniger Therapiesitzungen eine ausreichend gute Basis geschaffen ist, um sich der Traumabearbeitung zuwenden zu können. Bei manchen sind es um die zehn Sitzungen, bei Einzelnen dauert es mehrere Jahre oder sie müssen zur Stabilisierung erst einmal in eine Klinik. Unserer Beobachtung nach neigen Psychotherapeut:innen eher dazu, in der ersten Therapiephase zu viel Zeit mit der Emotionsregulation zu verbringen als zu wenig. Dies wird dadurch begünstigt, dass – gerade bei Jugendlichen – eine Krise die nächste jagt. Leider verlieren wir in solchen Fällen aus den Augen, dass sich die Gefühlsstürme erst nachhaltig beruhigen werden, wenn die traumatischen Erinnerungen bearbeitet sind. Und jede Woche, die wir mit geringem Erfolg gegen die Windmühlen traumabedingter Emotionsregulationsprobleme ankämpfen, ist eine weitere Woche voller Intrusionen, negativer Gedanken und weiterer, belastender Traumafolgesymptome.

Wir sollten deshalb gut aufpassen, dass wir in der frühen Therapiephase die Regulationsfähigkeiten der jungen Menschen stabilisieren – und nicht das Trauma!

Wenn wir gleich einzelne Gefühle im Detail besprechen, werden wir jeweils darauf hinweisen, was wir *vor Beginn der Traumaverarbeitung* in Bezug auf dieses spezielle Gefühl erreichen wollen. Mehr Behandlungsmöglichkeiten ergeben sich dann im Zuge der Arbeit mit Traumaberichten (Kap. 7). Dort greifen wir deshalb jedes einzelne Gefühl noch einmal auf und ergänzen dort die Aspekte, die vor der konkreten Auseinandersetzung mit den traumatischen Erinnerungen und deren Bewertung in der Regel noch nicht zugänglich sind.

Bei der Emotionsregulation helfen alle Strategien, die Kindern und Jugendlichen generell beim Umgang mit Gefühlen helfen – von einfachen und spielerischen Methoden bis hin zu komplexen Therapiebausteinen aus der dialektisch-behavioralen Therapie für Jugendliche (DBT-A, Merod, 2020), wie sie auch bei der Behandlung der emotional-instabilen Persönlichkeitsstörung zum Einsatz kommen. Einige davon werden wir weiter unten in diesem Abschnitt (S. 140 ff.) veranschaulichen. Sie finden dazu auch einsatzbereite Arbeitsblätter. Schon jetzt aber wollen wir Sie ermutigen, Ihr gesamtes Methodenwerkzeug aus der klassischen psychotherapeutischen Arbeit mit Gefühlen einzusetzen, um die Ziele der ersten Therapiephase zu verfolgen. Traumasensibel eingesetzt, eignen sich potenziell alle Techniken, die Sie schon kennen, ganz wunderbar für eine gute Vorbereitung auf die Traumaverarbeitung. Hauptsache, sie zielen darauf ab, die Selbstwirksamkeit der Kinder und Jugendlichen zu stärken!

Zur Bedeutung von Gefühlen

Das menschliche Gefühlsspektrum umfasst eine wunderbare Vielfalt, die in unterschiedlichen Modellen unterschiedlich eingeordnet werden. Allen Gefühlen – egal ob sie sich schön oder belastend anfühlen – ist gemeinsam, dass sie berechtigt und wichtig sind. Sie sind der Kompass, mit dem wir uns durch die physikalische und durch die soziale Welt bewegen. Sie liefern uns wichtige Informationen über die Situation (z. B. Angst: „Das ist gefährlich"), teilen anderen Personen etwas mit (z. B. Wut: „Lass mich in Ruhe!") und können Handlungen in Gang setzen, die überlebenswichtig sind (z. B. Ekel: ausspucken als Schutz vor toxischen Substanzen). Gefühle sind unsere wichtigste Verbindung zur Welt.

Und Gefühle sind die Sprache der Seele. Als Menschen haben wir auch zu uns selbst keinen unmittelbareren Zugang als über das, was wir fühlen. Gefühle zeigen uns an, welche unserer Bedürfnisse aktuell erfüllt, welche bedroht sind. Deshalb gibt es keine guten oder schlechten, richtigen oder falschen Gefühle. Wir sollten alle Gefühle als unsere Freunde betrachten, nicht als Feinde. Sie ermöglichen uns, auch unsere sanften, verletzten und verletzlichen Seiten kennenzulernen und den ganzen Reichtum zu erschließen, der uns als Person ausmacht.

Gefühle sind einfach da. In diesem Aspekt ähneln sie dem Wetter: Man findet sie vor und hat allenfalls die Möglichkeit, mehr oder weniger verantwortungsbewusst mit ihnen umzugehen. Man kann sie sich aber nicht aussuchen oder einige behalten und andere abwählen. So wie der Regen und der Sturm zum Wettergeschehen gehören wie die Sonne, egal ob man das eine oder andere nun mag oder nicht, kann man nicht Neugier und Freude behalten, Traurigkeit und Angst hingegen abstellen.

Angst: der durchgeknallte Feuermelder

Angst signalisiert uns vor allem eines: „Gefahr, Gefahr, Gefahr!" Damit ist Angst ein wichtiges Gefühl, das unser Überleben sichert, weil es uns beschützt. Da dies eine hohe evolutionäre Bedeutung hat, reagieren unsere Gehirne eher zu oft als zu selten ängstlich.

Diejenigen Steinzeitmenschen, die zu oft einen Schatten für einen Tiger gehalten haben und einmal zu viel weggelaufen sind, sind unsere Urahnen geworden. Diejenigen, die ein einziges Mal einen Tiger für einen Schatten gehalten haben, haben es vermutlich nicht überlebt und haben deswegen keine Nachfahren. Dazu kommt, dass bei Kindern, die Traumakontexten ausgesetzt waren, die Bereitschaft zu ängstlichen Alarmreaktionen erhöht ist. Ihre Gehirne haben besonders gut gelernt, auf potenzielle Gefahren zu achten, das „Häschen" ist übervorsichtig. Funktionelle Bildgebungsstudien konnten zeigen, dass die Amygdala sowohl auf traumaspezifische als auch -unspezifische Reize schneller und ausgeprägter reagiert (Pitman et al., 2012). Man könnte also sagen, dass das Häschen ständig auf der Hut ist und versucht, den Denker auf potenzielle Gefahren aufmerksam zu machen, und im Notfall auch einfach das Ruder in die Hand nimmt und instinktiv reagiert, ohne die Angemessenheit der Reaktion durch den Denker überprüfen zu lassen.

Angst bereitet unseren Körper darauf vor, eine von drei möglichen Reaktionen zu zeigen: Kampf, Flucht oder Einfrieren – auf Englisch die drei „F" von Fight, Flight oder Freeze. Viele der Reaktionen, die wir bei traumabelasteten Kindern im Alltag sehen, lassen sich in eine dieser drei Kategorien packen. Besonders wichtig ist es, anzuerkennen, dass sich hinter aggressivem Verhalten von Kindern häufig nicht Wut und schon gar nicht Böswilligkeit verbirgt, sondern ein angstbedingtes Schutzverhalten im Sinne einer Kampfreaktion. Das Gehirn (genauer gesagt, das „Häschen") will verhindern, dass man sich noch einmal so schutzlos und ausgeliefert fühlen muss wie damals. Genauso kann Rückzug als Fluchtreaktion verstanden werden und hat mit Faulheit oder mangelnder Motivation nichts zu tun.

Angst ist immer dann hilfreich und sinnvoll, wenn eine reale Gefahr besteht. Ungünstig ist Angst dagegen dann, wenn die Situation objektiv sicher ist. Dann führt sie zu unnötigen Schwierigkeiten (z. B. wenn andere zu Unrecht angegriffen werden) oder zu Hindernissen (z. B. wenn Dinge vermieden werden, die wichtig wären). Trennungsangst beispielsweise kann verhindern, dass wichtige Entwicklungsaufgaben in Bezug auf die Autonomie gemeistert werden. Situative Ängste können verhindern, dass Kinder Orte oder Aktivitäten aufsuchen, die für sie bedeutsam sind, wie in die Schule zu gehen oder den Spielplatz aufzusuchen, wenn die traumatischen Ereignisse dort passiert sind. Vermeidung als Ausdrucksform der Angst verschlimmert die Angst auch dadurch, dass Angst schnell auf ähnliche Reize generalisiert: Nach dem miterlebten Suizid auf den U-Bahn-Gleisen wird erst die U-Bahn gemieden, dann öffentliche Verkehrsmittel generell und schließlich traut sich eine Person gar nicht mehr auf die Straße.

Leider unterscheidet sich unsere körperliche Angstreaktion nicht in Abhängigkeit davon, ob wir uns an eine vergangene Situation erinnern, sie uns in der Zukunft vorstellen oder ob sie tatsächlich gerade geschieht. Deshalb weiß das Gehirn oft nicht so genau, ob eine Gefahr real ist oder nicht. Karen Young verwendet in ihrem empfehlenswerten Buch *Hey, kleiner Kämpfer* (2022) die Metapher eines Rauchmelders, der nicht unterscheiden kann, ob ein Toast angekokelt ist oder ob das ganze Haus brennt. Die Aufgabe des Rauchmelders ist einfach, laut loszupiepsen, denn er will nur eines: auf eine potenzielle Gefahr aufmerksam machen.

Ob es sich nun um einen Tiger handelt oder um den Schatten eines Tigers – das macht für unser Furchtzentrum keinen Unterschied. Wenn da allerdings gar kein echter Tiger war und wir die ganze bereitgestellte Energie gar nicht brauchen, dann verbleibt diese in unserem Körper und wir fühlen uns entweder unruhig oder erschöpft, können nicht mehr gut einschlafen oder verbleiben in einer chronischen Habachtstellung.

In der Therapie kann Angst vor allem dadurch überwunden werden, dass wir dem Körper und dem Gehirn (dem „Denker") die Gelegenheit geben zu merken, wann sie unbegründet ist. Wir üben also gemeinsam mit unseren kleinen Patient:innen, den inneren Rauchmelder *achtsamer* zu beobachten (s. Abschn. 4.3.2) und die unterschiedlichen Ebenen, in denen sich Angst zeigt, zu unterscheiden und mit der tatsächlichen Erfahrung abzugleichen. Wir ermöglichen so korrigierende Lernerfahrungen in einem sicheren Rahmen. Auf diesem Weg kann sich nach und nach ein Sicherheitsgefühl entwickeln und Vertrauen wachsen. Denn, wie es einmal ein Supervisor ausgedrückt hat: Vertrauen bedeutet nicht, keine Angst mehr zu haben, sondern mehr Mut als Angst.

Das Ziel für die erste Therapiephase ist, die Angst als Gefühl achtsam bemerken und verstehen zu lernen und einige Strategien auszuprobieren, die helfen, um sich in ungefährlichen Alltagssituationen sicherer zu fühlen. Wichtig ist weiterhin, zu begreifen, dass neben den klassischen körperlichen und seelischen Angstreaktionen auch Vermeidung Ausdruck von Angst ist. Diese Erkenntnis ist wichtig, um den Teufelskreis der Angst zu durchbrechen und sich auf die Traumabearbeitung einlassen zu können. Den langfristigen Rückgang der ständigen Alarmbereitschaft und des inneren Erlebens von Gefahr indessen erwarten wir erst nach dem Abbau von Furchtnetzwerken durch Bearbeiten der traumatischen Erinnerungen in der nächsten Therapiephase.

Traurigkeit: wie eine weiche Kuscheldecke

Traurig werden wir immer dann, wenn wir *jemand* Wichtigen (eine geliebte Person) oder *etwas* Wichtiges (unser Lieblingskuscheltier, eine unbeschwerte Kindheit) verloren haben. Es ist ein Gefühl, das auftritt, wenn wir etwas vermissen, zu dem wir eine starke Bindung hatten oder das für uns eine besondere Bedeutung hat. Die Trauer sagt uns also: „Diese Person war mir wichtig", „Das hat mir viel bedeutet" oder „Das wäre für mich wichtig gewesen". Und sie stößt uns darauf, dass das, was wir betrauern, unwiederbringlich verloren ist. Noch unmittelbarer tritt Traurigkeit auf, wenn wir verletzt sind – beispielsweise, weil wir uns das Schienbein angehauen haben oder weil jemand Gemeinheiten zu uns gesagt hat, die uns einen Stich ins Herz versetzt haben.

Wenn wir traurig sind, ziehen wir uns zurück, werden leise, schonen uns. Den Menschen um uns herum senden wir das Signal, dass wir Ruhe brauchen oder getröstet werden wollen. Schon kleine Kinder verspüren den Impuls, sich jemandem liebevoll zuzuwenden, wenn sie sehen, dass sie oder er weint. Das Gefühl der Traurigkeit führt also im Idealfall dazu, dass wir versorgt werden, von anderen oder von uns selbst. Es ist deswegen wichtig, dass Traurigkeit empfunden oder gezeigt werden kann, weil dadurch die Chance entsteht, Unterstützung und Versorgung zu erfahren.

Traurigkeit wird dann zum Problem, wenn sie so groß und andauernd ist, dass wir uns nur noch verkriechen, uns ständig niedergeschlagen fühlen und gar keinen Blick mehr für Schönes und Angenehmes haben können, auch nicht für wenige Augenblicke. Wenn es Kindern und Jugendlichen, die zu uns in Therapie kommen, so ergeht, tun wir gut daran, schon in der ersten Therapiephase ein paar Hilfestellungen anzubieten, um ausreichend Ressourcen für den Therapieprozess zugänglich zu machen. Zu Therapiebeginn erleben wir häufig auch den umgekehrten Fall, nämlich dass die Traurigkeit gar nicht gespürt oder ausgedrückt werden kann, sondern überlagert wird von anderen, sekundären Gefühlen wie Ärger oder Schuldgefühlen. Wenn es dann gelingt, zur Traurigkeit vorzudringen, können heilsame Prozesse in Gang gesetzt werden. Dies ist aber oftmals erst im Zuge der Traumaverarbeitung oder danach möglich.

Das Ziel für die erste Therapiephase ist, die Traurigkeit kennenzulernen und einen freundlichen Umgang mit ihr anzubahnen. Wir sollten darauf achten, dass Kinder und Jugendliche nicht uferlos traurig werden. Dafür helfen Tagesstruktur, Alltagsstrategien und die Unterstützung durch Bezugspersonen. Auch bei der späteren Traumabearbeitung besteht das Therapieziel nicht unbedingt darin, dass die Traurigkeit komplett verschwindet, sondern dass sie einen Platz findet und dann, wenn sie kommt, gut versorgt wird. Verwandt mit der Traurigkeit sind Gefühle von Einsamkeit und Sehnsucht, die oft erst im Zuge der Traumaverarbeitung zugänglich werden.

Ärger und Wut: Stopp heißt Stopp!

Egal wie freundlich ein Hund, der gemütlich am Kamin zusammengerollt döst, von seinem Gemüt her ist – wenn wir ihm im Vorbeigehen auf den Schwanz treten, wird er herumfahren und uns anbellen. Wut ist bei uns Menschen genauso wie bei den Tieren fest im Gehirn verdrahtet. Sie weist uns und die Personen in unserer Umgebung darauf hin, dass etwas ganz und gar nicht so ist, wie wir es uns vorstellen, oder dass unsere Grenze gerade nicht respektiert wird. Wut ist ein starkes Gefühl und setzt die nötige Energie frei, um mit ganzer Kraft unser „Stopp“ zum Ausdruck zu bringen. Es sorgt für Abgrenzung und Klarheit.

Allerdings kann Wut Gegenständen, Menschen und Beziehungen Schaden zufügen, wenn sie unkontrolliert und destruktiv ausgedrückt wird. Sie führt dann zu Konflikten und Eskalationsspiralen und letztlich auch zu Schuld- und Schamgefühlen, weil es einem hinterher leidtut, was man aus Wut getan oder gesagt hat. Deshalb ist es wichtig, zu lernen, die Wut zu spüren, ihre Botschaft zu verstehen (die meistens etwas mit einer Verletzung zu tun hat) und die Energie zu nutzen, um – kraftvoll und entschlossen, aber konstruktiv – dafür zu sorgen, dass unser Anliegen gehört und unser Bedürfnis erfüllt wird.

Ungünstig ist Wut auch dann, wenn sie auf jemanden gerichtet wird, den man zu Unrecht beschuldigt, obwohl er oder sie gar nichts dafür kann, oder die Wut richtet sich gegen einen selbst. Wie ein Panzer kann das dabei helfen, sich stark und weniger ohnmächtig zu fühlen. Im Verlauf ist es wichtig, diesen Panzer nach und nach abzulegen, damit auch die verletzten und verletzlichen Selbstanteile gesehen und versorgt werden können.

Während manche Kinder oder Jugendliche aufgrund einer langen Reihe schlechter Lebenserfahrungen eher zu viel Ärger und Wut verspüren als zu wenig, gibt es auch solche, die sich schwertun, berechtigte Wut bei sich wahrzunehmen oder anderen gegenüber auszudrücken. Das hat oft damit zu tun, dass es in ihrer Familie nicht gern gesehen oder gar bestraft wurde, wenn man sich wütend oder auch bloß „nicht einverstanden" gezeigt hat. Oder sie verbinden Wut mit dem gewalttätigen Verhalten von Bezugspersonen. Auch körperliche Beschwerden und Schmerzen können manchmal ein Ausdruck unterdrückter Wut sein. Im Laufe der Therapie können diese Kinder lernen, dass es auch sehr gesunde Wege gibt, seine Bedürfnisse kraftvoll zum Ausdruck zu bringen.

Das Ziel für die erste Therapiephase ist, die Schäden zu reduzieren, die Wutausbrüche und Aggressionen bei den Kindern selbst, in ihrem Umfeld und in ihren Beziehungen anrichten können. Dafür kann es ein guter Weg sein, die Wut als Traumafolge anzuerkennen, Auslöser zu identifizieren und sich das Wutgefühl zu erlauben – dann aber die Energie mithilfe von neu erlernten Strategien anders zu kanalisieren und so Eskalationen zu verringern. Parallel dazu können auch die Bezugspersonen mehr und mehr den Zusammenhang zwischen der Wutreaktion und dem traumatischen Ereignis herzustellen lernen und die Kinder beim konstruktiven Ausdruck von Wut unterstützen, anstatt sie zu bestrafen. Erst nach erfolgreicher Traumabearbeitung erwarten wir dann, dass Kinder und Jugendliche langfristig weniger „unter Strom stehen" und sich nicht mehr so schnell und so heftig wehren müssen. Ebenso ist der Prozess, Wut überhaupt zulassen zu lernen, wenn ein Kind bisher wenig Erfahrung damit hat, in der Regel weniger Inhalt der Stabilisierung, sondern erst im Zusammenhang mit der Traumabearbeitung möglich.

Ekel: „Bäh … geh weg!"

Ekel bewahrt uns in seiner ursprünglichsten Form vor allem, was uns körperlich schaden könnte, wie verdorbene Lebensmittel oder unhygienische Substanzen, die zu Krankheiten führen könnten. Können wir den Kontakt nicht vermeiden, bringt er uns zum Würgen und hilft uns, die Schadstoffe auszustoßen. Neben Lebensmitteln können auch Körperflüssigkeiten anderer Menschen leicht Ekel auslösen, da auch durch Speichel, Urin oder Sperma potenziell Krankheiten übertragen werden können. Wie sich im englischen Wort „Disgust" noch deutlicher widerspiegelt, kann sich das Gefühl auch auf Situationen oder Personen erstrecken, die wir abstoßend oder widerwärtig finden.

Für den Umgang mit Ekel in der Therapie ist es wichtig, im Blick zu behalten, dass Ekel leicht generalisieren und aus evolutionären Gründen ein sehr hartnäckiges Gefühl sein kann. Darüber hinaus kann sich auch Ekel gegenüber dem eigenen Körper, der eigenen

Person und bestimmten Charaktermerkmalen entwickeln. Betroffene berichten oft davon, dass sie sich noch lange nach dem Ende sexueller Gewalt wie beschmutzt fühlen. Manche haben das Gefühl, noch Körpersekrete oder Hautpartikel des Täters an ihrem Körper haften zu haben. In vielen Fällen führt Ekel zur Vermeidung von bestimmten Nahrungsmitteln, selbst herbeigeführtem oder unabsichtlichem Erbrechen oder zu exzessivem Waschen oder Reinigen des Körpers mit aggressiven Substanzen. Gerade im Verlauf der Entwicklung in der Pubertät und der Entdeckung der eigenen Sexualität kann Ekel lustvollen Erfahrungen im Wege stehen, da zum Beispiel der Kontakt mit dem eigenen Körper oder mit fremden Körperflüssigkeiten kategorisch vermieden wird. Auch hier hat, ähnlich wie bei der Angst, der ursprünglich biologisch sinnvolle Schutz vor Ansteckung stark beeinträchtigende Auswirkungen im Alltag.

Ekel kann aber auch dazu führen, dass der Kontakt mit Menschen vermieden wird, um den eigenen Körper zu schützen, seelische Verletzungen, zum Beispiel durch fortgesetzte Abwertung, zu vermeiden oder die soziale Ordnung aufrechtzuerhalten. Ekel hat also nicht nur die Funktion, Menschen vor der Aufnahme giftiger Substanzen oder Krankheitserregern zu schützen, sondern auch, sie von toxischer sozialer Einflussnahme fernzuhalten. Am Ekel entlang definiert sich, wer zu den normativen Vorstellungen bestimmter gesellschaftlicher Gruppen passt. Personen, die gegen diese Normen verstoßen, werden gemieden oder abgelehnt. In der Therapie begegnen uns diese Gefühle zum Beispiel bei sexueller Gewalt oder Vernachlässigung in Familien. Kinder können Elternteilen gegenüber, die nicht in der Lage sind, ihrer schützenden Rolle für das Kind gerecht zu werden, Ekel in Kombination mit Verachtung empfinden.

In einigen Fällen entwickeln sich die Versuche, mit Ekel umzugehen bzw. das Ekelgefühl zu vermeiden, zu eigenständigen Störungen. Autorinnen wie Anne Boos (2014) bezeichnen dies als „Sicherheitsverhalten“ im Sinne eines Schutzes vor Intrusionen und stellen dar, dass dieses sogar die Ausprägung von Waschzwängen oder Essstörungen annehmen kann.

Das Ziel für die erste Therapiephase ist, bei jenen Kindern und Jugendlichen, die durch Ekel große Einschränkungen erleben, Wege für einen temporären Umgang in kritischen Bereichen zu suchen (z. B. Essen, Körperhygiene). Bei allen weniger kritischen Themen schätzen wir es in dieser Therapiephase als völlig in Ordnung ein, mögliche Trigger zu identifizieren und ihnen durch Stimuluskontrolle (s. Abschn. 3.4) geplant aus dem Weg zu gehen (man muss nicht unbedingt schon zu Anfang der Therapie wieder Joghurt essen, wenn eine traumabedingte Aversion dagegen besteht). Beides gelingt besser, wenn die Betroffenen vorher die Zusammenhänge zwischen der traumatischen Situation und dem daraus resultierenden Ekel und ihrem Verhalten bemerken und den Fokus auf die Unterschiede zur heutigen Situation lenken (Diskriminationstraining, s. Abschn. 3.4). Das lässt sich gut mit allgemeiner Psychoedukation erreichen, ohne dass sofort die eigene Traumageschichte herangezogen werden muss. Erst im Zuge der Traumabearbeitung lassen sich die Spuren des Ekels dann nachhaltig überwinden, mögliche Folgestörungen beheben und ein positiver Bezug zum eigenen Körper herstellen.

Scham: „Schließ mich bitte nicht aus …“

Scham ist als soziale Emotion für uns Menschen überlebenswichtig. Anders als bei der Angst, deren evolutionäre Bedeutsamkeit allen sofort einleuchtet, begreifen Kinder und Jugendliche die Wichtigkeit von Scham nicht immer sofort – auch deswegen, weil Scham ein besonders unangenehmes Gefühl ist. Schamgefühle zeigen sich unterschiedlich. Sie reichen von Verlegenheit, Gehemmtheit, Schüchternheit oder Peinlichkeit bis hin zu quälenden Selbstzweifeln und dem Gefühl der Vernichtung des eigenen Ichs. Scham ist ein Zustand der Untererregung, der uns erröten lässt und den Impuls auslöst, sich zu verstecken, im Boden zu versinken oder unsichtbar werden zu wollen. Sie kann lähmen und dazu führen, dass Kinder sich bloßgestellt oder entblößt, sehr verwundbar und verletzlich fühlen. Man kann sich für sich selbst schämen, für andere und vor allem auch für die eigene Familie. Aus einer evolutionären Perspektive dient Scham in allererster Linie der Anpassung und als soziale Emotion dem Erhalt der Gruppenzugehörigkeit. Der äußere Schamausdruck in Form von Unterwerfungssignalen soll Angriffe aus der eigenen Gruppe verhindern und so das Überleben bzw. Verbleibendürfen in der Gruppe sicherstellen. Dies gilt auch für die Scham bei anderen Säugetieren. Gelingt es nicht, auf diese Art Sicherheit wiederherzustellen und wieder in die Gruppe integriert zu werden, kommt es zu einem kompletten „Shutdown“ bis hin zur Dissoziation.

Scham macht uns auch auf unsere eigenen intimen Grenzen aufmerksam und hilft, unseren intimen Raum zu schützen. Wir behalten Intimes für uns, erlauben nur sehr ausgewählten Menschen, unseren Körper zu berühren, und erleben Beschämung, wenn etwas aus diesem Raum nach außen gelangt. Wenn diese Privatsphäre, der intime Raum eines Kindes, grob verletzt wird, wie bei massiver Abwertung, sexuellem Missbrauch oder körperlicher Gewalt, kann traumabedingte Scham eine Folge sein. Die Kinder verlieren dann die Fähigkeit, sich adäquat zu schützen, entweder indem sie sich komplett zurückziehen und isolieren oder indem sie sich für nicht mehr schützenswert halten und nicht mehr dazu in der Lage sind, ihren intimen Raum zu wahren. Dies kann bedeuten, dass sie immer wieder Menschen ungeprüft in ihren intimen Raum eindringen lassen, sich promiskuitiv oder zu offensiv verhalten.

Obwohl die Forschung zeigen konnte, dass das Vorliegen von Scham das Symptombild von Traumafolgestörungen prägen und die Behandlung erschweren kann (Taylor, 2015), wird ihre Bedeutung häufig unterschätzt und das Augenmerk in der Therapie oft vorrangig auf Gefühle wie Angst und Wut gelegt, hinter denen sich oft Scham versteckt. Übersieht man die Ausprägung von Scham und konfrontiert zu früh mit Themen, die Schamattacken auslösen, riskiert man eine massive Zunahme von Selbstverletzung und Suizidalität und erhöht das Risiko für Therapieabbrüche.

Der Grundgedanke, wenn wir uns schämen, ist: „Ich habe etwas erlebt oder mich in einer Art und Weise verhalten, wie es kein ‚normaler Mensch‘ erleben oder tun würde. Wenn die anderen wüssten, was ich für ein Mensch bin, würden sie nichts mehr mit mir zu tun haben wollen.“ Und genau hier liegt das hauptsächliche Risiko, wann die Scham schädlich werden kann. Wer definiert, was „normal“ ist und was nicht? Scham entsteht bei der Nicht-Einhaltung eines Maßstabs. Aber wer definiert den Maßstab? Oft handelt es sich um die äußeren oder verinnerlichten Maßstäbe, die uns Gesellschaft und Bezugspersonen vorgeben. Oder es sind selbst auferlegte Maßstäbe. Was nun, wenn wir uns für Dinge schämen, die für viele andere Menschen gar nicht falsch oder peinlich wären? Was, wenn wir das deshalb tun, weil Bezugspersonen uns oft und auf ungerechte Weise beschämt haben? Zum Beispiel weil Eltern Kinder für die Regulation eigener Bedürfnisse zu eng an sich gebunden haben oder Macht über sie ausüben wollten – und dadurch jegliche Eigenständigkeit und Autonomiestreben mit Abwertungen bestraft haben? Gerade Kinder und Jugendliche mit Traumahintergrund haben häufig zurückgespiegelt bekommen, dass alle ihre Gedanken und Gefühle unwichtig oder gar falsch sind, ihr intimer Raum jederzeit betreten werden darf und ihre Grenzen keine Gültigkeit haben – und darüber die Annahme entwickelt, dass sie als Personen nicht okay, wertlos oder verkehrt sind. Dass sie anders sind und sich dafür schämen sollten, solche Gefühle oder Bedürfnisse überhaupt zu haben oder auszudrücken. Viele haben dadurch ein generalisiertes Gefühl von Unzulänglichkeit und Scham entwickelt, das die Herausbildung eines gesunden Selbstbildes verhindert. In der Therapie kann ein solches negatives Selbstbild dazu führen, dass es Kindern und Jugendlichen furchtbar schwerfällt, über sich und ihr Gefühlserleben im Allgemeinen zu sprechen und insbesondere über die traumatischen Erfahrungen. Das hat häufig mit der Annahme zu tun, das Trauma sei deswegen passiert, weil sie als Personen falsch sind, und sie sich dafür schämen und verurteilen.

Wir können die Scham daran erkennen, dass der Kopf gesenkt und kein Blickkontakt aufgenommen wird. Die Schultern kippen nach vorne, das Gesicht errötet und die Augen fokussieren nicht, sondern bewegen sich unstet im Raum. Manchmal kann man auch ein Erschlaffen der Gesichtsmuskeln beobachten. Die Betroffenen berichten von Übelkeit, Schwindel oder Ohrensausen und einem starken Fluchtimpuls. Eine deutlich freundliche Zuwendung und die forcierte Aufnahme von Blickkontakt können dann die Scham jedoch noch mehr verstärken, da der Blickkontakt kaum aushaltbar ist. Eine Verstärkung des Erlebens von Hilflosigkeit und Unzulänglichkeit sind die Folge.

Das Ziel für die erste Therapiephase ist, dass Kinder und Jugendliche besser über Scham Bescheid wissen und ihr Erleben anders einordnen lernen. Dazu gehört auch, differenzieren zu lernen zwischen eigener, natürlicher Scham und Beschämung durch andere. Noch wichtiger ist aus unserer Sicht, dass *die Therapeut:innen* sensibel für das Thema sind und sich mit ihrer eigenen Scham auseinandergesetzt haben. Zentral ist, schambesetzte Themen einfühlsam, aber offen und direkt anzusprechen, und den Patient:innen eine annehmende und nicht beschämende Umgebung anzubieten (s. Kap. 2).

Wenn man die aversiven Empfindungen und das Schutzbedürfnis zu wenig beachtet, die die Scham mit sich bringen, riskiert man, die Patient:innen zu überfordern oder bloßzustellen. Ein langfristiges Nachlassen von Schamgefühlen dagegen kann erst Ergebnis einer Bearbeitung der traumatischen Erinnerungen und Bewertungen in späteren Therapiephasen sein.

Schuldgefühle: „Lieber selber schuld als ewig in Gefahr!"

Schuldgefühle tauchen auf, wenn zwei Bedingungen zusammentreffen: Erstens, wir glauben, dass ein Schaden entstanden ist. Zweitens, wir glauben, dass wir dafür verantwortlich sind, einen Einfluss darauf gehabt haben oder den Schaden hätten verhindern können oder müssen, wenn wir uns nur anders verhalten hätten.

Konstruktiv aufgelöst, helfen Schuldgefühle, uns und anderen gegenüber einen Fehler einzugestehen und daraus zu lernen. Dem / der Geschädigten signalisieren wir, dass wir den Nachteil, den er / sie erlitten hat, sehen, anerkennen – und dass es uns leidtut. Um das zum Ausdruck zu bringen, stehen die sozialen Mittel der Wiedergutmachung und der Entschuldigung zur Verfügung. Uns selbst geben die Schuldgefühle Auskunft über unseren Wertemaßstab und wir versuchen – nach einer fairen Ursachenanalyse – beim nächsten Mal besser aufzupassen.

Schuldgefühle werden dann zu einer großen Belastung, wenn wir eigentlich gar nichts für den entstandenen Schaden können oder wenn sie noch lange fortbestehen, obwohl der Schaden entweder real (Wiedergutmachung) oder symbolisch (Entschuldigung) behoben ist. Nicht nur traumatisierten Menschen passiert es häufig, dass sie die eigenen Wahlmöglichkeiten in einer Situation im Rückblick überschätzen. Kindern fehlt häufig noch der Maßstab oder ein ausreichendes Urteilsvermögen darüber, wer, unter welchen Umständen, wofür verantwortlich zu machen ist. Stattdessen sind sie darauf angewiesen, die Informationen zu glauben, die ihr Umfeld ihnen über sich als Personen oder die Ereignisse vermittelt. Zudem stehen kleineren Kindern aufgrund ihres egozentrisch geprägten Weltbilds oftmals keine alternativen Erklärungsmöglichkeiten für erlebte Katastrophen zur Verfügung als das eigene (vermeintlich falsche) Verhalten. Obwohl objektiv kein Zusammenhang zwischen dem kindlichen Verhalten und dem traumatischen Ereignis herstellbar ist, entstehen „magische Verknüpfungen", zum Beispiel wenn ein Kind überzeugt ist, dass es schuld am Unfalltod des Vaters ist, weil es ihm nach einem Streit ausnahmsweise keinen Abschiedskuss gegeben hat.

Viele Täter:innen rechtfertigen ihr Handeln, indem sie wahlweise ein Verhalten der Kinder als Ursache für zum Beispiel Gewalt anführen („Wenn du so mit mir sprichst, dann …") oder Eigenschaften des Kindes hervorheben und zum Beispiel sexuelle Übergriffigkeit damit begründen („Du bist einfach so hübsch"). Um Kinder davon abzuhalten, davon zu erzählen, was ihnen passiert ist, werden sie oft explizit beschuldigt oder es wird ihnen angedroht, dass wichtige Bezugspersonen traurig oder ärgerlich auf das Kind werden oder sich vom Kind abwenden werden. Gerade im Bereich der sexualisierten Gewalt, die in der überwiegenden Mehrzahl der Fälle durch vertraute, enge Bezugspersonen verübt wird, werden durch das Umfeld oft Erklärungen für das Eintreten des Traumas gesucht und Gefühle des Kindes so umgedeutet, dass am Ende ausschließlich Schuldgefühle auf der Seite der Kinder oder Jugendlichen zurückbleiben, wie z. B. die Aussage: „Wie kannst du nur behaupten, dass dein Bruder dich missbraucht hat – du zerstörst unsere ganze Familie!"

Eine wichtige Funktion der Übernahme der Schuld durch die Kinder oder Jugendlichen kann die Sicherung des Verbleibs in der Familie sein. Es ist leichter, als schlechtes Kind in einer vermeintlich guten Familie aufzuwachsen, als das gute Kind in einer Familie zu sein, die sich nicht ausreichend kümmert. Verantwortlich zu sein bzw. sich selbst verantwortlich zu machen, bedeutet, auch in Zukunft etwas Kontrolle empfinden zu können, durch eine Veränderung des eigenen Verhaltens oder der eigenen Person zumindest die Illusion zu haben, die Situation beeinflussen zu können und ihr nicht weiter hilflos ausgeliefert zu bleiben.

Das Ziel für die erste Therapiephase ist, den Kindern und Jugendlichen unsere Haltung zu vermitteln, dass wir Schuldgefühle als einen Ausdruck der PTBS betrachten und nicht als ein Beweis für ein tatsächliches Versäumnis. Kleinere Kinder tun sich in der Regel leichter, sich auf diese Sichtweise einzulassen, dass Kinder niemals schuld an traumatisierenden Ereignissen sind. Mit den Jugendlichen benötigen wir meistens eine intensivere therapeutische Auseinandersetzung mit den eigenen Schuldgefühlen in der späteren Phase der Traumabearbeitung, zu der auch die Übernahme von Verantwortung für tatsächliche Täterschaft gehören kann. Hier ist es vorerst wichtig, eine Art der Zusammenarbeit zu etablieren, die es den Jugendlichen ermöglicht, sich auf unser Hilfsangebot einzulassen, auch wenn sie sich selbst schuldig fühlen. Außerdem ist es wichtig, Strategien gegen selbstschädigende Verhaltensweisen zu finden, falls solche als Ergebnis von Selbstvorwürfen neben Unversehrtheit und Leben der Jugendlichen auch das Vorankommen in der Therapie gefährden.

Rückgang angenehmer Gefühle: „Dann spür ich besser gar nichts mehr ...“

Wenn traumatische Erlebnisse sich in einer Traumafolgestörung manifestieren, geht dies in der Regel mit andauernden Gefühlen von Bedrohung, Angst, Scham und Schuld einher. Wichtige Bedürfnisse nach Sicherheit, Zugehörigkeit und Verlässlichkeit werden als unerfüllt wahrgenommen. Positive Gefühle wie Freude, Glück oder Stolz können sich jedoch nur dann einstellen, wenn wir wahrnehmen, dass unsere wichtigen Bedürfnisse erfüllt sind. So kommt es bei traumabelasteten Kindern ganz automatisch zu einem Rückgang dieser Gefühle. Daneben stellen traumatische Erlebnisse oft für die ganze Familie Belastungen dar, das Thema dominiert den Alltag. Gerichtstermine, Streitigkeiten innerhalb der Familie, Schuldzuweisungen, Verluste wichtiger Bezugspersonen – Kindern fehlt es schlichtweg an Anlässen, sich freuen zu können und unbeschwert sein zu dürfen.

Die weiter oben beschriebenen, biologisch festgelegten Mechanismen „kämpfen“ und „flüchten“ gehen mit einer hohen Erregung und dem Bereitstellen von viel Energie einher. Ist beides nicht möglich, sichert „einfrieren“ als dritter Mechanismus das Überleben dadurch, dass man erstarrt, alles über sich ergehen lässt und sich innerlich abschottet. Wann immer wir beobachten, dass Kinder nach traumatischen Ereignissen emotional verflachen oder wenn Jugendliche von einem „Gefühl der Gefühllosigkeit“ berichten, ist dies mit großer Wahrscheinlichkeit darauf zurückzuführen, dass sie in ihrer Lebensgeschichte gut trainieren mussten, sich vom eigenen Gefühlserleben abzukapseln, um die Situationen aushalten zu können.

Das Ziel für die erste Therapiephase ist, Gelegenheiten zu begünstigen, in denen Kinder Freude und Leichtigkeit erleben und sich wieder mehr spüren können. Der Blick auf Ressourcen (Abschn. 4.3.1), der Aufbau von positiven Aktivitäten, körperorientierte Interventionen (Abschn. 4.3.2) und die Förderung von positiven sozialen Interaktionen helfen Kindern und Jugendlichen beim Krafttanken. Deswegen gehören in die Sammlung von Emotionsregulationsstrategien auch Genusstraining, Achtsamkeits- und Entspannungsübungen, ein fürsorglicher Umgang mit sich selbst, manchmal Videos von Katzenbabys, eine weiche Kuscheldecke oder Briefe von der geliebten Großmutter.

Aufpassen müssen wir bisweilen, da bei traumabelasteten Kindern auch das Toleranzfenster *von positiven Gefühlen* eingeschränkt sein kann, sodass unsere wohlgemeinten positiven Angebote als invalidierend, überfordernd und wirkungslos erlebt werden oder gar ins Gegenteil kippen können, wenn zum Beispiel Zuwendung negativ belegt ist, vermeintlich positive Figuren wie Eltern gleichzeitig Quelle von Abwertung und Misshandlung waren oder Lob ganz und gar nicht mit dem traumabedingten Selbstbild zusammenpasst, ein schlechtes Kind zu sein. Eine gelungene Traumabearbeitung zeigt sich dann in späteren Therapiephasen unter anderem darin, dass die Fähigkeit zurückkehrt, die Gefühle in ihrer gesamten Bandbreite zu erleben, und sich die Toleranz für negative, aber auch für positive Gefühle erhöht.

Konkrete Strategien im Umgang mit Gefühlsbelastung vor der direkten Auseinandersetzung mit den traumatischen Ereignissen

Verschiedene therapeutische Ansätze umfassen fabelhafte Möglichkeiten, um mit Kindern über Gefühle ins Gespräch zu kommen und ihnen zu helfen, diese bei sich und anderen zu erkennen, auszudrücken und mit starken Gefühlen gut umzugehen. Die meisten dieser Möglichkeiten sind auch geeignet für Kinder, die Traumatisierungen erlebt haben. Wir wollen Ihnen hier erzählen, wie wir Luis, Julian und Lena vom Anfang dieses Kapitels fit für die sich anschließende Bearbeitung ihrer traumatischen Erinnerungen gemacht haben. Auf diese Weise erfahren Sie etwas über die Methoden, die wir persönlich gerne verwenden. Damit Sie sie auch mit Ihren Patient:innen analog einsetzen können, stellen wir Ihnen – wo es sich anbietet – passende Arbeitsblätter für den direkten Einsatz in der Praxis zur Verfügung.

Mit Grundschulkindern in Luis' Alter arbeiten wir darauf hin, dass sie auf spielerische Weise ein lebensnahes und differenziertes Verständnis von Gefühlen bekommen. Luis macht es Spaß, innerhalb einer Minute ganz schnell alle Gefühle aufzuzählen, die er kennt. Gemeinsam mit der Therapeutin zeichnet er dann in einen leeren Körperumriss (AB 4.13) ein, wo im Körper er das jeweilige Gefühl spürt. Währenddessen unterhält er sich mit ihr darüber, wie sich das jeweilige Gefühl anfühlt und in welcher Situation er es zuletzt erlebt hat. Auf diese Weise entdeckt er, dass er nicht nur sauer auf sich war, weil er lieber allein als mit Mama gespielt hat. Er benennt nämlich eine Schwere in der Brust, die viel besser zu seiner Abbildung von Traurigkeit als von Wut passt. Luis und seine Eltern verstehen jetzt viel besser, wie viel Schmerz und Traurigkeit der vermeintliche „Wutbär" in sich trägt.

In einer weiteren Sitzung setzt die Therapeutin „Gefühlskarten" ein (Bücken-Schaal, 2020), auf denen der typische Körperausdruck jedes Gefühls abgebildet ist. Dadurch erarbeitet sich Luis einen Wortschatz, der ihm später beim Sprechen über die traumatischen Ereignisse zur Verfügung steht. Wenn die Therapeutin ihn später fragen wird, wie er sich nach dem Schlaganfall der Mutter gefühlt habe, steht ihm nicht nur „schlecht" als Antwort zur Verfügung. Mithilfe der Gefühlskarten kann er sehr genau sagen, „welche Art von ‚schlecht'„ das war und „welches Gefühl noch" da war.

Parallel dazu leitet die Therapeutin die Eltern von Luis in den frühen Sitzungen an, ihrem Sohn zurückzumelden, welches Gefühl sie bei ihm wahrnehmen („Boah, du schaust aber sauer!"), bevor sie ihm dann eine Hilfestellung anbieten, wie er damit umgehen kann („Was könnte jetzt helfen? Hast du Lust, dass wir zusammen eine Runde im Garten laufen?"). Dabei hilft das Elternarbeitsblatt AB 9.1. Auch nehmen sie darauf Rücksicht, dass sich Luis in solchen Momenten oft sehr traurig und einsam fühlt. Nachdem sich Luis beruhigt hat, ist es für ihn wohltuend, mit Mama zu kuscheln, und für sie ist es wohltuend, weil sie den Eindruck hat, dass sie den Wutausbrüchen des Sohnes nicht mehr so ausgeliefert ist, sondern ernsthaft für ihn da sein kann.

Im Handel sind viele Gefühlskarten-Sets erhältlich, sodass Sie für sich auswählen können. Uns gefallen besonders die *Mausmimi Gefühlskarten* (↗ https://mausmimi-downloadshop.de/collections/kinder-starken), weil sie Kindern und Eltern ein Verständnis für das dahinterliegende Bedürfnis vermitteln. Ebenfalls beliebt sind unserer Erfahrung nach Bücher zu verschiedenen Gefühlen (*Farbenmonster* [Llenas, 2022] mit den entsprechenden Figuren dazu; *Heute bin ich* [van Hout, 2012] – gibt's auch als Malbuch oder als Kartenset) und zu einzelnen Gefühlen wie z. B. *Willi und sein Wüterich* (Orinsky, 2018) für Wut oder *Hey, kleiner Kämpfer* (Young, 2022) für Angst, Spiele, wie z. B. das *GefühlsMix Spiel* (Vogt & Vogt-Sitzler, o. J.) und Internetseiten wie z. B. ↗ https://www.gefuehle-fetzen.net.

Für den 13-jährigen Julian, der sich einerseits mit Fäusten gegen empfundene Bedrohung wehrt und andererseits auf gar keinen Fall gewalttätig sein möchte, ist es zunächst von ungeheurer Wichtigkeit, die Zusammenhänge zwischen der Auslösesituation und seiner Reaktion zu begreifen. Mithilfe des Therapeuten lernt er zu benennen und zu verstehen, dass Streit zwischen anderen Kindern für ihn ein Trigger ist, der ihn per Schleudersitz zurück in die Traumazeit katapultiert. Er versteht, dass die blitzschnelle Kampfreaktion ein Schutzimpuls seines Körpers ist, der in der damaligen Bedrohungssituation absolut Sinn gemacht hat, und kann nachvollziehen, dass sein verschrecktes Gehirn nicht so genau unterscheiden kann, ob im Hier und Jetzt wirklich eine reale Bedrohung besteht. Julian ist gerührt, als der Therapeut zu ihm sagt: „Du machst es deswegen, weil du so etwas Schreckliches nie wieder erleben willst. Dein Körper hat wirklich gut gelernt, auf dich aufzupassen. Leider führt das heute manchmal dazu, dass du anderen weh tust und dich hinterher schuldig fühlst und von den anderen Kindern ausgeschlossen wirst.“ Diese Einsichten bedeuten für Julian einen Ausweg aus der Verwirrung, Ohnmacht und Verständnislosigkeit über sich selbst.

Auf dieser Grundlage ist es möglich, zusammen mit den Betreuer:innen einen Reaktionsplan zu entwerfen (AB 3.3 „Triggerprotokoll“). Auf diesem sind sowohl die individuellen Trigger vermerkt als auch die verschiedenen Gefühlsreaktionen. Für jedes Gefühl notiert sich Julian, woran er es erkennt und was er unternehmen kann, um gut damit umzugehen. Die Wut spürt er als Anspannung im Brustkorb und in den Fäusten aufsteigen. Er vereinbart mit den Betreuer:innen, dass er sich dann sofort und auf der Stelle umdreht, sich zwanzig Schritte in die entgegengesetzte Richtung entfernt und zehnmal tief ein- und ausatmet. Weil er dann in den meisten Fällen die Angst erst recht spürt, erhält er Zugang zu einem ruhigen Raum, in den er sich zurückziehen kann und in dem er sich mithilfe einer oder eines Erwachsenen wieder reorientieren und dadurch ein Sicherheitsgefühl herstellen kann. Durch gemeinsames Ausprobieren stellt er fest, dass eine aufrechte Körperhaltung mit schulterbreitem Stand, Schultern leicht nach hinten gestreckt, Kinn nach vorne – in Kombination mit einer langsamen und tiefen Atmung – schon nach wenigen Minuten dazu führt, dass sein Angstgefühl merklich zurückgeht. In Bezug auf die Traurigkeit hilft es ihm sehr, zu begreifen, dass es eine gute Idee ist, weiche Gefühle mit einer oder einem vertrauenswürdigen Erwachsenen zu teilen, die/der Verständnis zeigt. Das ist eine Erfahrung, die er zu Hause leider viel zu selten gemacht hat, da ihn das Zeigen von Schwäche dem gewalttätigen Stiefvater vollkommen ausgeliefert hätte.

Sobald Jugendliche in der Lage sind, die Gefühlsstürme besser zu beobachten, zu begreifen und in Worten auszudrücken, gewinnen sie automatisch Abstand und damit Möglichkeiten der Regulation (s. Abschn. 4.3.2). Mit der 16-jährigen Lena haben wir ein gemeinsames Verständnis dafür entwickelt, dass ihre Selbstverletzungen zwei wichtige Funktionen erfüllen: Sie dienen einerseits dem Unterbrechen von dissoziativen Zuständen und geben der Jugendlichen andererseits das Gefühl, Gerechtigkeit durch Selbstbestrafung hergestellt zu haben, da sie sich selbst die meiste Schuld an den sexuellen Übergriffen gibt. Im Teufelskreis der PTBS (s. Abschn. 1.2) sind die Selbstverletzungen damit ein klassisches Beispiel für eine gelernte Schutzstrategie. Wie für solche Strategien üblich, verringern sie zwar für den Moment die Anspannung und Belastung, stehen aber mittel- und langfristig der Integration des traumatischen Erlebens im Weg. Deswegen ist es auch Lenas expliziter Wunsch, die Selbstverletzungen loszuwerden, auch weil sie die Schamgefühle und die Versteckspiele gegenüber anderen nicht länger aushalten kann.

Insbesondere die Selbstbestrafung ist eng mit den Inhalten ihrer traumatischen Erfahrungen verknüpft. Als Therapeut:innen erwarten wir nicht, dass Lena die Selbstverletzungen vollkommen aufgibt, bevor sich ihre Interpretation der traumatischen Erfahrungen im Rahmen einer Traumabearbeitung nicht zu ihren Gunsten verändert hat.

(Wie eine Traumabearbeitung ablaufen kann und wie Lena letzten Endes ihre Tendenz zu Selbstverletzungen losgeworden ist, erfahren Sie in den Kapiteln 6 und 7.) In Bezug auf das Ritzen als Hilfsmittel für das Durchbrechen von Dissoziation können wir hingegen schon in dieser frühen Therapiephase hilfreichere Alternativen anbieten, damit die Jugendliche mit Überflutung durch Intrusionen und starke Gefühle und den daraus folgenden dissoziativen Episoden umgehen kann. *Selbstbeobachtung* ist immer der erste Schritt: Je eher ich in der Lage bin, zu bemerken, wie es mir geht und was ich gerade brauche, desto früher kann ich mich mithilfe geeigneter Strategien versorgen oder versorgen lassen und weitere Eskalationen verhindern. Durch Selbstbeobachtung kann ich auch erkennen, was mich davon abhält, notwendige Strategien einzusetzen: Bemerke ich überhaupt, was ich brauche? Sind mir nicht genug Strategien bekannt oder sind diese nicht verfügbar? Hindern mich störende Gedanken (z. B. „Es wird eh nichts helfen") oder Gefühle (z. B. Selbsthass)? Bin ich zu unentschlossen? Beeinflusst mich mein Umfeld negativ? Hier können Jugendliche für bessere Bedingungen sorgen.

Mit ihrer Therapeutin beginnt Lena, Stressprotokolle (AB 4.14) auszuwerten, in denen sie für einige Tage stündlich ihre Anspannung auf einer Skala zwischen 0 und 100 markiert. Anhand des Stressprotokolls lernt Lena tageszeitliche Muster, Auslösemomente, individuelle Frühwarnzeichen und Schutzfaktoren kennen: Morgens unter der Woche ist die Anspannung am schlimmsten, weil sie sich Sorgen über den bevorstehenden Schultag macht. Stressverstärkend wirken häufig Konflikte mit ihrer Mutter. Als Allererstes bemerkt sie bei sich ein Gefühl der Übelkeit. Der Stress reduziert sich, wenn sie Zeit mit ihren Freunden verbringt. Allein schon durch die erhöhte Selbstbeobachtung reduziert sich der Schneidedruck, weil Lena jetzt jederzeit weiß, wie stark sie angespannt ist, und dadurch früher bemerkt, wann sie durch die Summe von verschiedenen Stressoren in einen kritischen Stressbereich von über 70 gerät.

Im Sinne von *Selbstmanagement* wählt Lena als Nächstes zusammen mit ihrer Therapeutin Skills (vgl. AB 4.15 u. AB 4.16) aus, die sie notiert und in einer kleinen Tasche immer bei sich hat. Skills sind Strategien, die genauso gut beim Spannungsabbau helfen wie das Ritzen, die aber keinen Schaden anrichten. Nach einigem Ausprobieren stellt sich heraus, dass Lena bei mittlerer Anspannung zwischen 30 und 50 insbesondere vom Kneten eines Igelballs profitiert, bei höherer Anspannung von 60 von Kältereizen wie Eiswürfeln. Wenn sie merkt, dass der Schneidedruck extrem wird oder sie kurz vor dem Dissoziieren steht, helfen Aufstehen und Bewegen und das Kauen einer scharfen Chilischote. Durch Anwendung der Skills reduziert sich die Häufigkeit der Selbstverletzungen von fast täglich auf ca. dreimal pro Woche. Auch kommt sie selten in einen Bereich der Anspannung, in dem sie kurz vor dem Dissoziieren steht, bemerkt dies dann meistens rechtzeitig und kann sich immer öfter mit der Chilischote zurückholen.

Mithilfe von Verhaltensanalysen (AB 4.17), einer weiteren Methode zur *Selbstbeobachtung*, die in der DBT-A gut beschrieben ist, findet Lena noch genauer heraus, in welchen Situationen sie Zugriff auf ihre Skills hat und was in jenen Momenten anders ist, in denen sie sich doch wieder verletzt. Es zeigt sich, dass die Selbstverletzung vor allem morgens auftritt, wenn sie an dem Tag noch nichts gegessen oder getrunken hat. Seitdem achtet Lena besser darauf, gleich nach dem Aufstehen etwas zu sich zu nehmen.

5. Die traumatischen Erinnerungen bearbeiten

Das Herzstück einer Traumatherapie besteht darin, die Verarbeitung der Geschehnisse auf eine Art und Weise zu fördern, dass am Ende „die traumatische Erfahrung erinnerbar wird … ohne, dass durch die Erinnerung Symptome ausgelöst werden" (Sachsse, 2022, S. 265). Dafür ist das Herstellen einer tragfähigen therapeutischen Beziehung und ausreichender Sicherheit im Hier und Jetzt unbestritten eine wichtige Grundlage. Wenn wir allerdings die Schlussfolgerungen ernst nehmen, die sich sowohl aus dem kognitiven Modell von Ehlers und Clark (Abschn. 1.2.1) als auch aus den neurobiologischen Modellen zur PTBS (Abschn. 1.2.2) ergeben, kann eine Integration des Traumas und damit ein Wiedererlangen der seelischen Gesundheit nicht ohne direkte Auseinandersetzung mit den traumatischen Ereignissen und deren Bedeutung erfolgen. Diesen Aspekt betonen auch die aktuellen Behandlungsleitlinien (Schäfer et al., 2019).

Das Paradigma der Gedächtnisrekonsolidierung (Abschn. 1.2.3) kann uns ein Verständnis dafür geben, inwiefern jede Art der Veränderung von Erinnerungen (und damit der Reaktionen auf diese Erinnerungen) die Aktivierung der implizit abgespeicherten Gedächtnisinhalte in ihren zugehörigen neuronalen Netzwerken voraussetzt. Durch die erlebbare Sicherheit im Hier und Jetzt sowie die Verfügbarkeit kontrastierender Informationen können die alten Gedächtnisspuren in einer neuen Konfiguration abgespeichert werden und so ihre schmerzhaften Auswirkungen verlieren.

In den nächsten drei Kapiteln möchten wir Ihnen Schritt für Schritt zeigen, wie Sie Ihre Patient:innen dabei unterstützen können, die traumatischen Erlebnisse zu verarbeiten. Dies entspricht der Stufe 3 im Stufenmodell (Abschn. 1.3.1). Handlungsleitend ist dabei das gleichzeitige Vorhandensein von zwei Elementen:

1. Es kommt zu einer Aktivierung der neuronalen Netzwerke – die vergangene Wirklichkeit wird also bis zu einem gewissen Grad wieder lebendig.
2. Gleichzeitig werden damit inkompatible, neue Informationen aktiviert – also das, was die Kinder heute, im Hier und Jetzt, in Bezug auf das Trauma Neues wissen und erleben oder sich als hilfreiche Gedanken erarbeiten können.

Die Aktualisierung des Traumanetzwerks und die Ergänzung mit kontrastierenden Informationen und korrigierenden Erfahrungen kann grundsätzlich über ganz unterschiedliche Methoden erreicht werden. Wir haben uns dafür entschieden, nahe an der Vorgehensweise der TF-KVT (Cohen, Mannarino & Deblinger, 2009) zu bleiben.

Zunächst wollen wir Ihnen zeigen, wie wir gemeinsam mit den Kindern und Jugendlichen **Traumaberichte erstellen** (Abschn. 5.1). Selbst erzählen zu können, was man erlebt hat, welche Bedeutung es für einen hat und welche Schlüsse man daraus gezogen hat, ist für Kinder und Jugendliche extrem validierend. Gut vorbereitet durch die sicherheitsstiftenden Elemente, über die wir in Kapitel 3 und 4 ausführlich geschrieben haben, trauen wir den jungen Patient:innen zu, sich mit dem Erlebten noch einmal auseinanderzusetzen, ohne emotional überflutet zu werden oder gar Schaden zu nehmen. Häschen und Denker bleiben innerhalb des Toleranzfensters und finden gemeinsam Worte für das Geschehene. Das steht im Gegensatz zum unwillkürlichen Erinnern im Alltag. Schon hier machen die Patient:innen entscheidende korrigierende Erfahrungen. Wir sind dabei an ihrer Seite und werden wohlwollende Zeug:innen all dessen, was sie in der Vergangenheit durchgemacht haben.

In den Traumaberichten vermitteln uns die Kinder und Jugendlichen eine genaue Vorstellung davon, welche Gedanken für sie auch weiterhin hinderlich und schmerzlich sind und welche neuen Informationen es konkret braucht, um die alten Annahmen und Gedächtnisinhalte zu kontrastieren. In Kapitel 6 beschreiben wir daran anknüpfend, wie die Traumaverarbeitung durch eine Bearbeitung von **schmerzlichen Gedanken** fortgesetzt werden kann. In Kapitel 7 gehen wir noch genauer darauf ein, was das in Bezug auf die **schmerzlichen Gefühle** bedeutet, unter denen viele Kinder und Jugendliche aufgrund eines unverarbeiteten Traumas leiden. Hier beschreiben wir auch einige explizit gefühlsorientierte Methoden, die die kognitiv ausgerichteten Techniken aus Kapitel 6 ergänzen. In Kapitel 8 schließlich stellen wir dar, wie die traumafokussierte Arbeit gut abgeschlossen werden kann. Hier geht es auch um einen Ausblick, wie wir uns gemeinsam mit den Kindern und Jugendlichen nach erfolgreicher Traumaverarbeitung offenen Lebensthemen zuwenden können. Im Stufenmodell (Abschn. 1.3.1) entspricht dies der abschließenden Stufe 4.

5.1 Die Arbeit mit Traumaberichten

Als die Therapeutin dem elfjährigen Emil ankündigt, dass sie als Nächstes zusammen ein kleines Buch darüber schreiben wollen, was er Erschreckendes erlebt hat, schaut er sie mit großen Augen an und strahlt. Stolz erzählt er, dass er selbst auch schon versucht hat, seine Erlebnisse zu Papier zu bringen. „Anstrengend war's", weiß er zu berichten, „aber ein bisschen hat's geholfen." Die Geschichte in Worte zu fassen, sie nicht mehr im Kopf herumzutragen, die Worte auf dem Papier zu sehen – all das habe das Chaos und den Druck in seinem Kopf kleiner gemacht.

Traumaberichte gehören zu den wirksamsten Methoden, die uns zur Verfügung stehen, um Kindern und Jugendlichen eine gesunde Verarbeitung traumatischer Erfahrungen zu ermöglichen. Sie zählen als eine Art der Traumakonfrontation zu den gemeinsamen Elementen von evidenzbasierten Methoden der Traumatherapie (Dorsey, Briggs & Woods, 2011). Auch wenn nicht alle Kinder so offen wie Emil reagieren und es viele gibt, die aus verschiedenen guten Gründen zögerlich sind oder sich den Weg anfänglich nicht zutrauen – Geschichten zu erzählen ist etwas, was Kinder aller Kulturen von früh an kennen und mögen. Deshalb brauchen wir ihnen diesen haltgebenden Rahmen nicht groß zu erklären, sondern können direkt starten.

Wie aber unterscheidet sich das Erzählen der eigenen Traumageschichte mit Unterstützung eines Therapeuten oder einer Therapeutin von anderen Formen der Erzählung wie etwa Emils spontanem Aufschreiben, dem Sprechen mit einem vertrauten Erwachsenen oder der Befragung durch die Polizei? Als Therapeut:innen leiten wir die Kinder an, anders, strukturierter zu erzählen. Und wir hören anders zu, mit einem anderen Fokus. Uns geht es nicht um die Ermittlung der objektiven Fakten wie einem Staatsanwalt. Auch sind wir aufgrund unserer Werkzeuge und unserer Erfahrung nicht überflutet oder hilflos gegenüber dem berichteten Leiden so wie manche erwachsenen Ansprechpartner, die nicht professionell darauf vorbereitet oder selbst mit betroffen sind. Vielmehr sorgen wir dafür, dass die Kinder mit ihren beängstigenden Bildern nicht alleine bleiben. Und wir helfen ihnen, ihre Erinnerungen, Gedanken und Gefühle im Gehirn zu verarbeiten und dadurch wieder gesund zu werden. Deswegen können Traumaberichte für viele Kinder und Jugendliche ein sehr guter Weg sein, ihre traumatischen Erfahrungen zu überwinden.

5.1.1 *Was wir erreichen wollen: dem Trauma die Macht nehmen*

Beim Erstellen von Traumaberichten machen wir uns mehrere Wirkfaktoren zunutze und verfolgen deshalb mindestens vier Zielsetzungen:

Korrigierende Erfahrungen ermöglichen

Ein erstes wichtiges Ziel von Traumaberichten ist die direkte Auseinandersetzung mit angstbesetzten Erfahrungen in einem sicheren Rahmen, damit einerseits die traumabezogenen Gedächtnisnetzwerke einschließlich belastender Gedanken, Gefühle und Körpererinnerungen aktiviert sind, während gleichzeitig kontrastierende Erfahrungen von Trost, Selbstwirksamkeit, Schutz und Bewältigung gemacht werden. Durch diese gleichzeitige Fokussierung von Bedrohlichem (im „Dort und Damals“) und Sicherheit (im „Hier und Jetzt“) ist es möglich, ungünstige Verknüpfungen im Gedächtnis aufzulösen und Heilungsprozesse in Gang zu setzen. Damit dies gelingt, ist es notwendig, dass das Kind während der gesamten Arbeit mit Traumaberichten innerhalb seines Toleranzfensters bleibt bzw. immer wieder darin unterstützt wird, zurück in das Toleranzfenster zu kommen (s. Abschn. 1.2.2 u. 3.2.2). Auf diese Weise können „Häschen“ und „Denker“ gut zusammenarbeiten.

Anders als wenn Traumaüberlebende im Alltag von Intrusionen überrascht oder nachts von Albträumen heimgesucht werden und sich diesem massiv beängstigenden Erleben erneut hilflos ausgeliefert fühlen, stellen wir im Therapiezimmer einen Rahmen her, in dem die schlimmen Gefühle sich zeigen dürfen, ausgehalten und bewältigt werden können. Anders als in der traumatischen Situation von damals ist die Situation jetzt objektiv und subjektiv sicher. Objektiv in dem Sinne, dass die äußeren traumatischen Erfahrungen abgeschlossen sind und zeitlich zurückliegen. Subjektiv in dem Sinne, dass die Kinder in den vorausgehenden Therapiesitzungen schon mehr und mehr gelernt und geübt haben, diese Sicherheit wieder wahrzunehmen. Sie sind in der Lage, sich besser zu regulieren, wann immer der „Schleudersitz" (s. Abschn. 1.2) zuschlägt und sie innerlich zurück in die traumatische Situation befördern will.

Aus Sicht der kognitiven Verhaltenstherapie entspricht die Arbeit mit Traumaberichten einer „gestuften Exposition in sensu". Dabei machen wir uns den Effekt zunutze, dass die Gefühlsflut bei Erinnerungen an das Trauma allein schon durch das wiederholte Besprechen der Erfahrungen in einer vertrauensvollen Umgebung kontinuierlich abnimmt. Diese Vorgehensweise entspricht der klassischen Angstkurve in der Expositionsbehandlung von Angststörungen (s. Abb. 5.1). Damit das gut klappt, achten wir auf eine *gestufte* Exposition: Durch verschiedene Strategien, die wir noch näher erklären werden, sorgen wir dafür, dass die Kinder zu keinem Zeitpunkt überflutet oder überfordert werden. Durch ein permanentes Pendeln zwischen Erinnerungen an die traumatische Vergangenheit und der sicheren Gegenwart bleibt immer genügend Kapazität übrig, um den inneren Prozess einschließlich der nachlassenden Anspannung zu beobachten und so die zunehmende Bewältigung auch wahrzunehmen.

Die Angstkurve

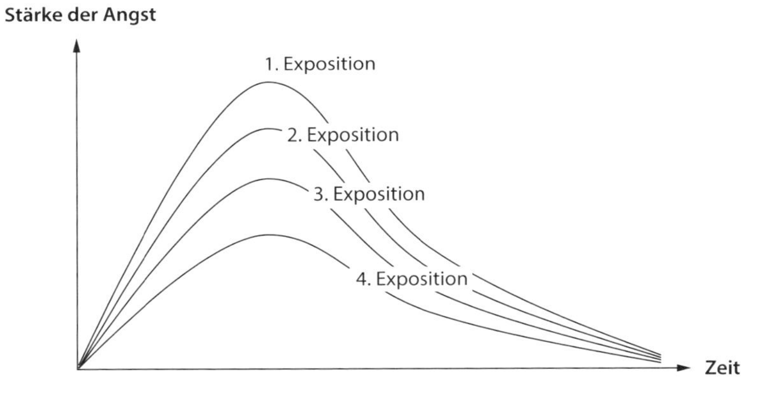

Abbildung 5.1: Verlauf der Angstkurve

Viele Kinder kennen das Phänomen, wie schnell man sich an starke Reize gewöhnen kann, wenn man sich ihnen aussetzt, vom Einsteigen in eine heiße Badewanne. Obwohl man in der ersten Minute denkt, man kann es gar nicht aushalten, bekommt das Wasser schon nach kurzer Zeit eine erträgliche oder gar angenehme Temperatur, wenn man in der Wanne bleibt.

Liam (11) liebte Vergnügungsparks und hatte schon gute Erfahrungen mit der Bewältigung seiner Angst vor der Achterbahn gemacht. In der Schlange hatte er noch überlegt, einfach auf der Stelle kehrtzumachen. Aber er raffte sich mutig auf, trotzdem einzusteigen. Obwohl er am Anfang noch Angst hatte, verflog diese schon nach kurzer Zeit. Die nächste Fahrt fiel ihm viel leichter. Er war stolz, da er verstanden hatte, dass die Angst nicht weniger geworden wäre, wenn er sich nicht getraut hätte.

Aufgrund ihrer dauerhaft erhöhten Alarmbereitschaft, dem Bedrohungserleben durch die Symptome und den schlechten Erfahrungen mit fehlender Sicherheit und missbrauchtem Vertrauen haben viele Kinder und Jugendliche starke Hemmungen, über die Ereignisse zu sprechen. Sie haben Angst, dass sie es nicht aushalten können oder dass die Belastung noch stärker wird. Das deckt sich oft mit den Warnungen besorgter Bezugspersonen, die sie daran gehindert haben, über das Erlebte zu sprechen, um ihnen belastende Gefühle zu ersparen. Manche befürchten, dass die Therapeut:innen sie dafür verurteilen, was ihnen Schlechtes widerfahren ist, wie falsch sie sich vermeintlich verhalten haben und was für schreckliche Menschen sie deshalb sind. Während der Expositionsbehandlung machen die Kinder die Erfahrung, dass die befürchteten Folgen nicht eintreten und dass sie zunehmend besser in der Lage sind, die Anspannung auszuhalten, bis diese schließlich ganz abnimmt. Durch diese korrigierenden Lernerfahrungen gewinnen sie mehr Sicherheit und Selbstwirksamkeit in Bezug auf die traumatischen Erinnerungen und sind immer seltener plötzlichen Intrusionen und unkontrollierten physiologischen Reaktionen ausgeliefert. Deswegen müssen sie sich auch nicht mehr so stark anstrengen, um diese Reaktionen zu vermeiden, und können ihr Schutzverhalten nach und nach aufgeben.

Erinnerungen sortieren

Die zweite Zielsetzung bei der Arbeit mit Traumaberichten ist das Sortieren von Wahrnehmungen, Gedanken und Gefühlen zum Zeitpunkt des Traumas und die Integration zu einer konsistenten und sinnvollen Erzählung. Was zum Zeitpunkt des Traumas passiert ist, hat das Gehirn überfordert und eine sortierte Einspeicherung im Gedächtnis unmöglich gemacht. Oft fehlen Bezüge zwischen der äußeren Wahrnehmung und der inneren Erfahrung. Deswegen sind traumatische Erinnerungen desintegriert abgespeichert. So erklärt sich, wie Intrusionen entstehen und warum die Ereignisse nicht einfach „vergessen“ werden können. Durch das Erzählen ordnet sich, was das Kind in den traumatischen Situationen getan, wahrgenommen, gefühlt und gedacht hat. So kann die Geschichte im autobiografischen Gedächtnis abgelegt werden. Im Rahmen der Psychoedukation in Abschnitt 4.2 verwenden wir dafür die Metapher eines vollgestopften Kleiderschranks, den es in der Therapie aufzuräumen gilt. Eine kohärente, schlüssige, plausible Erzählung über die eigenen Erlebnisse bildet die Basis für ein kohärentes Selbst- und Weltbild.

Schmerzliche Überzeugungen und Gefühle identifizieren

Drittens ermöglichen uns Traumaberichte, ein Verständnis für die objektive Situation mit all ihren oftmals komplizierten Facetten sowie für die subjektiven Interpretationen der Kinder und Jugendlichen zu erlangen. Wir können so die oft kostspieligen Sichtweisen erkunden, die sie entwickelt haben, um sich auf die überfordernden Erfahrungen einen Reim zu machen. Wir verstehen besser, was sie in der traumatischen Situation Schmerzliches über sich, andere und die Welt gelernt haben. Hätten wir uns von Mike (7) den gescheiterten Notarzteinsatz nicht ganz genau schildern lassen, hätten wir nie erfahren, was ihn seit dem Tag am meisten quält. Er wurde nach dem Herzanfall seines Vaters von der Mutter ins Kinderzimmer geschickt. Deswegen ist er überzeugt, dass Papa gestorben ist, weil er damals – mit seinen sieben Jahren! – nicht rechtzeitig den Notarzt angerufen hat. Auf diese Weise sind Traumaberichte der Ausgangspunkt für das Auffinden und Verändern schmerzvoller und wenig hilfreicher Gedanken und Überzeugungen, die für die Entstehung und die Aufrechterhaltung von Traumafolgestörungen von ausschlaggebender Bedeutung sind (s. Abschn. 1.2), einen wichtigen Ansatzpunkt für die therapeutische Veränderung bieten (s. Kap. 6) und den Zugang zur Arbeit mit schmerzlichen Gefühlen öffnen (s. Kap. 7).

Leitfragen bei Erstellung des Traumaberichts

Während des gesamten Traumaberichts können wir uns bei jeder Technik, bei jeder Entscheidung, bei jedem Gesprächsinhalt stets folgende Leitfragen stellen, um zu prüfen, ob wir gerade auf das erwünschte Ziel hinarbeiten:

1. Trägt es dazu bei, dem Kind eine korrigierende Lernerfahrung zu ermöglichen und seine Gefühle in einem sicheren Rahmen auszuhalten?
2. Hilft es, die Erinnerungen zu sortieren?
3. Erfahren wir etwas über schmerzliche Überzeugungen und Gefühle?

In unterschiedlichen Phasen der Arbeit mit dem Traumabericht kann ein anderer der genannten Wirkfaktoren im Vordergrund stehen.

Die Betroffenen nicht mit dem Erlebten alleine lassen

Der vielleicht wichtigste Grund, mit den Kindern über das Erlebte zu sprechen, sind die Botschaften, die wir „zwischen den Zeilen" senden. Wenn nicht einmal wir als ausgebildete Expert:innen es uns zutrauen, uns die Erlebnisse des Kindes anzuhören: Wie schlecht muss die Prognose dann erst für das Kind selbst sein! Machen wir uns nichts vor – die Gespenster der Erinnerung wohnen in den Kindern und sie überfallen die jungen Patient:innen in Alltagssituationen in der Gestalt von Intrusionen und anderen Symptomen. Der Unterschied, den wir machen, besteht lediglich darin, das Unausgesprochene in Sprache zu bringen. Wir sind Modelle für einen gesunden Umgang mit sehr belastenden Momenten, die sich aus der eigenen Biografie nicht löschen lassen – die aber andererseits schon erfolgreich überstanden wurden. Wir halten den Schmerz der Erinnerung gemeinsam mit ihnen aus. Wenn wir mit den Kindern und Jugendlichen in einer vertrauensvollen, respektvollen, auf Bewältigung ausgerichteten Umgebung darüber sprechen, sind sie nicht mehr allein damit. Und es ist weniger erschreckend, wenn man nicht alleine ist.

5.1.2 *Wie wir vorgehen: die Schreibwerkstatt*

Der Grundgedanke beim Erstellen von Traumaberichten ist, die Ereignisse raus aus dem Kopf und aus dem Herzen rein in eine Geschichte zu bringen. Deswegen sind alle Methoden und Fragetechniken, die beim Erzählen helfen, dafür zulässig und hilfreich. Wir arbeiten gerne mit der Methode der traumafokussierten Verhaltenstherapie nach Cohen, Mannarino und Deblinger (2009), weil wir sie für ein einfaches und flexibles Vorgehen halten, das mit wenigen wiederkehrende Elementen automatisch für ausreichend Struktur sorgt. Dank des Therapiemanuals (Cohen, Mannarino & Deblinger, 2009) und des Online-Trainings (↗ https://tfkvt.ku.de) ist die Methode für jede Fachperson leicht zu erlernen.

Wir haben uns dafür entschieden, Ihnen hier zunächst das Vorgehen anhand eines einzelnen traumatischen Ereignisses zu veranschaulichen. In der Praxis bringen Kinder und Jugendliche jedoch oft eine Vielzahl an Ereignissen und komplexe Lebensgeschichten mit. Um uns zurechtzufinden, müssen wir eine Auswahl treffen und Ordnung schaffen. Wie wir dabei vorgehen und was uns dabei hilft, stellen wir weiter unten in Abschnitt 5.3 dar, beispielsweise die Arbeit mit Lebenslinien. Wenn Sie den Eindruck haben, Sie brauchen vorab Informationen zur Strukturierung der Traumaberichte, springen Sie am besten jetzt gleich dorthin. Ansonsten lesen Sie hier weiter.

Die TF-KVT empfiehlt einen wiederkehrenden Ablauf von vier Schritten, die den Erzählprozess strukturieren (AB 5.1):

1. Die Therapeutin oder der Therapeut stellt eine erzählgenerierende Frage (**Fragen**).
2. Während das Kind erzählt, hört die Therapeutin aufmerksam und aktiv zu (**Zuhören**).
3. Nach jedem Abschnitt wiederholt sie und fasst zusammen, was sie verstanden hat (**Wiederholen**).
4. Nachdem sie die Erlaubnis des Kindes eingeholt hat, schreibt sie das Gehörte für das Kind auf oder lässt das Kind selbst schreiben (**Aufschreiben**).

Die TF-KVT empfiehlt außerdem,

1. das bereits Geschriebene immer wieder vorzulesen oder vorlesen zu lassen (**Vorlesen**).
2. darauf zu achten, das Kind für seine Anstrengung immer wieder zu loben (**Loben**).
3. in jedem Segment zunächst nur nach Sinneswahrnehmungen und Fakten zu fragen, danach erst nach Gedanken, Gefühlen und Körperempfindungen (**zuerst Fakten, dann Gedanken und Gefühle**).

Tim ist acht Jahre alt. Die Therapeutin fragt ihn, was an dem Nachmittag passiert ist, als der Unfall geschah (Fragen). „Ich saß im Auto mit meiner Mama", berichtet er. „Dann habe ich ein lautes Geräusch gehört und ich musste ins Krankenhaus" (Zuhören). Die Therapeutin fasst das Gesagte für ihn zusammen und hält sich dabei möglichst genau an den Wortlaut des Kindes: „Okay. Du saßt mit deiner Mama im Auto. Dann hast du ein lautes Geräusch gehört und musstest ins Krankenhaus" (Wiederholen). Mit seiner Zustimmung bringt sie diesen ersten Textabschnitt zu Papier (Aufschreiben). „Prima, toll, dass du mir das erzählt hast!", würdigt die Therapeutin Tim für seine Überwindung (Loben).

Jetzt fragt die Therapeutin genauer nach. Sie will wissen, wer sonst noch im Auto saß und wohin die Fahrt ging (Fragen). Sie lässt Tim ein wenig erzählen und erfährt, dass sie sich beeilen mussten, weil Tim beim Anziehen getrödelt hatte. Mama war deswegen ärgerlich. Die Therapeutin lässt Tim noch einen längeren Abschnitt erzählen (Zuhören), bevor sie dann das Wichtigste zusammenfasst (Wiederholen) und schriftlich festhält (Aufschreiben).

Weitere Fragen helfen der Therapeutin zu verstehen, was als Nächstes passiert ist, als er im Auto saß, und was genau er gesehen und gehört hat. Auf diesem Weg findet sie heraus, dass das Geräusch daher kam, dass Tims Auto auf das Auto vor ihnen prallte. Tim sah rote Bremslichter und es roch nach Rauch. Sein Bein fühlte sich feucht und warm an. Er berichtet, dass ein Krankenwagen ihn ins Krankenhaus gebracht habe.

Tims Therapeutin hat den Eindruck, jetzt die relevantesten Fakten zu kennen, an die sich Tim noch erinnern kann. Es ist ein guter Zeitpunkt, um den ganzen Text noch einmal zu lesen und gemeinsam zu überprüfen, ob alles stimmig und vollständig ist oder ob etwas verändert oder neue Details aufgenommen werden sollen (Vorlesen).

Sich im ersten Durchgang ausreichend Raum für Sinneswahrnehmungen und Fakten zu lassen, trägt dazu bei, dass wir als Therapeut:innen ein möglichst genaues Bild der Situation erhalten und vom Allgemeinen zum Besonderen gehen. Für die Betroffenen selbst bietet sich dadurch die Gelegenheit, die äußere Wahrnehmung mit der inneren Erfahrung in Bezug zu bringen. Auch verringert es das Risiko, bei einem ersten, für das Leiden des Kindes möglicherweise nicht einmal besonders relevanten Detail stehen zu bleiben, dort zu sehr in die Tiefe zu gehen und wichtige Punkte, die später in der Geschichte drankommen, gar nicht mehr zu besprechen.

Als Nächstes fragt die Therapeutin Tim nach Gedanken, Gefühlen und Körperempfindungen während des Unfalls (zuerst Fakten, dann Gedanken und Gefühle). Dabei geht sie Absatz für Absatz mit ihm durch. Sie beginnt ganz von vorne und fragt: „Als du im Auto mit deiner Mutter saßt – wie hast du dich gefühlt? Welche Gedanken waren in deinem Kopf? Und dann, als du den Knall gehört hast, wie ging es dir dann? Weißt du noch, was du gedacht hast? Und als ihr auf den Krankenwagen gewartet habt. Was hat dein Kopf zu dir gesagt? Wie hast du dich dabei gefühlt?" (Auf AB 5.1 finden Sie erzählgenerierende Fragen.) So gelangen die beiden Schritt für Schritt zum fertigen Traumabericht:

Ich saß im Auto mit meiner Mama. Sie saß vorne, ich hinten. Wir waren auf dem Weg zur Geburtstagsfeier von meinem besten Freund Max. Ich freute mich auf die Party und war aufgeregt. Vorher beim Anziehen gab es Streit, weil ich getrödelt habe. Jetzt war Mama ärgerlich, weil wir spät dran waren. Plötzlich bremste das Auto vor uns. Ich bin sehr erschrocken. Ich sah rote Bremslichter. Ich dachte: „Hilfe! Gleich passiert etwas Schlimmes." Ich hatte große Angst. Ich hörte ein lautes Geräusch. Es war ein Knall, weil unser Auto auf das Auto vor uns krachte. Ich erinnere mich nicht genau, was passiert ist. Es roch nach Rauch und mein Bein fühlte sich warm und feucht an. Ich konnte meine Mama nicht sehen und nicht hören. Ich dachte: „Mama ist tot." Ich war sehr traurig. Ich habe ihr nicht geholfen. Deshalb fühle ich mich schlecht. Danach kam ein Krankenwagen und ich musste ins Krankenhaus.

Gründe für ein Weiterfragen

Woher weiß man, ob man ausreichend nachgefragt hat, und wonach richtet sich die Entscheidung, wie lange und wie detailliert man weiterfragt? Uns hilft es, dass wir uns jederzeit im Klaren darüber sind, aus welchem Grund wir ein bestimmtes Detail erfragen (vgl. Tab. 5.1). Solange wir einen guten Grund haben, fragen wir weiter.

Gute Gründe, weiterzufragen	Problematische Gründe, weiterzufragen
Abrufhinweise geben, beim Erinnern helfen, motivieren	Vermeidung fördern, nicht zum Wesentlichen vordringen
Interesse ausdrücken, die Beziehung stärken	Neugier der Therapeutin / des Therapeuten
ein klareres Bild erhalten, die Ereignisse und Zusammenhänge besser verstehen	Übertriebene Genauigkeit
relevante Emotionen aktivieren und gemeinsam aushalten	Elemente, die für das jeweilige Kind nicht von Bedeutung waren
Auffinden von Denkfallen	Suggestive Vorschläge, die nicht der Erinnerung des Kindes entspringen
Therapeutische Hypothesen prüfen	Bedrängen oder Überreden des Kindes

Tabelle 5.1: Gute und problematische Gründe für ein Weiterfragen

Methodenvielfalt

Je nach Alter und Entwicklungsstand des Kindes, nach seinen individuellen Fähigkeiten und Interessen und in Abhängigkeit von der Intensität der Symptome sind die unterschiedlichsten Vorgehensweisen möglich. Der Kreativität sind dabei keine Grenzen gesetzt, solange es die Methode dem Kind erleichtert, ins Gespräch über die schwierigen Erfahrungen zu kommen. Mit Schulkindern können wir ein kleines Buch gestalten, in welchem wir die Erlebnisse für sie aufschreiben. Größere Kinder und Jugendliche schreiben lieber selbst. Anna (12) findet den Laptop ihrer Therapeutin cool. Stolz zeigt sie ihr, wie schnell sie tippen kann, und wählt Schriftarten für Überschrift und Text aus. Anna und ihre Therapeutin schreiben abwechselnd und reichen sich den Laptop hin und her. Der Vorteil des Schreibens am Computer ist, dass beim Erstellen des Traumaberichts immer wieder Sätze ergänzt und umgestellt werden können, ohne dass es unordentlich aussieht. Das passt gut zum mehrstufigen Entstehungsprozess des Textes. Damit der Bildschirm nicht wie eine Wand zwischen ihnen steht, sitzt Anna neben ihrer Therapeutin auf einem kleinen Sofa. Am Ende jeder Stunde druckt die Therapeutin die neuen Seiten aus und Anna heftet sie in ihrem Ordner ab.

Kleineren Kindern bieten wir eine Kiste mit Playmobil an. Sie dürfen sich Figuren und Gegenstände heraussuchen, mit denen sie die Szenen aufbauen und nachspielen können. Von einer Dreizehnjährigen haben wir gelernt, wie man kleine animierte Filme dreht, indem man Fotos aneinanderreiht, auf denen Playmobilfiguren langsam in eine neue Position gebracht werden. Mit anderen Kindern haben wir schon Puppen oder Knetmasse verwendet. Kinder und Jugendliche, die gerne malen, können ein Bild oder eine Skizze von den Ereignissen anfertigen. Sprechblasen eignen sich gut, Gedanken und Gefühle mit in das Bild aufzunehmen.

Unserer Erfahrung nach ist es ratsam, unabhängig von der eingesetzten Methode, irgendeine Form der Visualisierung und Externalisierung zu finden, auf die man sich hinterher beziehen kann. Wenn geschrieben wird, entsteht ohnehin ein schriftliches Dokument. Wurde gemalt, kann man die Kinder in den Folgestunden die Zeichnung hervorholen lassen und sich am Bild noch einmal genau zeigen lassen, was darauf zu erkennen ist. Wenn mit Puppen oder Figuren gespielt wurde, empfiehlt es sich, jede Szene wie in einer „Fotostory“ fotografisch festzuhalten und auszudrucken. Dabei ist es wichtig, zu betonen, dass nicht jeder gesprochene Satz auch niedergeschrieben werden muss. Der Erzählprozess ist weitaus wichtiger als die literarische Qualität des fertigen Schriftstücks oder die Präzision einer Zeichnung. Das Wichtigste ist, dass wir die schmerzlichen Gedanken festhalten, da wir sie später brauchen, um den Kindern und Jugendlichen weiterzuhelfen (ausführlich in Kap. 6).

Keine Zensur, keine Korrektur

Sowohl bei den Wahrnehmungen und Fakten als auch bei den aufgenommenen Gedanken und Gefühlen geht es um die subjektive Erinnerung und das subjektive Empfinden der Kinder. Wir versuchen, so gut wie möglich am Wortlaut der Kinder zu bleiben und auch deren ganz individuelle Formulierungen zu übernehmen. Das ist respektvoll und hilft den Kindern, sich mit dem Text zu identifizieren. Ebenso nehmen wir auch Details auf, von denen wir aus anderen Quellen wissen, dass die Fakten anders gelagert waren. Zu einem späteren Zeitpunkt können wir dem Kind oder Jugendlichen dann helfen, Ordnung in seine Geschichte zu bringen. Wir können es freundlich auf die Widersprüche hinweisen, indem wir ihm erklären, dass in stressreichen Momenten Erinnerungen manchmal durcheinanderkommen können und dass sich Mama und Papa an dieser Stelle anders erinnern. So gelangen wir am Ende der gemeinsamen Arbeit zu einem geordneten und möglichst realitätsnahen Bericht. Das ist sinnvoll, da die Verzerrungen manchmal mitverantwortlich für schmerzliche Gedanken und Gefühle sein können.

Der inzwischen zwölfjährige Pedro ist sich sieben Jahre nach dem plötzlichen Tod seiner Mutter ganz sicher, dass er sie das letzte Mal gesehen hat, als sie mit dem Krankenwagen ins Krankenhaus gebracht wurde. Er macht sich fürchterliche Vorwürfe, dass er sich nicht ordentlich von ihr verabschiedet hat, und fühlt sich von seinen älteren Geschwistern im Stich gelassen, die offensichtlich eine friedliche Erinnerung an die damalige Zeit haben. In Gesprächen mit dem Vater erzählt dieser, dass Pedro seine Mutter in Wirklichkeit noch mehrere Male im Krankenhaus besucht habe und sich alle Geschwister gemeinsam Zeit genommen hätten, sich gut zu verabschieden und zusammen zu trauern. Im gemeinsamen Gespräch stellt sich heraus, dass der damals fünfjährige Pedro so sehr in starken Gefühlen von Angst und Traurigkeit gefangen war, dass er diese Besuche und den Abschied gar nicht mehr richtig mitbekommen hat. Durch diese Erkenntnis wird es ihm im weiteren Verlauf der Therapie möglich, sein Verhalten und Erleben rückblickend anders zu bewerten und den versäumten Abschied durch ein Trauerritual nachzuholen (mehr dazu in Abschn. 7.2.5).

Der Traumabericht soll den Kindern und Jugendlichen die Gelegenheit bieten, alle Wahrnehmungen, Gedanken und Gefühle unzensiert, so wie sie erlebt und ausgesprochen werden, aufzunehmen. Deswegen bemühen wir uns, auch wenn sehr schmerzliche oder offensichtlich falsche Bewertungen auftauchen, diesen einen Platz im Traumabericht zu geben. Wir notieren die Gedanken der Kinder genau so, wie sie sich in deren Köpfen festgesetzt haben, ohne sie an dieser Stelle zu kommentieren oder zu korrigieren. Dadurch fühlen sich die Kinder ernst genommen in ihrer Wahrnehmung und in ihrer Bewertung, die den belastenden Gefühlen oft zugrunde liegt. Erst später werden wir nach passenden, hilfreichen Gedanken suchen als eine Möglichkeit, diese schwierigen Gefühle zu überwinden (s. Kap. 6 u. 7).

5.2 Der emotionale Prozess beim Erstellen des Traumaberichts: eine Fahrt mit dem Heißluftballon

Über traumatische Ereignisse zu berichten ist nicht dasselbe, wie einen Schulaufsatz zu schreiben. Den Unterschied macht der emotionale Prozess, der während des Erstellens des Traumaberichts stattfindet. Das Wesentliche ist, dass beim Erzählen die Gedächtnisnetzwerke aktualisiert werden, in denen die traumatischen Erinnerungen gespeichert sind. Dass dadurch auch traumabezogene Gefühle aktiviert und zugelassen werden, ist Teil des Verarbeitungsprozesses und geht mit einer gewissen Anspannung bei den Kindern und Jugendlichen einher. Gleichzeitig unterstützen die Therapeut:innen die Patient:innen jederzeit dabei, sich schwierigen Erlebnissen, Gedanken und Gefühlen *dosiert* zu stellen, sodass sie während des Erzählens in ihrem Toleranzfenster bleiben, statt überflutet zu werden. Hierin besteht die eigentliche Psychotherapie, die eine Verarbeitung der traumatischen Erfahrungen ermöglicht.

Um Ihnen zu veranschaulichen, worauf es dabei ankommt, möchten wir Sie dazu einladen, die Vorstellung einer Fahrt mit dem Heißluftballon in sich aufsteigen zu lassen. Zu Beginn blicken wir mit dem Kind auf eine Gebirgslandschaft mit unterschiedlich hohen Bergen. Es sind die traumatischen Erinnerungen. Wie hoch ein Berg ist, hängt weniger von den objektiven Umständen des Traumas ab, sondern eher davon, wie schlimm es das Kind erlebt hat und vor allem, wie sehr es heute noch davon belastet ist und von den Erinnerungen emotional aktiviert wird. Belastet durch seine posttraumatischen Stresssymptome, liegt der Fokus des Kindes auf den Bergspitzen, die im Halbdunkel wie mächtige Ungeheuer wirken. Schwer vorstellbar, dass es möglich sein soll, das Erinnerungsgebirge zu durchqueren, ohne sich entlang des Weges zu verirren oder abzurutschen. Wir aber schlagen dem Kind vor, gemeinsam mit uns in einen Heißluftballon zu steigen, mit dem es das Erinnerungsgebirge sicher und zielstrebig überwinden kann. Als Therapeut:innen bringen wir die nötige Erfahrung und Zuversicht ein. Wir kennen zwar das spezielle Erinnerungsgebirge dieses Kindes noch nicht genau. Aufgrund unserer fachlichen Expertise wissen wir aber, worauf wir achten können, um den Ballon sicher auf Kurs zu halten.

Wenn wir nun die Fahrt beginnen, ist das wichtigste Navigationsinstrument der Höhenmesser. Fliegt der Ballon zu niedrig, gewinnt am Ende der Berg. Deshalb ist es wichtig, bald auf eine gute Flughöhe zu kommen. Diese befindet sich leicht oberhalb der jeweiligen Geländehöhe. Unser Höhenmesser hilft uns die ganze Zeit über, diese Höhe zu halten. In diesem Bereich lichten sich die Wolken, die Sicht ist klar und der Berg unter uns wirkt weniger bedrohlich. Kurzfristig können wir auch einmal höher aufsteigen, um einen besonders hohen Berg zu überwinden – aber Vorsicht: Dort oben droht der Ballon zu zerplatzen. Es ist also wichtig, früh zu merken, dass wir aufsteigen, und möglichst bald wieder auf eine sichere Flughöhe zu kommen. Das heißt jedoch nicht, dass wir die Fahrt abbrechen müssen.

Übersetzt in den therapeutischen Prozess bedeutet dies, dass wir die Kinder dazu befähigen, aus einer gesunden Distanz und fest verankert im „Hier und Jetzt" auf die Gesamtheit der eigenen Erlebnisse einschließlich der besonders schlimmen Erfahrungen zu blicken, ohne das Kind einer echten Gefahr auszusetzen. Wenn es gemeinsam gelingt, die Anspannung beim Kind innerhalb des Toleranzfensters zu halten, ist eine Traumaverarbeitung möglich. Das Therapiezimmer und die Therapiebeziehung (Kap. 2) stellen zusammen mit den im bisherigen Therapieverlauf erworbenen Regulationskompetenzen (Kap. 4) den sicheren Ort dafür zur Verfügung: Im Korb des Heißluftballons sind die Berge ungefährlich. Wenn wir beginnen, mit den Kindern und Jugendlichen über die traumatischen Erfahrungen zu sprechen, steigt in der Regel der Grad ihrer emotionalen Aktivierung und Anspannung erst einmal an. Er entspricht in unserer Ballonmetapher der Flughöhe. Das ist unvermeidbar und ein wesentlicher Wirkfaktor der Traumaverarbeitung. Obwohl es manchmal weh tut, lässt es sich leider nicht verhindern und ist sogar die Voraussetzung für die Heilung – so wie beim Desinfizieren einer Wunde (s. Kasten). Um den Grad der emotionalen Aktivierung und Anspannung zu benennen, ist in Literatur und Praxis die Abkürzung SUD für „Subjective Units of Distress" üblich. Unsere Aufgabe als Therapeut:innen ist es, jederzeit für eine ausreichend hohe, aber noch gut aushaltbare „Flughöhe" zu sorgen und zum Ende jeder Sitzung eine sanfte Landung einzuleiten.

Die Wundenmetapher

Um die Kinder und Jugendlichen darauf vorzubereiten, dass das Besprechen der traumatischen Erinnerungen stellenweise herausfordernd sein kann, aber nie überfordernd, und um sie zu motivieren, sich auf diesen befristeten Schmerz einzulassen, verwenden wir gerne die Metapher einer Wunde (vgl. AB 4.4): *„Sicherlich bist du schon einmal gestürzt und hast dir das Knie aufgeschlagen. Meistens ist das eine blutige, schmerzende Wunde und manchmal sind sogar Schmutz oder Steinchen vom Weg darin. Was würdest du vorschlagen, was man mit einer schmutzigen Wunde machen sollte? Genau, man muss sie sauber machen. Das kann noch mal schmerzhaft sein, aber nur wenn die Wunde sauber ist, kann sie gut verheilen."*

5.2.1 *Den SUD-Wert erfassen und beobachten*

Informationen darüber, wie hoch der Grad der emotionalen Aktivierung und Anspannung beim Kind gerade ist, erhalten wir aus zwei Informationsquellen – die in unserer Metapher dem Höhenmesser entsprechen. Zum einen ist es wichtig, Kinder und Jugendliche immer wieder direkt zu fragen, wie stark sie ihre Anspannung *hier, jetzt, im Moment* empfinden. Dafür eignet sich eine Analogskala von 0–10 oder von 0–100, die schon früher in der Therapie zu genau diesem Zweck eingeführt wird. Kinder aller Altersklassen, auch schon Vorschulkinder, können mit Analogskalen umgehen und verstehen die Metapher eines Thermometers (oder eben eines Höhenmessers). Dieses kann man aufmalen. Alternativ gibt es im Spielwaren- oder im Fachhandel für Therapiematerialien auch Thermometer aus Holz, an denen mithilfe einer kleinen Perle entlang einer Schnur die aktuelle „Temperatur“ oder „Flughöhe“ angezeigt werden kann (z. B: ↗ https://kikt-thema.de/Gefuehle-Regler/SW10382). Zum anderen ist es wichtig, die Kinder und Jugendlichen genau zu beobachten und anhand von verbalen und nonverbalen Signalen permanent einzuschätzen, wie emotional aktiviert und involviert sie gerade sind. Der Blick, die Körperhaltung, die sichtbare Anspannung und der Rhythmus des Redeflusses liefern wichtige Hinweise. Selbstauskunft und Beobachtung stimmen nicht immer überein, deswegen ist beides wichtig.

Am besten kommen wir voran, wenn der SUD-Wert die meiste Zeit über in einem mittleren Bereich von etwa 6 bis 8 bleibt. Unterhalb dieses Wertes ist zu befürchten, dass kein emotionales Prozessieren stattfindet. Wird ein Wert von 9 überschritten, drohen die Kinder und Jugendlichen in emotionale Überflutung oder in Dissoziation abzugleiten. Sie verlassen ihr Toleranzfenster. Das entspricht nicht unserem Ziel, über die traumatischen Ereignisse in einem als sicher empfundenen Rahmen sprechen zu können und korrigierende Lernerfahrungen zu machen.

5.2.2 Den SUD-Wert regulieren

Solange sich die Kinder auf einer günstigen Flughöhe befinden, können wir sie loben und sie ermutigen, genau so weiterzumachen („Du machst das prima. Erzähl mir, was als Nächstes passiert ist“). Wir loben, wenn die Anspannung beispielsweise von einer 5 auf eine 7 steigt („Sehr gut, erzähl noch ein wenig weiter“). Und wir loben, wenn die Anspannung durch das bloße Dabeibleiben nach und nach wieder sinkt. Ist der Bericht sehr oberflächlich oder das Kind sehr distanziert, können wir ihm Hilfestellungen anbieten, damit die traumabezogenen Gedächtnisnetzwerke stärker angeregt werden. Ist das Kind übermäßig stark emotional aktiviert, können wir es dabei unterstützen, den Grad der emotionalen Aktivierung und Anspannung zu reduzieren und wieder in sein Toleranzfenster zu finden. Folgende Möglichkeiten stehen zur Verfügung, damit die Kinder den Heißluftballon steigen oder sinken lassen können und so mit dem Grad der emotionalen Aktivierung und Anspannung in einem für die Traumaverarbeitung optimalen Bereich bleiben (vgl. Tab. 5.2):

Erhöhen der SUD	Vermindern der SUD
Fragen nach Gedanken, Gefühlen und Körperempfindungen	Fragen nach Fakten
Verorten und Spüren von Gefühlen im Körper	Erden und Fokus auf die Sinne und die äußere Situation
Das Kind selbst vorlesen lassen	Dem Kind vorlesen

Erhöhen der SUD	Vermindern der SUD
In der Muttersprache (vor)lesen	Deutsch als Fremdsprache
In der Gegenwart erzählen	In der Vergangenheitsform erzählen
In der Ich-Form erzählen	In der Er- / Sie-Form erzählen
Langsam sprechen, innehalten, wiederholen	Zügig und ohne Pausen vorangehen
Auf den Traumainhalt fokussieren	Skills, Entspannung und Achtsamkeit anwenden

Tabelle 5.2: Erhöhung und Verminderung der SUD

Wissen Sie, was im Korb eines Heißluftballons gegen Schwindel hilft? Das Einfachste ist, nicht in die Tiefe zu schauen, sondern die Wahrnehmung auf den Korb und den Ballon zu richten. Selbst wenn die Bergspitzen manchmal bedrohlich wirken: Im Ballon ist es immer sicher. Auch beim Erstellen des Traumaberichts tun wir gut daran, den Blick immer wieder hin- und herpendeln zu lassen zwischen den Inhalten der Traumageschichte im „Dort und Damals" (Erinnerungsgebirge) und dem haltgebenden therapeutischen Rahmen im „Hier und Jetzt" (Heißluftballon). Dieses Pendeln geschieht ganz automatisch: Jedes Mal, wenn wir innehalten, um zu schreiben und vorzulesen, immer dann, wenn das Kind beim Malen die Farbe wechselt, jedes Mal, wenn es eine Spielfigur bewegt, beschäftigt es sich mit Sinnesreizen im Hier und Jetzt. Das Tippen am Laptop, das Hin- und Herreichen des Laptops, das gemeinsame Betrachten einer Zeichnung – lauter Anker für die Gegenwart. Und nicht zuletzt das Fragen nach der aktuellen Anspannung auf der Analogskala lenkt den Fokus in die Gegenwart: Wir erfragen Gefühle und Gedanken *zum Zeitpunkt des Traumas,* wir pendeln zurück zur aktuellen Flughöhe *im Hier und Jetzt.* Besonders wirksam als Gegenwartsanker ist das Loben für den guten Prozess, weil das Kind dadurch die Aufmerksamkeit auf Gegenwart und Selbstwirksamkeit richtet.

Vorbeugen und Durchbrechen von Dissoziation

Wie in den vorausgehenden Kapiteln bereits beschrieben, ist die peritraumatische Dissoziation ein wichtiger Schutzfaktor und ein Prädiktor sowohl für die Entwicklung einer Traumafolgestörung als auch, bei erneuter Erinnerung wieder zu dissoziieren. Die Dissoziation kann dabei von Konzentrationsschwierigkeiten, abwesend wirken bis hin zu dissoziativen Krampfanfällen ganz unterschiedliche Formen annehmen.

Wenn Kinder und Jugendliche während des Traumaberichts so sehr in Anspannung geraten, dass sie dissoziieren und nicht mehr ansprechbar sind, ist es zunächst einmal wichtig, dass die Therapeut:innen sich bewusst machen: Dissoziative Anfälle sind zwar belastend, aber beschädigen die Betroffenen nicht nachhaltig und gehen nach einer kurzen Zeit von alleine vorbei. Mit dieser Haltung ist es möglich, präsent zu bleiben und die unangenehme Erfahrung zusammen mit den Patient:innen auszuhalten, bis die Dissoziation wieder vorübergeht. Sobald der Therapeut oder die Therapeutin beobachtet, dass sich die Dissoziation anbahnt, kann er/sie dabei unterstützen, so gut wie möglich den Gegenwartsbezug herzustellen, z. B. durch klares Ansprechen mit dem Vornamen, Aufstehen und Bewegen, Fokus auf die Gegenwart und Sinneswahrnehmungen, dem Einsatz von antidissoziativen Skills. Hilfreich ist es zunächst, zu Augenbewegungen anzuleiten, indem zum Beispiel alle roten Gegenstände im Raum fokussiert werden sollen. Danach wird zur Bewegung der Finger und Zehen und schließlich der Schultern aufgefordert. Entscheiden sich Therapeut:innen dazu aufzustehen, um die Patient:innen zu berühren, Ammoniak anzubieten oder einen Eispack in den Nacken oder auf die Stirn zu legen, ist es wichtig, die eigenen Handlungen anzukündigen und zu kommentieren („Wir haben vereinbart, dass ich dich an der Schulter berühren darf, wenn du wieder dissoziierst – das tue ich jetzt").

Noch wichtiger ist es, im Vorfeld für eine gute Prävention zu sorgen und bei Patient:innen, die zur Dissoziation neigen, bei der Exposition noch gestufter vorzugehen und Vorbereitungen zu treffen, z. B. indem nicht im Sitzen, sondern beim Laufen oder Treppensteigen oder auf einem Wackelbrett gearbeitet wird und die Patient:innen währenddessen ihre Skills anwenden oder zumindest griffbereit haben. Für viele Patient:innen ist im Vorfeld eine entlastende Psychoedukation hilfreich, in der sie erfahren, dass Dissoziation einmal ein überlebenswichtiger Schutzmechanismus war und es jetzt vor allem darum geht, einen achtsamen Umgang damit zu finden: Dissoziieren während des Traumas schützt vor überflutender Angst und Schmerz, Dissoziieren während eines Dates kann gefährlich sein, Dissoziieren während des Traumaberichts verhindert die Verarbeitung der traumatischen Erfahrungen im Gehirn (s. Abschn. 1.2). Das Erarbeiten von Frühwarnzeichen und eine gute Selbstbeobachtung, wie sie in der ersten Therapiephase trainiert wurde (s. Abschn. 4.3.3) ermöglicht es Patient:innen, frühzeitig dissoziatives Erleben bei sich zu bemerken und gegenzusteuern, bevor sie einen Kontrollverlust erleben. Im Vorfeld zu den Expositionssitzungen ist es gut, allgemeine Anfälligkeitsfaktoren zu reduzieren: So dissoziieren Patient:innen weniger, wenn sie ausreichend gegessen, getrunken und gut geschlafen haben und wenn sie nicht gleichzeitig durch somatische Erkrankungen wie z. B. eine Grippe geschwächt sind. Weiterführende Ideen und Anleitungen finden Sie auch in Kapitel 2 und in der Literatur, beispielsweise bei Priebe, Müller-Engelmann & Steil, 2011.

Anhand des SUD-Werts relevante Entscheidungen treffen

Alle Entscheidungen, die wir innerhalb einer Therapiestunde treffen, erfolgen in Abhängigkeit vom aktuellen Grad der emotionalen Aktivierung und Anspannung. Oberstes Ziel ist, das Anspannungslevel im wirksamen Bereich zu halten. Der strukturierte Ablauf der Befragung, wie er in Abschnitt 5.1.2 beschrieben ist, bildet das Grundgerüst.

Wann und wie oft lesen wir denselben Abschnitt vor?

Immer dann, wenn wir Gelegenheit zur Gewöhnung bieten wollen. Ziel ist es, beim Kind eine Abnahme der Anspannung zu bemerken. Wenn der SUD-Wert während des Erzählens und Vorlesens nicht mehr stark ansteigt und rasch wieder absinkt, wissen wir, dass unser Ziel erreicht ist.

Wann hören wir auf, zu einem bestimmten Thema Fragen zu stellen?

Aus Prozesssicht dann, wenn wir merken, dass weitere Fragen keinen weiteren Beitrag zum Prozesserleben leisten, sich die Anspannung des Kindes also nicht mehr verändert. Aus Inhaltssicht spielen außerdem auch die Überlegungen eine Rolle, die wir weiter oben in Tabelle 5.1 als gute und problematische Gründe für ein Weiterfragen zusammengefasst haben.

Wann hören wir auf, nach bloßen Fakten zu fragen, und beginnen, uns nach Gedanken und Gefühlen zu erkundigen?

Wenn der SUD-Wert relativ hoch ist, fragen wir so lange nach Fakten, bis die Anspannung merklich absinkt. Danach ergänzen wir mit Gedanken und Gefühlen. Sollte die Spannung allein durch die Fakten so niedrig sein, dass keine ausreichende Aktivierung vorhanden ist, können wir davon abweichen und zur Steigerung des Anspannungsrades schon nach kurzen Erzählabschnitten Gefühle und Gedanken ergänzen.

Den Traumabericht zu einer bestimmten Szene zu erstellen dauert zwischen einer und mehreren Therapiestunden. Manchmal wird innerhalb derselben Sitzung ein Kapitel fertiggestellt und man kann im Anschluss die Gefühls- und Gedankenebene einfügen. In anderen Fällen braucht es eine ganze Therapiestunde, um die reinen Fakten zu sammeln. Dann kommt man in der Folgestunde auf den geschriebenen Text zurück, um Gedanken und Gefühle zu ergänzen. Ziel ist es, dass bei den Kindern auch auf dieser zweiten, intensiveren Stufe (Gedanken und Gefühle) die Anspannung mit jedem Durchgang, aber in ihrem eigenen Tempo abnimmt.

5.3 Damit wir nie die Orientierung verlieren: eine planvolle Strukturierung für eine gute Traumaverarbeitung

In den vorangegangenen Abschnitten haben wir versucht darzustellen, was wir mit Traumaberichten erreichen wollen, wie wir bei der Erstellung der Berichte ganz konkret vorgehen und dass nicht das reine Erzählen für die therapeutische Wirkung verantwortlich ist, sondern der emotionale Prozess währenddessen. Jetzt wollen wir Ihnen noch Hilfestellungen geben, wie durch eine planvolle Strukturierung der Inhalte der Rahmen für eine gute Traumaverarbeitung hergestellt werden kann. Dabei werden wir auch darauf eingehen, wie man sich in komplexen Lebensgeschichten gut zurechtfindet. Denn schließlich ist es eher die Regel als die Ausnahme, dass die Kinder und Jugendlichen, denen wir in der Praxis begegnen, nicht nur ein einzelnes, sondern eine längere Reihe von sich wiederholenden oder unterschiedlichen traumatischen Ereignissen erlebt haben.

Als Igor zu uns in die Praxis kommt, hat der Sechzehnjährige eine längere Vorgeschichte von Selbstverletzungen und Suizidversuchen hinter sich. Aktuell lebt er in einer stationären Jungendhilfeeinrichtung. Er ist mit zwölf allein aus einem anderen Land geflüchtet. In seiner Heimat wurde Igor über lange Jahre von seinem alkoholkranken Vater permanent geschlagen und misshandelt. Ihm wurde erzählt, dass seine Mutter verstorben sei. In Wirklichkeit hatte diese den gewalttätigen Partner verlassen, auch wenn das bedeutet hatte, ihren Sohn zurückzulassen. Darüber hinaus wurde Igor von seinem Onkel vergewaltigt, als er neun Jahre alt war.

Anhand von Lebensgeschichten wie der von Igor lässt sich gut nachvollziehen, dass die Traumata unserer Patient:innen auch uns Therapeut:innen verwirren und entmutigen können. Wird es jemals möglich sein, diese jahrelangen Traumatisierungen adäquat zu verarbeiten? Wo sollen wir mit der Arbeit beginnen und wie behalten wir den Überblick? Wie schaffen wir es, in einer begrenzten Zeit viele hunderte Gewaltszenen aufzuschreiben? Welches von den vielen Ereignissen ist überhaupt ursächlich für die Entstehung der posttraumatischen Stresssymptome? Und müssen wir unbedingt über den sexuellen Übergriff sprechen, wo doch die Gesamtheit der anderen Themen so erdrückend ist? Diese und weitere Sorgen und Bedenken können uns aufhalten und lähmen. Das Trauma nimmt uns gefangen, Vermeidung steckt an (s. auch Abschn. 1.1.3).

Unserer Erfahrung nach lösen sich die meisten vermeintlichen Hürden in Luft auf, sobald wir uns trauen, anzufangen. Auch hier gilt der Grundsatz: Es reicht, wenn es gut genug ist (s. Abschn. 1.3.3)!

Wie kann das Grundgerüst für den Traumabericht aussehen?

Der Hauptteil des Traumaberichts besteht in der Schilderung der traumatischen Erfahrungen. Wir machen uns den allen bekannten Aufbau eines Buches zunutze und unterteilen den Traumabericht in Kapitel. Jeder bedeutsamen Szene widmen wir ein eigenes Kapitel. Das ist besonders dann hilfreich, wenn wir es nicht nur mit einer einzelnen Episode, sondern mit mehreren Situationen oder Ereignissen zu tun haben. Den Hauptteil mit einem oder mehreren Kapiteln betten wir meistens in ein positives Anfangskapitel und ein positives Abschlusskapitel (weiter unten gleich mehr dazu) ein.

Wie sehr muss man sich an einen bestimmten Aufbau halten?

Wir erleben es als hilfreich, vor Beginn der Arbeit am Traumabericht grob zu überlegen, welche Themen insgesamt in das „Buch" aufgenommen werden sollen, welche Elemente besonders bedeutsam erscheinen und wie viel Zeit wir uns für die einzelnen Abschnitte nehmen wollen. In Anamnese und Diagnostik, in den vorangegangenen Therapiestunden, in Gesprächen mit Eltern und Bezugspersonen und aus weiteren Quellen wie Jugendhilfeberichten und Gerichtsakten haben wir bis zu diesem Zeitpunkt meistens eine Vorstellung dessen bekommen, was der Patientin oder dem Patienten zugestoßen ist. Bevor wir mit dem Traumabericht beginnen, nehmen wir uns die nötige Zeit, für uns allein oder im Austausch mit Kolleg:innen diese Informationen zu sortieren. Anhand dessen entwickeln wir ein Bild davon, wie der Traumabericht aussehen könnte, damit alles Wichtige seinen Platz findet. Unsere Haltung dabei: Den selbst entwickelten Plan können wir entlang des Weges jederzeit verlassen, verändern, umstellen, ergänzen oder verkürzen. Ganz ohne Gerüst allerdings riskieren wir, die Orientierung zu verlieren, in die Vermeidungsfalle zu laufen oder alles auf einmal bearbeiten zu wollen.

Wie können Lebenslinien dabei helfen, das Trauma in die Lebensgeschichte einzubetten?

Weil die Lebensgeschichten traumatisierter Patient:innen ganz schön komplex und verwirrend sein können, machen sie es uns manchmal schwer, einen guten Aufbau für den Traumabericht zu finden oder den roten Faden zu behalten. Hier kann das gemeinsame Erstellen einer Lebenslinie helfen, um alles Erlebte erst einmal in die Biografie einzubetten und zu würdigen. Als Zeitstrahl auf einem Flipchart oder Blatt Papier aufgetragen (vgl. AB 5.2) oder am Boden mit einem Seil ausgelegt, können Lebenslinien Patient:innen dabei helfen, aus einer guten Distanz Überschriften für die guten und für die traumatischen Erfahrungen in ihrem Leben zu finden. Traumatisches kann neben Gutem stehen und es wird sichtbar, dass es für jede Person auch gute Momente und Erinnerungen geben darf – egal, wie viel Schreckliches auch passiert sein mag.

Ahmed (17) konnte sich überhaupt nicht vorstellen, mit dem Traumabericht zu beginnen, obwohl er sich mit seiner Therapeutin einig war, dass dieser wichtige Schritt zur Verarbeitung der traumatischen Erinnerungen jetzt anstand: „Ich schaff das nicht, da geh ich kaputt!“ Weil er auch mit dem Erstellen einer Lebenslinie am Flipchart haderte, schlug ihm die Therapeutin schließlich vor, seinen Lebensweg gemeinsam auf dem Boden auszulegen und dabei mit bevorstehenden guten Entwicklungen in der nahen Zukunft zu beginnen. Er hatte nämlich gerade den gewünschten Ausbildungsplatz angeboten bekommen. Ahmed legte ein Seil quer durchs Zimmer, so wie es ihm richtig erschien. Das lange Ende des Seils, das in einem Knäuel am Ende lag, symbolisierte alles, was noch vor ihm lag, seine Zukunft. Als Erstes schrieb die Therapeutin für ihn auf eine Karte, dass er einen Ausbildungsplatz in Aussicht hatte. Im Stehen und mit dem Blick immer auf die sichere Gegenwart gerichtet, gelang es ihm nach und nach auch die guten und schlimmen Erlebnisse seiner Vergangenheit auf der Lebenslinie einzuordnen – auf die eine Seite des Seils: den Mord an seinem Vater; als Ahmed mit neun Jahren anfing, in der Fabrik zu arbeiten, um seine Familie zu versorgen; die Überfälle und Übergriffe auf ihn, als er Medikamente für seine Mutter besorgen sollte; als seine Mutter ihn alleine auf die Flucht schickte; schlimme Ereignisse auf der Flucht. Auf die andere Seite des Seils die schönen Erinnerungen an das Essen der Mutter; das Fußballspielen mit seinem kleinen Bruder und nahe Momente mit der Freundin, die er seit einigen Wochen hier in Deutschland hatte. Am Ende der Stunde hielten Ahmed und seine Therapeutin die Lebenslinie auf einem Foto fest. Der Jugendliche war ziemlich geschafft, aber auch sehr stolz und erleichtert, dass er schon ein bisschen was erzählen konnte, ohne direkt wieder überflutet oder unendlich traurig zu werden. Und die beiden hatten nebenbei die Kapitelüberschriften für seinen Traumabericht gesammelt.

Wir wollen Sie explizit darauf hinweisen, dass es bei der Lebenslinie nicht um eine trockene Sammlung von Daten geht. Vielmehr können aufgrund der Auseinandersetzung mit der eigenen Lebensgeschichte starke Gefühle ausgelöst werden. Es handelt sich um ein Element mit einem echten Nutzen für den inneren Prozess bei der Verarbeitung der traumatischen Erfahrungen. Deshalb ist es sinnvoll, bei der Erstellung alle Aspekte des Prozesses zu bedenken, die wir in Abschnitt 5.2 mit der Metapher der Ballonfahrt beschrieben haben, und gegebenenfalls Skills zur Unterbrechung von Überflutung oder Dissoziation bereitzuhalten.

Durch das Benennen, Aufschreiben und Visualisieren realisieren Kinder und Jugendliche auch: „Das alles ist nicht irgendjemandem passiert, sondern genau mir." Das hilft, die traumatischen Ereignisse in den biografischen Kontext einzuordnen und zu begreifen: „Es ist passiert, es ist *mir* passiert und es ist ‚nur' ein (kleiner) Teil meines Lebens bzw. dessen, was mich ausmacht. Und: Es ist vorbei!"

Anwendungsmöglichkeiten von Lebenslinien

Wenn Lebenslinien primär einen Überblick und als Gliederungshilfe für den Traumabericht eingesetzt werden, reicht es meistens, einen Teil der Stunde dafür zu reservieren oder sie – bei älteren Jugendlichen – als Hausaufgabe erstellen zu lassen. Der Detailgrad ist dann oberflächlich, durch einen unterschiedlichen Abstand der Einzelereignisse von der Mittellinie oder vom Seil kann der subjektive Belastungsgrad markiert werden: Je schlimmer oder je schöner ein Ereignis war, desto weiter entfernt von der Linie / dem Seil wird es platziert. Das kann dabei helfen zu sortieren, was alles in den Traumabericht aufgenommen werden soll, und zu entscheiden, welche Reihenfolge sinnvoll ist (beides ausführlicher beschrieben in den folgenden Abschnitten).

Lebenslinien können aber auch helfen, weitere Fragen zu explorieren. Die Methode kann dann ausführlicher und auch zu anderen Zeitpunkten in der Therapie eingesetzt werden:

- Auf welchen Boden fällt die Traumatisierung? War bis dahin alles in Ordnung?
- Gab es viele schöne Erinnerungen an gemeinsame Aktivitäten mit der Familie, Fürsorge, Freunde? Oder gab es schon im Vorfeld des aktuellen Behandlungsanlasses viele kleinere und größere negative Ereignisse?
- Welche kritischen Lebensereignisse, Verluste oder Brüche gab es? Trennung von der Familie? Eigene Erkrankungen oder Krankheiten bei Familienmitgliedern? Fremdunterbringungen oder Vernachlässigung? Phasen von Belastung?
- Welche Ressourcen und welche negativen Annahmen und Grundüberzeugungen lassen sich erahnen, auch schon aus der Zeit vor dem Trauma?

Was sollte alles in den Traumabericht aufgenommen werden?

Indexereignisse. Im Hauptteil des Traumaberichts sollten das traumatische Einzelereignis oder die mehreren traumatischen Ereignisse beschrieben sein, die den Anlass für die Therapie geboten haben. Weiter zurückliegende Traumata können ebenfalls relevant sein. Wichtig ist, dass früher oder später auch der schlimmste Moment mit aufgenommen wird, also der am stärksten verstörende oder beschämende Vorfall, der heute noch die größte Belastung auslöst. Für Leonie (12) gab es ein Detail, von dem sie dachte, dass sie es nie jemandem würde erzählen können. Einmal filmte der Stiefvater den sexuellen Missbrauch mit seinem Handy und sie hatte große Angst, was mit dem Film passieren würde und wer ihn alles sehen würde. Um das aus ihrem Kopf zu bekommen, musste Leonie am meisten Kraft aufwenden. Umso wichtiger und entlastender war es für sie, dass sie die Information mit ihrer Therapeutin teilen konnte.

Weitere belastende Aspekte. Im Zuge der Aufdeckung traumatischer Ereignisse – während der Ermittlungen, im Verlauf der Befragung als Opferzeugen vor Gericht oder auch bei gynäkologischen Untersuchungen – machen Kinder und Jugendliche häufig mit dem Indextrauma in Bezug stehende weitere belastende Erfahrungen, die sie nicht gut einordnen können und die deswegen für die Entstehung der Symptomatik eine relevante Rolle spielen. Manche dieser Erfahrungen mögen aus der Außenperspektive weniger gravierend wirken als die Indexereignisse selbst. Für die Kinder aber können sie eine extreme Bedeutsamkeit haben und damit Quelle großer Verunsicherung oder Belastung. Deshalb ist es wichtig, im Traumabericht auch für diese einen Platz vorzusehen. Als Sabrina (17) direkt nach einem sexuellen Überfall in der U-Bahn den Mut findet, zur nächsten Polizeistation zu gehen, trifft sie dort auf drei männliche Polizisten, die sie im Rahmen der Ermittlungen dazu auffordern, ganz genau an ihrem Körper zu zeigen, wie der Täter sie angepackt und berührt hat. Als sie sich dann im Anschluss an eine Beratungsstelle wendet, erhält sie zunächst die telefonische Auskunft, dass es bei dem furchtbaren Erlebnis fraglich sei, ob sie jemals darüber hinwegkommen könne. Diese beiden Erfahrungen beurteilt Sabrina als genauso verstörend wie den sexuellen Übergriff selbst. Sie haben ihr Vertrauen in sich und andere massiv erschüttert. Karim (8) hat seinen Vater noch nie weinen sehen, bis zu dem Zeitpunkt, als er ihm von den sexuellen Berührungen durch den Onkel erzählt hat. Er hat jetzt furchtbare Schuldgefühle, weil er der Überzeugung ist, seinen Vater enttäuscht zu haben und weil er schwer damit zurechtkommt, dass die vermeintlich stärkste Figur in seinem Leben selbst auch Momente der Überforderung kennt. Als Eva (9) ihrer Tante anvertraut, dass es zu Hause zwischen den Eltern heftige Gewalt gebe, glaubt ihr die Tante zunächst nicht und legt ihr dann eindringlich nahe, bloß niemandem davon zu erzählen, da ihre Eltern sonst ins Gefängnis müssten und sie allein bliebe.

Wichtige Elemente aus der Biografie. Je nach Lebensgeschichte kann es wichtig sein, weitere Lebenserfahrungen außerhalb von herausragenden Einzelepisoden in den Traumabericht mit aufzunehmen. Diese müssen nicht immer im Detail besprochen werden. Sinan (17) hatte seine Albträume und schmerzlichen Überzeugungen vor allen

Dingen von einer Geiselnahme im Heimatland und einer Bootsfahrt übers Mittelmeer. Trotzdem besprachen wir mit ihm auch das Kriegsgeschehen in seiner Kindheit und weitere Stationen der Flucht, um zu würdigen, was er in seinem Leben alles schon geschafft hatte, bevor er nach Deutschland kam. Dennis (10) profitierte sehr davon, die unübersichtliche Abfolge von seinen Lebensstationen bei den leiblichen Eltern, im Kinderheim und in mehreren Pflegefamilien zu ordnen und für jeden Abschnitt zu reflektieren, was er daraus Gutes mitnimmt, welchen Schwierigkeiten er begegnet ist und wie er diese überwunden hat.

Wie viel Zeit sollte man für die Erstellung des gesamten Traumaberichts einplanen?

Aus unserer Erfahrung fährt man gut damit, wenn man sich auch bei umfangreichen Geschichten zunächst ein bis zwei Sitzungen für das Aufschreiben der gesamten Geschichte vornimmt. Meistens verdoppelt sich diese Zahl im Verlauf. Wenn wir aber von Anfang an mit vier Sitzungen planen, werden es am Ende acht und mehr. Wenn Traumaberichte zu sehr ausufern, müssen sich die Patient:innen unnötig lange mit den traumatischen Ereignissen in ihrer Biografie befassen. Dies verlangsamt das Eintreten von Bewältigungs- und Erfolgserlebnissen, erschwert das Beibehalten der Motivation und hat keine nachweislichen Vorteile für das Behandlungsergebnis.

Traumageschichten können dazu verleiten, dass wir uns zu lange mit wenig relevanten Details aufhalten, anstatt zügig zu den Punkten vorzudringen, die für das Leiden besonders zentral sind und damit auch besonders wertvoll für die Lösung. Uns hilft es hier, uns immer wieder klarzumachen, dass die Wirksamkeit nicht von der Vollständigkeit des Inhalts oder von der Dauer des Erzählprozesses abhängt. Vielmehr achten wir, wie in Abschnitt 5.1.1 beschrieben, darauf, den Kindern korrigierende Erfahrungen zu ermöglichen, ihnen beim Sortieren der Erinnerungen zu helfen und bald die schmerzlichen Überzeugungen und Gefühle zu identifizieren, mit denen wir dann weiterarbeiten können. Wir erleben es so, dass Kinder und Jugendliche, wenn sie sich auf die traumafokussierte Arbeit einlassen, sich lieber in einer begrenzten Zeit mit den Traumata beschäftigen, um danach – mit weniger Symptomdruck – ihren Blick wieder voll in Richtung Ressourcen und Zukunft wenden zu können. Und sie haben aus unserer Sicht ganz recht damit.

Eines wollen wir dabei betonen. Fokussiertes, zeitbegrenztes Arbeiten bedeutet in der Traumatherapie immer: auswählen und gewichten, niemals aber, sich beeilen oder die Patient:innen unter Druck setzen. Im Ergebnis kann es dann durchaus sein, dass wenige Minuten reale Zeit in der traumatischen Szene viele Male und sehr umfassend und detailreich besprochen werden, während an anderer Stelle ganze Tage in einem Satz zusammengefasst werden. Mit Igor beispielsweise haben wir den einen Moment, als ihn sein Vater mit der Gürtelschnalle geschlagen hat, über mehrere Therapiesitzungen ausgebaut und wiederholt, wogegen die gesamte Flucht nach Deutschland in zwei Sätzen Platz fand, da die durchlebten Herausforderungen auf der Flucht in keiner besonderen

Verbindung zur Traumasymptomatik standen. Dass er diese so gut bewältigen konnte, war ein wichtiger Anlass, um ihm seine Stärken und Ressourcen zurückzumelden.

Wie sorgt man dafür, dass jedes relevante Ereignis einen Platz bekommt?

Für jedes relevante Ereignis empfiehlt es sich, ein eigenes Kapitel zu reservieren. Dadurch behalten wir stets den Überblick und können Sinneinheiten erzeugen, die innerhalb der begrenzten Zeit einer einzelnen Therapiesitzung zu schaffen sind. Neu auftretende Themen werden in ein eigenes Kapitel verschoben. In Abschnitt 5.1.2 haben wir das erste Kapitel in Tims Traumabericht mit dem Eintreffen des Krankenwagens beendet. Falls danach nichts mehr Belastendes vorgefallen ist, könnte sein Traumabericht damit abgeschlossen sein. Bei Tim aber war es so, dass nach Ankunft des Krankenwagens zwar das Unfallgeschehen beendet war, für ihn jedoch noch eine schmerzliche medizinische Behandlung bevorstand. Deswegen wurde die Krankenhausbehandlung in ein eigenes Kapitel gepackt. Dieses neue Kapitel wurde in der nächsten Therapiesitzung begonnen.

Anstatt der fortlaufenden Strukturierung im Prozess ist es auch möglich, gleich zu Beginn des Traumaberichts gemeinsam mit dem Kind eine Art Inhaltsverzeichnis zu erstellen, an dem entlang man sich voranbewegt. Das Inhaltsverzeichnis zu Igors Buch fiel zum Beispiel folgendermaßen aus:

Kapitel 1: That's me!
Kapitel 2: Meine kaputte Familie
Kapitel 3: Als mein Vater mich immer geschlagen hat
Kapitel 4: Der schlimmste Tag
Kapitel 5: Die Vergewaltigung
Kapitel 6: Deutschland ist cool

Uns entlastet es, zu wissen, dass alles Wichtige früher oder später drankommt. So können wir uns ruhiger auf den jeweiligen Abschnitt konzentrieren.

Muss man sich jedes einzelne Ereignis erzählen lassen?

Gibt es mehrere Ereignisse des gleichen Traumatyps, reicht es oftmals, ein besonders prototypisches oder herausragendes Ereignis im Detail zu besprechen. Die relevanten Gefühls- und Gedankenwelten sind in der Regel in dieser einen Szene alle schon enthalten. Am Ende des Kapitels fragen wir, ob es bei einem Mal blieb oder ob es mehrere solcher Ereignisse gab. Falls es mehrere waren, können wir das würdigend aufnehmen und müssen nachfragen, ob sich der oder die Jugendliche nicht womöglich Vorwürfe dafür macht, es nicht früher beendet zu haben. Dann können wir noch fragen, ob es jedes Mal in etwa gleich ablief oder ob es wichtige Ausnahmen gab. So lässt sich beispielsweise auch wiederholter sexueller Missbrauch über mehrere Jahre auf wenigen Seiten beschreiben. Sobald weitere Traumatypen betroffen sind, ist es wichtig, pro Traumatyp mindestens ein Ereignis aufzunehmen, da verschiedene Traumatypen mit ganz unterschiedlichen

Bewertungen und Gefühlen verknüpft sein können. Igor beispielsweise brachte mit den Schlägen durch seinen Vater Gefühle von Angst und Wut in Verbindung, der sexuelle Übergriff als Kind durch seinen Onkel dagegen war mit Ekel verbunden und mit der Sorge, ob er deswegen jetzt homosexuell werde. Zu beiden Erfahrungen verfasste Igor ein eigenes Kapitel.

Wie könnte ein positives Anfangskapitel aussehen?

Meistens laden wir die Kinder und Jugendlichen ein, in einem ersten Kapitel über sich, ihre Stärken und ihre Vorlieben zu erzählen. Mit manchen bietet es sich an, sie zuerst eine angenehme Erinnerung berichten zu lassen, z. B. über eine schöne Feier oder einen Ausflug. Dadurch bekommen die kleinen Patient:innen einen persönlichen Bezug zum Text, haben Gelegenheit, anhand unbeschwerter Inhalte erste Erfahrungen mit der Art und Abfolge der Fragen zu sammeln (erst Fakten, dann Gedanken und Gefühle), und sind schon im Fluss, wenn es dann an die belastenden Erinnerungen geht. Als Einstieg eignen sich auch die Lebenslinie, ein Inhaltsverzeichnis oder bei Geflüchteten eine Weltkarte mit der Fluchtroute. Igor gestaltete das erste Kapitel mit dem Titel „That's me!" als Bildcollage mit wichtigen Elementen aus seinem aktuellen Leben.

Womit soll man bei mehrfachen Ereignissen oder komplexen Lebensgeschichten beginnen?

Tatsächlich spielt aus unserer Sicht die genaue Reihenfolge eine untergeordnete Rolle. Hauptsache, die Kinder und Jugendlichen kommen ins Erzählen, und früher oder später kann der schlimmste Moment besprochen werden. Wir bieten Ihnen hier einige Varianten, mit denen wir selbst gerne arbeiten.

Zeitliche Sortierung. Eine Möglichkeit ist, chronologisch mit dem frühesten Trauma zu beginnen, um uns dann zu späteren Ereignissen vorzuarbeiten. Ebenso ist es möglich, zeitlich rückwärts von dem neuesten zu früheren Ereignissen vorzugehen oder in der Zeit zu springen. Gerade bei komplexen Lebensgeschichten, wie sie uns oft, aber nicht ausschließlich bei Pflegekindern oder Geflüchteten begegnen, kann das Erstellen einer Lebenslinie (s. oben) auch beim Sortieren der Inhalte für den Traumabericht helfen, da wir gut herauslesen können, welche Ereignisse in welcher Reihenfolge passiert sind und wie belastend die einzelnen eingeschätzt werden.

Mit dem „schlimmsten" Ereignis beginnen. Von Vorteil kann es sein, mit der subjektiv schlimmsten Episode zu starten. Dieses Vorgehen führt schneller dazu, dass die besonders kritischen Knoten erfasst und gelöst werden können. Die Symptome lassen eher nach, die Kinder erleben sich früher als wirksam, was zusätzlich für die restlichen Themen motiviert oder deren empfundene Belastung zusammenschrumpfen lässt. In Fortbildungen (aber lieber nicht mit Patient:innen) verwenden wir gelegentlich die Metapher einer Wurzelbehandlung beim Zahnarzt. Probleme mit einer einzelnen Zahnwurzel verursachen einen intensiven Schmerz, der auf das gesamte Gesicht ausstrahlt. Findet man gleich den Zahn mit der beschädigten Wurzel und beginnt dort mit der Behandlung, mag es ohne Umschweife gleich am Anfang auf den größten Schmerz zugehen. Wenn dieser Zahn allerdings behandelt ist, merkt man erst, dass der restliche Schmerz an der Backe von diesem Zahn ausgestrahlt hat, und es kommt sofort zu einer generellen Erleichterung. Wenn wir umgekehrt vorher alle anderen Zähne durchgehen, auch die weniger beschädigten oder gar die gesunden, dann leiden die Patient:innen währenddessen weiter und man muss früher oder später doch an die kaputte Wurzel.

Mit einem weniger schlimmen Ereignis beginnen. Nicht immer gelingt es, beim schlimmsten Ereignis zu beginnen. Dann ist es eine gute Möglichkeit, mit einem einfacheren oder mittleren Ereignis zu beginnen, durch das die Patient:innen erst einmal Vertrauen in ihre Bewältigungskompetenzen, die Unterstützung durch die Therapeut:innen und in die Methode fassen können. Igor fragen wir zum Beispiel: „Du gehst doch gerne ins Freibad. Bist du eher jemand, der direkt ins Wasser springt, oder tastest du dich lieber mit den Zehen vor, um zu prüfen, wie kalt das Wasser ist?“ Igor antwortet auf die Frage: „Im Schwimmbad springe ich immer sofort rein – aber können wir es hier vielleicht langsamer machen?“

Inhalt der Intrusionen. Insbesondere wenn auf Nachfrage kein „schlimmstes“ Ereignis benannt werden kann oder noch nicht klar ist, was als Indextrauma gelten kann, ist oftmals der Inhalt der Albträume und Intrusionen ein wertvoller Indikator. Max (13) hatte zuerst keine so rechte Idee, womit er beginnen sollte. Auf die Frage, von welcher Szene er am häufigsten träume, konnte er ganz klar den Tag benennen, an dem er sich mehrere Stunden im Keller eingesperrt habe, um sich vor seinem gewalttätigen Vater in Sicherheit zu bringen. Damit war ein Anfang für den Traumabericht gefunden.

Unmittelbarkeit, Verfügbarkeit und Bereitschaft. Bei Mehrfachtraumatisierung können die Kinder und Jugendlichen in die Entscheidung mit einbezogen werden, ob sie mit dem ersten Vorfall beginnen möchten, mit dem letzten oder mit dem, an den sie sich am besten erinnern können. Möglich ist auch ein beliebiger Vorfall, der dem Jugendlichen gerade einfällt oder über den er gerade bereit ist zu sprechen. Ben (14) wurde im Alter zwischen elf und 13 Jahren von seinem älteren Cousin sexuell missbraucht. In einem frühen Therapiegespräch erzählte Ben der Therapeutin von sich aus recht detailliert, dass der Cousin seinen Penis immer so lange stimuliert habe, bis Ben einen Samenerguss bekam. Als Einstieg in den Traumabericht bietet die Therapeutin Ben an, diese bereits bekannte Geschichte als Ausgangspunkt zu nehmen. Gemeinsam schreiben sie es auf und können sofort Gedanken und Gefühle in dieser Situation ergänzen. Trotz des langen Zeitraumes der Übergriffe ist dadurch schnell ein gehaltvoller Einstieg gefunden, der Bens subjektive Prioritäten und seine Bereitschaft zu erzählen berücksichtigt.

Welche Bedeutung hat das positive Abschlusskapitel?

Ganz am Ende, im Anschluss an den Bericht über die traumatischen Erfahrungen, erstellen wir einen positiven Ausblick. Die meisten Kinder stimmen uns zu, dass jedes gute Buch ein Happy End braucht. Im letzten Kapitel des Traumaberichts sollten gewonnene Einsichten und beobachtete Veränderungen ihren Platz finden. In diesem Abschlusskapitel präsentieren die Kinder das Ergebnis der erfolgreichen Arbeit mit schmerzlichen Gedanken und Gefühlen. Das ist wichtig, um die Gedächtnisrekonsolidierung gut fortführen zu können. Wir kommen in Abschnitt 8.1 noch einmal darauf zurück, nachdem wir die Arbeit mit schmerzlichen Gedanken (Kap. 6) und schmerzlichen Gefühlen (Kap. 7) vertieft dargestellt haben.

Wie findet man auf Ebene der einzelnen Sitzungen einen guten Ein- und Ausstieg in die Arbeit mit dem Traumabericht?

Genauso wie es für den kompletten Traumabericht gilt, dass wir von einem sicheren Ausgangspunkt (positives Anfangskapitel) starten und mit einem sicheren Ende (positives Abschlusskapitel) aufhören, gilt dieser Grundsatz auch für die einzelnen Kapitel und die einzelnen Sitzungen. Wir beginnen jedes neue Kapitel mit der Frage: „Wann hast du zuerst gemerkt, dass irgendetwas nicht stimmt?" Und wir schließen es an dem Punkt, wo das Trauma für den Moment vorbei war.

Nicht immer ist es möglich, innerhalb der Therapiesitzung eine ganze Texteinheit vollständig zu Ende zu bringen. Deshalb ist es wichtig, die Stunde dort zu beenden, wo sich sowohl inhaltlich als auch vom Grad der Anspannung eine vorläufige Ruhe abzeichnet:

- In Bezug auf den **Inhalt** bedeutet dies, dass wir versuchen, immer an einer Stelle auszusteigen, an der in der Geschichte zeitweise Ruhe eingekehrt ist – beispielsweise, weil die Bedrohung kurzzeitig nachgelassen hat oder eine schützende Bezugsperson dazukam. Wenn dieser Punkt nicht von selbst auftaucht und sich die verfügbare Zeit auf das Ende zubewegt, können wir die Kinder bewusst dort hinsteuern, indem wir sie fragen: „Wann an diesem Tag hast du dich erstmalig wieder einigermaßen sicher gefühlt?"
- In Bezug auf den **Prozess** bedeutet dies, dass wir zu einem Zeitpunkt aussteigen, an dem die empfundene und beobachtbare Anspannung einen niedrigen Wert von z. B. 3 oder weniger aufweist. Positive oder beruhigende Aktivitäten wie ein Spiel können am Ende der Sitzung dazu beitragen, die restliche Anspannung zu reduzieren, belohnen die Kinder für ihre Anstrengungen und festigen die Beziehung zur Therapeutin oder zum Therapeuten.

Wir sollten je nach Alter darauf achten, dass die Kinder und Jugendlichen gemeinsam mit einer vertrauten Person nach Hause gehen, und auch zusammen überlegen, welche entlastenden Tätigkeiten sich für den Rest des Tages anbieten. Für die Pause bis zur nächsten Sitzung sollten den Kindern und Bezugspersonen ausreichende Selbstberuhigungsstrategien aus dem ersten Teil der Therapie bekannt sein. Wir klären darüber auf, dass es bei manchen – nicht bei allen Kindern – sein kann, dass in den Wochen der Traumabearbeitung übergangsweise mehr Belastungssymptome auftreten. Der angefangene Traumabericht verbleibt bei der Therapeutin oder dem Therapeuten, und Kinder und Bezugspersonen werden explizit dazu angeleitet, sich zwischen den Sitzungen nicht weiter aktiv mit der Vergangenheit zu beschäftigen – sondern eher für Erholung zu sorgen und alle Arten von positiven oder belastenden Reaktionen zu beobachten, eventuell zu notieren und bei Unsicherheiten die Therapeutin / den Therapeuten zu kontaktieren. Jede weitere Therapiesitzung wird damit begonnen, dass zunächst gemeinsam gelesen wird, was in den früheren Sitzungen aufgeschrieben wurde. So kann Fehlendes ergänzt und gewürdigt werden, dass die emotionale Aktivierung beim Sprechen über die traumatischen Erinnerungen mit jeder Wiederholung merklich zurückgeht.

Was kann man tun, wenn Kinder und Jugendliche nicht in den Traumabericht hineinfinden oder mittendrin nicht weitermachen?

Die große Sorge vieler Therapeut:innen vor ihrer ersten traumafokussierten Behandlung ist, dass die Kinder und Jugendlichen gar nichts sagen. Auch wenn wir anerkennen, dass aller Anfang schwer ist und es manchmal ein wenig Geduld braucht – tatsächlich ist es uns noch nie passiert, dass wir Patient:innen gar nicht dafür gewinnen konnten, mit uns über die traumatischen Ereignisse zu sprechen.

Kinder und Jugendliche, die sich auf die Therapie einlassen, haben einen großen Leidensdruck. Im ersten Abschnitt der Therapie haben sie durch traumafokussierte Psychoedukation ein differenziertes Verständnis für ihre Situation und die Wirkweise der Therapie erlangt. Sie haben sich aktiv für eine Behandlung entschieden, sich intensiv mit Ambivalenzen auseinandergesetzt und sind mehr in Kontakt mit ihren Ressourcen gekommen als vor Beginn der Therapie. Sie kennen konkrete Möglichkeiten, um mit Gefühlsüberflutung umzugehen, und haben darüber erste Selbstwirksamkeitserfahrungen sammeln können. Über die gesamten vorausgegangenen Sitzungen hinweg hatten sie Gelegenheit, die Therapeut:innen als traumasensibles Gegenüber kennenzulernen. All diese Vorarbeit kann den Kindern und Jugendlichen lobend zurückgemeldet werden („Du hast schon so viel erreicht"). Sie bildet einen prima Ausgangspunkt, um auftretenden Vermeidungstendenzen zu begegnen und Wege zu finden, sie zu überwinden.

Wichtig ist, dass wir als Therapeut:innen hinter der Methode stehen und sie auf eine Weise einführen, die dem Kind Zutrauen vermittelt. Es macht einen Unterschied, ob Sie sagen, dass jetzt der schwierigste Teil der Behandlung beginnt, oder ob Sie die bisherigen Fortschritte zusammenfassen und in Aussicht stellen, dass sich der nächste Therapieabschnitt besonders positiv auf die individuellen Therapieziele des Kindes auswirken wird. Bei Zögern bietet sich an, die Inhalte der Psychoedukation aufzufrischen, noch einmal an die Metaphern zu erinnern (Kleiderschrank, Wunde, Badewanne), Emotionsregulationsstrategien einzusetzen und an die Ergebnisse der Motivationsphase anzuknüpfen. Wir machen sehr gute Erfahrungen damit, dem Kind wo immer möglich Wahl- und

Mitbestimmungsmöglichkeiten anzubieten, etwa mit welchem Ereignis es starten möchte oder welches Format am besten passt (schreiben, malen, spielen) oder wie die Sitzposition sein soll. Erinnern sie sich an die Vier-Felder-Tafel (Abschn. 4.3.1 u. AB 4.6)? Sie kann gute Dienste erweisen, um bei Bedarf die Vor- und Nachteile einer Traumakonfrontation herauszuarbeiten. Kapitel 4 dieses Buches ist grundsätzlich eine Fundgrube für Möglichkeiten, wie auftretende Sorgen und Zweifel exploriert, gewürdigt („Ich kann das nachvollziehen") und normalisiert („Den meisten Kindern geht es am Anfang so wie dir") werden können, bevor dann der Mut gestärkt wird.

Wir haben inzwischen die Erfahrung gemacht, dass Vermeidung auch überraschende Gestalten annehmen kann: Türschlüssel gehen verloren, Jugendliche oder Eltern verschlafen oder vergessen Termine, Kinder werden krank, Meerschweinchen versterben, Züge fallen aus, Therapeut:innen verfallen in Selbstzweifel, Bezugspersonen finden, dass ihre Kinder schon so gesund sind, dass die Therapie enden kann. Lassen Sie sich davon nicht entmutigen und erlauben Sie sich ein Schmunzeln: Schon in wenigen Wochen wird es dem Kind deutlich besser gehen, wenn Sie jetzt nicht aufgeben, sondern dabeibleiben!

Ähnliche Überlegungen gelten auch für den Fall, dass Sie einmal nicht mehr weiterkommen. Dieses Problem tritt tatsächlich seltener ein, als viele am Anfang befürchten. Atmen Sie tief durch und überlegen Sie, was Sie jetzt gerade für sich brauchen. Kapitel 2 dieses Buches liefert Ihnen mehr Anregungen dazu.

Lassen Sie dem Kind Zeit, machen Sie eine Pause, loben Sie und erklären Sie noch mal, warum es wichtig ist, weiterzumachen. Äußern Sie Zuversicht und bieten Sie Hilfestellungen an, ohne die Selbstwirksamkeit des Kindes zu sehr infrage zu stellen. Arbeiten Sie einfach mit dem weiter, was gerade möglich ist, und freuen Sie sich über jeden einzelnen Satz.

Wichtig ist, zu keinem Zeitpunkt Druck oder Zwang auszuüben, Kinder abzuwerten oder zu bedrängen oder von ihnen zu verlangen, etwas zu tun oder etwas zu erzählen, was sie nicht wollen. Das sind lauter Dinge, die die Täter:innen mit ihnen gemacht haben. Auch wenn der Grat zur Vermeidung oft recht schmal ist – wir achten jederzeit darauf, dass die Patient:innen über alle Schritte informiert sind, immer mitbestimmen können und jederzeit „Stopp" sagen dürfen. Wenn die Kinder und Jugendlichen erst einmal ins Erzählen hineingefunden haben und merken, wie schnell sich Bewältigungserfahrungen einstellen, wird Ihnen das Problem immer weniger begegnen, selbst wenn Sie in einer Sitzung den Eindruck haben, gar nicht mehr voranzukommen.

Was tun, wenn sich Patient:innen an Teile der Ereignisse oder an ganze Ereignisse nicht erinnern können?

Aufgrund der fragmentierten Verarbeitung von Traumata im Gedächtnis, treten Erinnerungslücken in Traumaberichten gar nicht selten auf. Teilweise oder vollständige Amnesien werden sogar in den offiziellen Störungsdefinitionen der PTBS nach DSM und ICD als charakteristische Symptome aufgeführt. Zunächst einmal ist es wichtig, abzuklären, ob es sich tatsächlich um ein Vergessen handelt oder ob die Patient:innen sich zwar erinnern können, aber es ihnen aus Angst, Scham oder anderen Gründen schwerfällt, Erinnerungen mit den Therapeut:innen zu teilen. Hier könnte man zum Beispiel fragen: „Kannst du dich tatsächlich nicht erinnern oder ist es dir sehr unangenehm, wenn du dir vorstellst, dich daran zu erinnern oder von deinen Erinnerungen zu berichten?“, „Was befürchtest du, wenn du es versuchst?“.

Wenn sich Kinder und Jugendliche tatsächlich nicht erinnern können, kann es sehr entlastend sein, Psychoedukation dazu anzubieten: „Wenn Menschen schreckliche Ereignisse erleben, während denen sie weder kämpfen noch flüchten können, dann schaltet sich das Gehirn manchmal einfach ab oder konzentriert sich auf etwas ganz anderes. Die Belastung ist dann so groß, dass nicht alles verarbeitet und abgespeichert werden kann. Dann entstehen manchmal Lücken im Gedächtnis und wir können uns nicht mehr erinnern.“

Es kann auch nützlich sein, schon vorwegzunehmen, dass Erinnerungen manchmal zurückkommen, wenn man sich intensiver mit dem aktuell verfügbaren Wissen beschäftigt. Entlastung kann auch der Hinweis bringen, dass es Situationen geben kann, für die man einfach noch keine Worte hat, und dass es möglich ist, diese im Laufe der Therapie gemeinsam zu finden – dabei ist es auch kein Problem, wenn Erinnerungen für immer verschwunden bleiben. Es geht ja eher darum, das Erlebte in der eigenen Biografie gut zu verorten und hilfreiche Bewertungen zu finden, als darum, jedes Detail präsent zu haben. „In der Therapie geht es darum, dass dein Häschen begreift, dass die schlimme Situation vorbei ist, und wieder gut mit dem Denker zusammenarbeiten kann, nicht darum, dass wir jedes Detail genau wissen. Wir wollen den Kleiderschrank mit all dem, was da durcheinander reingestopft ist, aufräumen – und wir räumen genau das auf, was da ist.“ Sehr sorgfältig sollte man darauf achten, die Kinder nicht zu einer genauen Rekonstruktion zu drängen oder suggestive Fragen zu stellen, da so Ergänzungen provoziert werden können, die in der Realität vielleicht nie stattgefunden haben.

Unabhängig davon, wie die Erinnerungslücken entstanden sind, halten wir es für das Wichtigste, die Patient:innen nicht bloßzustellen oder zu bedrängen. Vielmehr versuchen wir zu erfahren, was sie über sich und die Tatsache denken, dass sie sich nicht an alles erinnern können. Manche Patient:innen werten ihre lückenhafte Erinnerung nämlich als Hinweis, dass sie sich die Ereignisse nur eingebildet haben – und Täter:innen und andere Personen haben bisweilen ein ausgeprägtes Interesse daran, genau diese Annahme zu befeuern. Andere denken, dass sie nur gesund werden können, wenn sie sich wieder an alles im Detail erinnern, oder dass etwas mit ihrem Gehirn nicht in Ordnung ist, weil sie manche Einzelheiten oder ganze Ereignisse nicht abrufen können.

Wir starten stets mit dem, was an Inhalten noch da ist, und explorieren die Ränder der Erinnerungslücke, z. B. indem wir uns erkundigen: „Was ist das Letzte (vor der Erinnerungslücke), was du noch weißt? Was ist das Erste (nach der Erinnerungslücke), woran du dich wieder erinnerst?“ So können wir das Ereignis ebenfalls vom impliziten Gedächtnis ins explizite überführen. Manchmal kann es hilfreich sein, Wahrnehmungen aus anderen Sinneskanälen aufzuschreiben, auch wenn keine konkreten Bilder oder Zusammenhänge erinnert werden, in die diese eingeordnet werden können.

Relevant sind auch Informationen, die Betroffene von anderen Personen über den Zeitraum bekommen haben, an den sie sich selbst nicht erinnern können. Diese können widersprüchlich oder belastend sein und sollten dann mit in den Traumabericht aufgenommen werden. Obwohl sich Martha (15) gar nicht an ihren Autounfall erinnern kann, kennt sie zwei völlig widersprüchliche Berichte darüber von ihren beiden Eltern. In der Zeitung hat sie Details über den Unfallhergang gelesen, die mit keiner der beiden Geschichten übereinstimmen. Das bringt sie sehr durcheinander. Sie leidet sowohl unter der Verunsicherung als auch unter der ungeklärten Frage nach der Verantwortlichkeit. Gemeinsam mit dem Therapeuten sortiert sie alle Informationen, die sie hat, nach der Quelle, beurteilt ihre Glaubwürdigkeit und bespricht, was die unterschiedlichen Versionen bei ihr für Gedanken und Gefühle auslösen.

Kann man die Patient:innen den Traumabericht auch alleine schreiben lassen?

Bei älteren Jugendlichen kann man sich auch dafür entscheiden, den Traumabericht selbständig zu Hause schreiben zu lassen. Diese Vorgehensweise entspricht der Cognitive Processing Therapy (König et al., 2012), einem kognitiv-verhaltenstherapeutischen Programm, das ursprünglich für Erwachsene entwickelt wurde. Inzwischen ist ausreichend untersucht, dass sie gut mit Jugendlichen ab etwa 14 Jahren eingesetzt werden kann (Rosner et al., 2019). Die Jugendlichen bringen den Bericht in der folgenden Sitzung mit und lesen ihn der Therapeutin oder dem Therapeuten vor. Diese steuern den emotionalen Erlebensprozess und helfen, fehlende Details, Gedanken und Gefühle zu ergänzen. Hauptziel ist es, gemeinsam mit den Jugendlichen schmerzliche Gedanken im Bericht zu identifizieren, die im nächsten Schritt hinterfragt und verändert werden können (s. Kap. 6). Besonders wichtig ist es, eine genaue Anleitung mit nach Hause zu geben und gemeinsam mit den Jugendlichen dafür Sorge zu tragen, dass die Situation während und nach dem Schreiben sicher ist. Dazu ist es auch wichtig, Skills und eventuell Bezugspersonen in Reichweite zu wissen. Anders als in der TF-KVT nehmen die Jugendlichen den Bericht auch weiterhin mit nach Hause und lesen ihn zwischen den Sitzungen immer und immer wieder, bis die Anspannung abnimmt. Auf AB 5.3 finden Sie eine Anleitung für einen selbstverfassten Traumabericht.

Selbsterstellte schriftliche Berichte haben aus unserer Sicht vor allem drei Vorteile. Erstens, das Format eines Tagebuchs, dem man das Erlebte zunächst einmal anvertraut, entspricht sehr den Vorlieben des Jugendalters. Die Jugendlichen entwickeln einen persönlichen Bezug zu ihrem Text und durchlaufen einen selbstgesteuerten, intimen Schreibprozess. Es kommt zu einer automatischen Stufung, da der fertige Bericht erst im zweiten Schritt in der Therapie vorgelesen wird. Das kann gerade bei starken Gefühlen von Scham eine gute Brücke sein. Der zweite Grund ist ein praktischer: Man spart sich Zeit in den Sitzungen. Beispielsweise im stationären Setting kann es von Vorteil sein, die

Zeit zwischen den Sitzungen zu nutzen, um in aller Ruhe den Text voranzubringen und die Sitzungen darauf zu verwenden, das emotionale Erleben und das Identifizieren von schmerzlichen Gedanken in den Mittelpunkt zu stellen. Ein dritter wichtiger Grund ist aus unserer Sicht das Zutrauen, das wir den Jugendlichen durch die Aufgabenstellung vermitteln. Diese Einstellung kann für die Jugendlichen ein wichtiger Kontrast zu ihren Gefühlen von Ohnmacht, Kontrollverlust und Hilflosigkeit darstellen. Es stärkt Eigenverantwortung und Selbstwirksamkeit.

Lena (16) hat ein mulmiges Gefühl, als die Therapeutin ihr aufträgt, zu Hause über den Unfall zu schreiben. Die Therapeutin gibt ihr Gelegenheit, diese Sorgen mit ihr zu teilen. Die größte Befürchtung ist, dass sie emotional überflutet wird und sich in der Woche mehr als sonst selbst verletzen wird. Die Therapeutin nimmt diese Bedenken sehr ernst und bespricht mit Maria, wie sie die Situation zu Hause gestalten möchte, damit sie sich ausreichend sicher für die Aufgabe fühlt. In der Folgestunde erscheint Maria stolz und strahlend. „Ich habe beim Schreiben nicht einmal meine Skills einsetzen müssen! Und ich habe mich auch die ganze restliche Woche nicht geritzt. Das habe ich vorher nicht für möglich gehalten. Ich bin so froh und erleichtert!“

Tipp: Es gibt die Möglichkeit, dass die Jugendlichen, bevor sie von den konkreten Ereignissen berichten, erst einmal über die Auswirkungen schreiben, die das Trauma auf sie und ihr Leben hatte. Wann das sinnvoll sein kann und wie man dabei verfährt, beschreiben wir genauer in Abschnitt 6.3 unter dem Stichwort „Impact Statement“.

Weniger anzuraten sind eigenständig verfasste Berichte dann, wenn Jugendliche keine guten Sprachkenntnisse haben oder wenn sie zu übermäßiger emotionaler Überflutung neigen und unsere Hilfe bei der Regulation gut gebrauchen können.

Muss man unbedingt mit jedem traumatisierten Kind und Jugendlichen einen Traumabericht erstellen?

Die unterschiedlichen offiziellen Behandlungsleitlinien einschließlich der deutschen AWMF-S3-Leitlinie (Schäfer et al., 2019) betonen, dass jedem Kind und Jugendlichen mit (komplexer) posttraumatische Belastungsstörung eine traumafokussierte Behandlung zur Verarbeitung der Erinnerung an die traumatischen Erlebnisse und/oder ihrer Bedeutung angeboten werden sollte. Wir haben uns in diesem Kapitel entschieden, mit der TF-KVT ein Verfahren zu beschreiben, das mit sehr vielen Kindern und Jugendlichen unterschiedlichen Alters und mit den unterschiedlichsten Fallkonstellationen eingesetzt werden kann. Es bietet einen modularen Ablaufplan für die komplette Behandlung, ist robust gegen Abweichungen und leicht anpassbar, kann von Fachleuten rasch erlernt werden und entspricht dem Stand der wissenschaftlichen Forschung. Wir sind jedoch der Meinung, dass sich die genaue Form der Traumaverarbeitung durchaus nach den Vorlieben der Therapeut:innen und nach den Bedürfnissen der Patient:innen richten darf. Gerade im deutschen Sprachraum stehen mehrere wunderbare und sehr kreative Verfahren zur Verfügung, die unterschiedliche Akzente setzen.

6. Die Arbeit mit schmerzlichen Gedanken

Hinter belastenden Gefühlen, selbstschädigenden Verhaltensweisen und anderen Belastungssymptomen von Kindern und Jugendlichen, die traumatische Ereignisse erlebt haben, verbergen sich fast immer auch ungünstige oder unzutreffende Gedanken und Annahmen, wie z. B. die Überzeugung, etwas falsch gemacht zu haben, keine liebenswerte Person zu sein oder in einer vollkommen unberechenbaren Welt zu leben. Entstanden sind diese Überzeugungen in aller Regel in unübersichtlichen Situationen mit dem Ziel, sich diese irgendwie erklären zu können und sich bestmöglich anzupassen. Häufig bleibt diese „Traumabrille" aber auch noch lange nach den Ereignissen auf und bestimmt so die Wahrnehmung der Gegenwart. Diese Gedanken und Annahmen zu identifizieren und sie zu verändern, ist in der Tradition der kognitiven Verhaltenstherapie einer der wichtigsten Ansatzpunkte zur Bewältigung traumatischer Erfahrungen. Im Traumabericht haben wir zunächst ohne jegliche Wertung alle Gedanken gesammelt und aufgeschrieben, die während oder nach der traumatischen Situation aufgekommen sind. Jetzt gehen wir den nächsten Schritt und wollen die schmerzlichen Gedanken in den Mittelpunkt stellen, um sie zu überprüfen und in ausgewogenere, für die Zukunft hilfreichere Gedanken umzuwandeln – ein weiterer wichtiger Schritt in Richtung Bewältigung.

Erinnern Sie sich an die 16-jährige Lena? Wir haben sie in Kapitel 2 kennengelernt und sind ihr zuletzt in Abschnitt 4.3.3 begegnet als eines von vielen Mädchen, die, um den Schmerz einer sexuellen Traumatisierung zu bewältigen, selbstverletzendes Verhalten entwickelt haben. Seit dem Missbrauch durch ihren Stiefvater ritzt sie sich regelmäßig in die Unterarme. Im Verlauf der ersten Therapiestunden hat sie zusammen mit ihrem Therapeuten Strategien erlernt, die ihr helfen, kurzfristig mit den starken Gefühlsfluten umzugehen, wenn sie an den Missbrauch erinnert wird. Seit sie ihren Igelball knetet oder Eiswürfel aus dem Gefrierfach holt, um ihre Anspannung zu regulieren, und in eine Chilischote beißt, wenn sie starken Schneidedruck verspürt, greift sie viel seltener zur Rasierklinge. Für Lena ist dies ein wichtiger Erfolg. Sie hat für das Unterbrechen von dissoziativen Zuständen weniger schädliche Alternativen als das Ritzen gefunden. Wie zu erwarten, haben die Selbstverletzungen trotzdem nicht ganz aufgehört und auch die erlernten Skills stellen keine langfristigen Lösungen dar. Als Nächstes ist es darum an der Zeit, den Zusammenhang zwischen den Selbstverletzungen und der Art und Weise nachzuvollziehen, wie Lena über das Erlebte denkt. Für die Jugendliche steht außer Frage, dass sie selbst die Hauptschuld an den sexuellen Übergriffen trifft. Als der Stiefvater sich ihr genähert hat – so denkt sie –, hat sie ihn nicht entschlossen genug zurückgewiesen. Der Hauptvorwurf, den sich die Jugendliche bis heute macht: „Wenn ich früher etwas gesagt hätte, wäre das alles nicht passiert." Erst wenn Lena diese Schuldkognitionen aufgeben kann, erst wenn sie begriffen hat, dass sie sich in Bezug auf die sexuelle Gewalt nichts vorzuwerfen hat, erst dann wird der Selbsthass nachlassen und Lena in der Lage sein, die Selbstverletzungen vollständig aufzugeben. Bis dahin wartet noch ein gehöriges Stück Arbeit auf sie, denn schmerzliche Überzeugungen entstehen nicht von ungefähr, sondern sind als kostspielige Anstrengungen des Gehirns zu verstehen, mit den erlebten Traumatisierungen zurechtzukommen. Bevor wir gleich auf diesen Punkt zurückkommen, möchten wir noch ein paar grundlegende Betrachtungen zu den Zusammenhängen zwischen Kognitionen, Emotionen und Verhalten allgemein anstellen. Wenn Sie mit den Basistechniken der kognitiven Verhaltenstherapie schon sehr vertraut sind, können Sie direkt zu Abschnitt 6.2 springen, um zu erfahren, wie wir uns diese bei der Arbeit mit traumabelasteten Kindern und Jugendlichen zunutze machen können.

6.1 Wie das Denken unser Fühlen und Handeln bestimmt

„Nicht die Dinge selbst beunruhigen die Menschen, sondern ihre Meinungen und Urteile über die Dinge", soll der griechische Philosoph Epiktet vor fast zweitausend Jahren gesagt haben (Steinmann, 1992, S. 13). Auf diese Sichtweise stützt sich die kognitive Verhaltenstherapie seit ihren Anfängen, wenn sie betont, dass für unsere Gefühle und unser Verhalten nicht die auslösenden Situationen allein ausschlaggebend sind. Wie wir uns fühlen und wie wir uns verhalten, hängt vielmehr davon ab, wie wir eine Situation bewerten, beurteilen und interpretieren. Unterschiedliche Gedanken führen dabei zu völlig verschiedenen Ergebnissen.

Stellen Sie sich vor, Sie sind allein zu Hause. Draußen ist es finster, stürmisch und kalt. Sie hören aus dem Nebenzimmer ein Kratzgeräusch am Fenster. Vermutlich werden Sie sich unmittelbar dem Geräusch zuwenden und Spannung in Ihrem Körper wahrnehmen. Wenn Sie daraufhin denken: „Es ist sicher ein Einbrecher", werden Sie vermutlich Angst verspüren. Sie werden sich ganz still verhalten und etwas unternehmen, um sich in Sicherheit zu bringen. Vermuten Sie dagegen, dass es bestimmt die Nachbarskatze ist, die Sie gerne mögen und die um Einlass bittet, wird eher ein Gefühl der Freude und Wärme entstehen. In diesem Fall werden Sie vielleicht mit einem Lächeln auf den Lippen und einer Futterschale in der Hand ins Nebenzimmer gehen, um die Katze hereinzulassen.

In der Psychotherapie mit Kindern eignen sich ebenfalls einfache Alltagsbeispiele, um das Prinzip zu veranschaulichen. „Stell dir einmal vor", erklärt die Therapeutin der neunjährigen Elsa, „auf dem Spielplatz begegnest du Marion aus deiner Klasse. Sie grüßt dich nicht und beachtet dich nicht. Wie fühlst du dich dann?" Elsa antwortet, dass sie dann traurig wäre und an dem Nachmittag allein spielen würde. Die Therapeutin fragt nach, welcher Gedanke wohl in ihrem Kopf ist, der sie sich traurig fühlen lässt. Elsa fällt es nicht schwer, den Gedanken zu benennen: „Marion mag mich nicht. Deshalb beachtet sie mich nicht." Die Therapeutin fragt Elsa, ob sie sich vorstellen kann, dass es auch einen anderen Grund geben könnte, warum die Mitschülerin sie nicht gegrüßt hat. Nach kurzem Überlegen sagt Elsa: „Vielleicht hat sie mich einfach nicht bemerkt." „Wenn du diesen Gedanken hättest – wie würdest du dich dann fühlen?", will die Therapeutin jetzt wissen. „Und würdest du dann auch allein spielen?" Elsa erkennt sofort, dass sie sich dann nicht traurig fühlen würde, sondern fröhlich, weil sie sich schon vorstellt, wie die beiden gleich zusammen auf das Klettergerüst gehen werden. Sie würde auf Marion zugehen, um sie noch einmal lauter zu begrüßen und sie zu fragen, ob sie Lust hat, mit ihr hochzuklettern.

Beiden Beispielen – Geräusch im Nebenzimmer und Freundin ohne Gruß – ist gemeinsam, dass die Situation zunächst unklar ist. Mehrere Interpretationen sind denkbar und gleich wahrscheinlich, neben den genannten bestimmt auch noch weitere.

Nun neigen insbesondere Kinder, die traumatische Erfahrungen gemacht haben, dazu, in so einer Situation sofort vom Schlimmsten auszugehen. Ihr Gehirn befindet sich im „Überlebensmodus". Ihr Toleranzfenster ist schmaler, das Alarmsystem reagiert deutlich rascher mit starker Erregung und blitzschnell drängt sich eine negative Erklärung auf. Auf dieselbe Weise nehmen Kinder mit einem negativen Selbstbild schneller an, dass ein anderes Kind sie nicht mag, während ihnen die alternativen – genauso wahrscheinlichen, aber weniger belastenden – Interpretationen spontan gar nicht einfallen. Gerade diese Kinder erleben sofort eine Erleichterung, wenn sie mit unserer Hilfe erfahren dürfen, dass ihnen durch die Gedanken ein Veränderungshebel zur Verfügung steht, der sich unmittelbar auf ihre Stimmung auswirken kann und rasch zu einem Abklingen der körperlichen Anspannung führt.

Solange ihnen dieses Zusammenspiel von Gedanken und Gefühlen nicht bewusst ist und solange sie nicht gelernt haben, ihre unmittelbaren Reaktionen einfach zu beobachten und die Gedanken hinter ihren Gefühlen zu bemerken, bleiben sie oft in der Neigung stecken, negative Erklärungsmöglichkeiten für wahr und unausweichlich zu halten, und ihr Verhalten danach auszurichten. Bedauerlicherweise passt das zu der natürlichen Tendenz des Gehirns, Negatives überzubetonen. Aus evolutionären Gründen ist es nun einmal weniger gefährlich, ein Stöckchen für eine Schlange zu halten als eine Schlange für ein Stöckchen. Jedes Mal, wenn eine Situation negativ aufgelöst wird und sie sich durch ihr Verhalten vermeintlich schützen konnten, erhalten die Kinder einen Beweis dafür, dass der negative Gedanke stimmte. Sie verpassen eine Gelegenheit, die Sicht auf sich und die Welt in eine für sie günstige Richtung zu verändern. Die negativen Gedanken werden zur Gewohnheit. Sie verfestigen und verallgemeinern sich in Form von negativen Grundannahmen. In der nächsten unklaren Situation sind die Kinder dadurch noch anfälliger für hinderliche oder schmerzliche Gedanken.

Diesen Teufelskreis gibt es auch bei Kindern mit anderen psychischen Erkrankungen wie Depressionen oder Ängsten, selbst wenn sie kein Trauma erlebt haben. Um ihm entgegenzuwirken, ist die Arbeit mit hinderlichen Gedanken und Überzeugungen für viele kognitive Verhaltenstherapeut:innen eine der zentralen Therapiemethoden. Sie bringen Kindern und Jugendlichen nach und nach bei, ihre Gedanken zu beobachten und immer leichter hilfreichere Gedanken zu finden. Dafür ist es nützlich, die drei Elemente als Dreieck anzuordnen (s. Abb. 6.1). Diese Technik findet sich in vielen kognitiv-verhaltenstherapeutischen Therapieprogrammen. In den *Therapie-Tools Depression im Kindes- und Jugendalter* (Groen & Petermann, 2015) beispielsweise wird sie „Das magische Dreieck" genannt. Eine wunderbare Möglichkeit, um sich mit der Methode vertraut zu machen und dabei direkt die traumarelevanten Besonderheiten zu verstehen, bieten das

Therapiemanual zur TF-KVT (Cohen, Mannarino & Deblinger, 2009) und das entsprechende Online-Training (↗ https://tfkvt.ku.de).

Online finden Sie ein Arbeitsblatt (AB 6.1) zu dieser Technik.

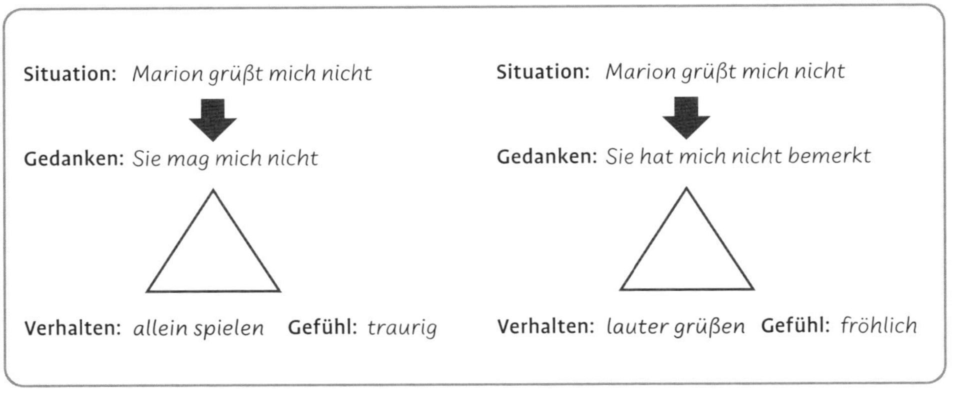

Abbildung 6.1: Dreieck „Denken – Fühlen – Handeln" an einem Alltagsbeispiel: Das Dreieck hilft Kindern zu visualisieren, dass sich in derselben Ausgangssituation Gefühle und Verhaltensweisen in Abhängigkeit von ihren Gedanken ändern können.

6.2 Traumabezogene schmerzliche Gedanken

Nach dem in Abschnitt 1.2.1 eingeführten kognitiven Modell machen die traumabedingten schmerzlichen Gedanken zusammen mit desintegrierten Erinnerungen den „Bauch des Eisbergs" aus, den es in der Therapie aufzulösen gilt. Diese Gedanken spielen eine zentrale Rolle bei der Entstehung und Aufrechterhaltung von Traumafolgestörungen und blockieren die natürliche Genesung. Bevor wir Ihnen gleich Strategien zeigen, wie Sie Patient:innen dabei unterstützen können, diese Blockaden zu überwinden, erfahren Sie hier noch etwas über die Beschaffenheit und die Entstehung solcher Gedanken.

Fast immer entwickeln Kinder und Jugendliche, die unter den Folgen eines Traumas leiden, unzutreffende, aber stark verankerte Ideen darüber, dass sie selbst schuld an den Ereignissen sind. Oder sie beschuldigen jemand anderen, der nichts dafürkann, und verspüren eine starke Wut auf diese Person. Mikes Mutter ist am meisten darüber besorgt, dass der Siebenjährige seit dem Tod seines Vaters eine starke Wut entwickelt hat. Deswegen gerät er in unterschiedlichsten Kontexten in Schwierigkeiten. Zu Hause gibt es heftigste Wutausbrüche und ständig Streit, in der Schule beißt Mike andere Kinder. Die Aggressionen lassen sich durch stabilisierende Strategien nicht wesentlich reduzieren. Im Traumabericht erfahren wir, dass Mike eine eindeutige Erklärung für den plötzlichen Tod seines Vaters gefunden hat: „Der Notarzt war zu langsam. Nur deswegen ist Papa gestorben.“ Dieser Gedanke macht ihn fürchterlich wütend auf den Arzt. Hätte dieser sich mehr beeilt, dann hätte er den Herzinfarkt stoppen können und Papa wäre noch am Leben, meint Mike. Außerdem ist er sauer auf sich: Er hat im Kinderzimmer gewartet, statt einen Krankenwagen zu rufen.

Traumabezogene schmerzliche Gedanken beinhalten starke Verzerrungen

Typisch für die meisten traumabezogenen schmerzlichen Gedanken ist, dass Beobachtungen aus dem Zusammenhang gerissen und andere wichtige Faktoren vernachlässigt werden. Zum Beispiel ist Mike nicht mehr bewusst, dass sein Vater schwer herzkrank war, und er bedenkt nicht, dass auch der schnellste Notarzt eine gewisse Anfahrtszeit hat und leider nicht jedes Menschenleben gerettet werden kann. Mike berücksichtigt auch nicht, dass es nicht seine Aufgabe als Siebenjähriger war, einen Krankenwagen zu rufen.

Ebenso typisch für schmerzliche Gedanken sind starke Übertreibungen oder eine Schwarz-Weiß-Sicht auf die Dinge. Diese ist manchmal schon an der Formulierung erkennbar: *Nur* wegen dem Notarzt ist Mikes Vater gestorben. Andere Jugendliche empfinden sich als *total* wertlos und *für immer* zerstört. Oder sie sind der Meinung, dass *alle* Menschen böse sind und *die ganze Welt* unsicher ist oder dass sie *niemandem* vertrauen können. Das wird später ein wichtiger Hebel für die Entwicklung alternativer Sichtweisen sein. In der Regel gelingt es, diese extreme Sicht der Dinge abzumildern und dadurch das Leiden der Kinder und Jugendlichen zu reduzieren.

Verschiedene Arten von Denkverzerrungen hat der amerikanische Psychiater und Psychotherapeut Aaron T. Beck ausführlich beschrieben und untersucht (Wills, 2014). Allein schon sich klarzumachen, dass es diese automatisierten Denkmuster gibt, erleben viele Jugendliche als entlastend. Jennifer (16) war sehr wütend auf sich, weil sie bei sich die Tendenz zu dauerndem Schwarz-Weiß-Denken bemerkte. „Ich bin einfach nur dumm.“ Die Therapeutin erklärte ihr: „Weißt du, du kannst nichts dafür, dass dieses Muster immer wieder auftaucht. So funktionieren die Gehirne von Menschen eben.“ Zusammen mit Jennifer suchte sie nach Beispielen aus dem Alltag, wo das Schwarz-Weiß-Denken wieder zugeschlagen hatte. Als Jennifer bemerkte, dass sogar der Gedanke „Ich bin einfach nur dumm, weil ich ständig schwarz-weiß denke“ ein Beispiel für das Muster war, musste sie ein wenig lächeln. Es gelang ihr in der Folge, etwas weniger streng und ein bisschen mitfühlender mit sich zu sein.

Wie traumabezogene schmerzliche Gedanken entstehen

Kognitive Theorien umfassen eine genaue Vorstellung davon, wie schmerzliche Gedanken infolge traumatischer Ereignisse entstehen können, und nehmen einen verständnisorientierten, validierenden Standpunkt ein. Im englischsprachigen Raum wurde für die hartnäckigen, schmerzlichen Überzeugungen der Begriff *Stuck Points* geprägt (König et al., 2012). Diese Bezeichnung bringt gut zum Ausdruck, dass die Betroffenen in ihren Gedanken regelrecht „feststecken". Drei sehr einleuchtende Mechanismen scheinen eine Rolle für die Entstehung von Stuck Points zu spielen:

1. **Bestätigung vorbestehender negativer Annahmen.** Kinder und Jugendliche, die vor dem Trauma schon schlechte Erfahrungen gemacht haben, sehen sich durch das Trauma in ihren Annahmen bestätigt. Mike und seine Familie sind aus einem fernen Land nach Deutschland eingewandert, als er fünf Jahre alt war. Das kam für ihn überraschend und er hatte keine Gelegenheit, sich von seinen Großeltern und seinem Lieblingscousin ordentlich zu verabschieden, die er seitdem nicht wiedergesehen hat. Auch insgesamt ist der Verlust der Heimat als Thema in seiner Familie sehr präsent. Den unerwarteten Tod des Vaters wertet er als Beweis für die Gedanken: „Ständig passieren schreckliche Dinge und keiner warnt mich" und „Auf geliebte Menschen ist kein Verlass, weil ich sie jederzeit verlieren kann".
2. **Zusammenbrechen von positiven Überzeugungen.** In anderen Fällen war das Leben vor dem Trauma ganz in Ordnung. Dann passiert etwas Unerwartetes und Schreckliches. Verunsichert durch das Trauma, beginnen Kinder und Jugendliche infrage zu stellen, auf was sie sich überhaupt noch verlassen können. Helena (15) wurde von ihrem Sportlehrer vergewaltigt, zu dem sie vorher sehr viel Vertrauen hatte und der sie so gut begleitet hatte, dass sie es sogar in die Landesmeisterschaft geschafft hatte. Seit der Vergewaltigung tut sie sich schwer, überhaupt irgendjemandem zu vertrauen. Sie denkt: „Wenn man nicht mal seinem Lieblingslehrer vertrauen kann, kann man überhaupt niemandem vertrauen. Alle Erwachsenen sind böse."
3. **Auflösung kognitiver Dissonanzen.** Als dritten Mechanismus beschreiben kognitive Theorien die Auflösung von Widersprüchen, die seit dem Trauma im eigenen Selbst- und Weltbild entstanden sind. In Lenas Familie (s. oben) war der Stiefvater die einzige stabile Bezugsperson für sie und ihre kleineren Geschwister, weil die Mutter chronisch krank war und der leibliche Vater die Familie verlassen hatte. Um sich nicht eingestehen zu müssen, dass der Stiefvater in Wirklichkeit ein Sexualstraftäter ist, der sie und ihre Geschwister bedroht, bleibt ihr nichts anderes übrig, als sich selbst die Schuld an den Übergriffen zu geben. Wenn es an ihr liegt, wenn sie etwas falsch gemacht hat, dann kann der Stiefvater weiterhin eine gute Person sein, die für sie und ihre Geschwister verfügbar ist. Die Schuldgefühle rücken das Weltbild in Ordnung und lösen die kognitive Dissonanz auf, gehen aber mit gravierenden Risiken und emotionalen Kosten einher.

Die schmerzlichen Gedanken sind hochadaptiv, aber krank machend und deswegen „dysfunktional“

Anhand der oben beschriebenen drei Mechanismen ist es gut verständlich und nachvollziehbar, warum während und nach dem Erleben traumatischer Ereignisse schmerzliche Überzeugungen entstehen. Sie sind der Versuch von Kindern und Jugendlichen, sich auf die überfordernden Erfahrungen einen Reim zu machen, oder dienen dazu, sich künftig besser zu schützen, indem weitere Gefahren vorweggenommen werden. Aus diesem Grund ist es wichtig, diese belastenden und fehlerhaften Gedanken zunächst einmal anzuerkennen als das traumabedingte, tatsächliche Weltbild der Kinder. Auch wenn es manchmal furchtbar schmerzlich ist: So und nicht anders haben die Kinder und Jugendlichen zu denken gelernt, um zu überleben – und das sollten wir als Therapeut:innen als starke Leistung respektieren, ohne deshalb dem Inhalt der Gedanken zuzustimmen. Obwohl keiner von uns ernsthaft der Meinung ist, dass der Notarzt oder Mike schuld am Tod seines Vaters sind, so können wir doch ganz viel Verständnis für die Versuche des Jungen haben, die schreckliche Erfahrung irgendwie zu begreifen und mit seinem Schmerz umzugehen. Solange Mike wütend ist, kommt er weniger in Kontakt mit seiner Trauer (er hat noch nie um den Vater geweint), seiner Angst (dass noch ein Familienmitglied stirbt), seiner Ohnmacht (das nächste Mal wird er bestimmt schneller den Krankenwagen rufen) und der Fragilität der Welt (auch der beste Notarzt kann nicht jedes Leben retten). Adaptiv sind seine Gedanken allemal.

Gleichzeitig aber sind sie wie alle dysfunktionalen Überzeugungen übertrieben, nicht wirklich zutreffend und vor allen Dingen eine der Hauptursachen, warum Mike nicht mehr gesund wird. Sie schränken seine Freiheit und seine Gesundheit immens ein. Wir tun als Therapeut:innen gut daran, Kinder und Jugendliche dabei zu unterstützen, ein ausgeglicheneres Weltbild zurückzugewinnen und mit mehr Realität und Zuversicht in die Zukunft zu gehen. Dazu wollen wir in den nächsten beiden Abschnitten darstellen, wie wir gemeinsam mit den Kindern die schmerzlichen Gedanken aufspüren (Abschn. 6.3) und den jungen Patient:innen bei einer Neubewertung helfen können (Abschn. 6.4). Der Fließtext soll Ihnen beim Eintauchen und Verstehen helfen. Für die Anwendung in der Praxis stellen wir Ihnen mit AB 6.2 einen Leitfaden zur Verfügung, durch den Sie die wichtigsten Schritte im Überblick haben.

6.3 Wege zum Aufspüren schmerzlicher Gedanken

In den Traumaberichten verstecken sich die schmerzlichen Gedanken, unter denen die Kinder leiden. Manchmal sind diese explizit ausformuliert wie beim achtjährigen Tim aus Abschnitt 5.1.2, der in seinem Bericht über dem Autounfall ausspricht: „Ich habe Mama nicht geholfen. Deswegen fühle ich mich schlecht.“ Manchmal muss man aber auch zwischen den Zeilen lesen und den Kindern behilflich sein, ihre ungünstigen Überzeugungen zu erkennen und zu formulieren. Was damit gemeint ist, lässt sich gut anhand des Traumaberichts der zehnjährigen Daniela betrachten:

Ich und Mama waren unten im Wohnzimmer. Opa hat mit dem Fuß die Tür eingetreten. Ich konnte alles sehen. Ich hatte große Angst und dachte: „Was wird er machen? Was soll ich tun?“ Ich habe geweint und wollte die Fernbedienung nach dem Opa werfen, damit er endlich verschwindet. Aber das habe ich nicht geschafft. Mama hat mich getröstet. Ich wollte das nicht, weil sie auch sehr traurig war.

Obwohl in diesem Ausschnitt nicht ein einziger schmerzliche Gedanke formuliert ist, bieten sich vielfältige Hypothesen darüber an, wie diese Erfahrung Danielas Selbst- und Weltbild beeinflusst haben kann. Vermutlich hat sie einige der folgenden Stuck Points entwickelt:

- Ich kann niemandem vertrauen, auch meinen Familienangehörigen nicht.
- Ich bin nirgends sicher, nicht einmal zu Hause.
- Es können jederzeit schlimme Dinge passieren.
- Keiner schützt mich.
- Es ist meine Aufgabe, Mama zu beschützen.
- Ich bin ein Schwächling (weil ich geweint habe).
- Ich bin eine Versagerin (weil ich es nicht geschafft habe, den Opa abzuwehren).
- Ich bin ein schlechtes Kind (weil es respektlos war, mit einem Gegenstand nach dem Opa werfen zu wollen).
- Ich bin eine Belastung für meine Mutter.
- Ich darf meine Gefühle nicht zeigen.
- Ich habe kein Mitgefühl verdient.
- Wenn ich in Not bin, ist keiner für mich da.

Sie sehen, wie dicht ein so kurzer Ausschnitt aus einem Traumabericht sein kann. Alle denkbaren Überzeugungen, die wir aufgelistet haben, stehen mit zentralen Lebensthemen und Problemen des Mädchens in Zusammenhang. Obwohl sie sich an dieser Stelle auf ein ganz bestimmtes Ereignis beziehen, handelt es sich nicht um eine bloße Einschätzung der damaligen Einzelsituation, sondern um verallgemeinerte Glaubenssätze, die Daniela mit in ihr weiteres Leben genommen hat. Die Sätze erlangen noch einmal eine größere Bedeutung, wenn man weiß, dass Danielas Vater einige Jahre zuvor bei einem Unfall ums Leben gekommen ist, was neben der häuslichen Gewalt durch den Opa das zweite hervorstechende Trauma in Danielas Leben ist. Ebenso ist es eine wichtige Kontextinformation, dass ihre Mutter tatsächlich unter einer diagnostizierten Depression leidet.

Schmerzliche Gedanken im therapeutischen Gespräch ermitteln

Wir suchen in den Traumaberichten der Kinder und Jugendlichen gemeinsam mit den Patient:innen systematisch nach möglichen dysfunktionalen Überzeugungen. Eine Möglichkeit dafür ist, mit den Kindern gemeinsam Abschnitt für Abschnitt durchzugehen und sie zu fragen: „*Kannst du in diesem Absatz irgendeinen Gedanken erkennen, der dich stört oder quält oder der dir nicht gefällt und schlechte Gefühle verursacht?*“ Damit wir gut vorbereitet sind, haben wir uns außerdem angewöhnt, schon vor der Sitzung den Traumabericht sorgfältig für uns selbst zu lesen. In die Suche nach möglichen Denkfallen lassen wir auch Wissen einfließen, das wir aus anderen Quellen haben: Welche Hinweise gab es in den vorangegangenen Sitzungen? Welchen Eindruck haben wir in unserem persönlichen Erleben mit dem Kind gewonnen? Was ist aus der Anamnese bekannt, was aus den Akten? Was berichten uns die Bezugspersonen über das Trauma? Was beobachten sie im Alltag und wie lassen sich diese Verhaltensweisen aus einer traumainformierten Perspektive verstehen? Wie hat sich das Kind in deren Wahrnehmung seit dem Trauma verändert? Bei dieser Vorbereitung lassen wir uns gerne von Teamkolleg:innen helfen, da so noch mehr Ideen zusammenkommen, in welchen gedanklichen Sümpfen die Kinder stecken könnten.

Dabei scheint es wiederkehrende Themenbereiche zu geben, in denen sehr viele Menschen, die eines oder mehrere Traumata erlebt haben, dysfunktionale Überzeugungen entwickeln (König et al., 2012). Wir haben schon öfter über den Bereich *Schuld und Scham* gesprochen („Wenn ich mich stärker gewehrt hätte, wäre es nicht passiert"). Außerdem ist häufig zu beobachten, dass Jugendliche die Ereignisse herunterspielen oder leugnen („Ich bilde mir alles nur ein"). Kognitive Theorien nennen das *mentales Ungeschehenmachen*. Andere formulieren *unerfüllbare Forderungen* („Erst wenn der Täter bestraft wird, kann ich Frieden finden"). Darüber hinaus betreffen die schmerzlichen Gedanken häufig folgende Themen:

- *Sicherheit* („Ich kann nirgends sicher sein.")
- *Macht und Kontrolle* („Ich habe keinen Einfluss auf mein Leben." „Sobald ich Kontrolle abgebe, werde ich verletzt.")
- *Vertrauen* („Ich kann niemandem vertrauen." „Ich kann mir selbst nicht mehr trauen.")
- *Wertschätzung* („Ich bin ein böses Kind." „Alle Männer sind schlecht.")
- *Intimität und Nähe* („Sobald ich jemanden an mich heranlasse, werde ich wieder verletzt.")

Als Therapeut:innen sollten wir uns jederzeit im Klaren darüber sein, dass es sich bei all den schmerzlichen Gedanken, die wir vermuten, zunächst einmal um *Hypothesen* handelt, egal, wie fundiert uns diese scheinen und wie überzeugt wir von unserer Kompetenz sind. Unsere Aufgabe ist es, gemeinsam mit den Kindern auszudifferenzieren, welche der Annahmen für das jeweilige Kind tatsächlich zutreffen – und welche nicht. Vor allem bei kleineren Kindern sollten wir sehr gut aufpassen, dass wir sie durch suggestive Formulierungen oder aus sozialer Erwünschtheit nicht dazu bringen, dysfunktionale Gedanken als ihre eigenen zu akzeptieren, die sie gar nicht hatten, bevor wir sie ihnen vorgeschlagen haben.

Um die schmerzlichen Gedanken festzuhalten und den Zusammenhang zu schmerzlichen Gefühlen und ungünstigen Verhaltensweisen zu visualisieren, eignet sich das Dreieck „Denken – Fühlen – Handeln". Wir haben in Abbildung 6.2 zur Veranschaulichung einen von Danielas negativen Gedanken herausgegriffen. Sie hat ihn uns verraten, als wir sie gefragt haben, wie sie es findet, dass sie mit der Fernbedienung nach dem Opa geworfen hat. Für jeden weiteren Gedanken, unter dem sie leidet, würden wir mit ihr zusammen eine ähnliche Übersicht erstellen.

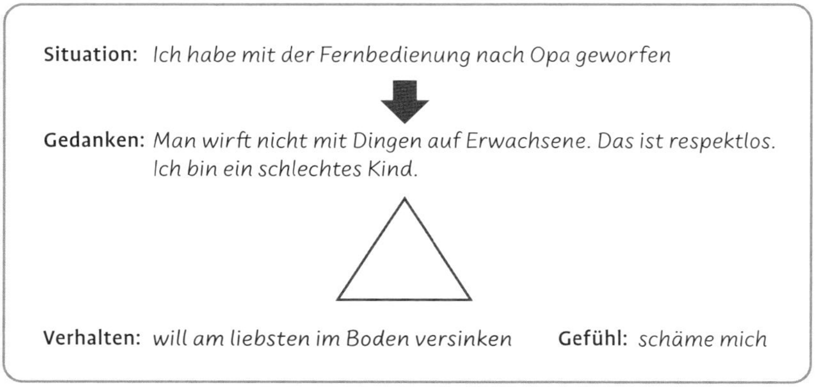

Abbildung 6.2: Dreieck „Denken – Fühlen – Handeln“ an einem traumabezogenen Beispiel

Wenn die schmerzlichen Gedanken noch verborgen und im Traumabericht nicht leicht auffindbar sind, können die Fragen nützlich sein, die wir im folgenden Kasten zusammengestellt haben:

Aufspüren von Gedanken

Hier finden Sie eine Zusammenstellung von Fragen, die Ihnen dabei helfen können, schmerzliche Gedanken zu finden. Sie können nach Bedarf frei auswählen, welche davon Ihnen für das jeweilige Kind nützlich erscheinen.

- Was denkst du, warum es zu dem Trauma kam? Wer ist dafür verantwortlich? Ist jemand daran schuld?
- Hast du bzw. hat jemand etwas falsch gemacht? Hast du bzw. haben die anderen alles richtig gemacht?
- Warum ist es gerade dir passiert?
- Was sagt es über dich aus?
- Welche Folgen hat es für dich? Welche Folgen hat es für andere?
- Wie hat sich dein Leben seit dem Trauma verändert? Wie haben die traumatischen Erfahrungen deine Familie verändert oder deine Zukunft beeinflusst?
- Wie denkst du darüber? Wie denkst du *heute* darüber?
- Wie findest du das?
- Was hast du aus dieser Situation für dich mitgenommen? Wie denkst du seitdem über …?
- Warum fühlst du dich so? Was ist der Gedanke, der zu diesem Gefühl führt?

Einen Text über die schmerzlichen Gedanken verfassen lassen: das *Impact Statement*

Anders als bei kleineren Kindern, ist es ab etwa 13 Jahren möglich, auch auf der Metaebene und losgelöst vom Traumabericht nach den Gedanken in diesen verschiedenen Bereichen zu fragen. Die CPT (König et al., 2012) schlägt dafür eine Schreibaufgabe vor, die sie *Impact Statement* nennt. Diese Intervention kann im Therapieablauf angeboten werden, *noch bevor die Jugendlichen inhaltlich im Sinne eines Traumaberichts über das Trauma gesprochen haben.* Für viele ist es eine Erleichterung, zunächst nur über die Folgen und nicht über das Ereignis selbst nachzudenken. Die Jugendlichen sollen einen schriftlichen Text verfassen, der genau die weiter oben beschriebenen Themenbereiche abdeckt: Nachdem die Jugendlichen ihre Sichtweisen über die Ursachen des Traumas geschildert haben, sollen sie angeben, welche Annahmen sie über Sicherheit, Vertrauen, Kontrolle, Selbstwert und Nähe entwickelt haben. Aus diesem Text werden dysfunktionale Überzeugungen herausgefiltert und auf einer sogenannten Stuck-Points-Liste festgehalten, die dann die Grundlage für die weitere Arbeit an den schmerzlichen Gedanken darstellt. Wir wenden das Impact Statement unter anderem gerne bei Jugendlichen an, die sich im Vorfeld zum Traumabericht vor starker Scham oder Gefühlsüberflutung bis hin zur Dissoziation fürchten oder die wir nicht bedrängen wollen, wenn dysfunktionale Überzeugungen dem Traumabericht im Wege stehen (z. B. „Was ich erlebt habe, ist so schlimm, dass ich es niemals erzählen kann").

Eine Anleitung für das Impact Statement, anhand deren die Jugendlichen ihren Text verfassen können, finden Sie auch auf AB 6.3.

Impact Statement – wichtige Fragen und Themen

1. Was denkst du darüber, warum dein traumatisches Ereignis eingetreten ist? Was glaubst du, wie es dazu kam? Wer hat das Trauma deiner Meinung nach verursacht?
2. Wie denkst du über folgende Bereiche? Was hat sich seit dem Trauma in Bezug auf diese Lebensbereiche verändert?
   - Sicherheit: Wie sicher fühlst du dich?
   - Vertrauen: Wie gut kannst du dir und anderen Menschen vertrauen?
   - Kontrolle: Kannst du auch mal die Kontrolle abgeben? Hast du den Eindruck, dass du wichtige Dinge in deinem Leben beeinflussen kannst?
   - Selbstwert: Wie wertvoll bist du selbst? Was denkst du über andere?
   - Nähe und Intimität: Wie gut kannst du anderen nah sein? Kannst du dir selbst nah sein?

In Tabelle 6.1 sehen Sie als Beispiel das Impact Statement der 15-jährigen Jasmin, die von einem Gleichaltrigen getäuscht und vergewaltigt wurde und seitdem vor allem durch aggressives Verhalten auffällt:

Textabschnitt im *Impact Statement* (von Jasmin selbst verfasst)	**Herausgefilterte *Stuck Points* in der Exploration mit dem Therapeuten**
Ich denke, die Vergewaltigung ist passiert, weil ich nicht auf die Warnungen meiner Freundinnen gehört habe. Ich war zu dumm, zu merken, was er vorhat. Ich bin auch schuld, weil ich nicht zugeschlagen habe.	▪ Die Vergewaltigung ist passiert: – ... weil ich nicht auf die Warnungen gehört habe. – ... weil ich zu dumm bin. – ... weil ich nicht zugeschlagen habe. ▪ Dass ich nicht gemerkt habe, was er vorhat, liegt daran, dass ich dumm bin.
Man kann sich nirgends sicher fühlen, weil überall Gestörte rumlaufen.	▪ Es laufen überall Gestörte rum. ▪ Ich bin nirgends sicher.
Wem soll ich denn vertrauen, wenn alle so verlogen und falsch sind?!	▪ Alle sind verlogen und falsch. ▪ Ich kann niemandem vertrauen.
Man kann sehr wohl Dinge beeinflussen, indem man einfach schneller zuschlägt.	▪ Ich kann mich nur schützen, wenn ich schnell zuschlage.
Ich bin kein bisschen wertvoll, das habe ich bei der Vergewaltigung gesehen. Die meisten Leute sind Lügner und auch nicht wertvoll.	▪ Weil ich so schlecht behandelt wurde, bin ich kein bisschen wertvoll. ▪ Die meisten Leute sind Lügner. ▪ Die meisten Leute sind nicht wertvoll.
Wahrscheinlich sollten mir alle vom Leibe bleiben, das habe ich jetzt verstanden. Mir selbst bin ich nicht nahe, weil ich ekelhaft bin.	▪ Wenn ich Nähe zulasse, werde ich wieder verletzt. ▪ Wegen dem, was mir passiert ist, bin ich ekelhaft. ▪ Weil ich so ein ekelhafter Mensch bin, kann ich mir nicht nahe sein.

Tabelle 6.1: Beispiel Impact Statement

An diesem Beispiel können Sie erkennen, dass die Jugendlichen manchmal etwas Hilfe dabei brauchen, Stuck Points griffig zu formulieren, damit sie im späteren Verlauf gut aufgelöst werden können. Besonders helfen uns folgende kleinen Kniffe:

1. Nur ein Gedankengang pro Satz, keine Verschachtelungen.
2. Gedanken notieren („Ich bin nirgends sicher"), nicht Gefühle („Ich fühle mich nirgends sicher").
3. Klare und präzise Formulierungen ohne Konjunktive („könnte") oder Relativierungen („vielleicht", „wahrscheinlich", „manchmal").
4. Wenn-dann-Formulierungen können helfen.

Im Manual zur CPT (König et al., 2012) finden Sie noch weitere Ideen für die Arbeit mit Stuck Points und für jeden der erfragten Themenbereiche psychoedukative Materialien und Anregungen, die im nächsten Schritt bei der Auflösung der Stuck Points zum jeweiligen Thema hilfreich sein können.

6.4 Strategien zur Bearbeitung schmerzlicher Gedanken

Der Ausgangspunkt dafür, schmerzliche Gedanken verändern zu können, ist die Tatsache, dass traumabelastete Kinder und Jugendliche in aller Regel nicht wegen einer weiter bestehenden realen Gefahr leiden, sondern weil sie die schmerzlichen Gedanken glauben, die sie in Reaktion auf das Trauma entwickelt haben. Wenn sie ihre quälenden Gedanken mithilfe der Therapeut:innen identifizieren können, sind sie ihnen nicht länger ausgeliefert. „Gute Nachrichten: Du hast das Sagen in deinem Kopf", schreiben Marja Baseler und Annemarie van den Brink in ihrem wunderbaren Kinderbuch *Das Hotel zum Oberstübchen* (2020). „Wenn dein Gehirn ein Bus wäre, wer säße dann am Steuer? Du kannst deinem Gehirn ein wenig auf die Sprünge helfen, indem du deine Gedanken in die richtige Richtung lenkst. Auf diese Weise schlägst du den unerwünschten Gedanken ein Schnippchen. Ätschi bätsch. Du bist der Boss!" (S. 41). Wenn es gelingt, sich aus den gedanklichen Fesseln zu befreien, entstehen endlich wieder Veränderungsräume, in die hinein sich die Kinder auch emotional und in ihrem Handeln entfalten können. Dabei geht es nicht darum, „positiv zu denken" oder den einen „richtigen" neuen Gedanken zu finden, sondern aufzuzeigen, dass es viele verschiedene Sichtweisen auf die gleichen Umstände geben kann. Wenn man die PTBS als eine Störung der natürlichen Selbstheilung begreift, können auf diese Weise Ressourcen wieder zugänglich gemacht und unterbrochene Genesungsprozesse wieder angestoßen werden. Wir zeigen Ihnen in Abbildung 6.3, welchen neuen Gedanken Daniela gemeinsam mit ihrem Therapeuten entwickeln konnte.

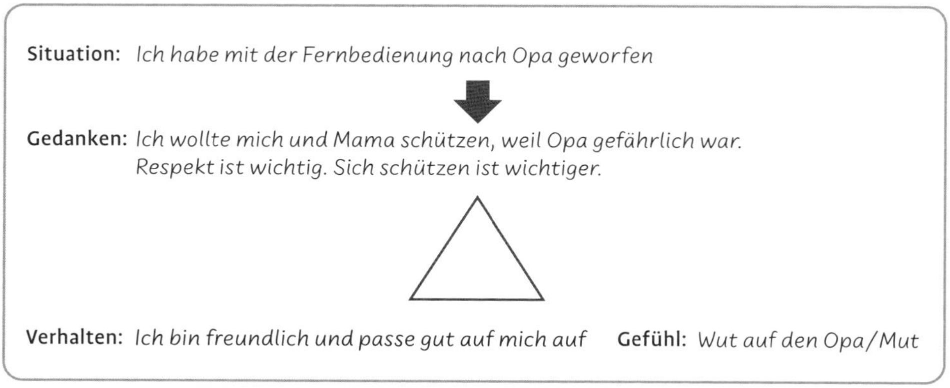

Abbildung 6.3: Entwickeln einer ausgewogeneren Sichtweise mit dem Dreieck „Denken – Fühlen – Handeln"

Bei kleinen Kindern und solchen, die viele Ressourcen haben, kann es ausreichend sein, die Fragen in folgendem Kasten zu stellen und das Ergebnis mithilfe des bekannten Dreiecks darzustellen. Wir sind immer wieder erstaunt, mit welcher Kraft die Frage „Wie würdest du lieber denken?" Kinder aus der Problemtrance befreien und ihren Blick erstmalig wieder in eine hoffnungsvolle Richtung lenken kann.

Nach hilfreichen Gedanken fragen

- Wie könnte ein neuer Gedanke lauten? Was könntest du noch denken? Wie würdest du lieber denken?
- Wenn du diesen neuen Gedanken wählst: Wie sind dann das neue Verhalten und das neue Gefühl?
- Wenn du die beiden Ergebnisse vergleichst: Welches gefällt dir besser?

Häufiger aber ist es nötig, die schmerzlichen Gedanken Schritt für Schritt auf die Probe zu stellen, bis sie hilfreichere, realistischere und ausgewogenere Wege entwickeln, über das Trauma, sich selbst, andere und die Welt zu denken. Die kognitive Verhaltenstherapie kennt eine Vielzahl von Strategien, um Kindern und Jugendlichen unterschiedlichen Alters dabei behilflich zu sein. Dabei geht es nicht darum, einseitig gute und übertrieben positive Gedanken zu finden, die der Komplexität der Wirklichkeit nicht gerecht werden. Vielmehr ist das Ziel, extreme Sichtweisen zu entschärfen und in einen größeren Kontext zu stellen, so wie bei der 15-jährigen Silvia, die ihre jüngere Schwester Marina durch ein Gewaltverbrechen verloren hat.

Seit Marinas Tod lebt Silvia in ständiger Sorge, dass ihren Freundinnen oder ihrer Familie etwas zustoßen könnte. Deswegen leidet sie unter häufigen Panikattacken, sobald ein Familienmitglied nicht sofort ihre Handynachrichten beantwortet. In der therapeutischen Arbeit entwickelt Silvia den neuen Gedanken, dass es sich beim Verlust ihrer Schwester zwar um ein sehr gravierendes, jedoch sehr außergewöhnliches Ereignis gehandelt hat. Natürlich kann ihr niemand eine hundertprozentige Garantie geben, dass sie nie wieder einen wichtigen Menschen verlieren wird. Mit Fortschreiten der Therapie rechnet sie aber nicht mehr jederzeit damit, sondern stellt fest, dass sie die starke Sorge davon abhält, eine schöne Zeit mit ihren Freundinnen oder der Familie zu verbringen. Besonders befreiend findet sie das in der Therapie erarbeitete Zutrauen, mit einem sich vielleicht eines Tages ereignenden weiteren Todesfall umgehen zu können. Sie hat nämlich bemerkt, dass sie – unterstützt durch die Therapeutin – inzwischen ganz gut in der Lage ist, ihrer verstorbenen Schwester einen guten Platz in ihrer Erinnerung zu geben und trotzdem nach vorne zu blicken und die Zeit mit ihren Freundinnen zu genießen.

Sokratischer Dialog

Sokratische Fragen zu stellen bedeutet, aus einer Haltung des Nichtwissens heraus zu fragen. Das ist in der Psychotherapie eine prima Herangehensweise. Dadurch bleiben wir als Therapeut:innen auf Augenhöhe mit den Patient:innen und können gemeinsam hinterfragen, ob die Gedanken, die diese haben, so stimmen können und ob diese hilfreich sind, um sich gut zu fühlen. Die Patient:innen bleiben jederzeit Expert:innen für die Antworten. Wir sind Expert:innen für die Fragen – und leiten die Kinder und Jugendlichen an, mehr und auch eigenständig gute Fragen zu formulieren, die ihnen aus ihren gedanklichen Fesseln heraushelfen.

Tims Traumaberichts in Abschnitt 5.1.2 legt die Hypothese nahe, dass sich der achtjährige Junge die Schuld an dem Autounfall gibt, in den er und seine Mutter involviert waren. Schließlich wäre der Unfall nie passiert, hätte Tim nicht beim Anziehen getrödelt. Unsere Informationsbasis und unsere Perspektive unterscheiden sich sehr von Tims und diesen Vorteil können wir nutzen, um Tims Sicht auf die Dinge zu erweitern. Tim ist auf der verzweifelten Suche nach einer Erklärung, warum aus heiterem Himmel so etwas Schlimmes wie ein Autounfall passieren kann. Er sucht nach einem potenziellen Auslöser, nach etwas, was schiefgelaufen sein kann. Die Vorstellung, es habe mit ihm zu tun, bietet sich als Erklärung an – und irgendeine Erklärung ist besser als keine Erklärung. Den Ärger der Mutter über sein Trödeln kann er als Beweis für seine Sichtweise werten, dass er etwas falsch gemacht hat. Außerdem ist Tims Welt durch diese Erklärung ein kleines bisschen sicherer: Er kann sich der Illusion hingeben, künftig Unfälle verhindern zu können, wenn er sich nur schneller anzieht.

Mit dem Weitblick und der Vernunft von Erwachsenen, die nicht in die Ereignisse involviert waren, sind wir problemlos in der Lage zu erkennen, dass dieser Zusammenhang so nicht stimmen kann. Unfälle passieren, obwohl niemand es wollte und niemand es vorhersehen konnte. Gleichzeitig wissen wir, dass bei den meisten Autofahrten zum Glück nichts passiert. Tim ist schon hunderte Male Auto gefahren. Er hat auch schon hunderte Male getrödelt. Und nie ist ein Unfall passiert. Die meisten Kinder in seiner Schule trödeln hin und wieder. Keines hat einen Unfall erlebt. Das sind für Tim lauter gute Neuigkeiten. Auch wenn es schlimm war, dass der Unfall passiert ist, und auch wenn man sich lieber schnell anziehen sollte, damit Mama sich nicht ärgern muss – ihn trifft keine Schuld am Unfall! Genau darauf zielt der sokratische Dialog ab: Den Kindern mit klugen Fragen eine Hilfestellung zu bieten, um eigenständig zu neuen, positiveren, aber nicht minder realistischen Schlussfolgerungen zu gelangen. Diese Schlussfolgerungen geben wir nicht vor, sondern regen die Kinder an, selbst auf die Lösung zu kommen. Dabei lassen sich grob gesagt zwei unterschiedliche Wege beschreiten. Der erste dreht sich um die Frage, ob der Gedanke, so wie er ist, überhaupt stimmen kann. Der zweite dreht sich um die Frage, ob es hilfreich ist, so zu denken, also ob es dazu beiträgt, sich gut zu fühlen oder seine Ziele zu erreichen. An Danielas Liste mit schmerzlichen Gedanken (siehe oben) lassen sich diese beiden Wege gut gegenüberstellen:

Falsche Überzeugungen: „Stimmt der Gedanke?“

Kommen wir noch einmal auf den Ausschnitt aus Danielas Traumabericht weiter oben über die häusliche Gewalt durch ihren Großvater zurück, aus dem wir schmerzliche Gedanken herausgefiltert haben. Manche von Danielas Überzeugungen sind schlichtweg falsch. Wir können sie mithilfe der Leitfrage „Stimmt der Gedanke?“ entlarven. Keiner von uns würde das Mädchen anhand ihrer Reaktionen in der beschriebenen Szene ernsthaft für einen Schwächling, eine Versagerin oder ein schlechtes Kind halten. Hier ist es sinnvoll, die Qualität der Argumentation auf den Prüfstand zu stellen. Einige Beispiele für ein entsprechendes Vorgehen finden Sie in folgenden Ausschnitten aus den Gesprächen zwischen Daniela und ihrem Therapeuten:

Beweise und Gegenbeweise

Therapeut (Th): „Sag mal, Daniela, was spricht eigentlich dafür, dass du ein Schwächling bist?“

D: „Ich habe geweint.“

Th: „Okay, du hast geweint in der Situation. Spricht denn auch etwas dagegen, dass du deswegen ein Schwächling bist?“

D: „Ja schon. Irgendwie weinen alle Kinder manchmal, wenn sie Angst haben. Und der Opa hat wirklich sehr, sehr schlimme Sachen zu uns gesagt.“

Th: „Stimmt, das ist ein guter Punkt. Auch die mutigsten Kinder weinen, wenn sie bedroht werden und Angst haben. Das ist kein Zeichen von Schwäche.“

Logische Widersprüche

Th: „Du hast gesagt, dass du eine Versagerin bist, weil du der Mama nicht geholfen hast. Jetzt stell dir mal vor, deine Freundin Nika sagt zu dir, sie ist eine Versagerin, weil sie ihre Mama nicht vor dem zornigen Opa geschützt hat. Was würdest du zu ihr sagen?“

D: „Dass sie nichts dafürkann, weil sie ein Kind ist. Und er war sehr böse.“

TH: „Würdest du sauer auf sie sein?"
D: „Nein!"
TH: „Das ist ja spannend, dass du sauer auf dich bist, aber für die anderen Kinder gilt das nicht."
D: „Hmm …"

Definitionen

TH: „Du hast gesagt, dass du ein schlechtes Kind bist. Lass uns mal überlegen, was ist das eigentlich, ein schlechtes Kind?"
D: „Schlechte Kinder lügen immer, tun anderen weh und entschuldigen sich nicht."
TH: „Okay, noch was?"
D: „Ja, sie sind gemein zu den anderen und deswegen mag sie keiner."
TH: „Und was ist ein gutes Kind?"
D: „Das ist jemand, der nett ist und fair und viele Freunde hat."
TH: „Was würdest du sagen – bist du eher jemand, der lügt, anderen weh tut, gemein ist und keine Freunde hat? Oder würdest du dich eher als jemand Nettes und Faires beschreiben, der viele Freunde hat?"
D: „Ich habe voll viele Freunde. Und ich versuch schon, nett zu sein. Und gemein bin ich auf keinen Fall."
TH: „Hmm, wie passt das dazu, dass du dich für ein schlechtes Kind hältst?"

Korrigierende Informationen

D: „Mama hat gesagt, dass man immer Respekt vor Erwachsenen haben muss."
TH: „Das ist sicher ein guter Punkt, den die Mama da sagt. Hat sie auch was dazu gesagt, ob das immer gilt? Oder ob es Ausnahmen gibt?"
D: „Das weiß ich nicht genau."
TH: „Also, ich kann dir versichern, dass es immer wichtiger ist, sich zu schützen, wenn man in einer Gefahr ist. Und das darf man auch. Trotzdem kannst du meistens Respekt haben. Aber wenn ein Erwachsener gemein zu dir ist oder dir weh tut, dann darfst du sehr klar ‚Stopp' sagen, auch wenn es sich respektlos anfühlt."

Richtige, jedoch nicht förderliche Überzeugungen: „Hilft es dir, so zu denken?"

Manche von Danielas Überzeugungen allerdings kann man schlecht auf diese Weise widerlegen, beispielsweise die Idee „Es können jederzeit schlimme Dinge passieren". Ehrlich gesagt, reicht ein Blick in die Zeitung, um festzustellen, dass sie gar nicht so unrecht damit hat. Dennoch schaffen es die meisten von uns, ihren täglichen Verrichtungen nachzugehen, ohne ständig von Panikattacken heimgesucht zu werden. Hier ist die relevante Frage deshalb weniger, ob die Annahme stimmt, sondern ob sie dazu beiträgt, objektiv Sicherheit herzustellen und sich subjektiv sicherer zu fühlen. Als Leitfrage eignet sich: „Hilft es dir, so zu denken?"

Wohltuender als das (falsche!) Versprechen, dass nie wieder etwas Schlimmes passieren wird, sind das Bewusstmachen der eigenen Bewältigungsfähigkeiten sowie das Wissen, dass alle Menschen mit dieser Herausforderung leben müssen. Die daraus gewonnene Selbstsicherheit kann auch dazu dienen, sich gegen reale Bedrohungen von außen zu schützen und Grenzen zu setzen – egal, ob die Gefahr von Familienmitgliedern oder von Fremden ausgeht.

Dysfunktionale Überzeugung oder notwendiger Schutz?

An dem Beispiel „Ich bin nirgends sicher, nicht einmal zu Hause" kann man erkennen, wie wichtig es ist, übertriebene Überzeugungen von einer sehr realistischen und damit sicherheitsrelevanten Einschätzung der Situation zu unterscheiden. Falls die Familie inzwischen in ein sicheres Zuhause umgezogen ist, können wir mit Daniela im sokratischen Dialog herausarbeiten, dass sie ihre schmerzliche Denkgewohnheit aufgeben darf. Dies wird ihr außerdem zu mehr Selbstsicherheit weit über die traumatische Situation hinaus verhelfen. Wenn der Großvater dagegen weiterhin die Familie ohne Vorankündigung bedrängt, müssen wir uns zunächst um ein Sicherheitskonzept bemühen, wie es in Abschnitt 3.1 beschrieben ist.

Ähnlich gelagert sind auch die beiden Annahmen, eine Belastung für ihre Mutter zu sein und sie beschützen zu müssen. Vor dem Hintergrund, dass die Mutter alleinerziehend und depressiv ist, wird Daniela als einfühlsames Kind ihr Verantwortungsgefühl und ihren Anspruch an sich erst substanziell reduzieren können, wenn die Therapeutin dafür gesorgt hat, dass die Mutter eine Entlastung beispielsweise in Form einer eigenen Therapie oder einer ambulanten Erziehungshilfe bekommt.

Traumatherapie für echte Profis

In der Tradition der kognitiven Therapien wurden eine Reihe von schlauen Fragen formuliert, die man nutzen kann, um schmerzlichen Gedanken auf den Pelz zu rücken. Haben Kinder und Jugendliche bisher mit der Traumabrille auf ihre Erfahrungen geblickt, so bieten wir ihnen mit diesen Fragen eine neue Brille, die Traumabewältigungs-Brille, an. Diese können sie so lange mit uns üben, bis sie die neue Art, auf die Dinge zu blicken, verinnerlicht haben. Die „cleveren Fragen" (s. Kasten) kann man informell als Elemente des sokratischen Dialogs einsetzen. Es gibt aber auch formalisierte Arbeitsblätter mit einer Zusammenstellung zum „Eigengebrauch" (s. AB 6.4). Gerade Jugendliche lernen auf diese Weise nach und nach, die cleveren Fragen eigenständig auf ihre schmerzlichen Gedanken anzuwenden und ihre bisherigen Überzeugungen zu hinterfragen. Bei kleineren Kindern helfen altersadäquate Bücher wie zum Beispiel die Geschichte vom kleinen Tiger, dem die weise Schildkröte vier Fragen beibringt, die ihn wieder lächeln lassen (Katie & Wilhelm, 2010). Neben den verbalen Formaten gibt es in der kognitiven Verhaltenstherapie auch zahlreiche grafische oder kreative Formate, wie z. B. den Schuldkuchen, Rollenspiele zum Perspektivenwechsel und Skalierungsfragen. Auf die eine oder andere Methode kommen wir in Kapitel 7 zu sprechen.

Richtig clevere Fragen

Beweise und Gegenbeweise
Was sind Beweise, dass deine Überzeugung stimmt? Was sind Beweise, dass deine Überzeugung *nicht* stimmt? Gilt deine Annahme *immer* oder gibt es Ausnahmen?

Tatsache oder Gewohnheit?
Beschreibt dein Gedanke eine Tatsache, die auch andere so sehen würden? Oder hast du den Gedanken schon so oft gedacht, dass er zur Gewohnheit geworden ist und du angefangen hast, ihn zu glauben?

Extreme Gedanken
Gibt es Hinweise, dass deine Überzeugung extrem ist? Kann es sein, dass du die Dinge nur schwarz oder nur weiß betrachtest? Verwendest du absolute Wörter wie „alles“, „nichts“, „nur“, „immer“, „nie“, „muss“, „sollte“, „jeder“, „alle“, „keine“, „überall“, „nirgends“? Kann es sein, dass du übertreibst oder untertreibst? Verallgemeinerst du einzelne Vorkommnisse?

Fairer Blick
Kann es sein, dass du einige Einzelheiten in den Vordergrund stellst und andere wichtige Aspekte nicht bedenkst? Würden andere es genauso sehen? Gibt es andere Erklärungsmöglichkeiten? Würdest du auch so denken, wenn es um jemand anderen geht?

Informationsquelle
Woher weißt du das eigentlich? Wie ist der Gedanke in deinen Kopf gekommen? Wer hat dir das gesagt? Verschafft es dieser Person einen Vorteil, wenn du so denkst? Spielen dir deine Gefühle einen Streich? Ist deine Informationsquelle vertrauenswürdig? Versuchst du dich im Gedankenlesen?

Konsequenzen
Wenn du so denkst – welche Folgen hat es für dich und andere? Hilft dir das dabei, dein Ziel zu erreichen? Hilft es dir, dich so zu fühlen, wie du dich eigentlich fühlen möchtest? Oder passiert das genaue Gegenteil? Was sind Vor- und Nachteile, so zu denken?

Reihenfolge der Bearbeitung

In der Praxis hat es sich bewährt, bei der Bearbeitung schmerzlicher Gedanken eine bestimmte Reihenfolge einzuhalten: Es macht Sinn, sich zuerst einmal den Gedanken zuwenden,

- die etwas mit den Ursachen des Traumas zu tun haben („Wenn ich mich mehr gewehrt hätte, wäre der Missbrauch nicht passiert“),
- die das Trauma herunterspielen oder ungeschehen machen sollen („Es war gar nicht so schlimm“) oder
- die Bedingungen formulieren („Erst wenn der Täter adäquat bestraft wird, kann ich Frieden finden“).

Diese Gedanken stehen nämlich der Möglichkeit im Weg, sich dem Trauma zuzuwenden und die Verarbeitung anzugehen. Wenn man sich dann im zweiten Schritt mit Gedanken beschäftigt, die etwas mit den Folgen des Traumas zu tun haben („Nur wenn ich immer die Kontrolle behalte, bin ich sicher"), sind die Kinder und Jugendlichen leichter bereit und in der Lage, sich auf neue Sichtweisen einzulassen.

Das richtige Gleichgewicht zwischen Akzeptanz und Veränderung

Unseres Wissens ist nicht überliefert, ob der Philosoph Sokrates, von dem der sokratische Dialog seinen Namen hat, die Sichtweisen seiner Gesprächspartner validiert hat oder nicht – wir aber sollten das mit unseren Patient:innen auf jeden Fall tun. Validieren meint dabei nicht, dem Inhalt der Gedanken zuzustimmen. Validieren meint, anzuerkennen, dass diese Gedanken da sind, wie sie sind, wertzuschätzen, dass ihre Entstehungsgeschichte und ihre Funktion verständlich sind, und zu würdigen, dass die Belastungen und negativen Gefühle, die sie auslösen, gut nachvollziehbar sind. Konkrete Tipps zum Validieren finden Sie auf AB 2.1.

Wir versuchen in der gesamten Therapie eine nicht wertende Haltung einzunehmen: „Ich habe genau zugehört, wie du denkst. Bei dem, was du erlebt hast, kann ich verstehen, warum du diese Sicht entwickelt hast und wozu sie dir dient. Gleichzeitig kann ich gut nachvollziehen, warum du dich schlecht fühlst, solange du so denkst. Ich könnte mir vorstellen, dass man es auch anders sehen kann." Daran schließt sich eine Einladung an: „Was meinst du, sollen wir gemeinsam überlegen, ob es eine andere Art gibt, darüber zu denken, die besser für dich ist?", oder bei kleineren Kindern: „Was möchtest du mit dem belastenden Gedanken machen? Behalten oder verändern?" Wenn wir diese Haltung ernst nehmen, bedeutet es, dass es uns nicht zusteht, die Gedanken der Kinder als „falsch" zu etikettieren. Vielmehr sollten wir Angebote machen und – bevor wir in den sokratischen Dialog einsteigen – gemeinsam mit den Kindern darauf hinwirken, dass sie den hohen Preis der Gedanken bemerken, erkennen, dass sie Bedeutungen auch anders wählen können, und eine eigene Bereitschaft entwickeln, sich auf neue Sichtweisen einzulassen. Die gleiche Haltung gilt auch gegenüber den veränderten Gedanken. Der Maßstab, ob diese „besser" als die ursprünglichen Gedanken sind, richtet sich einzig und allein nach dem Nutzen, den sie für die Kinder und Jugendlichen haben. Wichtig dabei ist, dass wir von unseren Patient:innen nicht zu viel auf einmal verlangen und eine realistischere Zielsetzung finden, die manchmal näher bei der Akzeptanz der bestehenden Sichtweise liegt als bei der Formulierung einer diametral neuen.

Die 20-jährige Melek hat ein ganzes Leben lang von ihren Eltern zu hören und zu spüren bekommen, dass sie alles falsch macht und dass ihre Bedürfnisse nichts zählen. Noch heute ist sie immer wieder mit Abwertungen durch Vater und Mutter konfrontiert. Ihre Chefin in der Ausbildung benachteiligt sie gegenüber den anderen aufgrund ihres kulturellen Hintergrunds. Diese schmerzlichen Erfahrungen münden in den Selbstglauben, keine wertvolle Person zu sein. Versuche ihrer Therapeutin, im sokratischen Dialog diese Sicht aufzuweichen, scheitern kläglich. Ganz im Gegenteil entwickelt Melek durch die Nachfragen die Idee, dass die Therapeutin sie für eine „schlechte Patientin" hält. Der Wendepunkt kommt, als die Therapeutin Verständnis für all die verletzenden Erfahrungen äußert, die zu der Überzeugung geführt haben, und Melek zugesteht, ihre Sichtweise erst einmal beizubehalten: „Ich weiß, dass du dein ganzes Leben lang von allen Menschen, die dir etwas bedeutet haben, gehört hast, dass du alles falsch machst und zu nichts nutze bist. Jetzt passiert dir etwas sehr Ähnliches in der Ausbildung. Ich kann gut verstehen, dass du irgendwann angefangen hast, dir selbst die gleichen Dinge zu sagen – manchmal tut es dann weniger weh, wenn man es schon im Voraus erwartet. Ich habe noch lange über unsere letzte Stunde nachgedacht. Wir hatten ja versucht, diese Gedanken zu überprüfen, und erst im Nachhinein ist mir klar geworden, dass du auch da wieder gehört haben musst, dass ich es falsch finde, wie du denkst. Das tut mir sehr leid, das war nicht meine Absicht und ich bin sehr froh, dass du mir zeigen konntest, dass das nicht gut für dich war. Lass uns doch schauen, wie es ist, wenn wir erst mal nur registrieren, dass du solche Sätze auch selbst zu dir sagst und dass das die Sätze sind, die du so oft von anderen gehört hast." Die junge Frau wird viel weicher. Am Ende der Sitzung fällt ihr ein, dass sie zwei gute Freundinnen hat, die sie sehr mögen und spürbar hinter ihr stehen. Sie geht aus der Stunde mit dem Gedanken: „Ich glaube nach wie vor, dass ich kein wertvoller Mensch bin. Aber zu bemerken, wie wichtig ich meinen Freundinnen bin, stimmt mich nachdenklich."

Schmerzliche Gedanken tauchen als Hürden in allen Therapiephasen auf

Obwohl die größte Wirkung durch das Verändern von Gedanken in dem Therapieabschnitt erreicht werden kann, in dem es um die konkrete Bearbeitung der traumatischen Erfahrungen geht, begegnen uns schmerzliche Gedanken auch in früheren oder späteren Therapiephasen. Wir können ihnen zu jedem Zeitpunkt mit derselben validierenden, aber sokratischen Haltung begegnen.

Schmerzliche Gedanken in der Anfangsphase. Aus den Anfangsphasen von Therapien kennen wir von unseren Patient:innen den Gedanken, keine Hilfe verdient zu haben, oder ein fehlendes Zutrauen, dass die Therapie helfen kann oder die Therapeutin / der Therapeut eine vertrauenswürdige Person ist. Hier können mit den oben dargestellten Fragestrategien entlang der Leitfragen „Stimmt der Gedanke?" und „Hilft es dir, so zu denken?" Lösungen gefunden werden, wie trotzdem gearbeitet werden kann.

Juri (17) gab sich selbst die Schuld an der häuslichen Gewalt, weil er seinen Vater zu sehr provoziert und seine Mutter zu wenig geschützt habe, und war deswegen überzeugt, keine therapeutische Hilfe zu verdienen. Er machte gerade eine Ausbildung bei der Bergrettung. Er erkannte, dass er bei einem Lawinenabgang alle Beteiligten bergen würde, ganz egal, ob der Unfall unverschuldet oder aus mangelnder Vorsicht passiert war. Auf diese Weise konnte er sich darauf einlassen, dass der Therapeut „seinen Job machen" durfte, auch wenn die Schuldfrage noch nicht geklärt war.

Für viele Kinder ist die kognitive Arbeit bereits in der frühen Phase der Therapie eine wirkungsvolle Methode, da sie starke Gefühle als weniger unkontrollierbar erleben und ihnen weniger ausgeliefert sind, sobald sie den Zusammenhang zu ihren Gedanken herausgefunden haben und diesen benennen können. Und auch Eltern berichten uns von ihrer Erleichterung, wenn ein Kind zu sagen lernt: „Ich bin gerade wütend, weil ich denke, dass du mich nicht verstehst", anstatt damit konfrontiert zu sein, von einem brüllenden Kind gebissen und weggestoßen zu werden.

Samuel (11) liebte das Dreieck „Denken – Fühlen – Handeln". Als er die Zusammenhänge begriffen hatte, zog er los und analysierte viele Alltagssituationen mithilfe dieses Werkzeugs. Schon lange bevor die Therapeutin mit ihm über den sexuellen Missbrauch durch seinen älteren Halbbruder gesprochen hatte, gelangte er so zu der Sichtweise, dass es nichts über ihn aussagt, wenn andere Kinder ihn ärgern, und erlebte dies als starke Entlastung.

Schmerzliche Gedanken beim Schreiben des Traumaberichts. Wenn es auf den Traumabericht zugeht, sind manche Patient:innen besorgt, dass sie es nicht aushalten werden, darüber zu sprechen, was ihnen passiert ist, oder dass die Therapeutin / der Therapeut sie verurteilen wird, wenn sie / er erst erfährt, was sie „angestellt" haben. Wann immer solche Gedanken der Therapie im Wege stehen, ist es wichtig, darauf einzugehen. Gleichzeitig dürfen wir uns nicht aufhalten lassen, insbesondere deswegen, weil die gedanklichen Netze oft komplex gestrickt sind und sich mehrere Gedanken wechselseitig aufrechterhalten.

Tatjanas (17) Therapeutin wunderte sich, warum bei ihrer Patientin trotz der ernsthaften Beteiligung und eines sehr detailreichen Traumaberichts die Anspannung beim Vorlesen einfach nicht nachließ und sich die Symptome auch nach mehreren Wochen nicht besserten. Sie entschied sich dafür, nicht länger beim Traumabericht zu bleiben, sondern schmerzliche Gedanken zu finden und auf die Probe zu stellen. Bei Tatjana konnte sie folgenden schmerzlichen Gedanken explorieren: „Mir darf es nicht besser gehen, weil ich ein schlechter Mensch bin." Diese Überzeugung wiederum wurde gestützt durch die Annahme: „Weil ich mich nicht besser geschützt habe, bin ich ein schlechter Mensch." An diesem Beispiel wird erkennbar, wie wichtig es ist, voranzugehen, um die verschiedenen, aufeinander bezogenen Denkblockaden nach und nach zu finden und zu lösen. Nachdem Tatjana klar geworden war, dass der Täter sie belogen und getäuscht hatte, und dass sie lähmende Angst gehabt hatte, urteilte sie auch gnädiger über sich. Ab diesem Zeitpunkt ließen auch Angst und Anspannung beim Vorlesen des Traumaberichts und im Alltag nach.

Schmerzliche Gedanken zum Therapieende. Auch zum Ende der Therapie hin können uns weiterhin ungünstige Gedanken begegnen. Manche Patient:innen hadern mit einer vollständigen Genesung, weil sie die Sorge haben, die Zuwendung des Therapeuten / der Therapeutin zu verlieren, sobald es ihnen besser geht. Andere wiederum sind besorgt, dass der gesamte Therapieerfolg zusammenbricht, sobald die Therapie abgeschlossen ist. Und auch beim Vorbeugen erneuter Traumatisierungen sind uns schon ungünstige Gedanken begegnet. So haben wir zum Beispiel die Erfahrung gemacht, dass nicht alle Jugendlichen ihr Recht auf sexuelle Selbstbestimmung kennen. Vielen ist nicht klar, dass sie jederzeit „Nein!" sagen dürfen, auch wenn sie sich schon auf Intimitäten eingelassen haben – und zwar sogar dann, wenn sie dadurch ihre vorherige Entscheidung revidieren und ihr Gegenüber „kränken".

Die vielen Denkanstöße, die wir den Kindern und Jugendlichen im Verlauf der Arbeit mit schmerzlichen Gedanken anbieten, dienen dazu, ihre bisherigen, krank machenden Annahmen so stark herauszufordern, dass ihnen selbst irgendwann klar wird, dass sie sie nicht weiter behalten wollen. Aufgabe der Therapeut:innen ist es nicht, „richtige Lösungen" vorzugeben oder möglichst positive Gedanken bei den Kindern zu erzielen, sondern so viel Unruhe in das starre Denksystem zu bringen, dass sich Räume für selbstgesteuerte Veränderungen auftun. Die Erfahrung zeigt, dass wir der wunderbaren Fähigkeit von Kindern und Jugendlichen vertrauen dürfen, nach ein wenig Starthilfe zu ganz berührenden neuen Einsichten und Denkweisen zu finden. Die neuen, ausgewogenen Gedanken erzählen kleine und große Erfolgsgeschichten. Sie bezeugen, wie Kinder und Jugendliche es geschafft haben, den „Denker" wieder Chef über das eigene Welt- und Selbstbild werden zu lassen, und ihre Selbstwirksamkeit zurückerlangen. Deswegen verdienen sie einen Platz, an dem sie nicht verloren gehen, sondern ihre Strahlkraft weiter entfalten können. In Abschnitt 8.1 werden wir darauf hinweisen, dass sie als Kontrast zu den ursprünglichen Sichtweisen abschließend auch als letztes Kapitel in den Traumabericht aufgenommen werden sollten.

Vorher wollen wir in Kapitel 7 noch einmal konkreter werden und beschreiben, wie man bei speziellen Gefühlen wie Schuld, Wut und Angst über die Einflussnahme auf die sie bedingenden Gedanken sehr direkt auf eine Besserung hinwirken kann. Und wir lernen weitere, eher emotionsfokussierte Herangehensweisen kennen, die uns bei den Themen weiterhelfen, wo bewusst zugängliche Gedanken nicht der Hauptansatzpunkt für die Genesung sein können.

7. Die Arbeit mit schmerzlichen Gefühlen

Wir haben uns zuletzt in Abschnitt 4.3.3 explizit mit Gefühlen beschäftigt und festgestellt, wie wichtig und wertvoll jedes einzelne von ihnen ist. Dort haben wir darauf hingewiesen, dass die Gefühlsturbulenzen traumatisierter Kinder und Jugendlicher vor der Auseinandersetzung mit den traumatischen Erfahrungen nur begrenzt beeinflussbar sind. Wir haben betont, dass eine verbesserte Emotionsregulation als *Ergebnis* einer erfolgreichen Traumabearbeitung zu betrachten ist und nicht als Voraussetzung für eine solche. Denn viele der belastenden Gefühle sind zu diesem frühen Zeitpunkt in der Therapie ein Ausdruck unverarbeiteter traumatischer Erfahrungen im Gehirn. Sie sind in traumabezogene Gedächtnisnetzwerke eingeschlossen und haben teilweise mehr Bezug zum „Dort und Damals" als zur heutigen Lebensrealität der Betroffenen im „Hier und Jetzt". Wir hatten uns deshalb dafür ausgesprochen, in der frühen Phase der Therapie den Kindern und Jugendlichen lediglich ein besseres Verständnis für die unterschiedlichen Gefühle zu vermitteln und ihnen erste Hilfestellungen für einen besseren Umgang mit Gefühlsüberflutung anzubieten. Danach ist es aber sinnvoll, möglichst bald den Weg in die Traumabearbeitung zu finden, anstatt darauf zu hoffen, dass eine nachhaltige emotionale Stabilisierung eintreten kann, bevor die traumatischen Erinnerungen adäquat verarbeitet sind.

Auch wenn in den vorangegangenen Kapiteln das Erzählen und ein verändertes Verständnis von den traumatischen Ereignissen im Vordergrund standen, waren schon die ganze Zeit über emotionale Prozesse für die Veränderung traumabezogener Gedächtnisnetzwerke und die daraus resultierende Symptomverbesserung verantwortlich. So wird beim Erzählen der traumatischen Erfahrungen beispielsweise Angst zugelassen und überwunden, was einer zentralen *emotionalen Bewältigungserfahrung* gleichkommt. Das Teilen des Erlebten in einem sicheren, vertrauensvollen, validierenden Rahmen – zusammen mit der Erfahrung, dass die befürchtete emotionale Überflutung nicht eintritt, eröffnet den Zugang zu tiefer liegenden *Gefühlen und Bedürfnissen.* Ebenso steht bei der Arbeit mit schmerzlichen Gedanken nicht das bloße „Wissen" über sich und die Welt im Vordergrund, sondern das Erkunden des *emotionalen Schmerzes,* den bestimmte Gedankenwelten verursachen. Durch das Vergrößern gedanklicher Freiräume sammeln und bemerken die Kinder und Jugendlichen weitere korrigierende Erfahrungen, die ihr *emotionales Erleben* betreffen.

Wenn wir uns in diesem Kapitel nun wieder explizit dem Gefühlsthema zuwenden, eröffnen sich noch einmal mehr Möglichkeiten als vor dem Traumabericht, das Gefühlserleben zu adressieren und Raum für eine emotionale Verarbeitung zu bieten. Die bisherigen Schritte in der Therapie haben wertvolles Material dafür offengelegt und emotionale Prozesse in Gang gesetzt.

7.1 Ordnung in das Gefühlschaos bringen: das Zwiebelschalenmodell der Gefühle

Im Verlauf unserer therapeutischen Arbeit konnten wir beobachten, dass die emotionalen Prozesse, denen wir im Zuge der Verarbeitung traumatischer Erfahrungen begegnen, häufig einem bestimmten Ablauf folgen. Zur Veranschaulichung haben wir ein Modell entwickelt, das die unterschiedlichen Gefühle schalenförmig anordnet wie bei einer Zwiebel und uns damit helfen kann, bei der ganzen Vielschichtigkeit den Überblick nicht zu verlieren.

Wir gehen davon aus, dass jeder Mensch einen guten und heilen Kern besitzt. Dieser befähigt ihn, Gefühle von Freude, Zufriedenheit und Verbundenheit zu erleben. Im Laufe des Lebens entstehen in Momenten der Überforderung kleine und große Verletzungen, die mit Schmerz und Gefühlen von Traurigkeit einhergehen. Eine erste „Zwiebelschale" entsteht. Nicht immer ist es möglich, diesen weichen Gefühlen mit Freundlichkeit und Güte zu begegnen oder die Erfahrung zu machen, dass vertraute Personen sich fürsorglich kümmern. Dann ist es besser und oft überlebensnotwendig, diese Gefühle vor sich und anderen verborgen zu halten und Schutzmechanismen zu entwickeln, die den Schmerz aushaltbar machen und die eigene Verletzlichkeit verringern. Nehmen diese Schutzmechanismen die Gestalt besonderer Härte im Sinne einer Kampfreaktion an, gehen sie mit Gefühlen von Wut oder Schuld einher. Nehmen sie die Gestalt ausgeprägten Rückzugs im Sinne einer Fluchtreaktion an, gehen sie mit Gefühlen von Angst oder Scham einher. Dies entspricht den äußeren „Zwiebelschalen".

Wenn wir traumatisierten Kindern und Jugendlichen in der Praxis begegnen, kommen wir oft als Erstes mit den äußersten Schichten in Berührung. Das belastende Erleben und Verhalten der Kinder und die besorgten oder vorwurfsvollen Berichte der Bezugspersonen beziehen sich auf die sichtbaren und störenden Schutzmechanismen (z. B. Wutausbrüche oder Vermeidungsverhalten) und meistens tut es auch der formulierte Behandlungsauftrag (z. B. „Reizbarkeit verringern" oder „Ängste überwinden"). Im Zuge der Traumaverarbeitung tragen wir ganz automatisch Schale für Schale ab, um die weichen Gefühle und den gesunden Kern wieder zugänglich zu machen:

1. Als Erstes bahnen wir uns einen Weg durch die **Angst** und durch die **Scham**. Genau dafür ist es so wichtig, einen Traumabericht zu erstellen (Kap. 5). Als Therapeut:innen sorgen wir durch Akzeptanz und Ermutigung für einen sicheren Begegnungsraum, in dem die Patient:innen korrigierende Erfahrungen sammeln können und sich trauen, über das Erlebte zu sprechen. Dies gelingt durch die Herangehensweisen, die wir in Kapitel 2 ausführlicher beschrieben haben. Endlich können die Kinder und Jugendlichen ausdrücken, welche Belastungen sich „in tieferen Schichten" verbergen und welcher Schmerz es bislang nötig gemacht hat, sich vor einer Konfrontation zu schützen.

2. Ist der Bann der Angst und der Scham gebrochen und ist ein Weg gefunden, um gemeinsam über die schmerzlichen Erfahrungen sprechen zu können, begegnen uns als Nächstes mit großer Wahrscheinlichkeit die Wut auf sich (in Form von **Schuldgefühlen**) oder die **Wut** auf andere. Es sind die verzweifelten Versuche, dem Erlebten einen Sinn zu geben und eine Illusion von Kontrolle herzustellen.
3. Nach der Bearbeitung dieser haltgebenden, aber auch kräftezehrenden „harten" Gefühle merken die Kinder und Jugendlichen oft, dass es auch um etwas ganz anderes ging, nämlich um die **Traurigkeit** über all die erlittenen Verletzungen und Verluste und über die unversorgten Bedürfnisse. Somit ist die Traurigkeit ein erstes Ankommen bei sich und ein Anerkennen des eigenen Schmerzes.
4. Eine besondere Rolle spielt der **Ekel**, denn er kann den positiven Zugang zu sich oder zu anderen behindern.
5. Traurig sein zu können ist heilsam. Nachdem die Traurigkeit abgeklungen ist, stellt sich Erleichterung ein und es kommen **positive Gefühle** von Dankbarkeit, Fröhlichkeit und Mitgefühl zurück. Das markiert den Abschluss der Traumaverarbeitung und ist ausführlicher in Kapitel 8 beschrieben.

Wir formulieren hier eine lineare Abfolge von Angst und Scham zu Schuld zu Wut zu Traurigkeit zu Fröhlichkeit – und im Groben folgen viele Therapieverläufe genau diesem prototypischen Modell. Dennoch sind emotionale Prozesse in der Wirklichkeit natürlich viel komplexer und die unterschiedlichen Gefühle stärker miteinander verwoben. Deshalb kommt es häufig zu rekursiven, iterativen Schleifen. Nicht selten steigt beispielsweise nach dem Aufgeben von Wut zunächst einmal die Angst wieder an: Die Betroffenen machen sich nämlich bewusst, dass die Welt gar nicht so sicher und kontrollierbar ist, wie ihnen die kraftvolle Emotion der Wut bislang nahegelegt hat. Ebenso ist nicht damit zu rechnen, dass sich eine so existenzielle Emotion wie Scham, die den Kern des Selbstwerts betrifft, komplett auflöst, bevor der Ekel vor sich selbst abgebaut oder ausreichend Raum für Trauer (und damit für Mitgefühl) geschaffen wurde.

Lassen Sie uns schauen, welche Interventionen Gefühl für Gefühl geeignet sein können, um den emotionalen Prozess zu unterstützen. Wenn Sie mögen, können Sie vorab die Grundlagen des jeweiligen Gefühls in Abschnitts 4.3.3 nachlesen und sich in Erinnerung rufen, welche Hilfestellungen zu dem jeweiligen Gefühl bereits vor der Traumaverarbeitung möglich und ratsam waren. Das Zwiebelschalenmodell ist dabei nichts Neues, es bietet uns aber ein Gerüst für eine sinnvolle Reihenfolge bei der Darstellung in diesem Kapitel. In den folgenden Ausführungen liegt der Schwerpunkt auf Interventionen, die jetzt möglich geworden sind, nachdem ein Zugang zu den traumatischen Erinnerungen (Kap. 5) und zu deren Bewertungen (Kap. 6) gefunden ist. Einige der Methoden, die wir Ihnen anbieten, sind eine Erweiterung der expositionsbasierten und kognitiven Techniken, die Sie in den vorangegangenen Kapiteln kennengelernt haben, hier mit Schwerpunkt auf die besonderen Spielarten bei der jeweiligen Emotion. Darüber hinaus präsentieren wir Ihnen noch weitere, stärker gefühlsorientierte Methoden, die uns in der täglichen Arbeit überall dort geholfen haben, wo rationale Ansätze zu kurz greifen.

7.2 Spezielle Strategien für die Arbeit mit traumabedingten Gefühlen

7.2.1 *Angst*

Die Gehirnareale, die für den Schutz und das Überleben zuständig sind, nehmen bei traumatisierten Kindern und Jugendlichen ihre Aufgaben ganz besonders ernst. Im Erklärungsmodell für die Kinder (s. Abschn. 4.2) hatten wir diese Regionen dem „Häschen" zugeordnet. Wer echte Gefahr, Kontrollverlust und Ohnmacht erlebt hat, hat sein Häschen besonders gut trainiert, weitere Gefahren vorwegzunehmen und in einer permanenten Habachtstellung zu sein. Kleinere Auslöser und auch objektiv ungefährliche Situationen können sehr schnell zu starken bis hin zu extremen Angstreaktionen führen. Der „Denker" wird dann außen vor gelassen und kann nicht mehr helfen, die Situation im Hier und Jetzt zu überblicken und richtig zu bewerten.

Erleben und Verhalten richten sich zeitweise stärker nach einer dauerhaft erhöhten inneren Alarmbereitschaft als nach dem tatsächlichen Vorhandensein äußerer Gefahren. Wären die Bedingungen genauso bedrohlich wie im Dort und Damals der Traumazeit, wäre dies auch eine äußerst sinnvolle und hilfreiche Überlebensstrategie. In Wirklichkeit allerdings haben sich die äußeren Umstände inzwischen stark geändert – und so bringt die Angst Kinder und Jugendliche dazu, auch solche Situationen zu vermeiden, die von außen betrachtet ungefährlich sind, die aber von ihnen als bedrohlich empfunden werden. Es sind häufig solche, die in irgendeiner Art und Weise in Zusammenhang mit dem Trauma stehen und belastende Erinnerungen hervorrufen. Dies muss gar nichts Offensichtliches sein. Ebenso haben die Kinder und Jugendlichen schon oft erlebt, dass der Denker versucht hat, beim Häschen nachzufragen, was eigentlich passiert sei, und sie daraufhin von den Gefühlen des Häschens überflutet wurden. Deswegen wollen sie sich dem Inhalt ihrer traumatischen Erfahrungen nicht mehr zuwenden, was aber für eine Integration und einen gesunden Abschluss wichtig wäre. Dass die Angst durch das Vermeiden kurzfristig nachlässt, wird vom Gehirn fatalerweise als Beweis dafür gewertet, einer tatsächlichen Gefahr entgangen zu sein. Künftig ist es dann noch schwerer, sich dem Gefürchteten zu stellen, um es als ungefährlich zu entlarven. Auf diese Weise bestimmt die Angst und nicht mehr die Person selbst über die Handlungsräume in vielen Lebensbereichen.

Übertriebene Angst in mittlerweile sicheren Kontexten

Um dem Gehirn besser einschätzen zu helfen, wann die Angst berechtigt ist und wann unbegründet, gibt es keinen überzeugenderen Weg, als immer und immer wieder die Erfahrung zu machen, dass die „befürchtete Katastrophe" gar nicht eintritt. Deswegen ist es wenig verwunderlich, dass die Angst am besten von allen Gefühlen auf die Arbeit mit Traumaberichten anspricht. Beim Erzählen über das Erlebte in einem sicheren Rahmen gewinnen Kinder die Kontrolle über die eigenen Gedanken und Gefühle zurück. Als

Therapeut:innen achten wir dabei die ganze Zeit darauf, dass die Kinder in ihrem individuellen Toleranzfenster bleiben und so Häschen und Denker gut zusammenarbeiten. Wenn es ihnen mit jedem Durchlauf leichter fällt, an die traumatischen Erfahrungen zu denken und mit einer vertrauten Person darüber zu reden, gewinnen sie an Mut und erfahren sich als kompetent und selbstwirksam. Sie erleben auch, dass sie die mit den traumatischen Erinnerungen verbundenen schmerzlichen Gefühle gut aushalten können.

Diese Bewältigungserfahrungen stärken Kinder und Jugendliche so sehr, dass sie auch die Grundlage dafür bilden können, sich weiteren angstbesetzten Situationen im Alltag zu stellen. Eltern und andere Bezugspersonen beschreiben uns ihre Kinder schon direkt nach der Arbeit mit Traumaberichten als merklich mutiger und selbstbewusster im täglichen Leben. Es klingt oft so, als hätten diese wiederentdeckt, wie sehr sie durch ihr Handeln und ihre Kommunikation auf sich und ihre Umwelt Einfluss nehmen können. In vielen Fällen ist dafür das konkrete Üben in angstbesetzten Alltagssituationen nicht einmal mehr notwendig.

Niko (6) ist in Behandlung, weil er zusammen mit seinem zwei Jahre jüngeren Bruder mit ansehen musste, wie sein Vater seine Mutter getötet hat. Seitdem die Mutter verstorben ist und der Vater im Gefängnis sitzt, ist er sehr verängstigt und zaghaft bei allen Freizeitaktivitäten. Vor der Sitzung mit dem Traumabericht fühlt er sich unwohl und krank. Er hat nachts fast gar nicht geschlafen. Unterstützt von seiner sehr warmherzigen Bezugsbetreuerin beschließt er, die Stunde trotzdem wahrzunehmen. Mithilfe des Therapeuten gelingt es ihm, auch den schlimmsten Moment in Worte zu fassen und zu Papier zu bringen. Schon innerhalb der Stunde lässt seine Anspannung merklich nach und er wird viel ruhiger. In der nächsten Sitzung eine Woche später berichtet die Betreuerin, dass sich Niko bei einem Spielplatzbesuch erstmalig auf das Klettergerüst getraut habe. Er sei von sich aus ganz nach oben geklettert, habe lachend heruntergewinkt und stolz gerufen: „Schau mal, wie mutig ich bin!“ So gelöst habe ihn die Betreuerin noch nie erlebt, seit sie ihn kennt.

Manchmal bleiben Ängste im Alltag bestehen und Kinder vermeiden weiterhin an sich ungefährliche, aber wegen des Bezugs zum Trauma subjektiv bedrohliche Reize wie z. B. das eigene Bett (weil dort der Missbrauch stattgefunden hat), Situationen oder Personen. Wenn Kinder beim Erstellen der Traumaberichte gute Erfahrungen mit dem Prinzip der Angstkurve (s. Abschn. 5.1.1) gesammelt haben, kann man expositionsbasierte Techniken, wie sie im folgenden Kasten beschrieben sind, auch für all diese Einschränkungen in den unterschiedlichen Lebensbereichen einsetzen. Den Ablauf und die überraschende Wirkung kennen die Kinder schon aus den Traumaberichten.

In-vivo-Exposition von Triggerreizen

Die Verhaltenstherapie nutzt bei verschiedenen Ängsten sogenannte Expositionsübungen „in vivo“. Die Kinder setzen sich so lange aktiv einem gefürchteten (aber ungefährlichen) Reiz aus, bis dieser nach und nach seine angstauslösende Wirkung verliert – ganz gleich, ob es sich um einen Hund, eine Spinne oder einen Aufzug handelt. Denselben Effekt hatten wir schon zu Beginn von Abschnitt 5.1.1 beschrieben, dort in der Variante „in sensu“, also durch Vorstellung der traumatischen Ereignisse in der Erinnerung. Er bildet einen der Wirkfaktoren beim Erstellen des Traumaberichts. Sanjay (12) ist von seinem Fußballtrainer sexuell missbraucht worden. Seitdem macht er einen großen Bogen um das Trainingsgelände. Er befürchtet, schon wieder Bauchweh und eine Panikattacke zu bekommen, wenn er sich dem Ort nähert. Dies geht so weit, dass er einen Umweg in Kauf nimmt, um morgens in die Schule zu kommen, weil der direkte Schulweg am Trainingsgelände vorbeiführt. Anders als bei vielen Kindern lässt die Angst auch nicht nach, als er gemeinsam mit seinem Therapeuten den Traumabericht fertiggestellt hat. Sanjay ist genervt, weil er keine Lust mehr hat, den Schulweg getrennt von seinen Freunden zu gehen. Außerdem möchte er total gerne endlich wieder ins Fußballtraining gehen. Der Therapeut erinnerte ihn daran, wie schwer es ihm zu Beginn gefallen ist, über seine traumatischen Erfahrungen zu sprechen, und wie gut er es am Ende geschafft hat, über alles offen zu reden und es aufzuschreiben. Sanjay stimmt sofort zu, dass er dadurch viel mutiger geworden ist. Deswegen schlägt der Therapeut ihm vor, ob er nicht probieren möchte, auf dieselbe Weise seine Angst vor dem Trainingsgelände zu überwinden. Die beiden erstellen eine „Angstpyramide“. Von unten nach oben sind die Schritte nach Sanjays subjektiver Schwierigkeit auf einer Skala von 1 bis 10 angeordnet: Bei der 1 steht „von der Straßenkreuzung aus auf das Trainingsgelände schauen“, bei der 3 „zehn Schritte Richtung Trainingsgelände gehen“, bei der 5 „20 Schritte gehen und 30 Sekunden stehen bleiben“ und so weiter, bis zur allerschwierigsten Aufgabe bei der 10: „das Trainingsgelände betreten“. Die Übung führt Sanjay zusammen mit seinem Vater durch. Ihn hat der Therapeut vorher angeleitet, darauf zu achten, dass sein Sohn immer die nächste Stufe probiert, wenn er die vorherige geschafft hat. In der nächsten Stunde berichtet Sanjay froh seine Erfahrungen. Die Stufen eins bis vier hat er direkt übersprungen. Als er 30 Sekunden dastand (Stufe 5) und zum Trainingsgelände geschaut habe, habe er bemerkt, wie sein Puls schneller schlug und wie Angst in ihm aufstieg. Er habe sich aber daran erinnert, was der Therapeut ihm geraten hatte: „Versuche, dazubleiben und deine Angst einfach aufmerksam zu beobachten.“ Daraufhin habe er dieselbe Erfahrung gemacht wie beim gemeinsamen Schreiben des Traumaberichts: Schon nach einer kurzen Zeit sei die Angst verschwunden und er habe es am Ende sogar geschafft, das Gebäude mit den Umkleiden zu betreten und sich eine Apfelschorle aus dem Getränkeautomaten zu holen. Sein Vater berichtet dem Therapeuten lachend, dass seine Frau in dieser Woche den Vorschlag gemacht hatte, Sanjay könnte doch den Verein wechseln, damit er nicht zu dieser Anlage müsse. Sanjay habe ihr empört erwidert: „Aber, Mama, das wäre doch Vermeidung!“

Uns ist es wichtig, zu unterstreichen, dass mit Expositionstherapie nicht gemeint ist, die Kinder und Jugendlichen aus ihrer Komfortzone hinauszudrängen. Vielmehr sollen sie durch mutige Experimente bemerken können, dass ihre Komfortzone schon immer größer ist, als sie es sich bisher zugetraut haben. Ebenfalls kann mithilfe von Diskriminationstraining (ausführlich beschrieben in Abschn. 3.4) weiter geübt werden, die eigene emotionale Aktivierung bei Konfrontation mit Erinnerungsreizen zwar zu bemerken, jedoch auf die Unterschiede im Hier und Jetzt zu fokussieren und – anstatt zu vermeiden – entgegengesetzt zu dem zu handeln, was die Angst nahelegt. Übung macht den Meister! – Und so wird sich mit jedem Übungsdurchlauf das Sicherheitsempfinden verbessern und der Handlungsspielraum vergrößern. Dies ist – anders als in früheren Therapiephasen – zu diesem Zeitpunkt der Therapie deswegen möglich, weil das Auftreten von Angst nicht mehr automatisch das gesamte Netzwerk an traumatischen Erinnerungen mit aktiviert.

Angst, die auf schmerzliche Gedanken zurückgeht

Manchmal verbergen sich hinter anhaltenden Ängsten schmerzliche Gedanken in Form von Befürchtungen, die auf Nachfrage in Worte gefasst werden können. Diese betreffen oft Fragen der Sicherheit („Man kann nirgends sicher sein"), des Vertrauens („Sobald ich jemandem vertraue, werde ich wieder verletzt") und des Kontrollempfindens („Wenn ich nicht alles zu hundert Prozent im Griff habe, werden furchtbare Dinge passieren"). Zur Linderung von Ängsten, die auf schmerzliche Gedanken zurückgehen, können alle in Abschnitt 6.4 dargestellten Techniken und die AB 6.1 und AB 6.4 herangezogen werden.

Seitdem Charlie (15) sexuellen Missbrauch durch ihren Onkel erlitten hat, ist sie in ständiger Sorge um ihre kleine Schwester. Es quält sie der Gedanke: „Wenn ich nicht rund um die Uhr auf meine Schwester schaue, wird ihr etwas Schreckliches passieren." Nachts schläft sie unruhig und wacht beim kleinsten Geräusch auf. Die Therapeutin arbeitet mit ihr an diesem schmerzlichen Gedanken. Nach dieser Therapiesitzung verbessert sich Charlies Schlaf merklich.

Th: „Weißt du, ich kann mir das sehr gut vorstellen, nach allem, was du erlebt hast, dass es dir total wichtig ist, deine Schwester zu beschützen. Du hast mich schon ein paarmal beeindruckt, wie ernst du deine Rolle als große Schwester nimmst. Klasse. Gleichzeitig höre ich sehr deutlich, dass dich diese Sorgen quälen und dir sogar den Schlaf rauben. Was meinst du, wollen wir gemeinsam überlegen, ob es eine Möglichkeit geben könnte, anders zu denken? Und ob du dich dann anders fühlen würdest?"

C: „Okay."

Th: „Hast du denn eine bestimmte Idee, was da Schreckliches passieren könnte?"

C: „Na ja, ich habe ja auch nicht erwartet, dass mich der eigene Onkel in meinem eigenen Haus missbrauchen wird."

Th: „Ja, das kann ich verstehen. Inzwischen sitzt dein Onkel im Gefängnis. Von wem könnte die Gefahr heute ausgehen?"

C: „Ja, okay, bei dem ganzen Stress, den es gab, als die Polizei kam, glaube ich, da ist meine Schwester schon vorsichtig geworden. Die weiß Bescheid, dass sie sich nichts gefallen lassen muss. Sie würde nie einen Mann bei uns übernachten lassen, auch nicht, wenn er zur Familie gehört."

Th: „Ist das eine Vermutung von dir, oder woher weißt du das?"

C: „Nee, das sagt sie auch selbst. Sie würde sofort Mama Bescheid sagen, wenn ihr was komisch vorkommt."

TH: „Oh, wow, das klingt ganz schön mutig!“

C: „Na ja, ich hab es ihr ja auch oft genug gesagt.“

TH: „Da scheinst du einen wichtigen Beitrag geleistet zu haben, dass sie gut auf sich aufpasst. Sag mal, es gibt einen Punkt, den habe ich noch nicht so genau verstanden. Der Gedanke, den du hast, führt dazu, dass du nachts ständig aufwachst und dann tagsüber unkonzentriert und gereizt bist. Stimmt's?“

C: „Ja, genau. Weil ich dauernd denke, dass was Blödes passiert.“

TH: „Was ist deine Vorstellung davon, wie es die Sicherheit deiner Schwester verbessert, wenn du nachts nicht schläfst?“

C: „Hmm … So genau habe ich da noch nicht drüber nachgedacht … Wahrscheinlich gar nicht?“

TH: „Und wenn du sagst, dass du rund um die Uhr aufpassen musst, wie genau stellst du dir das vor?“

C: „Hmm … Das geht wahrscheinlich nicht. Ich kann ja nicht in der Schule danebensitzen *(lacht)*.“

TH: „Wie kommt es dann, dass du den Gedanken glaubst, wenn du selbst darüber lachen musst?“

C: „Hmm … Vermutlich, weil ich Angst um sie habe.“

TH: „Ah, okay! Das macht absolut Sinn für mich. Sag mal, wenn es die Angst ist, die dir den Gedanken einredet, aber er keinen rechten Nutzen hat und er auch nicht besonders realistisch klingt – fällt dir ein Gedanke ein, der dir eher guttut und dich sogar besser schlafen lässt?“

C *(überlegt eine Weile)*: „Meine Schwester passt gut auf sich auf und nachts sind wir sicher, weil außer uns keiner da ist.“

7.2.2 Scham

Bei vielen Kindern und Jugendlichen drängen sich in der traumafokussierten Therapie neben der Angst die Gefühle von Wut oder Schuld in den Vordergrund. Doch gerade bei Kindern, die viel Invalidierung erlebt haben, über lange Zeit hinweg missbraucht wurden oder die in Umfeldern aufwachsen, die stark moralisch wertend sind, können Schamgefühle krankheitswertig ausgeprägt sein. Bessel van der Kolk (2022) fasst dies prägnant zusammen: „Selbstvorwürfe und Scham sind bei Traumafolgestörungen das Hauptproblem, nicht das Ereignis an und für sich, sondern die Beziehung des Individuums zu seinem inneren Selbst.“ Interessant ist, dass es zur Behandlung von schambasierten Traumafolgestörungen deutlich weniger Literatur gibt. Einerseits könnte das daran liegen, dass die klassische PTBS den Angststörungen zugeordnet wurde und in erster Linie oft als Ergebnis einer Furchtkonditionierung begriffen wird. Dies kann bei singulären Traumata sicher auch zutreffend sein. Andererseits bringt die Auseinandersetzung mit der Scham unserer Patient:innen uns auch mit unserer eigenen Scham in Kontakt. Wir finden es deswegen wichtig, dass wir uns als Psychotherapeut:innen gut mit unserer eigenen Scham beschäftigt haben und dabei vielleicht auch die Erfahrung machen konnten, dass bei jedem Veränderungsprozess auch schambehaftete Momente dazugehören. Scham ist eine konditionierte Reaktion, die uns dazu verleiten will, die Dinge so zu machen, wie das Umfeld, in dem wir aufgewachsen sind, es von uns erwartet hat. Wenn sich Menschen also verändern wollen, ihre erlernten Regeln und Selbstbewertungen infrage stellen und neue Verhaltensweisen ausprobieren möchten, geht das immer auch mit einer Aktivierung von Scham einher. Wie wir in Abschnitt 4.3.3 gesehen haben, ist die traumabedingte Scham eines der schmerzhaftesten Gefühle, die stark zur Entwicklung von Traumafolgesymptomen beitragen können. Dabei entsteht dieses Gefühl häufig rasend schnell in den älteren Teilen des Gehirns, also im Reptilienhirn und im limbischen System.

Für ein besseres Selbstverständnis der Patient:innen und zur Strukturierung der Behandlung hat es sich als sinnvoll erwiesen, internalisierte und externalisierte Scham zu unterscheiden. Die internalisierte Scham beschreibt den Blick der Kinder und Jugendlichen auf sich selbst, den sie durch Invalidierung und in den traumatischen Situationen entwickelt haben. Die externalisierte Scham hingegen beschreibt die Erwartung, dass alle anderen Menschen, auf die sie treffen, die gleichen Gedanken und Annahmen in Bezug auf ihre Person haben. Deswegen sind sie fest überzeugt, dass zwangsläufig Ablehnung, Zurückweisung und Ausschluss auf sie warten, sobald die anderen sehen können, wie sie „in Wirklichkeit" sind.

Die Entstehung von traumabedingter Scham

Internalisierte Scham bedeutet, sich selbst als unwert zu empfinden, ein Objekt zu sein, kein Mensch. Im Extremfall führt sie dazu, keine Würde mehr zu empfinden und kein Recht, weiter zu existieren. Wenn kleine Kinder häufig von ihren wichtigsten Bezugspersonen beschämt werden, übernehmen sie automatisch deren Urteile. Sie beginnen in genau derselben Weise über sich zu denken. Dies zeigt sich häufig in Form massiver innerer kritischer und abwertender Stimmen. Diese Stimmen scheinen das Kind permanent von außen zu beobachten und zu kommentieren: „Du bist so peinlich. Einfach ekelhaft, schau dich nur an. Kein Wunder, dass mit so jemandem wie dir niemand etwas zu tun haben will." Gerade bei sexualisierter Gewalt durch nahestehende Personen erlebt sich das Kind als Objekt, das zur Befriedigung der Bedürfnisse eines anderen Menschen benutzt wird. Da es jedoch oft von der Zuwendung genau dieser Bindungsperson abhängig ist, kommt es zu einem inneren Konflikt zwischen dieser Abhängigkeit und dem Wahren der eigenen intimen Grenzen. Um dieses Dilemma zu lösen, verinnerlicht das Kind, dass es wertlos ist und es nicht anders verdient hat. Dies verleiht der Erfahrung eine sinnstiftende Bedeutung: „Es ist mir passiert, *weil* ich ein schlechtes Kind bin, es nicht besser verdient habe und etwas *mit mir* nicht stimmt." Diese Sicht hilft auch dabei, Kontrolle für die Zukunft zu erleben: „… und weil das so ist, kann ich mich darauf einstellen, dass ich weiterhin immer wieder so behandelt werde, ich habe es nicht besser verdient." Was zunächst als hilfreiches Erklärungsmodell gedient hat, führt auf Dauer dazu, dass das traumatische Erleben eingekapselt wird und die Selbstzuschreibung als stabiles Selbstbild aufrechterhalten wird. Alle Erwartungen an zwischenmenschliche Beziehungen werden nun durch die Traumabrille betrachtet. Hier kommt die externalisierte Scham ins Spiel. Die Kinder nehmen an, dass auch alle anderen Menschen genauso über sie denken und sie als so verachtenswert und unmöglich wahrnehmen, wie sie sich selbst empfinden. Sie sind nicht in der Lage, freundlich auf sich zu schauen – egal, ob in der vergangenen Wirklichkeit oder im Hier und Jetzt. Sie erwarten jederzeit, wieder invalidiert und beschämt zu werden, sobald sie einem anderen Menschen nahekommen. Deswegen können auch offene Nähe, Verständnis und Zuwendung Schamattacken auslösen, die sich für die Betroffenen unerträglich anfühlen und nur durch selbstschädigendes Verhalten unterbrochen werden können. Im Anschluss folgt häufig ein erneuter Zyklus aus Selbstabwertung und Scham. Ein Rückzug aus der Beziehung ist zu erwarten. Nicht selten resultieren daraus Therapieabbrüche. Fragen wir zu Beginn der Arbeit mit Scham unsere Patient:innen, was sie über sich in dem Alter denken, als das Trauma passiert ist, hören wir nicht selten Sätze wie den von Marie aus Kapitel 2: „Ich hasse diese Marie von damals. Sie war einfach so schwach. Statt sich zu wehren, hat sie ihren Onkel geliebt. Das ist soooo ekelig." Die Reduktion der traumabedingten internalisierten und externalisierten Scham ist ein zentrales Ziel für die traumafokussierte Behandlung. Sie ist der Ausgangspunkt für eine positive Beziehung zu sich und zu anderen.

Was können wir also konkret tun, um Kindern und Jugendlichen dabei zu helfen, die traumabedingte Scham zu überwinden? Traumabedingte Scham ist ein Gefühl, das in der Interaktion mit anderen entstanden ist. Es kann deshalb am besten im Kontext korrigierender Beziehungserfahrungen überwunden werden. In den folgenden Abschnitten stellen wir unterschiedliche Methoden zur Behandlung von Scham dar. Wir beginnen damit, altersentsprechend grundlegende Informationen zum Thema Scham zu vermitteln. Danach beschreiben wir, wie man der Scham bereits in der Gestaltung des Kontakts wirksam begegnen kann, welche Besonderheiten es bei der Bearbeitung schamauslösender Gedanken gibt und wie man eine entschämende, von Mitgefühl geprägte Haltung zu sich entwickeln kann. Da Scham ein interpersonelles Gefühl ist, geht es im letzten Abschnitt um Techniken, die helfen, eine realistischere Sicht auf andere zu entdecken.

Psychoedukation

Der erste Schritt ist wie bei anderen Gefühlen auch: bei den Kindern und Jugendlichen ein Verständnis für dieses unangenehme Gefühl zu wecken und so den Weg zu einer Auseinandersetzung mit den eigenen verinnerlichten Annahmen über sich zu bahnen. Als Einstieg kann dafür Psychoedukation wichtig und hilfreich sein. Auch in Anlehnung an die Informationen, die Sie in Abschnitt 4.3.3 finden, sollten die Patient:innen verstehen, was für eine wichtige Funktion ihre Scham hat, wie dieses Gefühl versucht, sie zu schützen, und inwiefern Wut und (Auto-)Aggression, aber auch Angst und Traurigkeit mit Scham zusammenhängen. Zusätzlich kann hier ein wichtiger Aspekt betont werden: Menschen neigen dazu, das, was sie über sich selbst und über ihre Erfahrungen denken, auch auf andere Menschen zu projizieren. Das heißt, sie stellen sich im Sinne der externalisierten Scham vor, dass auch alle Menschen, die ihnen heute wichtig sind, mit Beschämung und Abwertung reagieren und sich letztendlich von ihnen abwenden und zurückziehen werden. Um sich davor zu schützen, suchen sie bei anderen nach Beweisen dafür und übersehen deswegen viele positive Reaktionen ihnen gegenüber. Sie ziehen sich selbst von anderen zurück, gehen keine engen Beziehungen ein, um nichts über sich offenbaren zu müssen, und fühlen sich so zunehmend einsam.

Hier finden Sie einen Ausschnitt aus einem Gespräch mit der 13-jährigen Marie, die zwischen ihrem vierten und achten Lebensjahr von ihrem Onkel missbraucht worden war. Er hatte ihr immer wieder gesagt, dass andere sich von ihr abwenden würden, wenn sie davon erführen, und ihr gleichzeitig vermittelt, dass das zwischen ihnen etwas ganz Besonderes sei. Sie kennen Marie bereits aus Kapitel 2.

TH: „Marie, wir hatten uns ja schon darüber unterhalten, dass Scham ein Gefühl ist, unter dem du sehr leidest. Auch wenn es dich vielleicht wundert, Scham ist grundsätzlich ein wichtiges und nützliches Gefühl. Einerseits informiert sie uns darüber, dass etwas unsere intime Grenze überschreitet, uns zu nah kommt und wir das so nicht wollen."

M: „Sie meinen z. B., wenn ich unter der Dusche bin und jemand, ohne anzuklopfen, einfach ins Bad kommt?"

TH: „Ja, ganz genau. Und Scham hat außerdem eine Aufgabe in Beziehungen – nämlich dafür zu sorgen, dass wir nicht von anderen zurückgewiesen werden. Wenn man jedoch sexuellen Missbrauch erlebt hat so wie du und dabei vielleicht auch mit anderen Menschen die Erfahrung gemacht hat, dass sie einen sehr abwerten und beschämen, dann geht einem das ‚in Fleisch und Blut' über."

M: „Ja, das kenne ich. Immer wenn ich mit meiner Freundin rede, dann kriege ich total Angst, dass sie erfährt, was er mit mir gemacht hat und wie dumm ich war, dass ich ihm auch noch geglaubt habe. Sie findet mich dann bestimmt total bescheuert und vielleicht auch ekelig."

TH: „Genau. Das Problem ist, dass die Gedanken, die wir manchmal haben, und die dazu führen, dass wir Angst bekommen, ausgeschlossen zu werden, aus der vergangenen Wirklichkeit kommen. Deine Freundin heute denkt vielleicht etwas ganz anderes. Aber weil es sich so schrecklich anfühlt, sich zu schämen, überprüfen wir das meistens nicht, sondern tun Dinge, die uns schützen sollen. Zum Beispiel vermeiden wir Kontakt mit anderen Menschen oder wir greifen sie an und lassen sie wissen, dass sie uns gar nichts können – wir tun also alles, um uns ihnen überlegen zu fühlen."

M *(nickt)*.

Die beiden letztgenannten Verhaltensweisen hat Marie – so wie viele Betroffene – schon bei sich beobachtet. In ihrem Traumabericht hat sie Gedanken aufgeschrieben, die damit zu tun haben. Beispielsweise denkt sie: „Wenn andere erfahren, was er mit mir gemacht hat, dann ghosten sie mich" oder „Ich werde nie einen Freund finden". Gleichzeitig sagt ihr ihre innere kritische Stimme immer wieder, dass sie dumm sei, ekelig, stinke, und dass sie es verdient habe, abgewiesen zu werden, da sie einfach ein schlechter Mensch sei, der keine Liebe verdient habe. Dabei hat sie in Wirklichkeit eine große Sehnsucht danach, sich anderen Menschen wieder nah fühlen zu können.

Schamsensitive Gestaltung des Kontakts

Bevor wir damit beginnen, direkt über Scham zu sprechen, kann es sehr hilfreich sein, sich die Gestaltung der konkreten Therapiesituation nochmals anzuschauen. Wenn wir beobachten, dass die Jugendlichen uns mit gesenktem Kopf gegenübersitzen, Blickkontakt ausweichen, erröten oder erschlaffende Muskeln um den Mund zeigen, ist es nicht ratsam, dies durch direkte Konfrontation und Fokussierung weiter zu verstärken. Erwarten wir, dass Scham eine große Rolle spielen könnte, ist es sinnvoll, sich bereits vorab darauf einzustellen. Eine kleine, aber oft wirkungsvolle Veränderung des Settings kann sein, die Stühle nicht frontal gegenüberzustellen, sondern in einem 45-Grad-Winkel versetzt. So kann die Patientin den Blick leichter abwenden, wenn sie es möchte. Sie können den Patienten auch einladen, sich seiner Körperhaltung bewusst zu werden und zum Beispiel zu spüren, wie sich sein Kopf gerade senkt, seine Stimme dünner wird und die Schultern nach vorne kippen.

TH: „Eva, wäre es okay, wenn wir für einen Moment kurz innehalten und du deinen Körper beobachtest? Als du mir gerade erzählt hast, wie schwierig es für dich ist, den schlimmsten Moment zu berichten – was ist da in deinem Körper gewesen?"

Eva hält kurz inne. Ihre Therapeutin hatte beobachtet, dass die Neunjährige immer weiter in ihrem Stuhl zusammengesunken ist. Hatte sie gerade eben noch lebendig erzählt und dabei immer wieder den Blickkontakt zur Therapeutin gesucht, war dieser jetzt gar nicht mehr möglich.

E: „Da ist es so komisch im Bauch und mir ist ein bisschen schlecht."
TH: „Ja, genau. Und kannst du auch spüren, dass dein Kopf gesenkt ist und wie deine Schultern gerade sind?"
E: „Ja, ich mag mich ganz klein machen."
TH: „Okay, danke, dass du mir das sagst. Wollen wir zusammen etwas ausprobieren?"
E *(zögernd)*: „Ja, okay."
TH: „Pass auf. Wir heben jetzt ganz langsam, Zentimeter für Zentimeter, den Kopf an, okay? Und du schaust einfach, was dabei in deinem Körper passiert. Und dann nimmst du die Schultern ein bisschen weiter zurück …"

Am Ende befinden sich Eva und ihre Therapeutin in einer aufrechten, leicht gespannten, energetischen Körperhaltung stehend im Raum. Eva kann wieder gut Kontakt zur Therapeutin aufnehmen und sehen, dass diese sie für das bisher Erzählte keineswegs abwertet, sondern sie Schritt für Schritt beim Erzählen unterstützt.

Oft gehen schon kleine Veränderungen der Körperhaltung, der Stimme und der Mimik mit einer Veränderung des Gefühls einher. Umgekehrt kann eine rein kognitiv orientierte Arbeit, ohne dass eine Veränderung im Körper wahrgenommen werden kann, wirkungslos bleiben. Ziel ist es, weg von der traumabedingten Scham hin zu einer Haltung der gesunden Selbstwertschätzung und Selbstbehauptung zu kommen. Über den Körper unterstützen wir die Patient:innen, sich aus der Untererregung zurück ins Toleranzfenster zu bewegen und damit den „Denker" wieder an Bord zu holen (vgl. Abschn. 4.2). Dadurch werden die mit der Scham verbundenen Glaubenssätze einer Bearbeitung zugänglich. Nicht selten können wir beobachten, wie allein durch eine achtsame Veränderung der Körperhaltung ganz von selbst Gefühle von Würde, Freude und Triumph entstehen können. Wenn sich Ansätze dieser Gefühle zeigen, kann es hilfreich sein, auch die damit einhergehenden Kognitionen, Erinnerungsbilder und Handlungsimpulse zu explorieren. So könnte das Empfinden von Würde mit Gedanken wie „Ich bin liebenswert und kann meine Grenzen wahren" einhergehen. Bitte denke Sie an dieser Stelle daran, noch nicht zu viel zu wollen. Das Empfinden von Freude und deren Verkörperung kann gerade bei Kindern, die viel abgewertet und beschämt wurden, zunächst Verunsicherung auslösen. Ausgehend von Gefühlen, die der Scham entgegengesetzt sind, wird nach und nach ein Pendeln zwischen der Würde und der Scham immer besser möglich.

Bearbeitung der schamauslösenden Gedanken

In Bezug auf das Überwinden von schamauslösenden Kognitionen können wir mit den Patient:innen zusammen überprüfen, ob es sich bei dem, was sie über sich denken und in Bezug auf andere Menschen befürchten, um realistische bzw. hilfreiche Gedanken handelt. Dafür können wir alle Techniken nutzen, die wir in Kapitel 6 beschrieben haben, sowie AB 6.1 und AB 6.4. Mehr als bei anderen Gefühlen ist es bei der Scham besonders wichtig, behutsam vorzugehen und zunächst Raum für die Beobachtung dieses Gefühls zu schaffen. Wir bitten die Kinder und Jugendlichen immer wieder zu beobachten, wie es sich im Körper anfühlt und welche weiteren Gedanken auftauchen, wenn wir Raum für dieses Gefühl schaffen. Wir explorieren seine wichtige Bedeutung in der Vergangenheit. Und wir hören, ohne zu werten, was die innere kritische Stimme über die Kinder und Jugendlichen sagt. Meist gelingt es dann, zu erkennen, dass es sich hierbei um internalisierte Aussagen von wichtigen Bezugspersonen handelt oder dass diese während des Traumas durch den Täter oder die Täterin entstanden sind. Manche Kinder wurden schon in ihren Herkunftsfamilien vielfältig beschämt und abgewertet und haben so ein negatives Selbstbild entwickelt. Andere erfahren erst in der traumatischen Situation Beschämung. Wieder andere schämen sich, wenn sie ihre eigenen Reaktionen während des Traumas bewerten („Dass ich nicht weggelaufen bin, bedeutet, dass ich ein Feigling bin"). Meistens ist es auch eine Kombination dieser drei Faktoren. Wo immer Traumafolgen im interpersonellen Kontext durch invalidierende Reaktionen der Bezugspersonen ausgelöst oder verstärkt wurden, wird sichtbar, wie sehr es in der Entstehungssituation aus Sicht der Kinder „um alles" ging. Die wesentliche Einsicht, die wir Patient:innen ermöglichen möchten, ist zu erkennen, dass ihr Handeln zum damaligen Zeitpunkt absolut richtig und nachvollziehbar – ja gar überlebenswichtig war.

Denken Sie noch einmal an Marie. Sie befürchtet, dass ihre Freunde sich vor ihr ekeln und sie ghosten würden, wenn sie wüssten, dass der Onkel ihr so wichtig war, obwohl er sie missbraucht hat. Vielen Patient:innen fällt es leichter, eine freundliche, verständnisvolle und nicht wertende Haltung einzunehmen, wenn es nicht um sie selbst, sondern um eine andere Person geht. Deswegen bietet sich hier die Variante eines „Rollentausches" an. Die Patientin wird angeregt, zu untersuchen, was sie über ihre beste Freundin oder ihren besten Freund denken würde, wenn diese in einer vergleichbaren Situation gewesen wären.

Die Therapeutin bittet Marie, sich vorzustellen, mit ihrer besten Freundin Elif zu sprechen. Dafür stellt sie einen Stuhl auf.

TH: „Stell dir vor, hier auf diesem Stuhl sitzt deine Freundin Elif. Du hast sie richtig gern und verbringst gern Zeit mit ihr. Aber heute sieht sie sehr bedrückt aus. Sie sagt dir, dass sie gerne über etwas mit dir sprechen würde, aber große Angst hat, dass du dann nicht mehr ihre Freundin sein willst. Was würdest du ihr sagen?"

M: „Na ja, ich würde ihr sagen, dass ich mir das gar nicht vorstellen kann. Ich mag sie wirklich sehr. Und ich würde sie bitten, mir zu erzählen, was denn passiert ist."

TH: „Gut, dann spiele ich jetzt mal Elif und du schaust einfach, was du ihr sagen magst, okay?"

M: „Ja, das können wir machen."

TH *(als „Elif")*: „Marie, es ist so, du kennst doch meinen Onkel, den ich früher immer so gernhatte und von dem ich dir immer so vorgeschwärmt habe? Und du hast ja auch schon mal gefragt, was eigentlich passiert ist. Mein Onkel hat mich sexuell missbraucht, als ich noch kleiner war, und ich schäme mich so, weil ich ihn doch auch so gernhatte. Irgendwie war das voll ekelig und jetzt denke ich, dass sich alle vor mir ekeln, wenn sie das hören."

M *(nach kurzem Überlegen)*: „Na ja, wenn ich mir das so vorstelle, würde ich bei Elif ganz anders denken. Sie tut mir leid und ich stell mir vor, wie schlimm das für sie sein muss. Sie war ja noch klein und wollte das ganz bestimmt nicht. Ich weiß, dass ihre Eltern voll Stress hatten in der Zeit und ganz oft nicht da waren und nie Zeit für sie hatten. Und es muss voll blöd sein, wenn das auch noch jemand macht, dem man vertraut und den man gernhat."

TH: „Oh, wow, so wichtig, was du gerade sagst. Wie empfindest du denn Elif gegenüber?"

M: „Eigentlich würde ich sie am liebsten in den Arm nehmen und ihr sagen, wie leid mir das tut, dass sie so lang allein damit war."

TH: „Hm … und wenn du das jetzt so sagst, meinst du, dass das auch für dich gelten könnte und nicht nur für Elif?"

Selbstmitgefühl und Imagination: „Heute kann ich gut für mich sorgen!"

Können Kinder erkennen, dass sich zu schämen und sich selbst abzuwerten in der damaligen Situation ein Lösungsversuch für eine sehr schwierige Situation war, ermöglicht es den Einstieg in eine mitfühlendere Haltung zu sich, etwa in der Art: „Ah, ich musste diese selbstkritische Stimme entwickeln, um zu überleben. Aber jetzt darf ich mich fragen, ob sie mir noch dient, ob sie noch notwendig oder nützlich ist!" In dem obigen Rollenspiel geht es um einen Perspektivwechsel und einen Zugang zur Veränderung von Kognitionen. Daneben kann ein direkter Dialog mit dem inneren Kritiker und eine Zuwendung zu dem jüngeren Selbst von damals sehr hilfreich sein. Hier geht es direkter darum, eine andere Haltung zu sich selbst zu entwickeln, mehr Verständnis für das jüngere Ich im Dort und Damals auszuprobieren und Strategien zu lernen, sich selbst genau dann gut zu unterstützen, wenn überflutende Schamgefühle drohen. Auf AB 7.1 finden Sie eine entsprechende Anleitung zum „Mitfühlenden Freund". Diese Imaginationsübung kann man gut für die Jugendlichen auf deren Handy aufnehmen und sie bitten, sie sich regelmäßig auch zu Hause anzuhören, um das Gefühl weiter zu vertiefen. Der dort beschriebene Wohlfühlort und mitfühlende Begleiter:innen können in der Sitzung oder zu Hause noch mal gemalt, in einer Collage dargestellt oder gebastelt werden. Es ist möglich, eine Playlist zu erstellen mit den Geräuschen, die dort zu hören sind. Der Duft des Wohlfühlortes kann als Raumduft verwendet oder in einem kleinen Gefäß mitgeführt werden. So kann diese wohlwollende Haltung immer leichter und lebendiger zugänglich und in schwierigen Situationen aktiviert werden.

Imaginationen eignen sich auch zur direkten Bearbeitung traumatischer, insbesondere schambesetzter Erinnerungen. Gut beschrieben und ausgearbeitet ist diese Interventionsmöglichkeit in der „Imaginativen Rescripting and Reprocessing Therapie" (kurz IRRT) von Marvin Schmucker (Schmucker & Köster, 2019; speziell für Kinder: Nelius & Ahrens-Eipper, 2017) oder auch in der Schematherapie (Loose, Graf & Zarbock, 2013). Diese Ansätze schlagen vor, die jüngeren verletzlichen und beschämten Selbstanteile nochmals aufzusuchen und sie mit dem Wissen zu versorgen, das die Kinder und Jugendlichen im Hier und Jetzt haben, was ihnen aber damals, als die schlimmen Ereignisse passiert sind, noch nicht zur Verfügung stand. Gleichzeitig werden die damals verletzten Bedürfnisse versorgt und das Verhalten der anderen in der Szene beteiligten Personen realistisch eingeschätzt und korrigiert. Dem Kind werden der Rückhalt und die Unterstützung angeboten, die es in der Situation von „idealen Eltern" bekommen hätte. Man schreibt die Szene also um, indem man die damals nicht vorhandenen, jedoch hilfreichen und notwendigen Aspekte ergänzt, die es zur Bedürfniserfüllung des Kindes und damit zu einer direkten Verarbeitung der traumatischen Situation gebraucht hätte. Im Sinne der Gedächtnisrekonsolidierung können so rasch Veränderungen emotionaler Gedächtnisnetzwerke erreicht werden.

Timo (14) kam in Therapie, weil er immer größere Schwierigkeiten hatte, die Gesamtschule zu besuchen. Seit der Grundschule war er immer wieder von Mobbing betroffen. Er erzählt unter anderem, dass ihn ältere Schüler in eine Mülltonne gesteckt und den

Deckel zugehalten haben. Er habe in dem Moment das Gefühl gehabt, keine Luft mehr zu bekommen, und befürchtet, nicht mehr lebend herauszukommen. Er wusste lange Zeit nicht, dass es ein Video dieses Vorfalls gab, bis dieses schließlich im Klassenchat gepostet wurde. Alle hätten darüber gelacht und beschämende Kommentare in den Chat geschrieben. Timo habe sich furchtbar geschämt und gehe seitdem gar nicht mehr zur Schule. Seine Therapeutin bietet ihm eine Imaginationsübung an:

„Timo, wir wollten ja heute eine Fantasiereise zu dem kleinen Timo von damals machen und schauen, wie wir ihm helfen können. Bist du bereit, dass wir das heute ausprobieren?", fragt die Therapeutin zu Beginn der Stunde. Timo nickt. „Okay, super. Dann lehn dich bequem zurück, atme einige Male tief durch, spür den Boden unter den Füßen und den Stuhl, auf dem du sitzt … und dann lass dich einfach in der Zeit zurücktreiben, bis du bei dem sechsjährigen Timo angekommen bist. Schau mal durch seine Augen und erzähle mir, was du sehen kannst und wie es dir als kleiner Timo geht." Im Verlauf der Imagination holt der kleine Timo den „cleveren Timo von heute", seine Therapeutin und seinen Lieblingshelden Superman mit ins Bild. Zusammen erklären die drei den anderen Kindern, was das für Timo bedeutet, wenn sie ihn in die Mülltonne stecken, dass es feige ist, auf Kleinere loszugehen, und bringen sie dazu, sich bei Timo zu entschuldigen. Anschließend wenden sie sich dem kleinen Timo von damals zu und versichern ihm, dass er ein wunderbares Kind ist, dass er nichts falsch gemacht hat und dass er liebenswert ist, so wie er ist. Zum Abschluss entscheidet Timo, sich vorzustellen, wie er den kleinen Timo zu seinem Fußballteam begleitet und ihn dort alle feiern, als er ein Tor schießt. Sichtlich gelöst öffnet der 14-Jährige die Augen. „Es stimmt ja gar nicht, dass ich nur der Timo von damals bin", sagt er erstaunt. „Heute habe ich meine Freunde beim Fußball und kann viel besser für mich eintreten. Eigentlich sollten sich die schämen, die auf Schwächere losgehen!"

Dem Blick der anderen im Hier und Jetzt begegnen

In den vorherigen Abschnitten ging es vor allem darum, dass Patient:innen den Blick auf sich selbst verändern. Der Aufbau von Selbstmitgefühl, ein fairer Blick auf sich und die Veränderung von Gedanken über sich selbst helfen bei der Überwindung von internalisierter Scham. Bei externalisierter Scham hingegen geht es stark um das befürchtete Urteil von anderen Menschen im Hier und Jetzt, wenn die Patient:innen sich zeigen und nahe Kontakte knüpfen möchten. Bevor sie sich damit Menschen außerhalb des Therapieraums zeigen und sich deren Reaktionen stellen, spielt zunächst unsere Reaktion als Gegenüber eine große Rolle. Wir sollten als Therapeut:innen in der Lage sein, den Jugendlichen gegenüber offen zugewandt zu bleiben, ohne sie zu bedrängen, egal, welches Thema sie ansprechen. Manche dieser Themen können auch bei uns Scham auslösen und damit einhergehende Bewältigungsreaktionen aktivieren. Deswegen ist es für die Arbeit mit sehr beschämten Menschen sehr hilfreich, sich in der eigenen Selbsterfahrung mit dem Thema Scham ausreichend beschäftigt zu haben. Scham wird häufig als überflutend erlebt. Allein die Scham zu benennen und aussprechen zu können, was im Moment erlebt wird, setzt dieser Grenzen. Nach und nach kann dann Raum entstehen für die hinter der Scham liegenden Gefühle, deren Bearbeitung wir in den kommenden Abschnitten beschreiben.

Konkrete Hinweise auf die Gestaltung des Therapieraums und Möglichkeiten, der Scham im Kontakt zu begegnen, haben wir in Kapitel 2 und weiter oben in diesem Kapitel bereits beschrieben. Darüber hinaus gibt es Interventionen außerhalb des Therapiezimmers, die helfen können, die Angst davor zu verringern, beschämt und ausgeschlossen zu werden. Eine erste Möglichkeit ist, die Aufmerksamkeit aktiv weg von potenziell negativen Reaktionen zu lenken hin auf die aktive Beobachtung positiver Rückmeldungen und das Einholen von positivem Feedback durch wichtige Menschen.

Daneben gibt es die Möglichkeit, mit Umfragen zu arbeiten. So können Kinder und Jugendliche selbst überprüfen, ob sie für das, was sie während des Traumas getan oder nicht getan haben, von anderen wirklich verurteilt und abgelehnt werden. Sie können erkennen, dass sie lediglich angenommen haben, dass andere eine bestimmte Meinung von ihnen haben, ohne sie je danach gefragt zu haben. Negative Annahmen können als eine Art „Gedankenlesen“ entlarvt werden. Als Einstieg ist eine genaue Exploration der Befürchtungen wichtig, damit Fragen formuliert werden können, die sich für die Überprüfung dieser Befürchtungen eignen. Als Teilnehmende für die Befragung eignen sich am besten Menschen, die das Kind nicht persönlich kennen und deswegen möglichst objektiv urteilen. Jugendliche können selbst Personen auf der Straße befragen oder einen Angehörigen bitten, die Umfrage zu verteilen. Neben Personengruppen, die dem Kind leicht zugänglich sind, können auch Mitarbeitende Ihrer Praxis oder Seminarteilnehmer:innen in Ihrer nächsten Weiterbildung befragt werden. Um ein differenziertes Meinungsbild zu erhalten, sollten möglichst viele Personen befragt werden. Erfahrungsgemäß fällt das Ergebnis solcher Umfragen für die Patient:innen sehr überraschend aus. Viele erkennen, dass die meisten Menschen viel mehr Mitgefühl mit ihnen haben, als sie angenommen hatten, und dass sie keineswegs für das Erlebte abgelehnt oder ausgeschlossen werden.

In Abbildung 7.1 sehen Sie die Umfrage, mit der Timo die Befürchtungen überprüft hat, die ihn besonders beschäftigten.

Umfrage zum Thema Mobbing

Alter: 14 Geschlecht: *weiblich*

Bitte beantworte die nachfolgenden Fragen. Du kannst auch mehrere Antworten ankreuzen.

Danke fürs Mitmachen!

1. Wie schlimm findest du es, wenn jemand gemobbt wird?

0	1	2	3	4	5	6	7	~~8~~ X	9	10

gar nicht schlimm **nicht so schlimm** **sehr schlimm**

2. Was würdest du denken, wenn du ein Video siehst, in dem jemand gemobbt und körperlich misshandelt wird?
   ☐ Total witzig.
   ☐ Wie peinlich ist das denn?
   ☒ Ich finde das nicht in Ordnung, so ein Video sollte nicht gemacht werden.
   ☐ Ich finde es nicht in Ordnung, so ein Video weiterzuleiten und zu kommentieren.

3. Was würdest du über den Jugendlichen im Video denken, der gemobbt wird?
   ☐ Der hat bestimmt etwas gemacht, dass er es verdient hat.
   ☐ So peinlich!
   ☐ Der hat an seiner Schule nichts mehr verloren.
   ☒ Ich hätte Mitgefühl und würde mir wünschen, dass ihm jemand hilft.

4. Was würdest du über die Jugendlichen denken, die das gemacht haben?
   ☐ Die sind cool.
   ☒ Ihre Handlungen waren nicht in Ordnung.
   ☐ Sie sind als Gruppe auf einen Einzelnen losgegangen, das zeugt nicht von Stärke.

5. Wie sehr denkst du, dass der Jugendliche, dem es passiert ist, ein schlechter Mensch ist?

~~0~~ X	1	2	3	4	5	6	7	8	9	10

gar nicht **ein bisschen** **sehr**

Abbildung 7.1: Timos Umfrage

Sie können sich an den Fragen im folgenden Kasten orientieren, wenn Sie individuelle Umfragen mit Ihren eigenen Patient:innen entwickeln:

Beispiele für Fragen in einer Umfrage zur Überprüfung von Befürchtungen

- Ist dir schon mal X passiert?
- Was glaubst du, wie häufig X passiert?
- Wie schlimm findest du, wenn X passiert?
- Wie denkst du über jemanden, dem X passiert ist?
- Wer ist schuld, wenn X passiert?
- Findest du, jemand ist ... wenn ihm / ihr X passiert ist?

Zwölf Jugendliche und vier Erwachsene nahmen an Timos Umfrage teil. Anhand der ausgefüllten Blätter konnte der Jugendliche für sich ableiten, dass die meisten Befragten Mobbing schlimm finden und nicht gutheißen. Diese Erkenntnis war für ihn außerordentlich wichtig. Obwohl nämlich seine erlebte Belastung sehr hoch war, hatten einige seiner Lehrer die Vorfälle bisher heruntergespielt und betont, dass Mobbing doch eher Spaß sei. Besonders beeindruckte Timo, dass keine:r der Befragten angegeben hatte, so ein Video oder die betroffene Person seien „peinlich“. Vielmehr verurteilten die meisten das Erstellen und Teilen derartiger Videos und viele äußerten Mitgefühl. Die meisten stimmten der Aussage zu, dass es nicht von Stärke zeugte, als Gruppe auf einen Einzelnen loszugehen. Am allerwichtigsten fand Timo, wie klar in der Umfrage herauskam, dass das Erleben von Mobbingerfahrungen nichts damit zu tun hat, dass jemand ein „schlechter Mensch“ ist.

Spezifische Umstände der Traumatisierung können zu Scham beitragen

Sexuelle Erregung bzw. Lubrikation während sexueller Übergriffe. Einige Jugendliche werten es als Beweis für ihr Einverständnis oder als Hinweis auf doch vorhandene geheime eigene Wünsche, wenn sie während der Übergriffe Zeichen vermeintlicher sexueller Erregung bei sich bemerkt haben. Das kann bei Jungen eine Erektion sein, bei Mädchen ist es meist eine vorhandene Lubrikation. Hier ist es hilfreich, direkt nach solchen Reaktionen zu fragen und diese in der Psychoedukation als normale, körperliche Reaktionen auf Stimulation zu benennen und zu normalisieren. Schmerzliche Gedanken hierzu („Weil meine Vagina feucht geworden ist, bedeutet es, dass ich es eigentlich selbst wollte“) können dann mithilfe der bekannten Methoden überwunden werden. Manche Mädchen (aber auch Jungen) berichten nicht von sich aus über mögliche Auswirkungen einer sexuellen Traumatisierung. Hier sollte bei Jugendlichen behutsam und offen nach Schmerzen im Bereich der Vulva, der Vagina oder beim Geschlechtsverkehr gefragt werden sowie nach Schwierigkeiten, etwas in die Vagina einzuführen, etwa Tampons während der Regelblutung. Aus Scham werden solche Beschwerden häufig nicht berichtet und hindern die Jugendlichen langfristig an einer unbeschwerten, erfüllenden Sexualität, obwohl sie behandelbar sind. Wann immer ein starkes Gefühl von Ekel und Beschmutztsein damit verbunden ist, bietet sich die CRIM-Intervention an, die wir weiter unten in Abschnitt 7.2.6 (S. 251) noch ausführlicher beschreiben.

Gemischte Gefühle für den Täter. Sexualisierte Gewalt gegen Kinder findet zumeist in familiären, engen und vertrauten Beziehungen statt. Andernfalls geht den Übergriffen häufig eine längere Phase der Annäherung voraus. Zunächst wird eine vermeintlich vertrauensvolle Beziehung zu den Kindern aufgebaut. In der Folge werden dann Grenzen kleinschrittig getestet und ausgeweitet, während die Täter:innen die Reaktionen der Kinder und des Umfelds beobachten. Gleichzeitig werden in solchen Beziehungen häufig auch tatsächliche Bedürfnisse der Kinder und Jugendlichen erfüllt. Nach einem Umzug fiel es der 11-jährigen Jenny schwer, neue Kontakte zu knüpfen. In einem Chat gab sich der in Wirklichkeit 56-jährige Mann als 13-jähriger Junge aus, der ebenfalls neu in der Stadt war und Jenny gut verstehen konnte. Nach einigen Wochen fühlte Jenny sich ihm nah und vertraut, sie schickte ihm Bilder von sich aus dem Schwimmbad und fand es aufregend, mit ihm zu schreiben. Sie war gar nicht böse, als er das Geheimnis lüftete und ihr gleichzeitig anbot, ihr bei Schulschwierigkeiten zu helfen und ihr Nachhilfe zu geben. Im Verlauf begann er damit, sich ihr immer weiter zu nähern, machte ihr viele Komplimente dafür, wie erwachsen sie schon sei, und erfüllte ihr Bedürfnis nach Nähe und Wertschätzung. Wie bei Jenny wird bei vielen Übergriffen die sexualisierte Gewalt in einen Kontext von angenehmem Kontakt eingebunden. Deswegen können Kinder manchmal schwer den Punkt erkennen, ab dem sie es nicht mehr wollten. Es ist wichtig, im Blick zu behalten, dass die Kinder die Täter:innen keineswegs immer als nur „böse“ empfinden, sondern in ihnen oft wichtige Bezugspersonen sehen. Wird der Missbrauch dann aufgedeckt und die Beziehung von einem Moment auf den anderen unterbunden, kann leicht übersehen werden, dass dies neben der (richtigen!) Beendigung der sexualisierten Gewalt auch einen echten Verlust für die Kinder darstellen kann. Dies geht häufig mit sehr gemischten und für die Betroffenen unverständlichen Gefühlen einher. Erfahren sie hier Unverständnis durch ihre Bezugspersonen oder bemerken sie, wie sehr sie getäuscht wurden, kann dies starke Scham auslösen. Eine spezielle Form, die in letzter Zeit häufiger berichtet wird, ist der sogenannte Loverboy-Missbrauch. Hier wird jungen Mädchen, die häufig eher wenig sozial eingebunden sind oder früh von den Tätern von ihrem Umfeld isoliert werden, eine Liebesbeziehung vorgespielt, unter deren Deckmantel sie dann in Zwangsprostitution geraten. Kinder, die dies erleben, brauchen viel Verständnis für ihre ambivalenten Gefühle, für die sie sich häufig schämen, und einen Raum, in dem sie all diese Gefühle frei äußern können. Als Therapeut:innen können wir Bezugspersonen auf die Ambivalenzen aufmerksam machen und diese anleiten, darauf Rücksicht zu nehmen und den Kindern nicht ihre eigene Sicht, die häufig durch Wut und Enttäuschung geprägt ist, aufzudrängen.

Zustimmung bis zu einem gewissen Punkt. Eine weitere Variante betrifft sexuell übergriffiges Verhalten unter Jugendlichen. Neben geplanter sexualisierter Gewalt geht es hier häufig um das Spannungsfeld zwischen jugendlicher Neugier, Entdecken der eigenen Sexualität und der Wahrnehmung und Durchsetzung eigener Grenzen. Hier kann es einerseits dazu kommen, dass nach einer konsensuellen Anfangsphase wahrgenommen wird, dass man das doch nicht möchte oder nicht möchte, dass es weitergeht. Der 14-jährige Niklas fand es aufregend, mit Boris zu knutschen, als dieser jedoch damit anfing, ihn an seinem Penis zu berühren, ging ihm das zu schnell. Er bat Boris aufzuhören, dieser aber lachte und sagte, dass er doch merke, wie sehr es Niklas gefiele und dass er sich nicht so anstellen solle. Niklas schämte sich und traute sich schließlich nicht, sich weiter zu wehren. In solchen Situationen kann es als beschämend empfunden werden, festzustellen, dass man etwas wollte, was man vielleicht plötzlich doch nicht mehr möchte – oder dass man etwas mitgemacht hat, obwohl man es nicht wirklich wollte. Auch die befürchtete Reaktion des Umfelds kann zu Scham beitragen. Die 16-jährige Azra fand es aufregend, sich auf einen gleichaltrigen Jungen einzulassen, und hatte sich auch darauf eingestellt, mit ihm zu schlafen. Kurz bevor es zum Geschlechtsverkehr kam, dachte sie allerdings erschrocken: „Oh Gott, wenn meine Familie das erfährt, bin ich tot." In diesem Moment traute sie sich nicht mehr, ihr Einverständnis zurückzuziehen. Im Verlauf war ihr Verhalten aber so wenig mit ihrer Moral vereinbar, dass sie den Vorfall als einen Übergriff durch den Jungen berichtete, um sich zu schützen. Das führte zu einer Kette von gravierenden, auch rechtlichen Konsequenzen für den anderen Jugendlichen. Azra schämte sich fürchterlich, sowohl vor ihrer Familie als auch vor dem Jungen. Eine gute Möglichkeit kann es hier sein, den Verlauf mit den Betroffenen kleinschrittig nachzuvollziehen und die Ambivalenzen zu validieren, ohne tatsächliche Übergriffe zu beschönigen.

Beschämende Reaktionen des Umfelds nach Offenlegung. „So wie du dich immer anziehst / verhältst, musste es früher oder später ja so weit kommen!", „Das kann ich mir nicht vorstellen, das hast du dir ausgedacht", „Weißt du eigentlich, was du unserer Familie damit antust, wenn du nicht damit aufhörst, das herumzuerzählen?". Diese und ähnliche Kommentare, haben Patient:innen sich anhören müssen, wenn sie anderen von ihrer erlebten Gewalt erzählt haben. Oft kommt es nach der Offenlegung auch tatsächlich zu größeren Veränderungen im Umfeld der Kinder und Jugendlichen. Bestimmte Freunde dürfen keinen Kontakt mehr zu einer Familie haben, in der „so etwas" vorkommt. Ganze Familienteile ziehen sich zurück, weil sie den Kontakt zum Täter aufrechterhalten. Die Betroffenen müssen die Schule wechseln, den Verein verlassen oder werden mit despektierlichen Fragen oder Aussagen zusätzlich gedemütigt. All dies führt zu einer Verstärkung der Scham und kann auch ein Gefühl der Einsamkeit und des Ausgeschlossenwerdens weiter vertiefen. Hier ist es insbesondere wichtig, Kindern und Jugendlichen dabei zu helfen, mögliche Motive hinter den Reaktionen ihres Umfeldes zu entdecken. Oft stecken hinter den Aussagen der Bezugspersonen Ängste und Sorgen, Erleichterung, weil weniger passiert ist, als diese befürchtet hatten, oder der Wunsch nach Schutz und Kontrolle. Die Bezugspersonen hingegen sollten erfahren, welche Folgen ihre Äußerungen haben können, und so die Chance bekommen, diese zu hinterfragen und sie ihren Kindern gegenüber richtigzustellen und sich für die Folgen bei Bedarf zu entschuldigen. Ein Trennen von Absicht (die Bezugsperson hat es nicht böse gemeint oder hatte eigene wichtige Gründe) und Wirkung (nichtsdestotrotz hat es schlimmen Schaden angerichtet) kann dabei helfen, sowohl Herunterspielen und Invalidieren als auch Verurteilen und Anklagen zu vermeiden. Darauf gehen wir auch beim Gefühl der Wut in Abschnitt 7.2.4 genauer ein.

Einsamkeit

Eine mögliche Folge des sozialen Gefühls der Scham ist die Einsamkeit. Die Annahme, auf eine negative Weise „anders" oder „falsch" zu sein, und die Sorge davor, als schlecht entlarvt, abgelehnt und ausgestoßen zu werden, hinterlässt Kinder und Jugendliche in einem Zustand der Isolation und des Getrenntseins von anderen, der auch dann empfunden wird, wenn sie von anderen Menschen umgeben sind. Der Aufbau von Selbstmitgefühl und die Erkenntnis, dass andere viel weniger ablehnend auf das Erfahrene reagieren als befürchtet, kann diesem Gefühl der Einsamkeit entgegenwirken.

Viele traumatische Erfahrungen gehen auch mit realen Verlusten wichtiger Bezugspersonen und Kontakte einher. Sei es, dass tatsächlich wichtige Menschen versterben, dass ein Schulwechsel durchgeführt wird, um Mobbing zu beenden, oder dass nach der Aufdeckung von sexualisierter Gewalt innerhalb der Familie Kontakte abgebrochen werden. Auch die Flucht in ein fremdes Land, langwierige medizinische Behandlungen oder der Wegfall bestimmter Freizeitaktivitäten nach Unfällen mit dauerhafter Beeinträchtigung können zu Einsamkeit führen. Ebenso erschweren Einschränkungen der Verfügbarkeit oder Belastbarkeit von engen Bezugspersonen die Teilhabe häufig massiv. Kinder haben zumeist ein insgesamt kleineres soziales Netz als Erwachsene und weniger Möglichkeiten, selbständig neue Kontakte aufzubauen oder sich Unterstützung zu suchen. Neben der notwendigen Trauerarbeit, die wir in Abschnitt 7.2.5 beschreiben, geht es vor allem darum, aktive Schritte aus der Einsamkeit zu unternehmen. Wir unterstützen deswegen sehr konkret im Wiederbeleben alter und beim Aufbau neuer Kontakte.

Zur Verringerung der Einsamkeit kann es sehr förderlich sein, dem Gefühl aktiv durch ein Handeln zu begegnen, das den negativen Kognitionen entgegengesetzt ist. Von Anfang an unterstützen wir die Kinder und Jugendlichen in der Therapie dabei, ihre Ressourcen wiederzuentdecken und zu pflegen. Spätestens jedoch nach der Erstellung des Traumaberichts und der Bearbeitung der mit dem Trauma einhergehenden negativen Kognitionen, ist es ein guter Zeitpunkt, um aktiv auf die Wiederaufnahme positiver Aktivitäten und den Kontakt zu anderen Kindern hinzuarbeiten.

Durch die aktive Planung und Anleitung zur Überwindung von Einsamkeit und zur Aufnahme von Kontakten vermitteln wir ihnen, dass die positiven Beziehungserfahrungen, die sie mit uns gemacht haben, auch auf private Kontakte generalisierbar sind, und unterstützen sie so dabei, in der Interaktion mit anderen Menschen weiter zu heilen.

Für den Fall, dass an dieser Stelle Defizite in den sozialen Kompetenzen sichtbar werden, kann es sinnvoll sein, Elemente aus einem Training sozialer Kompetenzen anzuschließen oder entsprechende Angebote auf den Weg zu bringen und therapeutisch zu begleiten.

7.2.3 Schuldgefühle

Wir haben kaum ein traumabelastetes Kind oder eine:n Jugendliche:n in der Therapie erlebt, die sich nicht in irgendeiner Form vorgeworfen hätten, etwas falsch gemacht zu haben oder sich selbst einen großen Anteil der Schuld an den Ereignissen zugeschrieben hätten. Wir finden es deshalb sehr einleuchtend, dass sowohl das DSM-5 als auch die ICD-11 Schuldgedanken und daraus folgende Schuldgefühle als Kernsymptom der (komplexen) posttraumatischen Belastungsstörung aufführen. Man könnte fast sagen, Schuldgedanken gehören zur PTBS wie Fieber zur Grippe. Ihren Krankheitswert erkennt man daran, dass sie zumeist völlig übertrieben und einseitig sind und nicht allzu viel darüber aussagen, welche (Mit-)Verantwortung die Person tatsächlich hatte.

Erfahrungsgemäß stellen das Aufgeben von Schuldgedanken und das Überwinden von Schuldgefühlen in vielen Therapieverläufen den Durchbruch in der traumafokussierten Therapie dar, weil Schuldgedanken neben vielen belastenden Gefühlen auch eine Vielzahl von ungünstigen, schädigenden und aufrechterhaltenden Verhaltensweisen wie Selbstverletzung und sozialen Rückzug bedingen.

Kleine Kinder glauben uns, dass sie „nichts dafürkonnten", sobald wir ihnen korrigierende Informationen anbieten. Dafür reicht es, wenn sie uns als Therapeut:innen ernst nehmen und als glaubwürdig empfinden. Fabian (9) war nicht bewusst, dass Erwachsene ihre Kinder unter keinen Umständen schlagen dürfen, ja, dass dies in Deutschland laut Gesetz sogar eine Straftat ist. Nachdem ihm seine Therapeutin dies erklärt hat, betrachtet er die körperliche Misshandlung durch seine Mutter nicht mehr als Strafe, die er verdient hat, weil er sich nicht an ihre Aufforderungen gehalten hat. Er sieht es als Fehlverhalten seiner Mutter und findet, dass es bessere Möglichkeiten gibt, um Kinder zu erziehen. Das ist für ihn unglaublich erleichternd und befreiend. Von dieser Sitzung an geht Fabian viel offener auf andere Kinder zu und nimmt auch viel aktiver am Schulunterricht teil.

Mit älteren Kindern und Jugendlichen ist in der Regel mehr Zeit und eine ausführliche Auseinandersetzung mit den Schuldgedanken notwendig, damit sich ihre Sichtweisen ändern und die Schuldgefühle nachlassen können. Ziel der Arbeit mit Schuldgedanken ist einerseits, die Gedanken auf die Probe zu stellen, um zu verdeutlichen, dass sie meist gar nicht stimmen, und einen faireren Blick auf sich und die Situation zu bekommen. Weil aber auch Schuldgedanken nicht zufällig entstanden sind, sondern weil sie meist einen wichtigen Nutzen im Umgang mit den traumatischen Ereignissen erfüllen, ist es andererseits auch wichtig, diesen Nutzen herauszuarbeiten und zu würdigen. Im nächsten Schritt kann dann überprüft werden, ob die Kosten (heute) den Nutzen (damals) noch aufwiegen. Auf dieser Grundlage können sich Kinder und Jugendliche für einen neuen Weg entscheiden.

Diese beiden Punkte wollen wir gerne am Beispiel der 16-jährigen Lena veranschaulichen, die uns in diesem Buch schon häufiger begegnet ist. Den Beginn ihrer Therapie und die Besonderheiten bei der Beziehungsgestaltung haben wir in Kapitel 2 beschrieben. In Abschnitt 4.3.3 haben wir berichtet, dass sie sich seit dem sexuellen Missbrauch durch ihren Stiefvater ritzt und dass kleine Hilfsmittel wie Igelball, Eiswürfel und Chilischoten fürs Erste dafür dienlich waren, ihre Gefühlsüberflutung zu unterbrechen. In Kapitel 6 haben wir den Aspekt aufgegriffen, dass sie sich selbst die Schuld am Missbrauch gibt, weil sie ihrer Ansicht nach den Stiefvater nicht entschlossen genug zurückgewiesen hat, als der sich ihr annäherte. Auch wirft sie sich vor, dass sie nicht früher jemandem von den Übergriffen erzählt und sie damit beendet hat. Sie verletzt sich, weil sie denkt, dass sie falsch gehandelt hat. Dafür hasst sie sich und will sich bestrafen. Wir zeigen Ihnen hier die Anwendung von Techniken, die sie schon in Abschnitt 6.4 kennengelernt haben, speziell auf die Arbeit mit Schuldgedanken. Für Ihre Arbeit können Sie auch AB 6.1 und AB 6.4 einsetzen.

Schuldgedanken auf die Probe stellen: „Stimmt der Gedanke?“

Schuldgefühle sind das prominenteste Beispiel für ein Gefühl, das vor allem auf verzerrte Gedanken zurückgeht. Der häufigste Denkfehler, der zu Schuldgefühlen führt, besteht darin, dass Menschen dazu neigen, rückblickend die Wahlmöglichkeiten zu überschätzen, die sie in einer vergangenen Situation hatten, um anders zu reagieren oder sich anders zu verhalten. Außerdem werden andere entscheidende Faktoren, die zu dem Trauma geführt haben, vollkommen ausgeblendet. So wie Lena finden viele Kinder und Jugendliche im Rückblick, dass sie sich zu wenig gewehrt haben, weil sie in der Situation des Missbrauchs zum Beispiel nicht deutlich genug „Stopp“ gesagt, sich körperlich gewehrt oder laut geschrien haben. Dann kann es helfen zu rekapitulieren, welche drei biologisch verankerten, automatischen Schutzreaktionen für das Häschen bei extremer Angst verfügbar sind (ausführlich in Abschn. 1.2.3). Oftmals waren weglaufen oder sich wehren nicht möglich – äußerlich aufgrund der Übermacht des Täters oder der Täterin, innerlich aufgrund der körperlichen Angstreaktion. Einfrieren ist dann die einzige Möglichkeit, die bleibt. Dass sich die Schuldgedanken vertraut anfühlen, weil man sie schon tausende Male gedacht hat, wird ebenso als Beweis für ihren Wahrheitsgehalt herangezogen wie die Tatsache, dass man sich schuldig *fühlt* (emotionale Beweisführung, s. Kasten). Wir zeigen Ihnen hier, wie Lenas Therapeut zusammen mit ihr hinterfragt, wie realistisch ihre Schuldgedanken sind:

TH: „Habe ich dich jetzt richtig verstanden, dass du denkst, du hast am meisten selbst Schuld am Missbrauch, weil du niemandem davon erzählt hast?“

L: „Ja, genau, sonst hätte er ja aufgehört. Ich hasse mich so dafür!“

TH: „Ah, okay, also dieser Gedanke löst bei dir Hass auf dich selbst aus. Weißt du noch, als wir darüber gesprochen haben, dass nach traumatischen Ereignissen manchmal Gedanken entstehen, die sehr schmerzlich sein können? Für mich klingt dieser Gedanke, den du hast, irgendwie sehr schmerzlich. Und erinnerst du dich, dass diese schmerzlichen Gedanken, diese Stuck Points, nicht immer hundertprozentig stimmen? Was hältst du davon, wenn wir deinen Gedanken mal auf die Probe stellen und schauen, ob der so stimmen kann?“

L: „Okay.“

TH: „Lass uns damit anfangen, dass wir überlegen, ob es Beweise dafür gibt, dass dein Gedanke stimmt.“

L: „Na ja, ich hab’s niemandem erzählt und er hat weitergemacht.“

TH: „Ja, das ist korrekt. Das sind die Tatsachen. Aber dieser zweite Teil, dass du deswegen schuld bist, gibt es da auch Beweise, die *dafür* sprechen?“

L: „Als ich es dann in der Beratungsstelle gesagt habe, hat es auch wirklich aufgehört.“

TH: „Okay, als du es konntest, hast du es in der Beratungsstelle gesagt.“

L: „Ja, aber eben nicht früher. Ich bin so dumm.“

TH: „Lass uns mal bei dem Punkt bleiben. Warum hast du eigentlich nicht früher jemandem was gesagt oder eine Beratungsstelle aufgesucht?“

L: „Ich wusste nicht mal, dass man das machen kann. Das habe ich erst herausgefunden, als es in der Schule einen Vortrag zu dem Thema gab.“

TH: „Okay, irgendwann hast du herausgefunden, dass es dafür Beratungsstellen gibt, aber damals, während des Missbrauchs, wusstest du das nicht."

L: „Mir war es auch total peinlich, dass mir so etwas passiert ist."

TH: „Ok, Scham hat eine Rolle gespielt. Wie war denn die Reaktion der Beraterin, als du es ihr erzählt hast?"

L: „Die war voll nett und hat mir sofort geglaubt."

TH: „Im Nachhinein weißt du das jetzt. Es ist richtig gut für dich gelaufen. Zu dem Zeitpunkt, als er dich missbraucht hat, also bevor du bei der Beraterin warst, wusstest du es da schon?"

L: „Nein. Ich habe gedacht, das glaubt mir keiner. Das hat er ja auch immer zu mir gesagt, dass mir eh keiner glauben wird. Alle mochten ihn, Mama, unsere Freunde, unsere Nachbarn ... Ich war mir ja nicht mal sicher, ob das überhaupt verboten ist, was er macht."

TH: „Was war eigentlich mit deiner Mutter? Warum hast du zu der nichts gesagt?"

L: „Sie war oft krank und ihr ging es meistens schlecht. Ich wollte sie nicht auch noch belasten. Mein Stiefvater war eine große Hilfe für uns."

TH: „Hat dein Stiefvater noch etwas gemacht oder zu dir gesagt, was es dir schwer gemacht hat, es jemandem zu sagen?"

L: „Er hat mich bedroht und gesagt, dass er mich umbringt, wenn ich es jemandem erzähle."

TH: „Hast du gedacht, er macht ernst? Hattest du Angst vor ihm?"

L: „Voll. Er war sehr stark und hat mir mal den Arm verstaucht, als ich versucht habe, ihn wegzudrücken."

TH: „Ich versuche mir das vorzustellen, deine Situation mit deinen zehn Jahren damals. Du konntest sein Verhalten nicht einordnen, hast dich geschämt, hattest Angst vor ihm, kanntest keine Möglichkeiten, was man in so einem Fall machen kann und keine Anlaufstellen. Deine Mutter war krank, der Stiefvater eine wichtige Unterstützung. Ich frage mich gerade, ob du eine echte Wahl hattest damals."

L: „Wenn ich so darüber nachdenke, habe ich wahrscheinlich das Einzige getan, was möglich war."

TH: „Wenn du das so sagst, jetzt, welches Gefühl hast du dir selbst gegenüber? Immer noch Hass?"

L: „Also irgendwie tue ich mir gerade voll leid. Dieser Arsch hat mein Leben zerstört."

Die Wut auf den Stiefvater, die Lena nach dieser Sitzung erstmalig spüren konnte, löste die Schuldgefühle vollständig ab. Weiter unten in Abschnitt 7.2.4 beschreiben wir, wie wir mit Lenas Wut weitergearbeitet haben. Ab diesem Zeitpunkt in der Therapie hörte sie vollständig auf, sich selbst zu verletzen, auch wenn sie in starke Anspannung geriet.

Emotionale Beweisführung

Wissen Sie, warum Menschen, die Angst vor Hunden haben, diesen aus dem Weg gehen? Sie denken, dass Hunde gefährlich sind. Und wissen Sie, warum sie sich so sicher sind, dass der Hund, der gerade vor ihnen steht, gefährlich ist? Weil sie Angst vor ihm haben! Dabei spielt es keine Rolle, ob es ein zähnefletschender Rottweiler oder ein verspielter Labradorwelpe ist. Die eigenen Gefühle werden als Beweis für einen Gedanken herangezogen.

Nutzen (und Kosten) von Schuldgedanken herausarbeiten: „Hilft es dir, so zu denken?"

In Abschnitt 6.2 haben wir darauf hingewiesen, dass traumabezogene schmerzliche Gedanken zwar dysfunktional sind, weil sie Leiden verursachen, dass sie aber hochadaptive Bewältigungsversuche sind. Das trifft auch auf Schuldgedanken zu. Sie sind entstanden, weil sie wichtige Funktionen erfüllen. Lassen Sie uns an Lenas Beispiel herausarbeiten, welche Funktionen das sein könnten.

TH: „Wie oft hast du den Gedanken schon gedacht, dass du selber Schuld am Missbrauch bist?"

L: „Haha, sicher eintausendmal."

TH: „Kann es sein, dass du deswegen irgendwann angefangen hast, daran zu glauben, dass er stimmt?"

L: „Ja, das kann sein. Der Gedanke hat sich richtig in mein Hirn eingebrannt."

TH: „Wollen wir gemeinsam überlegen, warum sich dieser Gedanke so stark eingebrannt hat und warum er so eine wichtige Rolle in deinem Leben bekommen hat?"

L: „Ich will den blöden Gedanken einfach nur loswerden. Ich hab echt keine Lust mehr, dass es mir so schlecht geht deswegen."

TH: „Ja, das leuchtet mir ein. Dass der schlecht für dich ist, ist ja sehr deutlich zu spüren. Ich würde trotzdem gerne einen Blick auf die andere Seite werfen, um besser zu verstehen, warum es dir so schwerfällt, ihn aufzugeben. Hast du eine Idee, warum dieser Gedanke entstanden sein kann?"

L: „Hmm, ich hab ja damals überhaupt nicht verstanden, warum er das macht. Irgendwie war es eine Erklärung, dass es an mir liegt. Ich hab mir gedacht, wahrscheinlich habe ich ihm nicht klar genug gesagt, dass ich das nicht will."

TH: „Ah, okay. Also so nach dem Motto ‚Lieber irgendeine Erklärung als keine Erklärung'?"

L: „Ja, genau. Ich hab mir irgendwie gedacht – wenn es an mir liegt, dann kann ich in Zukunft auch besser aufpassen, dass es nicht passiert."

TH: „Dass du ein Gefühl von Kontrolle hattest dadurch?"

L: „Ja, genau. Dass ich was dagegen machen kann."

TH: „Du hast mir erzählt, dass dein Stiefvater dir und deiner Familie ganz viel Halt gegeben hat."

L: „Ja. Meinen echten Vater habe ich ja nie kennengelernt. Meine Mutter ist oft krank."

TH: „Hast du eine Idee, ob die Schuldgefühle auch dafür irgendwie einen Nutzen hatten?"

L: „Also, wenn ich ihm nicht die Schuld gebe, dann kann er weiter für uns da sein."

TH: „So in dem Sinne, dass du darüber die Beziehung geschützt hast?"

L: „Ja, irgendwie schon. Ich mochte ihn ja auch und ich wollte ihn nicht verlieren."

TH: „So nachvollziehbar! Und wenn das stimmt, was du mir beim letzten Mal erzählt hast, hast du mit den Schuldgedanken ja nicht nur ihn und eure Beziehung geschützt – sondern auch dich selbst. Er hat dir schlimme Sachen angedroht, wenn du ihn beschuldigen würdest. Da war es aus damaliger Sicht bestimmt nicht verkehrt, die Schuld besser auf sich zu nehmen. Für Kinder ist es nicht immer möglich und sinnvoll, die Menschen anzuklagen, von denen sie abhängig sind. Also, ich kann jetzt sehr viel besser nachvollziehen, warum die Schuldgefühle bei dir so stark geworden sind."

So schmerzlich Schuldgefühle auch sind – Schuldgedanken liefern während und nach den traumatischen Ereignissen Erklärbarkeit für das Unerklärliche, vermitteln eine Illusion von Kontrolle, fühlen sich vertraut an und schützen die Person und andere, von denen sie abhängig ist und denen sie sich unterordnen muss, um zu überleben. Wie bei Lena werden den Kindern Schuldgefühle von nicht förderlichen Bezugspersonen oder von Täter:innen explizit (durch Anklagen) oder implizit (durch unfaire Behandlung) eingeredet. Auch ein achtlos dahingesagter Satz wie „Wenn du so wenig anhast, brauchst du dich nicht wundern, wenn irgendwann mal was passiert" führt zu Schuldgefühlen aufseiten der Kinder – und zwar unabhängig davon, ob der Satz im Zusammenhang mit dem Trauma geäußert wurde oder völlig losgelöst davon.

Wir verwenden diese Variante, die Schuldgedanken nicht, wie weiter oben beschrieben, auf ihren Wahrheitsgehalt hin zu prüfen, sondern auf ihren Nutzen hin, insbesondere dann, wenn es Kindern und Jugendlichen schwerfällt, sie loszulassen. Für eine solche Gegenüberstellung von Nutzen und Kosten lässt sich auch prima die Vier-Felder-Tafel einsetzen (s. Abschn. 4.3.1 u. AB 4.6).

Eine weitere wichtige Funktion von Schuldgedanken kann sein, Angst, Ohnmacht und Traurigkeit, die sich dahinter verbergen und verletzlich machen, nicht so arg spüren zu müssen und mit den eigentlichen unversorgten Bedürfnissen nach Schutz und Trost nicht so sehr in Kontakt zu kommen. Oft verwechseln Kinder und Jugendliche an dieser Stelle „Schuld" mit „Bedauern". Wie Lena drücken sie aus: „Ich hab's verbockt!" Als Folgegefühle erleben sie deshalb Schuld, Wut auf sich und Selbsthass. Was sie in Wirklichkeit aber meinen, ist: „Ich wünsche mir so sehr, dass es nicht passiert wäre." Wenn Kinder in der Lage sind, das zu bemerken, öffnet sich der Weg, die Entbehrungen, die man hatte, und den Schmerz, den man unverschuldet erleiden musste, zu betrauern und Mitgefühl für sich zu entwickeln. Und genau das war auch bei Lena der nächste Schritt, wie wir weiter unten in Abschnitt 7.2.5 näher beleuchten werden.

Vom „Schuldkuchen“ zur „Pechpizza“

Um dem elfjährigen Samuel aus Kapitel 6 dabei zu helfen, zu erkennen, dass ihn keine Schuld am sexuellen Missbrauch durch seinen älteren Halbbruder traf, bot die Therapeutin ihm an, gemeinsam einen sogenannten Schuldkuchen zu erstellen. Bei dieser Technik notiert das Kind zunächst die Namen von allen Personen, die seiner Meinung nach Schuld am traumatischen Ereignis haben. Dann verteilt das Kind Kuchenstücke an die genannten Personen, wobei durch die Größe des Tortenstücks der Anteil an der Schuld am traumatischen Ereignis dargestellt wird. In aller Regel geben die Kinder sich selbst die meiste Schuld und unterschätzen die Verantwortlichkeit anderer Personen oder die Relevanz anderer Faktoren wie Zufall oder äußere Umstände. Diese verzerrte Wahrnehmung kann im sokratischen Dialog (s. Abschn. 6.4) aufgelöst werden.

Samuel beharrte darauf, dass es eine Schuld*pizza* sein sollte und nicht ein Schuld*kuchen*. Das ist ein schönes Beispiel dafür, wie Kinder unsere Interventionen kreativ aufgreifen und nach ihren Bedürfnissen abwandeln. Trotz aller Bemühungen der Therapeutin ließ sich Samuel nicht davon abbringen, seinem Bruder, seiner Schwester, seiner Mutter und sich selbst jeweils genau ein Viertel der Pizza zuzuordnen. Und er lieferte eine sehr gute Erklärung: In Wirklichkeit war es gar keine *Schuld*pizza, sondern eine *Pech*pizza! Damit fokussierte er den Schmerz, der ihm und anderen Familienmitgliedern entstanden war, und löste sich von Schuldzuweisungen. Er drückte aus, wie traurig er darüber war, dass alle vier Personen jetzt leiden mussten: Der Bruder, weil er im Gefängnis saß, er, weil er den Missbrauch erlitten hatte und gleichzeitig den Bruder vermisste, seine Mama, weil sie schockiert über das Verhalten ihres großen Sohnes war, und die Schwester, weil es jetzt ein Riesendurcheinander in der Familie gab, nachdem Samuel sich ihr anvertraut hatte.

„Überlebensschuld“

Eine besondere und quälende Form der Schuld, die bei traumatisierten Personen auftreten kann, ist die sogenannte Überlebensschuld. Milad (14) hat sich gemeinsam mit seinem besten Freund auf die Flucht aus seiner Heimat Afghanistan gemacht. Während er sicher in Deutschland angekommen ist, wurde sein Freund bei einem Anschlag auf der Reise getötet. Seitdem denkt Milad, dass es besser gewesen wäre, wenn sein Freund überlebt hätte und er gestorben wäre, und dass er eigentlich kein Recht hat, weiterzuleben. Diese Sichtweise bewahrt in davor, sich in vollem Ausmaß mit dem Schmerz und der Trauer über den Verlust zu konfrontieren. Für sein Wohlbefinden und damit für die Therapie sind das Überwinden dieses Gedankens und die Möglichkeit zu trauern fundamental wichtig. Wenn er nämlich weiter an dem Gedanken festhält, ist keine Genesung möglich (er hat es nicht verdient, dass es ihm gut geht!) und es besteht ein hohes Risiko, dass er sich selbst das Leben nimmt, wenn er die Belastung nicht mehr aushält.

„Einen Fehler gemacht haben" ist nicht dasselbe wie „schuld sein"

Bei unserer Lena oder auch beim kleinen Samuel ist es völlig klar, dass sich Kinder, die sexuelle Übergriffe durch sehr viel ältere Personen erleiden, nichts haben zuschulden kommen lassen. Manchmal jedoch sind die Kausalitätsketten noch komplizierter und es ist eine Herausforderung, die Verantwortlichkeiten des Kindes oder Jugendlichen richtig einzuschätzen und einen guten Umgang zu finden. Eine wichtige Warnung an dieser Stelle: Lassen Sie sich von logisch klingenden, aber objektiv falschen Argumenten nicht täuschen.

Es hätte nicht viel gefehlt und wir hätten Florians (17) gut versteckten Denkfehler übersehen und ihm eine Teilschuld im juristischen Sinne zugesprochen. Der Jugendliche gibt sich die alleinige Schuld an einem Verkehrsunfall, der passierte, als er sich unerlaubterweise das Motorrad seines Onkels „ausgeborgt" hatte. Dieses darf man erst ab 18 und nur mit Führerschein fahren. Bei dem Unfall war ein kostspieliger Sachschaden entstanden und Florian hat mit Bewegungseinschränkungen und mehreren komplizierten Bein-OPs zu kämpfen. Wegen alldem ist er furchtbar wütend auf sich. Hätte er doch auf seine Eltern gehört, die ihn vor dem Fahren ohne Führerschein gewarnt haben – dann wäre der Unfall nie passiert! Das Unfallgutachten der Polizei kommt zu einem klaren Ergebnis. Der Unfall ist zu hundert Prozent auf das falsche Verhalten des beteiligten LKW-Fahrers zurückzuführen. Dieser hat an einer unübersichtlichen Stelle ein gefährliches und unerlaubtes Überholmanöver durchgeführt. War es verkehrt, ohne Führerschein mit einem viel zu großen Motorrad zu fahren? Bestimmt. Wäre es besser gewesen, Florian hätte auf seine Eltern gehört? Wahrscheinlich ja. Ist der Unfall deswegen passiert? Definitiv nein. Es hätte jeden treffen können, der auf dieser Strecke unterwegs war, mit oder ohne Führerschein. Das eine hat mit dem anderen nichts zu tun. Wenn wir mit Florian arbeiten, ist es wichtig, dass wir diese Aspekte gut voneinander trennen. Solange er in den Denkschleifen gefangen ist, dass er den Unfall verursacht hat, fehlt ihm der Raum, seinen tatsächlichen Fehler aufrichtig zu reflektieren, über Möglichkeiten der Wiedergutmachung nachzudenken und etwas für seine Zukunft zu lernen.

Die Nähe zwischen der Idee, etwas verursacht zu haben (und deswegen an etwas schuld zu sein), und der Tatsache, dass ein bestimmtes Verhalten eines / einer Jugendlichen Teil der Ursachenkette war, die zu einem Trauma geführt hat, bringt immer wieder großes Leiden mit sich. Die 17-jährige Ekaterina hat den Gedanken entwickelt: „Wenn ich nicht so viel getrunken hätte, wäre die Vergewaltigung nicht passiert. Ich bin selbst schuld." Angenommen, sie hätte recht und wäre nüchtern weniger schutzlos gewesen (weil der Täter sich dann nicht über sie hätte hinwegsetzen können) – bedeutet das, dass sie wegen des Alkoholkonsums selbst schuld an der Vergewaltigung war? Auch hier haben wir es wieder mit einer Verwechslung von Schuld und Bedauern zu tun, wie bei Lena in dem Beispiel weiter oben. Wir zeigen Ihnen im Folgenden, welche Fragen die Therapeutin Ekaterina angeboten hat, um ihr eine veränderte Sichtweise zu ermöglichen:

Schuldgedanken auf die Probe stellen

1. **Absicht und Wirkung trennen**
   - Wie üblich ist es, dass Jugendliche auf einer Party zu viel Alkohol trinken? Wie oft resultiert daraus eine Vergewaltigung?
   - Als du Alkohol getrunken hast, was war deine Absicht? Hast du es in der Absicht getan, vergewaltigt zu werden?
   - Als du Alkohol getrunken hast, hattest du eine Vorstellung davon, was danach passieren würde? Wenn du gewusst hättest, wie es endet – hättest du dann trotzdem getrunken?
2. **Verantwortlichkeiten fair aufteilen**
   - Dein Beitrag zur Vergewaltigung war, dass du Alkohol getrunken hast. Was war der Beitrag des Täters? Wer hat Grenzen verletzt und Gesetze gebrochen?
   - Stell dir vor, ein Fahrrad wurde gestohlen, weil es nicht abgesperrt war. Würdest du sagen, derjenige, der den Diebstahl begangen hat, sollte bestraft werden oder derjenige, der das Fahrrad nicht abgesperrt hat?
3. **Verantwortung übernehmen**
   - Wenn du zaubern könntest, würdest du dir wünschen, keinen Alkohol getrunken zu haben? Findest du, es war ein Fehler, Alkohol zu trinken? Tut es dir im Nachhinein leid? Was nimmst du daraus mit für die Zukunft?

Und was, wenn Kinder oder Jugendliche tatsächlich jemandem geschadet haben?

Unserer Erfahrung nach stellt es die größte Herausforderung für die Kinder ebenso wie für die Therapeut:innen dar, wenn jemand anderes durch eigenes Verhalten zu Schaden gekommen ist. Bei einem Streit hat Mark (11) seinen gleichaltrigen Freund Emil auf die Straße gestoßen. Emil wurde von einem Auto angefahren und schwer verletzt. Kiano (14) hat als Kindersoldat viele Menschen erschossen. William (16) kam zu uns in Behandlung, weil er von seinem Vater sexuell missbraucht und körperlich misshandelt worden war und infolgedessen eine komplexe PTBS entwickelt hatte. Während der Therapie erfahren wir, dass er seine zwei Jahre jüngere Schwester über einen langen Zeitraum dazu gebracht hatte, mit ihm Pornos anzuschauen und ihn oral zu befriedigen. Aus der Familienanamnese wissen wir, dass die Schwester jetzt unter einer Essstörung leidet.

Um gut mit Kindern und Jugendlichen arbeiten zu können, die durch ihr Handeln tatsächlich anderen geschadet haben, helfen uns einige wichtige Abwägungen, die wir im folgenden Kasten zusammengefasst haben.

Beim Umgang mit tatsächlicher (Teil-)Schuld helfen

1. **Kontexte bedenken**
   - In welcher Situation hat die Person so gehandelt?
   - Konnte sie sich tatsächlich frei entscheiden?
   - Welche Kontextfaktoren haben die Wahlmöglichkeiten eingeschränkt oder bestimmt?
2. **Absichten prüfen**
   - Was waren die Ziele und Motive der Person? Was waren demgegenüber die Auswirkungen ihrer Handlungen?
   - Stimmen Absicht und Wirkung überein?
3. **Übernahme von Verantwortung**
   - Ist die Person bereit und in der Lage, Verantwortung für ihr damaliges Handeln zu übernehmen und sich einzugestehen, dass dem / der anderen ein Schaden entstanden ist?
   - Kann sie sich darauf einlassen, in zukünftigen Situationen anders zu handeln?
   - Welche Hilfestellungen braucht sie dafür?
4. **Entschuldigung und Wiedergutmachung**
   - Gibt es eine Möglichkeit, sich bei der geschädigten Person zu entschuldigen?
   - Könnte irgendetwas dazu beitragen, den entstandenen Schaden zumindest teilweise abzumildern, zu kompensieren oder wiedergutzumachen?
5. **Akzeptanz, Trauer und (Selbst-)Mitgefühl**
   - Wie kann die Person einen Weg finden, um mit ihren schädlichen Handlungen umgehen und weiterleben zu können?
   - Was könnte dazu beitragen, eine Haltung des Mitgefühls zu entwickeln, dem / der Geschädigten gegenüber (wegen des erlittenen Schadens) und sich selbst gegenüber (wegen des schädlichen Verhaltens, das im Nachhinein nicht mehr rückgängig gemacht werden kann)?

Mit dem elfjährigen Mark haben wir erarbeitet, dass er seinen Freund zwar mit Absicht geschubst hat, er aber auf gar keinen Fall wollte, dass dieser schwer verletzt wird. Das Auto hatte er nicht kommen sehen. Mit dem Wissen von heute wäre er auf gar keinen Fall das Risiko für so eine unbedachte Handlung im Straßenverkehr eingegangen. Mark hatte eine vordiagnostizierte ADHS, das impulsive Verhalten war bekannt, aber bislang unbehandelt. Mark besuchte Emil nach dem Unfall gemeinsam mit seiner Mutter im Krankenhaus und entschuldigte sich bei ihm. Während der Zeit, in der Emil wegen des Unfalls nicht in die Schule gehen konnte, brachte Mark ihm täglich die Unterrichtsunterlagen vorbei. Es war für ihn ein wichtiges Anliegen, an seinen ADHS-Symptomen zu arbeiten, um künftig seine Handlungen besser abwägen und kontrollieren zu können.

Der 14-jährige Kiano wurde aus seiner Familie entführt, als er acht war. Nachdem er in ein Trainingslager für Kindersoldaten gebracht wurde, musste er „zur Abhärtung" bei zahlreichen Gewalttaten zusehen. Er wurde zum Töten ausgebildet und regelmäßig unter Drogen gesetzt, um seine Empfindungen zu dämpfen und so Aufträge zu erledigen. Er hat erzählt bekommen und selbst beobachtet, dass Kinder, die versuchten zu entkommen oder die sich weigerten, auf Anweisung der Erwachsenen von anderen Minderjährigen getötet wurden. In den Situationen, in denen er tatsächlich getötet hat, stand er unter Drogeneinfluss. Obwohl er sich nur bruchstückhaft erinnert, ist ihm klar, dass er viele Menschen getötet hat. Er will Gott um Vergebung bitten und engagiert sich mit einem Testimonial bei einer Hilfsorganisation, die auf das Problem der Kindersoldaten aufmerksam machen will. Seine Hoffnung ist es, so dazu beizutragen, dass künftig weniger Kinder in die gleiche schreckliche Lage kommen wie er. Für Kiano ist es ein wichtiges Ritual, die getöteten Menschen in seine täglichen Gebete einzubeziehen. Er möchte lernen, seinem jüngeren Ich mit Mitgefühl und Fürsorge zu begegnen und sein heutiges Leben nach anderen Werten auszurichten.

Der 16-jährige William hatte nicht die Gelegenheit, eine altersadäquate sexuelle Entwicklung zu durchlaufen. Wegen der frühen Übergriffe durch seinen Vater fehlte es ihm an wichtigem Wissen über einen gesunden Umgang mit Sexualität, an Erfahrungen mit gesunden Grenzen und an guten Rollenvorbildern. Es dauerte eine ganze Zeit, bis ihm im Verlauf der Traumabearbeitung bewusst wurde, dass sein Verhalten gegenüber der Schwester ebenfalls übergriffig gewesen war und zur Entstehung ihrer psychischen Probleme beigetragen hatte. Er brauchte lange, um die Zusammenhänge zwischen den erlittenen und den ausgeübten Übergriffen zu begreifen und anzuerkennen, dass er durch das, was er selbst erlebt hatte, die Konsequenzen seines Handelns nicht richtig einschätzen konnte. Danach fiel es ihm nicht leicht herauszufinden, wie eine neue Art von Beziehung zu seiner Schwester aussehen könnte. Abwechselnd fühlte er sich schockiert und beschämt, traurig und besorgt. Im Verlauf konnte er klar für sich formulieren, dass er die komplette Verantwortung für sein Handeln übernehmen wollte und dass dies für ihn auch bedeutete, offen mit seiner Schwester zu kommunizieren. Nach guter Vorbereitung war er schließlich in der Lage, seiner Schwester in einem gemeinsamen Gespräch von seinen eigenen Missbrauchserfahrungen zu berichten. Er übernahm die volle Verantwortung für sein Handeln und entschuldigte sich bei ihr für das, was er mit ihr gemacht hatte. Er drückte seine Sorge um sie aus, fragte sie, ob und wenn ja in welcher Art sie überhaupt noch Kontakt zu ihm möchte, und bot an, sie dabei zu unterstützen, therapeutische Hilfe zu suchen, wenn sie das möchte. Ihm habe die Therapie sehr gut geholfen.

7.2.4 Wut und Ärger

Auch wenn Wut und Ärger in unserer Gesellschaft kein besonders gutes Ansehen genießen, sind sie von unermesslicher Bedeutung für das Unterbrechen von Grenzüberschreitungen und Verletzungen. Selbstbehauptung, Ausdruck eigener Bedürfnisse und die Fähigkeit zur freundlichen, aber beharrlichen Abgrenzung sind wünschenswerte Entwicklungsziele für alle Kinder und Jugendlichen. Doch gerade traumatisierte junge Menschen haben aufgrund der erlittenen Übergriffe oft den Sinn für eine ausgewogene Grenzziehung verloren. Wenn sie sich angegriffen fühlen, reagieren sie entweder sehr extrem oder haben umgekehrt Schwierigkeiten, Grenzverletzungen zu stoppen.

Wut bleibt im Traumakontext vor allem dann ein Problem, wenn sie sich anstaut, weil sie nicht adäquat ausgedrückt werden kann, oder sich so ausdrückt, dass dem Kind oder jemand anderem ein Schaden entsteht. Außerdem ist Wut dann problematisch, wenn sie auf schmerzliche und zumeist nicht zutreffende Gedanken zurückgeht, weil bestimmte Personen zu Unrecht beschuldigt werden. Und schließlich kann Wut ein Problem sein, wenn Kinder und Jugendliche in unerfüllbaren Forderungen stecken bleiben. Diese drei Aspekte wollen wir nacheinander näher unter die Lupe nehmen.

Berechtigte, aber kostspielige oder unterdrückte Wut

Nachdem Lena erkannt hat, dass sie sich in Bezug auf die sexuelle Gewalt durch ihren Stiefvater wirklich nichts vorzuwerfen hat (s. Abschn. 7.2.3), tauchen bei ihr erstmalig heftige Gefühle von Wut gegenüber ihrem Stiefvater auf. Dies ist als wichtiger Fortschritt zu werten, da sie ihre Wut vorher gegen sich selbst gerichtet hatte und diese unter anderem in Form von Selbstverletzungen Ausdruck fand. Wut auf den Täter ist als Gefühl in Bezug auf die traumatische Situation völlig adäquat, da es sich um eine massive Grenzüberschreitung handelt. Damals konnte sich Lena nicht erlauben, wütend zu sein oder sich wütend zu zeigen.

So recht die Jugendliche mit ihrer Wut auch hat, als angenehm empfindet sie es nicht, heute immer noch wütend zu sein. Wenn sie versucht, die Wut zu unterdrücken, ist sie tagelang gereizt und angespannt. Neulich hat sie völlig außer sich gegen die Tür eines abfahrenden Busses geboxt, in den sie nicht mehr einsteigen konnte – und sich hinterher furchtbar dafür geschämt, weil sie denkt, sie muss „wie eine Irre" gewirkt haben. Auch wenn es für Lena im Zuge der Traumabearbeitung wichtig war, die Wut zu bemerken und sie sich zu erlauben – inzwischen staut sie sich auf und frisst das Mädchen innerlich auf. Gemeinsam mit dem Therapeuten beschließt sie also, etwas gegen die Wut zu unternehmen.

Zunächst einmal findet Lena es sehr erleichternd, mit dem Therapeuten überhaupt über ihre Wut sprechen und sich wütend zeigen zu dürfen. Er bleibt die ganze Zeit über wohlwollend und verständnisvoll – und wirkt überraschenderweise auch dann nicht erschrocken oder verstimmt, als sie den Stiefvater als „Arschloch" beschimpft. Danach greifen Lena und ihr Therapeut die guten Erfahrungen mit Stressprotokollen und Verhaltensanalysen aus der ersten Therapiephase auf (s. Abschn. 4.3.3 sowie AB. 4.14 u. 4.17) und überlegen gemeinsam, was Lena helfen kann, ihre Wut zuzulassen und – ohne Schaden anzurichten – auszudrücken und dann in einem nächsten Schritt, wenn sie sich wieder beruhigt hat, ihrem Gegenüber deutlich zu machen, wo sie sich in ihren Bedürfnissen nicht respektiert gefühlt hat. Lena findet es lustig auszuprobieren, wie es ist, in ein altes Sofa zu boxen, das sie zu Hause auf dem Speicher gefunden hat. Sie erlebt es als so erleichternd, dass sie sich im Sportverein bei einem Schnuppertraining zum Boxen anmeldet.

Als Nächstes regt der Therapeut an, dass Lena einen Brief an den Stiefvater schreiben könnte, auch wenn sie ihn nicht abschicken wird, in dem sie all ihre Gefühle und Gedanken zum Ausdruck bringen kann. Die Anleitung für einen solchen Brief finden Sie auf AB 7.2. Die Jugendlichen werden ermuntert, alles zu benennen, was ihnen angetan wurde, und wie wütend sie heute noch darüber sind. Dabei sollen sie beobachten, wie sich ihr Gefühl verändert. Optional ist es möglich, den Brief auch um Worte der Abgrenzung zu ergänzen, indem man zum Ausdruck bring, wie man gedenkt, sein Leben zu gestalten, nachdem man die Wut losgelassen hat. Nachdem sie den Brief geschrieben hat, löst sich die Wut auf den Stiefvater in den folgenden Wochen komplett auf, Lena fühlt sich ausgeglichener und freier.

Mit Kindern und Jugendlichen, die bislang jeden Ausdruck von Selbstbehauptung im Keim ersticken mussten, können stärker emotionsaktivierende Methoden angewendet werden. Dabei kann es hilfreich sein, sich dem Gefühl über den Körper anzunähern und die Patient:innen zu ermutigen, die Energie und Kraft nach außen zu bringen. Wir laden sie ein, all das auszusprechen oder in eine Handlung zu bringen, was bislang nicht möglich war. Die 13-jährige Joy genoss es sehr, mit Schaumstoffschlägern, sogenannten Batakas, kräftig und gezielt zuzuschlagen und die Erfahrung zu machen, dass dies nicht mit einem inneren Kontrollverlust oder mit äußeren Strafen einhergeht. Auf Station fiel sie ansonsten dadurch auf, dass sie sich entweder sehr angepasst verhielt und sich außergewöhnlich oft bei ihrer Psychologin und ihrer Bezugspflegerin bedankte oder dass sie starr und regungslos dasaß. Beide Schutzmechanismen hatten ihr in der Vergangenheit geholfen, negative Reaktionen ihres gewalttätigen Vaters und ungeduldiger Heimerzieher:innen zu verhindern. Soll die Wut konkret dem Täter oder der Täterin gegenüber zum Ausdruck gebracht werden, ist es möglich, diesen durch einen Stuhl im Raum zu symbolisieren und sich an ihn zu richten. Oft zeigen sich parallel weiche Gefühle wie Trauer oder Angst, die dann entsprechend versorgt werden können. Joy meldete der Therapeutin nach der Sitzung zurück, dass es richtig gutgetan habe, sich so stark und kraftvoll zu spüren. Sie habe jetzt aber auch einen richtigen Kloß im Hals und wisse nicht so genau, wo der plötzlich herkomme.

Im Rahmen des IRRT-Protokolls, das wir in Bezug auf Scham in Abschnitt 7.2.2 schon einmal beschrieben haben, können traumatische Situationen darüber verarbeitet werden, dass die inzwischen älter gewordene Jugendliche sich in der Imagination aktiv gegen den Täter wehrt, mit allem, was es braucht, um sich wieder sicher und geschützt zu fühlen. Im Anschluss wird das jüngere Ich nachversorgt und es werden all die korrigierenden Informationen vermittelt, die mit dem heutigen Blick auf die Situation hilfreich sein könnten.

Wut, die auf schmerzliche, nicht zutreffende Gedanken zurückgeht

Der siebenjährige Mike aus Kapitel 6 ist seit dem Herztod seines Vaters sehr wütend und aggressiv, wogegen er noch nie sichtbar um seinen Vater geweint hat. Besonders sauer ist Mike auf den Notarzt, der seiner Ansicht nach zu langsam war, um den Papa zu retten. An diesem Beispiel ist besonders gut erkennbar, was damit gemeint ist, wenn ein starkes und das Leben dominierendes Wutgefühl auf inhaltlich nicht haltbare Überzeugungen zurückgeht. Ein feinfühliges Hinterfragen der Gedanken mithilfe von sokratischen Techniken bringt den Jungen auf einer rationalen Ebene sehr schnell zu der

Einsicht, dass sie so nicht stimmen können. Dafür eignen sich alle Methoden, die Sie in Abschnitt 6.4 kennengelernt und in Abschnitt 7.2.3 am Beispiel der Schuldgefühle in Anwendung gesehen haben. AB 6.1 und AB 6.4 können bei der Umsetzung helfen.

Mike bedenkt nicht, dass auch der schnellste Notarzt eine bestimmte Anfahrtszeit hat und dass sein Vater schon vorher schwer herzkrank war. Mike findet auch mühelos einen alternativen Gedanken: „Der Notarzt hat getan, was er konnte. Niemand hätte etwas tun können, um Papa zu retten." Um sich allerdings auf diese neue Sichtweise einlassen zu können, muss Mike emotional einiges leisten. An dieser Stelle wird deutlich, welchen wichtigen Nutzen seine wutauslösenden Gedanken bisher hatten: Wut vermittelt ein Gefühl von Kraft und Wirksamkeit. Als einzig übrig gebliebener „Mann" in der Familie empfindet sich Mike als Stütze für seine Mutter und will auch für sie stark sein. Wut und Ärger sind – ähnlich wie Schuldgefühle – ein probates Gegenmittel gegen das Spüren von Angst, Ohnmacht und Kontrollverlust. Sie bewahren auch davor, mit dem weichen und oft verunsichernden Gefühl der Traurigkeit in Berührung zu kommen. Sich die Zerbrechlichkeit und Unplanbarkeit der menschlichen Existenz zu vergegenwärtigen, sich einzugestehen, dass es Dinge gibt, die wir nicht beeinflussen können, anzuerkennen, dass Leiden für jeden Menschen unvermeidbar ist, und sich auf die „schwachen" und schmerzlichen Gefühle einzulassen – all das ist der Preis dafür, dass die dahinterliegenden Bedürfnisse versorgt werden können. Und das kann sich am Anfang ganz schön riskant und bedrohlich anfühlen. Verständlich deswegen, dass die Gehirne von Kindern und Jugendlichen Strategien einschließlich Schuld- und Wutgedanken entwickeln, um dem nicht zu sehr ausgeliefert zu sein. Gleichzeitig führt der Weg in die Heilung über Akzeptanz und Trauer (s. Abschn. 7.2.5): Die Wut lässt von alleine nach, sobald die dahinterliegenden unbefriedigten Bedürfnisse erkannt und adäquat versorgt sind. Weiter unten beschreiben wir Ihnen, wie Mike am Ende entdecken konnte, dass er trotz allem mit dem Schmerz gut zurechtkommen und ein glückliches Leben führen kann.

Wut, die auf unerfüllbare Forderungen zurückgeht

Nachdem die siebzehnjährige Ekaterina verstanden hat, dass die Vergewaltigung nicht darauf zurückzuführen ist, dass sie zu viel Alkohol getrunken hatte (s. Abschn. 7.2.3), entwickelt sie eine unbändige Wut auf den Täter. Sie verzehrt sich in dem Gedanken, dass er nie verurteilt und bestraft wurde: Während sie selbst noch jahrelang unter der Vergewaltigung zu leiden hatte, stehe er inzwischen fest im Leben, habe eine heile kleine Familie und das, obwohl er in früheren Jahren ein Vergewaltiger war. Ekaterina hat Rachefantasien, bei seiner heutigen Frau zu klingeln, ihr zu sagen, was er gemacht hat, sein Leben zu zerstören, ihn öffentlich anzuklagen. Der schmerzliche Gedanke, der sie quält, lautet: „Erst wenn er einsieht, dass er einen Fehler gemacht hat, und eine gerechte Strafe bekommt, kann ich meinen Frieden finden."

Der Bruder der inzwischen 19-jährigen Ruth hat sich sieben Jahre nach den sexuellen Übergriffen für sein falsches Verhalten entschuldigt. Ruth war neun und er dreizehn, als der Missbrauch passierte. Allerdings knüpft er seine Entschuldigung an die Forderung, dass nie jemand von den Übergriffen erfahren soll. Er spielt die Ereignisse herunter – es sei schon so viel Zeit vergangen und er sei damals jung und ungestüm gewesen. Ruth fühlt sich in einer Zwickmühle. Einerseits freut sie sich, dass er einen Schritt auf sie zu gemacht hat. Sie kann nachvollziehen, dass ihr Bruder zum Zeitpunkt des Übergriffs selbst noch ein Kind war, und ihr liegt viel an einer guten Beziehung zu ihm. Andererseits kauft sie ihm nicht ab, dass er die Entschuldigung ernst meint und auch nur annähernd begriffen hat, wie sehr sie all die Jahre seit den Übergriffen unter deren Folgen gelitten hat. Sie ist furchtbar sauer auf ihn, kann diese Wut aber nicht ausdrücken, da er sich entzieht und sich ja vordergründig reumütig zeigt. Ähnlich wie in dem Beispiel von Ekaterina fordert Ruth, dass der Bruder den Fehler einsieht und Verantwortung übernimmt, damit sie heilen kann.

Validieren ist in solchen Fällen der erste Schritt. Wie wichtig wäre es, und wie richtig, dass Täter:innen zu ihren Taten stehen, adäquate Konsequenzen erfahren und sich in Zukunft anders verhalten. Wie nachvollziehbar und berechtigt sind die Forderungen nach Wiedergutmachung, einer gerechten Strafe oder zumindest einer ernst gemeinten Entschuldigung für die Wiederherstellung von Gerechtigkeit. Aber leider ist es nicht der Regelfall, dass Betroffene dies erleben. Diese Ohnmacht gilt es erst einmal anzuerkennen und anzunehmen. Es gibt Dinge, auf die man Einfluss nehmen kann: ob man den Täter oder die Täterin anzeigt oder nicht, ob man ihn / sie konfrontiert oder nicht, ob man einen symbolischen Brief schreibt, wie Lena an den Stiefvater in dem Beispiel weiter oben, ob man sich ab jetzt dafür einsetzt, andere für das Thema zu sensibilisieren. Und es gibt Dinge, auf die man keinen Einfluss hat: die Reaktionen des Täters / der Täterin, dessen / deren Bereitschaft, den entstandenen Schaden anzuerkennen und zu kompensieren, den Ausgang eines Gerichtsprozesses. Im nächsten Schritt ist es deswegen wichtig, nach Möglichkeiten zu suchen, um praktisch und emotional autonom zu werden. Wenn Kinder und Jugendliche ihren Heilungsprozess an Dinge knüpfen, die außerhalb ihrer Kontrolle liegen, bleiben sie unfrei und abhängig. Gefühle von Wut und Hass auf die Täter:innen sind wie ein Klebstoff, der sie weiterhin mit der Person des Täters / der Täterin verbindet und ihm / ihr Macht über das eigene Leben und das eigene Wohlbefinden gibt. Durch die Traumaverarbeitung löst sich der Automatismus auf, dass der Kontakt mit oder nur der Gedanke an eine bestimmte Person sofort den Schleudersitz aktiviert und bei den Kindern starke Wutgefühle auslöst. Unsere Aufgabe ist es, darauf hinzuwirken, dass sich die Betroffenen durch das Loslassen von Wut den Weg für eine selbstwirksame und freie Entscheidung erschließen, wie die weitere Beziehung mit der Person aussehen soll, die ja nicht selten zum Familienkreis gehört. Dafür bieten wir den Jugendlichen an, in sich hineinzuspüren und zu überlegen: „Will ich den Kontakt beenden und die Person aus meinem Leben bannen? Will ich weiterhin mit der Person in Beziehung sein?“ Wir ermutigen sie: „Wenn du frei von Groll, Hass und Verstrickung bist, kannst du diese Entscheidung ganz für dich treffen!“

In die Entscheidungsfindung mischen wir uns nicht ein, auch wenn wir natürlich gut im Auge behalten, welche Maßnahmen zu treffen sind, um bei einem Wunsch nach Täter:innenkontakt das Kind keinen neuen Gefahren auszusetzen.

Für Ekaterina war der neue Gedanke sehr hilfreich, wie viel Freiheit sie gewinnt, wenn sie ihr Wohlbefinden nicht vom weiteren Verbleib oder Verhalten des Täters abhängig macht. Nach einigen Therapiestunden fasst sie den Entschluss, dass er nicht mehr über sie, ihr Leben und auch nicht über ihre Wut bestimmen soll. Sie hat gewonnen, wenn sie es sich gut gehen lässt – ganz egal, was mit ihm ist. Sie beschließt, den Kontakt vollständig abzubrechen und auch nicht mehr über die sozialen Medien mitzuverfolgen, was aus ihm geworden ist.

Ruth hat es am meisten geholfen, sich die Wut zu erlauben und Mitgefühl darüber zu entwickeln, wie schade es ist, dass die Beziehung zu ihrem Bruder so überschattet ist und er damals wie heute seiner Verantwortung als großer Bruder nicht nachkommt. Sie stellt fest, dass sie ihn nicht dafür braucht, um ihm vergeben zu können. Danach nimmt die Wut so sehr ab, dass sie sich dagegen entscheidet, ihn erneut zu konfrontieren oder ihm einen symbolischen Brief zu schreiben. Stattdessen stellt sie fest, dass sie gerne einen Schlussstrich unter das ziehen möchte, was war, und dass sie sich auf die vielen guten Momente und das Verbindende konzentrieren möchte. Ein Jahr nach Abschluss der Therapie führen die Geschwister eine insgesamt gute Beziehung, auch wenn Ruth ihm sehr viel schneller Grenzen aufzeigt als vor der Therapie, wenn er etwas macht, was ihr nicht passt.

In Bezug auf ihren Stiefvater, der inzwischen im Gefängnis sitzt, entscheidet sich Lena wie Ekaterina: Sie will ihn nie mehr wiedersehen. Durch den symbolischen Brief (s. oben u. AB 7.2) hat sie ihrer Wut ausreichend Luft gemacht. Allerdings bemerkt sie, als ihre Schuldgefühle und die Wut auf den Stiefvater nachlassen, auch einen Ärger gegenüber ihrer Mutter. Sie macht ihr Vorwürfe, weil sie sie nicht ausreichend vor dem Stiefvater geschützt hat. Anders als beim Stiefvater hat Lena bei ihrer Mutter aber vor allem eine große Sehnsucht danach, dass sich ihre Beziehung wieder verbessert und es die beiden schön miteinander haben. Erinnern Sie sich daran, wie wir in Abschnitt 6.4 festgestellt haben, dass manche Gedanken zwar richtig, aber nicht förderlich sind? Dass die Mutter Lena nicht ausreichend geschützt hat, ist eine traurige Tatsache und es ist berechtigt, dass Lena sauer deswegen ist. Der Mutter Vorwürfe zu machen, steht allerdings dem Ziel im Wege, sich ihr wieder anzunähern und eine gute Beziehung mit ihr zu führen. Lena helfen zwei gedankliche Richtungen, die sie teilweise schon bei den Schuldgefühlen kennengelernt hat:

1. **Absicht und Wirkung trennen**
   Für Lena steht außer Frage, dass die Mutter nicht in böser *Absicht* gehandelt bzw. notwendige Handlungen unterlassen hat. Dass sie Lena nicht geschützt hat, hatte Gründe, die mit Lena nichts zu tun haben. Zum einen war die Mutter durch ihre Krankheit geschwächt. Zum anderen hat der Stiefvater ihre Schwäche brutal ausgenutzt. Und gleichzeitig ändert das nichts an der Tatsache, dass Lena nicht den Schutz bekommen hat, den sie gebraucht hätte und der ihr zugestanden hätte. Die *Wirkung*, die es auf sie hatte, der Schaden, der ihr dadurch entstanden ist, ist gravierend.

2. **Person und Verhalten trennen**
   Lena liebt ihre Mutter. Sie empfindet sie als wichtige, wunderbare *Person,* der sie sich sehr verbunden fühlt. Lena hat viel Mitgefühl mit den Anstrengungen und Einschränkungen, die ihre chronische Erkrankung mit sich bringt. Und gleichzeitig ist es nicht okay, dass die Mutter die Verantwortung zu Hause an ihre älteste Tochter abgegeben hat *(Verhalten)* und ihr ein großer Schaden entstanden ist.

Noch deutlicher als in Lenas Beispiel wird der Unterschied zwischen Person und Verhalten, wenn Täter:innen aus dem familiären Nahfeld als Person weiterhin geliebt werden, während der Übergriff, der von ihnen ausging, definitiv zu verurteilen ist. Diese Sichtweise ist auch für uns Therapeut:innen wichtig, damit wir nicht in die Versuchung kommen, Menschen abzuwerten, zu denen die Kinder eine innige Beziehung haben, sondern uns darauf beschränken, eine klare Position gegenüber nicht tolerierbarem schädlichem Verhalten einzunehmen. Der kleinen Malina (8), deren Mutter wegen Vernachlässigung im Gefängnis saß, war es extrem wichtig, dass man nicht schlecht über ihre Mama redete, sondern anerkannte, wie sehr sie sie als Person liebte und vermisste. Gleichzeitig war es möglich, klar zu benennen, dass es nicht okay war, dass sie sich nicht gut um Malina gekümmert hatte und das Mädchen deswegen oft verletzt und traurig war.

In all diesen Fallbeispielen konnten Sie mitverfolgen, dass es für das Loslassen der Wut die Täter:innen, deren Einsicht und Entschuldigung nicht notwendigerweise braucht. Diese Erkenntnis kann für die Betroffenen ein wichtiger Schritt auf ihrem Weg hin zu mehr Freiheit und innerem Frieden sein. Gleichzeitig gehen Vergeben und Loslassen so gut wie immer mit schmerzlichen Gefühlen und Traurigkeit einher. Im weiteren Verlauf kommen dann Gefühle des Bedauerns dazu – die Trauer um das, was nicht möglich war, was man aber so dringend gebraucht hätte, und um das, was man für immer verloren hat. Obwohl es traurig und ungerecht bleibt und man Probleme lösen muss, die man nicht selbst verursacht hat – wenn die Verantwortung für die Heilung ganz bei der Person selbst liegt, bedeutet das auch ein Wiedererlangen von Unabhängigkeit und Freiheit. Im nächsten Abschnitt beschreiben wir, wie wir unsere Patient:innen dabei unterstützen können, fürsorglich mit sich umzugehen. Zu trauern ist ein wichtiger Schritt, um zum Ende der Therapie hin mehr positive Gefühle spüren zu können, mehr Akzeptanz für Unveränderbares zu erlangen und das weitere Leben gut gestalten zu können.

7.2.5 Traurigkeit

Wut kann heftig und laut sein. Sie flammt schnell auf und kühlt oft schnell wieder ab. Die Traurigkeit ist anders. Das zeigt sich schon in ihrer Position im Zwiebelmodell. Oft langsam, leise und sanft, liegt sie im Verborgenen hinter Angst und Scham, hinter Schuld und Wut. Die „harten“ Gefühle schirmen die Patient:innen von der „weichen“ Traurigkeit ab, die bisweilen schmerzlicher oder schwerer auszuhalten erscheint als Wut oder Schuld. Wenn Patient:innen Zugang zu ihrer Traurigkeit finden, ist das ein wichtiger Schritt. Traurigkeit wahrzunehmen, auszuhalten und zu äußern, ermöglicht den

Kindern und Jugendlichen in der Therapie ein Ankommen bei sich und dem ganz realistischen Schmerz, den das Trauma verursacht hat. Als Lena erkennt, dass sie nicht schuld an den Übergriffen war, und nachdem sie die Wut auf ihren Stiefvater loslassen konnte, spürt sie, wie traurig sie in Wirklichkeit ist. Traurig darüber, dass ihre Mutter sie nicht so schützen konnte, wie sie es gebraucht hätte. Traurig darüber, wie sehr sie einen „richtigen Vater" vermisst. Und Mike, der unbewusst so sehr versucht hatte, die für ihn unberechenbare Trauer um den verstorbenen Vater durch sehr viel Wut auf sich und den Notarzt zu kontrollieren, ist plötzlich in der Lage zu weinen. Er erlaubt sich zu spüren, dass es nicht nur Wut ist, die ihn beschäftigt, sondern vor allem Trauer um den Verlust, den er und seine Familie erlitten haben, und die große Sehnsucht nach seinem Vater. Das tut weh, ist aber heilsam.

Viele traumatisierte Kinder und Jugendliche haben Verluste erlitten. Zum einen können Todesfälle wie bei Mike plötzlich und unter traumatischen Umständen passieren. Kinder verlieren nahestehende Bezugspersonen durch Tod, Trennung oder Fremdunterbringung, ihre Heimat durch Flucht und Vertreibung. Darüber hinaus gehen Traumaerfahrungen auch mit weiteren Verlusten einher: eine sorglose Kindheit, die man bis dahin hatte; das Gefühl von Sicherheit, das plötzlich gar nicht mehr vorhanden ist; liebevolle Beziehungen, zu denen kein Zugang mehr besteht, weil sich wichtige Menschen auf die Seite des Täters oder der Täterin gestellt haben; Gewohnheiten, Familienstrukturen und Rituale; Rollen – etwa wenn man nach dem Verlust eines Geschwisters nicht mehr der „kleine Bruder" ist; alles, was man mit der verstorbenen Person noch erleben wollte, was jetzt nicht mehr geht – zum Beispiel das Feiern des Schulabschlusses, der Mama hätte stolz machen sollen.

Trauer über den primären Verlust

Wann immer sich Trauer auf den Verlust einer geliebten Person bezieht, handelt es sich um einen notwendigen und gesunden Prozess. Anders als es Trauernden manchmal nahegelegt wird, wenn sie zum Beispiel ermuntert werden, „endlich loszulassen", ist ein gutes Ergebnis nicht die *Auflösung* einer Beziehung, sondern eine *Transformation* der Beziehung. Moderne Trauertheorien sehen in der Trauer einen bindungsbezogenen Prozess und sprechen deswegen von „continuing bonds" (Klass, Silverman & Nickman, 1996), also einer Fortführung der Beziehung auf eine Weise, die dem Umstand gerecht wird, dass die Bindungsperson nicht mehr in Fleisch und Blut verfügbar ist. Es erfordert Mut, sich zu erinnern und die Erinnerung als das, was vom Verstorbenen bleibt, zu behalten. Um sich überhaupt an Schönes erinnern zu dürfen, ist aber vor allem die Überwindung traumatischer Erinnerungen notwendig. Ist der Verlust unter traumatischen Bedingungen passiert, verhindern die PTBS-Symptome nämlich einen gesunden Trauerprozess. Wie das Zwiebelmodell nahelegt, führt die Angst vor Erinnerungsreizen zur Vermeidung von Gedanken an die verstorbene Person. Solange Mike jedes Mal die fürchterlichen Bilder und Gefühle vom missglückten Notarzteinsatz in seinen Kopf bekommt, wenn er an Papa denkt, kann er sich schwerlich auf die Trauer um Papa einlassen und hat keinen Zugriff auf die Erinnerungen an gute Momente mit ihm. Ebenfalls gemäß dem Zwiebelmodell, steht die Wut auf vermeintliches Fehlverhalten von sich und anderen einer Akzeptanz des Geschehenen im Wege. Solange Mike sauer ist, dass der Notarzt zu langsam war, fällt es ihm schwer, die traurige Wahrheit anzuerkennen, dass auch der beste Notarzt leider nicht alle Menschen retten kann. Sind die äußeren Zwiebelschalen einmal geschält, wird der Verlust greifbar, und die Kinder können sich gezielt einem ausgewogenen Erinnern zuwenden.

Erlaubnis des / der Verstorbenen, die PTBS überwinden zu dürfen

Manchmal beobachten wir, dass Kinder und Jugendliche sich nicht erlauben, die PTBS-Symptome aufzugeben, weil sie das als „Verrat" an der verstorbenen Person empfinden. Dahinter steckt ggf. eine Überlebensschuld („Wenn er / sie jetzt tot ist, steht es mir nicht zu, dass ich mich freue und es mir gut geht") oder die (falsche) Annahme, dass das Aufgeben von negativen Bewertungen und Erwartungen dazu führt, dass der / die Verstorbene in Vergessenheit gerät („Der Gedanke, dass ich schuld am Tod bin, ist die einzige enge Verbindung, die mit dem / der Verstorbenen bleibt"). Neben Psychoedukation und dem behutsamen Hinterfragen der schmerzlichen Gedanken erleben wir es hier als hilfreich, die mögliche Sicht des / der Verstorben zu erfragen: „Wenn die Person mitbekommen würde, wie es dir gerade geht – was meinst du, was würde sie für dich wollen oder dir raten?" Unserer Erfahrung nach antworten die Kinder und Jugendlichen nie, dass sie für immer traurig sein sollen, sondern meistens, dass sie ein gutes Leben haben sollen.

Wann im Prozess ein guter Zeitpunkt für diese Intervention ist, kann von Fall zu Fall sehr unterschiedlich sein. Auch wenn grundsätzlich gilt, dass für einen ungestörten Trauerprozess eine vorangegangene Verarbeitung der traumatischen Erinnerungen äußerst sinnvoll ist, haben wir immer wieder die Beobachtung gemacht, dass manchmal gar nicht an eine Traumaverarbeitung zu denken ist, solange dieser Punkt der Berechtigung nicht zumindest angesprochen ist.

Traurigkeit nach dem Überwinden schmerzlicher Gedanken

Traurigkeit entsteht oftmals nach dem Erstellen des Traumaberichts sowie nach der Arbeit an schmerzlichen Gedanken und anderen Gefühlen wie Scham, Schuld und Wut. Die Erfahrungen und Einsichten im Zuge der Traumaverarbeitung lassen oft keine andere Option als radikale Akzeptanz zu. Versetzen Sie sich für einen Augenblick in Lena hinein, der nach dem Überwinden von Scham und Schuld zum ersten Mal so richtig bewusst wird, dass eben nicht sie selbst „schlecht" oder schuldig ist – sondern dass eine Person, die für sie zuständig war, unfähig war, diesen Schutz zu gewährleisten. Wie muss es für Lena sein, sich bewusst zu machen, dass die eigene Mutter zu krank und bedürftig war, um auf sie aufzupassen? Oder wenn Samuel und Ruth, die von ihren älteren Geschwistern sexuell missbraucht wurden, realisieren, dass sie von einer nahestehenden Person gezielt verletzt wurden. Wir können uns gut vorstellen, dass manchmal die ganze Illusion einer Familie zusammenbricht, wenn klar wird, wer die Verantwortung für das Geschehene trägt. Es kann unfassbar traurig machen, dass die Person, der man so sehr vertraut hat, die am wichtigsten war und für die man alles getan hätte und ggf. auch getan hat, tatsächlich etwas so Falsches gemacht hat wie einen sexuellen Übergriff.

Die Traurigkeit willkommen heißen

Traurigkeit unterscheidet sich ganz wesentlich von allen anderen Gefühlen, deren Bearbeitung wir bereits besprochen haben: Das Ziel für die Patient:innen ist nicht, die Traurigkeit auszuhalten, bis sie abnimmt, oder sie durch Korrektur von wenig hilfreichen Annahmen zu verringern. Die Traurigkeit darf da sein, wir akzeptieren sie, sie ist Bestandteil des Heilungsprozesses. Wir heißen sie willkommen und sehen sie als Begleiterin auf dem Weg zur Genesung. Wenn die Patient:innen merken, dass sie es aushalten können, traurig zu sein, brauchen sie nicht ständig etwas zu erfinden, was sie davon ablenkt: Angst, Scham, Schuld und Wut haben wir bereits behutsam auf die Probe gestellt. Unsere therapeutischen Methoden sind bei der Traurigkeit und Trauer weniger auf Veränderung ausgerichtet als auf Begleitung.

Für Lena war es ausreichend, der Trauer in der Therapie Raum geben zu dürfen und damit nicht alleine zu bleiben. Sie konnte für sich formulieren, dass es ihr unglaublich leidtat, dass sie den Missbrauch erleben musste. In ihrem Traumabericht ergänzte sie den Satz: „Obwohl ich weiß, dass ich nicht Schuld daran habe und dass Mama aufgrund ihrer Krankheit nicht in der Lage war, uns ausreichend zu schützen, tut es unglaublich weh. Es tut mir leid für mich, dass ich nicht so beschützt werden konnte, wie ich es verdient hätte. Ich glaube es ist okay, dass mich das traurig macht." Imaginative Übungen wie der „Mitfühlende Freund" (AB 7.1) und eine mitfühlende Haltung sich und den eigenen Erfahrungen gegenüber können diesen Prozess unterstützen.

Eigene Betroffenheit bei den Therapeut:innen

Der Verlust von geliebten Personen ist für jeden Menschen früher oder später unvermeidbar. Wir alle haben schon in unserem Privatleben mit Tod und Sterben zu tun gehabt oder werden in Zukunft damit konfrontiert sein. Es gibt eine hohe Wahrscheinlichkeit, dass wir in der Therapie mit Trauernden mit eigenen Themen bis hin zu existenziellen Fragen in Berührung kommen. Wir finden es deshalb wichtig, die eigene Betroffenheit immer wieder zu reflektieren und für eine gute Psychohygiene zu sorgen.

Natürlich passiert es auch Therapeut:innen, dass uns Geschichten von Patient:innen besonders berühren oder traurig machen. Daher werden wir in Supervisionen oder Trainings häufig gefragt, ob man in der Therapiesitzung weinen darf oder was zu tun ist, falls in der Therapiestunde die Tränen kommen. Zunächst möchten wir an dieser Stelle noch mal auf die bewusste Empathie hinweisen, die in Abschnitt 2.3.1 genauer beschrieben wird. Mitgefühl und bewusstes Nachvollziehen helfen uns, unsere Patient:innen möglichst gut zu verstehen. Dabei und darüber hinaus kann es durchaus passieren, dass wir sehr aktiv *mit*fühlen, was sich u. a. an unseren Tränen zeigen kann. Hierbei finden wir es besonders wertvoll, authentisch und echt zu bleiben, das anzusprechen, was gerade in uns passiert („Ich merke, dass ich gerade total mitfühle mit dir und gut wahrnehmen kann, wie traurig du bist und dass du feuchte Augen hast") und was nach außen sichtbar wird („Du siehst vielleicht, dass ich auch Tränen in den Augen habe. Mich berührt es sehr, wie du das beschreibst und wie du mir deine Empfindungen zeigst. Gleichzeitig bin ich sehr beeindruckt davon, wie mutig du warst, das alles zu überleben und jetzt zu erzählen“). Auch fungieren wir nicht selten in solchen Momenten als Spiegel dessen, was an Emotionen gerade durch die Patientin/den Patienten erlebt wird. Das bewusst zu machen und auch als Modell den eigenen Gefühlen Raum zu geben, können wichtige Prozesse sein, die nicht mit aller Kraft unterdrückt werden sollten.

Insgesamt machen wir die Erfahrung, dass die Arbeit mit Trauernden sehr erfüllend sein kann. Die ehrfürchtige, oft zärtliche Atmosphäre, die in den Therapiesitzungen entstehen kann, erstaunt uns immer wieder und ermöglicht auch uns Therapeut:innen Momente von echtem Mitgefühl und geteiltem Menschsein.

Anders als bei Lena waren bei Mike noch einige trauerfokussierte Methoden nötig, bis er am Ende der Therapie sagen konnte: „Alles ist gut geworden. Jedem Kind, das seinen Papa verliert, würde ich sagen, dass es nichts dafürkann, und wünsche ich, dass es glücklich weiterlebt.“ Verschiedene Elemente, die Kinder und Jugendliche bei ihrem Trauerprozess unterstützen können, stellen wir in den folgenden Abschnitten dar. Einige dieser Vorschläge sind im Therapiemanual zur TF-KVT von Cohen und Kolleg:innen (Cohen, Mannarino & Deblinger, 2009) genauer beschrieben. Was wir an diesem Therapieprogramm besonders schätzen, ist deren Anordnung im Therapieprozess, weshalb wir uns bei unserer Darstellung nach dieser intuitiven Reihenfolge richten, die für verschiedene Arten von Verlusten passend ist. Darüber hinaus gibt es viele verschiedene auch sehr kreative Ansätze für die Trauerarbeit, von denen Sie möglicherweise manche kennen. Natürlich können Sie diese auch bei traumabelasteten Kindern einsetzten.

Sprechen über Tod und Trauer

Manchmal fällt es uns Erwachsenen schwerer als den Kindern, über Tod und Sterben zu sprechen. Kinder bringen oft eine erstaunliche Neugier, Offenheit und Leichtigkeit mit. Beginnend mit Psychoedukation über die Themen Tod und Trauer können wir auf eine Vielzahl von wunderbarer Kinderliteratur zurückgreifen. Besonders gut gefällt uns *Und was kommt dann? Das Bilderbuch vom Tod* von Pernilla Stalfelt (2003), das einen völlig uneingeschränkten Blick auf eine Vielzahl an Anschauungsmöglichkeiten zum Tod bietet und zu dem, was danach passiert. An dem Bilderbuch *Für immer* von Kai Lüftner und Katja Gehrmann (2013) schätzen wir besonders, wie gut und kindgerecht die Veränderungen in der Wahrnehmung von sich und der Welt durch den Verlust einer wichtigen Bezugsperson am Beispiel des kleinen Protagonisten veranschaulicht werden.

Wir hatten uns schon in Abschnitt 4.1 dafür ausgesprochen, von Anfang an die richtigen Begriffe zu nutzen. Beschreibungen wie „Papa ist eingeschlafen“ oder „Mama ist im Himmel“ sind uneindeutig und können in die Irre führen, weil kleinere Kinder sich ohnehin schwertun, die Unumkehrbarkeit des Todes zu begreifen. Wir versuchen so gut wie möglich, entwicklungsangemessen ein reifes Todeskonzept zu vermitteln. Dass alle Menschen und Tiere früher oder später sterben (Universalität), dass am Tod nichts zu ändern ist (Irreversibilität) und dass Menschen nichts mehr machen können, wenn sie tot sind (Nonfunktionalität oder Funktionsverlust), können Kinder etwa ab dem mittleren Grundschulalter gut verstehen (Brent et al., 1996). Selbst wenn die Kinder noch kleiner sind, versuchen wir behutsam auf das Bewusstsein hinzuarbeiten, dass der Tod bedeutet, dass die Person nicht wieder zurückkommt. Für die Bezugspersonen ist es wichtig, über diese Entwicklungsschritte gut informiert zu sein. Es kann nämlich sehr schmerzhaft sein, während man selbst trauert, immer und immer wieder von seinem Kind gefragt zu werden, wann der Verstorbene nun endlich wieder zurückkommt.

Annahmen über den Tod können sich kulturell und von Familie zu Familie – ja auch innerhalb von Familien – stark unterscheiden. Bei konkreten Glaubensfragen, die Kinder uns in diesem Kontext vielleicht stellen und auf die es keine absolute Antwort gibt, hilft uns der Satz: „Manche Menschen finden den Gedanken hilfreich, dass Verstorbene …", verbunden mit einer offenen, neugierigen Haltung: „Was denkst du darüber? Wie sehen es andere in deiner Familie / in deinem Heimatland?" Auf diese Weise können wir frei von Vorurteilen über die verschiedenen Annahmen zum Tod und dem Verbleib der Verstorbenen sprechen und uns auch gemeinsam auf die Suche nach verschiedenen Sichtweisen machen. Vielleicht findet das Kind dadurch auch eine Vorstellung für sich, die es als besonders schön oder heilsam empfindet. So wollte sich der siebenjährige Mike gerne vorstellen, dass sein verstorbener Vater wie ein Vogel durch die Lüfte gleitet und sich damit endlich seinen Traum vom Fliegen erfüllen konnte. Achten Sie bei der Auswahl der Vorstellungsbilder darauf, dass es den Verstorbenen da, wo sie jetzt sind, gut geht und sie frei von Schmerz und Leid sind. Dies ist insbesondere dann relevant, wenn Kinder und Jugendliche im Zusammenhang mit dem Sterben extremes Leiden beobachtet oder vermutet haben. Die 15-jährige Silvia, die ihre jüngere Schwester Marina durch ein Gewaltverbrechen verloren hatte, gewann sehr viel innere Ruhe, als sie erkannte, dass ihre Schwester sehr schnell das Bewusstsein verloren haben musste, und jetzt in einem friedlichen Zustand sein musste. Vorher hatte sie ständig die Vorstellung der Schmerzen gehabt, die Marina im Rahmen des Tötungsdelikts vermeintlich über sich ergehen lassen musste – und war davon ausgegangen, dass sie jetzt für immer leiden würde. Prüfen Sie auch, dass von den Bildern keine Bedrohlichkeit ausgeht. Die kleine Helene (7) war sehr beruhigt zu hören, dass es gar nicht stimmte, dass ihre verstorbene Mutter sie rund um die Uhr vom Himmel herab beobachten konnte, sie kontrollierte und auch mitbekam, wenn sie etwas Peinliches machte. Es gefiel ihr deutlich besser, sich vorzustellen, dass sie sich jederzeit von sich aus an die Mama erinnern durfte, wann immer *sie* es wollte.

Um einen ausgewogenen Blick auf den Verlust und seine Auslöser werfen zu können, eruieren wir im Rahmen von Psychoedukation mit allen Kindern auch Informationen über die jeweilige Todesursache und bieten Informationen darüber. Für Mike war die Erkenntnis, dass der Vater einen Herzinfarkt hatte und er schon lange herzkrank war, ganz zentral, um die Verantwortung für den Tod richtig einordnen zu können. Besonders wichtig finden wir es, auch zu vermitteln, dass Trauerreaktionen von Mensch zu

Mensch ganz verschieden aussehen können und jede dieser Reaktionen in Ordnung und normal ist. Das ist hilfreich, um Missverständnisse, Kränkungen und Vorwürfe zu verhindern, gerade wenn Familienmitglieder sehr unterschiedlich trauern, zum Beispiel weil jemand sehr viel über den/die Verstorbene:n sprechen möchte, während jemand anderes lieber leise und für sich trauert.

Wir tauschen uns mit Patient:innen und Bezugspersonen gerne über Trauerrituale, Bestattungsformen und kulturelle Besonderheiten aus. Anitas (8) Mutter stammt aus Ecuador. Als wir den gewaltsamen Tod ihrer Tante besprechen, laden wir ihre Mutter zu einem gemeinsamen Sitzungsteil ein. Sie berichtet von den Trauerritualen in Ecuador und wie sie persönlich die Erinnerung an ihre verstorbene Schwester pflegt. Für Anita war es wichtig, zu verstehen, dass das Ritual, einen Korb mit Essen auf das Grab zu stellen, im Glauben der Mutter verankert war und nicht bedeutete, dass ihre Tante im Grab noch lebte und auf die Nahrungsmittel angewiesen war. Connys (12) großer Bruder hat sich suizidiert. Da Connys Familie sehr gläubig ist, ist er sehr wütend auf seinen Bruder, da dieser etwas gemacht hat, was er nicht machen durfte. Außerdem fühlt er sich durch ihn im Stich gelassen, da er eigentlich versprochen hatte, Conny auf der weiterführenden Schule zu unterstützen. Im Rahmen der Psychoedukation haben wir mit dem Jungen über das Thema Suizid und den Zusammenhang mit der depressiven Erkrankung des Bruders gesprochen. Dafür haben wir das Quiz verwendet, das Sie in Abschnitt 4.1 kennengelernt haben. Conny ergänzte selbst zwei wichtige Fragen, die ihn sehr beschäftigten: „Bedeutet es, dass ich mich auch suizidieren werde, wenn ich so alt bin wie er?“ und „Welche Möglichkeiten habe ich, das zu verhindern?“. Neben einem offenen Gespräch über die Risiken von Depression konnte die Therapeutin ihre Wertschätzung für Connys Ressource ausdrücken, dass er sich in Form von Psychotherapie schon jetzt um seine psychische Gesundheit kümmerte und solches Interesse an Prävention zeigte.

Den Verlust betrauern und Ambivalenzen erkennen

Die Lücke, die verstorbene Bezugspersonen hinterlassen, wird oft erst durch das ganz bewusste Erinnern ersichtlich und erfahrbar. Wir laden Kinder und Jugendliche ein, den Verstorbenen zu beschreiben und gemeinsame Erfahrungen zu berichten. Die Kinder erstellen Listen mit Dingen, die sie besonders vermissen, oder wir schauen uns gemeinsam Fotos an, die das Kind mitgebracht hat. Manchmal entwickeln Kinder, Jugendliche und Erwachsene einen stark idealisierten Blick auf die Verstorbenen. Wir achten dann darauf, dass sich die Trauernden auch die Schattenseiten der Person oder der Beziehung vergegenwärtigen. Mike spricht über seinen Vater wie über einen unbesiegbaren Superhelden. Wir fragen vorsichtig nach, ob es auch etwas gab, das ihn an seinem Papa gestört oder genervt hat. „Nichts, er war perfekt“, antwortet Mike entschlossen und fast schon ein bisschen gekränkt. Sein Therapeut äußert vorsichtig Zweifel: „Ganz ehrlich? Ich habe noch nie eine einzige Person kennengelernt, die nicht auch manchmal ganz schön nerven kann.“ „Ja, okay“, räumt Mike ein. „Papa hat furchtbar laut geschnarcht. Und wenn ich ihm das gesagt habe, hat er behauptet, dass ich lüge. Das fand ich gar nicht toll, dass er es nicht zugegeben hat." Mike muss über sich und den schnarchenden Papa schmunzeln und wirkt sichtbar gelöst.

Was uns als Erwachsene, die so selbstbestimmt ihr Leben führen können, oftmals zu wenig bewusst ist, sind die Verluste in den Alltagsabläufen und Routinen, die besonders Kinder erleben, bei denen ein Elternteil stirbt. Dies trifft umso mehr zu, je jünger die Kinder sind. Neben dem konkreten Verlust einer Person betrauern diese Kinder auch viele Veränderungen in ihrem Alltag. Mike etwa litt sehr darunter, dass er jetzt von seinem großen Bruder zum Fußball gebracht wurde und nicht mehr von seinem Vater. Er ärgerte sich darüber, dass der Bruder meistens zu spät war und er nicht rechtzeitig zum Training kam. Auch vermisste er es, morgens sein Wunschfrühstück zu bekommen, weil jetzt nur noch alle schnell ein Brot aßen, da mit dem Papa eine Person fehlte, die früher im Haushalt mitgeholfen hatte. Besonders machte ihm die Umstellung zu schaffen, dass er nun bis 16 Uhr den Hort besuchte. Seine Mutter musste jetzt mehr arbeiten, wohingegen er vor dem Tod des Vaters immer nach Schulschluss nach Hause gehen und den Nachmittag mit seiner Mutter verbringen durfte. Mit manchen Kindern und Jugendlichen reicht es aus, die Veränderung und diese sekundären Verluste zu benennen und zu würdigen. Bei manchen bietet es sich an, eine kleine Liste zu machen, in der die Kinder festlegen können, wie mit dem Verlust konkret umgegangen werden soll (AB 7.3).

Eine besondere Herausforderung für die Kinder, die Bezugspersonen und oftmals auch uns Therapeut:innen sind ambivalente Gefühle gegenüber dem oder der Verstorbenen. Diese begegnen uns zum einen, wenn die Todesursache mit Stigmatisierung einhergeht, wie z. B. bei Substanzmissbrauch oder Suizid. Zum anderen aber auch, wenn eine Person aus dem Nahfeld verstirbt, von der Gewalt oder Missbrauch ausgingen. Es ist wichtig, dass wir den Kindern Raum für alle widersprüchlichen Gefühle bieten. Denn für viele ist es sehr verwirrend, wenn sie eine Person gleichzeitig verachten und vermissen. Die zwölfjährige Layla wurde als Kind von ihrem Großvater sexuell missbraucht. Der Opa war alt und verstarb kurz nach der Offenlegung der Übergriffe. Layla entdeckte ihm gegenüber sehr widersprüchliche Gefühle, die sie gemeinsam mit ihrer Therapeutin in einen Körperumriss (AB 4.13) einzeichnete: Angst, Enttäuschung und Wut über das, was er gemacht hatte, aber auch Liebe, da sie ihn sehr mochte, und Dankbarkeit für die schönen Momente, die sie mit ihm verbracht hatte. Sie benannte Traurigkeit und vermisste ihn, gleichzeitig war sie froh und erleichtert, dass er ihr jetzt nicht mehr schaden konnte. Layla half es, Person und Verhalten zu trennen, so wie wir es in Abschnitt 7.2.4 bei der Wut beschrieben haben. Dadurch konnte für sie deutlich werden, dass man auch um jemanden trauern darf und kann, der einem schlimme Verletzungen zugefügt hat.

Einen versäumten Abschied nachholen

Robin (14) hatte ihrer Mutter im Streit voller Wut den Satz an den Kopf geworfen: „Ich wünschte, du wärst tot!" Nun haderte sie damit, dass dies eines der letzten Dinge war, die sie zu ihr gesagt hatte. Diese Selbstvorwürfe verhinderten, dass sie sich überhaupt mit den näheren Todesumständen oder ihrer eigenen Trauer auseinandersetzen konnte.

Bevor sie sich auf die Trauer einlassen konnte, arbeitet ihre Therapeutin mit ihr an den verzerrten Gedanken: Kann man mit einer Aussage einen Schlaganfall mehrere Tage später verursachen? Ist man mit schuld am Tod, wenn man so etwas gesagt hat? Ist die Beziehung für immer zerstört, wenn man so auseinandergegangen ist? Im Zuge dieser Gespräche konnte Robin erkennen, dass für sie die Tatsache am schmerzhaftesten war, dass sie ihre Aussage nicht mehr klarstellen und revidieren konnte.

Nicht selten verpassen Kinder und Jugendliche die Gelegenheit, sich gut von der geliebten Person zu verabschieden. Manchmal liegt es wie bei Robin daran, dass ein Konflikt nicht gut abgeschlossen werden konnte. Manchmal ist der Verlauf des Sterbens sehr plötzlich oder sehr unglücklich. Obwohl Connys Bruder schon lange depressiv war, hatte Conny nicht mit seinem plötzlichen Suizid gerechnet, der für ihn wie aus heiterem Himmel kam. Es gab so vieles, was er ihm noch zu sagen gehabt hätte. Pedro (12) entschied sich, am Wochenende beim Fußballturnier mitzumachen, anstatt seine Mutter im Krankenhaus zu besuchen. Am Sonntagsabend verstarb sie, ohne dass er ihr hatte Lebewohl sagen konnte. Wenn Kinder und Jugendliche den Abschied im Traumabericht nicht von sich aus darstellen, ist es sinnvoll, gezielt danach zu fragen, wie sie den Abschied erlebt haben, um mögliche schmerzliche Erfahrungen nicht zu übersehen.

Robin und Conny entschlossen sich, nachdem die Arbeit an ihren jeweiligen schmerzlichen Gedanken abgeschlossen war, einen Brief an die Verstorbenen zu schreiben, in dem sie der Person alles mitteilten, was sie ihr gerne noch gesagt hätten. Eine ähnliche Vorgehensweise haben wir weiter oben in Abschnitt 7.2.4 bei der Wut beschrieben (Brief an den Täter / die Täterin). Beim Brief an Verstorbene stehen die ambivalenten Gefühle im Vordergrund. Der zweite Teil kann dann Elemente von Abschied und gute Wünsche an die Verstorbenen beinhalten. Es ist auch möglich, die Verstorbenen eine fiktive Antwort „verfassen" zu lassen – in dem er oder sie Wertschätzung, Trost und Wohlwollen für die Hinterbliebenen ausdrückt. Eine Anleitung für so einen Brief finden Sie auf AB 7.4.

Auch hier ist es, wie bei der Wut, möglich, die emotional intensiveren Varianten eines Stuhldialogs mit Verstorbenen oder einer Imagination zu wählen. Pedro hatte in der Therapie die Gelegenheit, den Abschied von seiner Mutter in der Vorstellung nachzuholen. Mit geschlossenen Augen stellte sich Pedro das Krankenhauszimmer vor: Er ist mit seiner ganzen Familie da. Im Zimmer ist es ganz still. Er geht zu seiner Mutter, nimmt ihre Hand und sagt zu ihr: „Ich liebe dich für immer." Die Mutter lächelt ihn freundlich an. Dann schließt sie ihre Augen. Sie lächelt immer noch. Zusammen mit seinem Vater und seinen Geschwistern geht er hinaus ins Freie. Draußen scheint die Sonne. Er weiß jetzt, dass seine Mama tot ist. Sein Papa nimmt ihn in den Arm. Pedro weint. Der Papa hält ihn ganz fest und tröstet ihn. Papa fühlt sich stark und warm an.

Im Anschluss an diese Therapiestunde äußerte Pedro erstmalig den Wunsch, dass er gerne mit dem Papa zum (echten) Grab der Mutter gehen möchte. Er wünscht sich, einen Strauß ihrer Lieblingsblumen in eine Vase zu stellen. Vater und Sohn sprechen gemeinsam ein Gebet und richten positive Wünsche an die Mutter.

Bewahren von positiven Erinnerungen

In der trauerfokussierten Therapie versuchen wir den Fokus des trauernden Kindes zu erweitern: Während bisher vor allem das Trauma, die Verluste und der damit verbundene Schmerz im Vordergrund standen, wenden wir uns mit fortschreitender Therapie nun ganz gezielt den positiven Erinnerungen zu, die auch positive Gefühle mit sich bringen. Das bewusste Sammeln und Bewahren von Erinnerungen und Erinnerungsgegenständen bereitet vielen unserer kleinen Patient:innen große Freude. Voller Kreativität basteln sie an einem Erinnerungsalbum, gestalten eine Erinnerungskiste oder schreiben Texte zu wichtigen gemeinsamen Erlebnissen (Kasten / AB 7.4).

Erinnerungsalbum

Im Handel gibt es zahlreiche Erinnerungsbücher, die eine Begleitung zum Thema Tod und Trauer bieten und entweder gemeinsam in der Therapie oder zu Hause mit den Bezugspersonen bearbeitet werden können. Wir nutzen gerne das Album *Für immer in meinem Herzen* von Stefanie Wiegel (2021).

Als minimale Inhalte für ein individuelles Erinnerungsbuch sehen wir folgende Elemente:

- Steckbrief der verstorbenen Person
- Meine liebsten Fotos
- Wie sie gestorben ist
- Wann und wo sie beerdigt wurde
- Was ich vermisse und nicht vermisse
- Was ich vermisse und wie ich künftig damit umgehen werde
- Die schönste Erinnerung
- Wichtige gemeinsame Erlebnisse

Eine Vorlage zum Herunterladen findet sich im Onlinetraining unter ↗ https://tfkvt.ku.de (vorherige Anmeldung nötig).

Leider gibt es auch Situationen, in denen Familien auf keine Erinnerungsgegenstände zurückgreifen können, wie nach einem Hausbrand oder einer Flucht. Hier können wir uns auf die Suche machen, ob Menschen aus dem Umfeld vielleicht Fotos oder Gegenstände haben, die wir in der Therapie nutzen können. Oder aber wir suchen nach Symbolen, die bestimmte Erinnerungen repräsentieren. Baz (15) ist aus Afghanistan geflohen, beide Elternteile sind tot. Da er weder ein Foto noch andere Erinnerungsgegenstände besitzt, nutzen wir sein Spiegelbild: Baz überlegt, welche äußeren Merkmale er von seinen Eltern hat. Er erkennt bei sich die Augen der Mutter und die Haare und die Statur des Vaters. Dann sucht er nach Eigenschaften und Fertigkeiten, die er von den beiden übernommen bzw. gelernt hat: die Ordentlichkeit seiner Mutter und den Humor des Vaters. Alles notiert er für sich in einem kleinen Heft und stellt fest, dass ihm diese Erinnerungen keiner wegnehmen kann. Er trägt sie für immer in seinem Herzen.

Neudefinition der Beziehung

Eine wunderbare Erfahrung und ein wesentliches Ziel im Verlauf der Trauerarbeit ist die Einsicht des Kindes, dass nicht alles verloren ist. Die positiven Erinnerungen an die verstorbene Person zuzulassen und zu bewahren, hat auch den Zweck, das Kind dabei zu unterstützen, ein gutes Gleichgewicht zu finden einerseits zwischen dem Anerkennen, dass die Person im Hier und Jetzt nicht mehr da ist und es wichtig ist, Raum und Bereitschaft für neue Beziehungen in der Gegenwart schaffen. Und andererseits dem Bewahren der Erinnerungen und der Liebe und Verbundenheit, auf die niemand verzichten möchte und die so deutlich zeigen, was für eine wertvolle Person der / die Verstorbene war. In der Erinnerung und in dem, was sie uns beigebracht hat, wie sie uns geprägt und verändert hat, bleibt sie ewig bei uns. Auf diese Weise kann die Erinnerung an die verstorbene Person zu etwas sehr Schönem und auch zu einer Ressource werden. Gesunde Trauer ist bittersüß, ein griechisches Sprichwort sagt, „Heimweh schmeckt wie Zimt" und wir finden, das passt auch sehr gut zur Trauer: Gewiss kann es nach wie vor schmerzhaft sein, an die Person zu denken, aber der Schmerz ist nicht mehr so stark, dass er das Kind vom Erinnern abhält. Neben der Traurigkeit sind mehr und mehr versöhnliche und angenehme Gefühle spürbar. Diese Entwicklung kann durch Rituale gefördert werden, z.B. mit der „Ballonübung":

Sein Therapeut bringt Mike zwei Luftballons mit in die Therapie. Einer ist mit Helium gefüllt, einer mit normaler Raumluft. Mike beschriftet zwei Karten: Auf die eine schreibt er all die Sachen, die er nicht mehr mit seinem Vater machen kann, wie Fußball spielen, sich von ihm ins Bett bringen lassen, seinen Geruch riechen. Auf der zweiten steht alles, was Mike nach wie vor bewahren kann: die Erinnerung an das gemeinsame Zelten, die Lieblingsbücher des Vaters, die er ihm geschenkt hat, dass er von ihm schwimmen gelernt hat. Mike befestigt die erste Karte am Heliumballon, die zweite an dem mit Raumluft gefüllten. Mit seinem Therapeuten geht er nach draußen zum nächstgelegenen Park. Dort lässt Mike den einen Ballon wegfliegen, während der zweite mit einer Schlaufe fest an seiner Hand bleibt. Dieses symbolische Verabschieden lässt Mike noch mal starke Traurigkeit spüren, er weint viel, als er den Ballon wegfliegen sieht. Dass er nicht mit leeren Händen zurück zur Praxis und später nach Hause geht, verdeutlicht ihm, dass sein Vater weiterhin eine wichtige Rolle spielen darf.

Wer sich aus Gründen der Nachhaltigkeit lieber dafür entscheiden möchte, keine echten Luftballons zu verwenden, kann dasselbe Ritual auch mithilfe von aufgemalten Luftballons durchführen.

Der Verlust der Heimat

In der Traumatherapie begegnen uns nicht nur zwischenmenschliche Verluste. Der 15-jährige Baz flüchtete vor den Taliban und der Zwangsrekrutierung als Kämpfer und Attentäter aus Afghanistan. Im Traumabericht verarbeitete er seine Entführung einschließlich der Folter und der sexuellen Gewalt, die ihm angetan wurden. Er hinterfragte Schuldgedanken und konnte seine Wut auf die Umstände im Heimatland besser einordnen. Dennoch stand für ihn fest: „Ich hasse mein Heimatland. Nichts Gutes ist jemals in Afghanistan zu erwarten." Gemeinsam begannen wir, schöne Kindheitserinnerungen zu sammeln – Speisen, Gewürze, Spiele und Lieder, die für ihn typisch afghanisch waren. Auch Eigenschaften, die afghanische Menschen für Baz ausmachten wie etwa Respekt oder Ehrlichkeit, wurden aufgenommen. In einem nächsten Schritt sammelten wir Punkte, die Baz ganz und gar nicht vermissen würde an Afghanistan: die Taliban, die Unsicherheit, die Bomben, Armut und Hunger. Baz konnte für sich entdecken, dass es sowohl Dinge gab, die er vermisste, als auch solche, die er nicht vermisste. Er konnte weiterhin für sich feststellen, dass er durch das Aufwachsen in Afghanistan durchaus einige positive Eigenschaften mitgebracht hatte: seinen Ehrgeiz, seinen Respekt und seine Hilfsbereitschaft. Er konnte abschließend für sich eine kleine Erinnerungskiste zusammenstellen, in die er Tee und Kardamon, seine traditionelle Kleidung, ein typisch afghanisches Kinderspiel und ein Foto von Kabul, wo er aufgewachsen war, legte. Diese Kiste erlaubte ihm, bei Heimweh die positiven Erinnerungen an seine Heimat zuzulassen und sich dem Land ein wenig stärker verbunden zu fühlen.

7.2.6 Ekel

Als Rafael (15) in der Therapie davon berichtet, dass er seinen Bruder oral befriedigen musste, muss er würgen. Er erzählt, dass Ekel das schlimmste Gefühl für ihn sei. Seit dem Missbrauch hat er Waschzwänge entwickelt, weil er sich ständig ekelt. Besonders schlimm sei der Geruch auf öffentlichen Toiletten, weil es ihn so an den Missbrauch erinnere. Dort habe er sich schon einmal übergeben müssen.

Anders als Angst spricht Ekel nicht auf reine Expositionsbehandlung an. Ganz im Gegenteil kann das detaillierte Gespräch über ekelbesetzte Inhalte das unangenehme Ekelgefühl im Körper inklusive Übelkeit und Würgen sogar verstärken. Gleichzeitig sind Ekelgefühle in der Therapie häufig Thema, insbesondere nach sexuellem Missbrauch. Betroffene haben auch noch Jahre später das Gefühl, dass weiterhin „Schmutz" des Täters an ihnen haftet. Der Ekel kann generalisieren, z. B. auf den eigenen Körper und die eigene Person. Von seiner Funktion her ist der Ekel sehr nahe an der Scham: Schützt die natürliche Scham unsere *psychische* Intimsphäre, tut der Ekel dies für unsere *körperliche*. Dinge in uns aufzunehmen, die giftig oder schädlich sein könnten, lösen im autonomen Nervensystem die Reaktion aus, diese so rasch wie möglich wieder loswerden zu wollen. Verschiedene Interventionen aus der kognitiven Verhaltenstherapie können bei anhaltenden Ekelgefühlen nach traumatischen Erfahrungen hilfreich sein.

Psychoedukation, Normalisierung und Validierung

Man kann mit den Betroffenen erarbeiten, dass Ekel aus evolutionärer Sicht eine sehr wichtige Emotion ist, weil sie uns vor Substanzen schützt, die schädlich oder gar tödlich sein können. Da Körperflüssigkeiten wie Speichel, Urin, Sperma oder Kot ebenfalls Krankheiten übertragen können, ekeln wir uns vor diesen ganz besonders leicht. Bei sexuellen Gewalterfahrungen wird Ekel häufig schon unmittelbar in der traumatischen Situation empfunden und entsteht nicht erst durch eine nachträgliche Bewertung. Zum Zeitpunkt des Missbrauchs ist Ekel eine sehr adäquate und passende Reaktion – einschließlich des Impulses, die Bedrohung auszustoßen / von sich wegzustoßen.

Wie wir auch in Abschnitt 4.3.3 schon dargestellt haben, wird der Ekel dann zum Problem, wenn er lange anhält, auf an sich ungefährliche Reize generalisiert und Leiden verursacht. Da Ekel uns unter anderem an schlechte Erfahrungen mit der Aufnahme bestimmter Nahrungsmittel oder Substanzen erinnern soll, habituiert dieser auch nicht so schnell und bleibt oft hartnäckig bestehen. Im Verlauf generalisieren Ekelgefühle häufig stark und führen dann zur Vermeidung bestimmter Nahrungsmittel oder zu komplizierten Prozeduren in der Körperpflege. Dabei kann sich der Ekel sowohl auf bestimmte Nahrungsmittel wie Milch oder Joghurt beziehen, weil sie an Samenflüssigkeit erinnern. So konnte der fünfjährige Jan plötzlich seinen Lieblingsjoghurt nicht mehr essen und die 16-jährige Andrea musste sich beim Waschen ihrer langen Haare sehr verrenken, damit bloß kein Shampoo über ihren Rücken lief. Ebenso kann sich Ekel auf bestimmte Menschen beziehen oder auch auf sich selbst und den eigenen Körper, so wie wir es bei Marie in Kapitel 2 gesehen haben. Folgen dieser Ekelgefühle können die Vermeidung von Nahrungsmitteln, Körperkontakt oder jeglicher Form von Sexualität sowie häufiges Erbrechen oder Reinigungszwänge sein. Deswegen ist exzessiver Ekel therapierelevant.

Diskriminationstraining und Modifikation des Vermeidungsverhaltens

Ausgehend von Reizen, die gegenwärtig unberechtigt Ekel auslösen, ist es sinnvoll, immer wieder die Unterscheidung zu trainieren: Was sind Gemeinsamkeiten oder Gedächtnisbrücken zu damals, was sind Unterschiede? Und sich immer wieder klarzumachen: Aktuell besteht kein Anlass für Ekel, es ist eine alte, gelernte Reaktion. Diese Methoden haben wir genauer in Abschnitt 3.4 vorgestellt. Eng verknüpft mit dem Diskriminationstraining sind Maßnahmen zur Modifikation des Vermeidungsverhaltens, um sich schrittweise wieder mit den ekelauslösenden Reizen zu konfrontieren. Hier ist das Vorgehen analog zur In-vivo-Exposition, wie wir sie in Abschnitt 7.2.1 in Bezug auf die Angst beschrieben haben. Beim Ekel sollten die Patient:innen jedoch darauf vorbereitet werden, dass es deutlich länger dauern kann, bis der Ekel nachlässt. Deswegen sollte ein sehr kleinschrittiges Vorgehen gewählt werden. So übte die 16-jährige Andrea schrittweise, ihre Haare wieder normal zu waschen. Es half ihr, zunächst ein Shampoo zu verwenden, das möglichst wenig mit Sperma gemeinsam hat. Manchmal ist es nötig, das Diskriminationstraining und die Reduktion des Vermeidungsverhaltens vorzuziehen, auch wenn die Traumaverarbeitung noch nicht stattgefunden hat – weil der Alltag sehr eingeschränkt ist.

Kognitive Umstrukturierung und Imagination

Gegen Überzeugungen in der Art „Da, wo er mich berührt hat, haften Teilchen des Täters an mir" kann es helfen, im Internet recherchieren zu lassen, wie oft sich die Haut von allein komplett erneuert – nämlich einmal alle 28 Tage. Mit dieser Information können Patient:innen ausrechnen, wie oft ihre Hautschicht seit dem Übergriff schon gewechselt hat. Diese Vorstellung hilft vielen, sich von dem Gefühl des Beschmutztseins zu distanzieren, weil es als irrational erkannt wird. Ebenso sind Techniken der kognitiven Umstrukturierung, wie sie in Abschnitt 6.4 beschrieben sind, nützlich, wenn aus dem Gefühl des Ekels im Sinne emotionaler Beweisführung geschlussfolgert wird: „Dass sogar ich mich selber vor mir ekeln muss, beweist, dass ich eine furchtbar schlechte Person bin." Weil die bewusste kognitive Ebene alleine oft nicht reicht, helfen vielen Patient:innen Vorstellungsbilder, wie beispielsweise das einer Schlange, die sich häutet, oder Bilder, die mit Wasser oder Reinigung zu tun haben (z. B. unter einem Wasserfall stehen). In diese Vorstellungsbilder, die sie passend für sich ausgewählt haben, können die Personen in der Fantasie mit allen Sinnen eintauchen. Bei der „Cognitive Restructuring and Imagery Modification" (CRIM) (vgl. z. B. Jung et al., 2011) handelt es sich um eine Intervention, die kognitive und imaginative Ansätze miteinander verbindet. Hier zeigen wir Ihnen, wie wir sie bei der 16-jährigen Andrea eingesetzt haben:

Th: „Du wolltest ja herausfinden, wie oft sich deine Haut seit dem Missbrauch durch deinen Onkel erneuert hat. Was hast du denn herausgefunden?"

A: „Na ja, die Haut erneuert sich etwa alle vier Wochen und der letzte Übergriff ist jetzt acht Jahre her – das heißt, meine Haut hat sich über hundertmal komplett erneuert. Das hat richtig gutgetan zu wissen, dass ich schon lange gar keine Zelle mehr an mir habe, die er angefasst hat!"

Th: „Wie hat sich das denn auf den Ekel vor dir ausgewirkt?"

A: „Es ist schon weniger geworden, so etwa eine 6 von 10, würde ich sagen."

Th: „Ah, das freut mich zu hören, dass du da eine Veränderung bemerken konntest. Es gibt bei der Übung ja noch einen zweiten Schritt. Bisher haben wir ganz faktisch drauf geschaut, wie oft sich die Haut verändert hat. Jetzt würde ich das gern mit dir in der Vorstellung noch mal richtig erleben. Wenn du magst, kannst du gleich ein Bild für diese Erneuerung finden. Manche stellen sich das wie eine Haut vor, die abfällt, andere wie eine Blume, die aufblüht, oder sie steigen in ein heilendes Wasser. Was meinst du, was könnte für dich passen?"

A: „Hm. Ich würde mir gern vorstellen, dass diese ganze dicke Schicht aus Hautzellen auf mir drauf ist, wie so ein Panzer. Weil ich bisher ja gar nicht gemerkt habe, dass es eigentlich vorbei ist. Und dann schlägt man das wie mit so einem kleinen Hammer ab. Die ganze harte Schale zerfällt zu Staub und darunter kommt eine ganz glänzende, neue, perfekte Haut raus."

Th: „Das klingt super, wollen wir anfangen? Okay, dann lehn dich mal ganz bequem zurück …"

Fazit zu Kapitel 7: fokussieren – auswählen – anpassen

In den Kapiteln 6 und 7 haben wir Ihnen eine Vielzahl von Möglichkeiten angeboten, wie man mit den traumabezogenen schmerzlichen Gedanken und Gefühlen der Kinder weiterarbeiten kann, sobald diese im Zuge der Arbeit mit Traumaberichten zugänglich werden. Wie aber wählt man die richtigen Methoden für das jeweilige Kind aus?

Das Wichtigste für uns ist, zu betonen, dass sie *nicht* alle Methoden bei allen Kindern und Jugendlichen einsetzen sollen. Kinder und Jugendliche sind am besten über die Aussicht zu motivieren, dass sie sich nicht endlos mit den beschwerlichen Themen befassen müssen, sondern dass wir versuchen, recht zügig an die Punkte und Gefühle zu kommen, mit denen das jeweilige Kind am meisten zu kämpfen hat. Das Gute dabei ist, dass alle Inhalte im Gehirn netzwerkartig organisiert sind, sodass wir viele andere Bereiche mit anregen, während wir an einem bestimmten Fokus arbeiten. Die Komplexität der Verarbeitung von Gedanken und Gefühlen erhöht sich mit dem Alter. Kleinere Kinder können aus entwicklungspsychologischen Gründen manche Gedankengänge noch gar nicht nachvollziehen. Sie brauchen ganz wenige und konkrete kognitive Anregungen, um zu neuen Sichtweisen zu finden, und kommen am besten mit den einfacheren Techniken zurecht, eingebettet in eine offene, freundliche und haltgebende Therapiebeziehung. Jugendliche dagegen wollen es manchmal ganz genau wissen und sind dankbar, wenn wir ihnen im Verlauf der Therapie unterschiedliche Ansatzpunkte aufzeigen und sie selbst auswählen können, was am besten zu ihnen passt. In jedem Fall dürfen wir darauf vertrauen, dass die Prozesse, die wir in den Therapiesitzungen anstoßen, ihre Wirkung in den Interaktionen der Kinder und Jugendlichen mit der realen Welt entfalten – nach Ende der Stunde und auch noch nach Ende der Therapie. Die meisten von ihnen haben große Lust, wieder unbeschwert am Leben teilzunehmen, und stecken voller Stärken und Ressourcen, die durch die traumafokussierte Arbeit wieder mehr und mehr zugänglich werden.

Bei der Auswahl der Interventionen richten wir uns gerne nach einer einfachen Daumenregel:

- Mit Patient:innen, die sehr von ihren Emotionen überflutet oder hoch angespannt sind, legen wir den Schwerpunkt eher auf distanzierende kognitive Interventionen wie Psychoedukation und die Arbeit mit hinderlichen Gedanken.
- Bei Patient:innen, die sehr rational oder gefühlsvermeidend sind, arbeiten wir mehr mit emotionsaktivierenden Interventionen, wie Expositionsübungen, Körperübungen und Imaginationen.

Auf diese Weise sorgen wir dafür, dass die jeweilige Person die Chance hat, die ganze Zeit über innerhalb ihres Toleranzfensters zu bleiben und Lernerfahrungen in die Richtung zu machen, die sie bislang noch weniger geübt hat.

8. Abschluss der Traumaverarbeitung und Ausblick

„Als ich zu Ihnen kam, war ich wie ein Eisblock, und jetzt fühle ich mich wie eine blühende Blume." Lächelnd sitzt die 16-jährige Lena, die uns durch dieses Buch begleitet hat, in ihrer letzten Therapiestunde. Seit mehreren Monaten hat sie sich nicht ein einziges Mal selbst verletzt. Auch sonst ist sie weitestgehend symptomfrei und erfüllt – anders als zu Beginn der Therapie – die Diagnosekriterien einer PTBS und einer Depression nicht mehr. Sie muss kaum noch ungewollt an den Missbrauch durch ihren Stiefvater denken. Sie schläft gut, ist weder sich noch anderen gegenüber aggressiv und extremer Streit mit ihrer Mutter kommt nicht mehr vor. Die Mutter zeigt sich ebenfalls erfreut und ist überrascht von Lenas Entwicklungen in der Therapie: „Ich kann mir nicht erklären, wie das möglich ist. Meine Tochter hat mich zum ersten Mal seit langem wieder in den Arm genommen!" Lena genießt es, wieder Zugriff auf die volle Gefühlsbreite zu haben und dabei auch Gefühle von Freude, Dankbarkeit und Nähe zulassen zu können.

Im Rückblick kann Lena sehr genau benennen, was ihr in der Therapie am meisten geholfen hat. „Besser zu verstehen, was mit meinen Gefühlen los ist, und Skills zu lernen, was ich dann tun kann, war super. Am meisten hat mir aber geholfen, mit jemandem über den Missbrauch reden zu können, der mir glaubt und mich ernst nimmt. Das war am Anfang anstrengend und hat weh getan, aber jetzt bin ich erleichtert und stolz, dass ich es hinter mich gebracht habe." Die Jugendliche berichtet uns, dass sie sehr davon profitiert hat, ungünstige Glaubenssätze bei sich zu finden, deren Zusammenhang zu ihren Gefühlen zu erkennen und beidem Raum zu geben: „Es war so befreiend, als ich verstanden habe, dass ich wirklich nichts dafürkonnte, und mir hat es gutgetan, dass ich wütend und traurig darüber sein durfte." Als wir Lena zwei Jahre später zum Nachgespräch treffen, ist ihre psychische Gesundheit in allen Belangen weiterhin stabil. Ihre schulische Leistung hat sich auch nach Ende der Therapie stabil auf dem Niveau gehalten, auf dem sie vor den Missbrauchserfahrungen war. Sie hat ihren Abschluss geschafft. Seit etwa einem Jahr hat sie einen sehr netten, ein Jahr älteren Freund.

Nachdem die traumafokussierte Arbeit mit einem Kind oder Jugendlichen abgeschlossen ist, rechnen wir mit zwei Ergebnissen. Erstens, da die posttraumatischen Belastungssymptome der Ausdruck nicht adäquat verarbeiteter Erinnerungen und schmerzlicher Selbst- und Weltbilder sind, sollte es zu einem spürbaren (und durch diagnostische Instrumente messbaren) Rückgang dieser Symptome kommen. Wenn wir der funktionalen Sicht folgen, die wir in Abschnitt 1.1.4 eingeführt haben und die diesem ganzen Buch zugrunde liegt, sollten im Zuge dessen auch problematische Verhaltensweisen und komorbide Erkrankungen mehr und mehr „überflüssig" werden, da sie die Schutzfunktionen nicht mehr erfüllen müssen, die seinerzeit ihre Entstehung notwendig gemacht haben.

Zweitens, Traumatherapie zielt nicht auf reine Symptomreduktion ab. Durch das Bewältigen der traumatischen Erfahrungen werden in der Therapie Resilienzen gestärkt (Deblinger et al., 2017). Die Verarbeitung der traumatischen Erinnerungen mithilfe von Traumaberichten sowie durch Arbeit an schmerzlichen Gedanken und Gefühlen eröffnet den Kindern und Jugendlichen nach der Behandlung wieder den vollen Zugriff auf alle ihre Ressourcen und Potenziale. Übrig bleiben Kinder und Jugendliche mit allen Freuden, Sorgen und zu lösenden Entwicklungsaufgaben, die auch für ihre nicht traumabelasteten Gleichaltrigen relevant sind. Neurobiologisch gesprochen bedeutet das, dass der Weg aus dem „Überlebensmodus" zurück ins „lernende Gehirn" gebahnt wurde und Häschen und Denker wieder Hand in Hand gehen und neue Erfahrungen machen können.

Ohne die Schmerzen, Hürden und Anstrengungen, die das unverarbeitete Trauma mit sich bringt, können auch traumatisierte Jugendliche alle Stärken, die sie haben, zur Gestaltung ihres Lebens einsetzen. Deswegen haben wir uns im gesamten Buch und insbesondere bei der Therapieplanung in Abschnitt 1.3 stets dafür ausgesprochen, alle Themen, die keine unüberwindbaren Hürden für den Start der Traumaverarbeitung darstellen, erst im Anschluss an dieselbe anzupacken. Ohne die volle Last der Traumafolgestörung lassen sie sich besser angehen. Vieles wird überhaupt erst möglich, nachdem die traumabedingten Blockaden überwunden sind.

Wie groß der individuelle Bedarf an Unterstützung dann noch ist, um sich im Leben ausreichend gut zurechtzufinden, kann erst zu diesem Zeitpunkt realistischer eingeschätzt werden. Denn wir erleben die Person zum ersten Mal frei von den Traumasymptomen. Genauso wie bei nicht traumabelasteten Kindern und Jugendlichen können die Notwendigkeiten stark variieren. Wichtig ist es deswegen, gut abzugrenzen, welche Ziele im Rahmen der traumafokussierten Therapie erreicht werden konnten und was Themen sind, die bei den jeweiligen Patient:innen als Nächstes noch in den Fokus rücken sollten. Dabei kann es sich um weitere psychische oder medizinische Problemstellungen handeln (z. B. eine weiter bestehende ADHS, Depression oder Essstörung, wenig ausgeprägte soziale Kompetenzen, Schmerzen), um lebenspraktische Fragen (z. B. die Gestaltung des Ausbildungsweges, die Wohnsituation, das Erlernen der deutschen Sprache für Geflüchtete) oder um altersgerechte Entwicklungsaufgaben (z. B. das Gleichgewicht zwischen Autonomie und Verbundenheit in der Eltern-Kind-Beziehung, ein gesundes Verhältnis zu Körper und Sexualität). Wichtig ist, zu entscheiden, welche davon Inhalt weiterer Psychotherapie sein sollen und welche anderswo gut verortet sind. Auf diese Weise kann der Abschluss der Therapie rechtzeitig geplant und gestaltet werden. Vorher können bei Bedarf noch Brücken in andere Hilfesysteme gebaut werden.

Auch wenn nicht alle unsere Patient:innen so umfassende positive Veränderungen durch die Therapie erleben wie Lena – es ist es uns noch nie passiert, dass wir durch die traumafokussierte Behandlung nicht zumindest wichtige Prozesse in Gang setzen konnten. Trauen wir den Forschungsergebnissen, sind das keine zufälligen Beobachtungen, sondern über 80 Prozent der behandelten Patient:innen haben eine reale Chance auf Besserung infolge der Therapie (Schäfer et al., 2019). Auch wenn wir durch die Therapie die schlimmen Erfahrungen nicht ungeschehen machen oder den Kindern verpasste

Momente ihrer Kindheit zurückgeben können – traumatisierte Kinder und Jugendliche gehen nach einer Psychotherapie gestärkt ins Leben. Sie entwickeln eine besondere Widerstandskraft und können künftige Herausforderungen oftmals besser bewältigen als Gleichaltrige. Dafür wurde der Begriff des „posttraumatischen Wachstums" geprägt (Kilmer et al., 2014).

8.1 Neu gewonnene Einsichten und Erfahrungen integrieren

Damit die neu gewonnenen Einsichten und Erfahrungen integriert werden und sich festigen können, ist es sehr wichtig, die Ergebnisse und Erkenntnisse, die durch die Arbeit mit schmerzlichen Gedanken und Gefühlen erreicht wurden, festzuhalten und zu würdigen. Eine Möglichkeit, die wir gerne dafür nutzen, ist das Erstellen eines positiven Kapitels zum Abschluss des Traumaberichts. In diesem können einige der Fragen adressiert werden, die im folgenden Kasten zusammengestellt sind. Dabei wird der Fokus auf die Stärken und die Widerstandsfähigkeit der Kinder und Jugendlichen gelenkt. Manchmal erstellen wir dabei eine Sammlung von wichtigen Merksätzen oder „Lessons Learned".

Mögliche Inhalte für das positive Abschlusskapitel

- Wie habe ich mich verändert seit damals, als das Trauma geschehen ist? Und seit Anfang der Therapie?
- Wie ging es mir damals, wie geht es mir heute?
- Was habe ich in der Therapie gelernt?
- Wie denke ich heute über das, was passiert ist?
- Wie geht es jetzt mit mir weiter?
- Welche Pläne und Ziele habe ich für die Zukunft?
- Wo sehe ich mich in fünf oder zehn Jahren?
- Was möchte ich anderen Kindern sagen oder raten, die etwas Ähnliches erlebt haben?

Eine andere Möglichkeit, um denselben Effekt zu erzielen, ist, an der jeweiligen Stelle des Traumaberichts die neue Einsicht in einer anderen Schriftfarbe oder als Gegenüberstellung zu den schmerzlichen Gedanken zu ergänzen. Wenn Sie mit dem Computer gearbeitet haben, ist dies ganz leicht möglich. Wenn Sie den Traumabericht handschriftlich erstellen, denken Sie bitte schon beim Schreiben daran, genügend Platz unterhalb oder am Rand jeder Seite zu lassen, um später die neuen, hilfreichen Einsichten dazuschreiben zu können.

Manche unserer Jugendlichen legen entlang des Weges einen Schnellhefter an, in dem sie für jeden vormals hinderlichen Gedanken auf einem Blatt den Weg dokumentieren, wie sie ihn losgeworden sind – und zu welchem Ergebnis sie gelangt sind. Das hilft auch im Nachhinein, über das Ende der Therapie hinaus, den eigenen Einsichtsprozess nachzuvollziehen und sich an die positiven Veränderungen zu erinnern, falls es einmal zu einer Krise kommt. Alles, was beim Anwenden der Techniken aus den Kapiteln 6 und 7 an Material entstanden ist, kann in den späteren Therapiestunden gesammelt oder in einem Ordner einsortiert werden. Das können Zeichnungen und Bilder zu verschiedenen Zeitpunkten des Prozesses sein, das Erinnerungsbuch an eine verstorbene Person, Briefe, Bastelarbeiten und alles, was nachvollziehbar macht, wie wir gestartet sind, wie wir uns voranbewegt haben und wo wir am Ende angekommen sind. Dieses Werk kann mit den Bezugspersonen geteilt werden (mehr dazu in Abschn. 9.3).

Die 13-jährige Marie, die Sie aus den vorangehenden Kapiteln kennen, bastelte zum Therapieende zusammen mit ihrer Therapeutin eine Collage mit ihrem Therapieweg. Dafür haben die beiden am Boden des Therapieraums ein langes Blatt Papier ausgelegt und alles der Reihe nach angeordnet und aufgeschrieben, was für Marie wichtig war, um den Missbrauch durch ihren Onkel zu überwinden. Bilder aus Zeitschriften und eine Zeichnung zu Beginn der Therapie fanden dort genauso Platz wie die Klangschale der Therapeutin als Symbol für Achtsamkeitsübungen und auf Kärtchen aufgeschriebene hilfreiche Gedanken. Ans Ende legte Marie Symbole für ihre Wünsche für die Zukunft. Die Therapeutin und Maries Mutter ergänzten den Schluss mit Komplimenten und positiven Beobachtungen über Marie im Verlauf der Therapie, die sie auf Haftnotizen schrieben und an die passenden Stellen klebten. Ein ausgedrucktes Foto von der Collage heftete Marie in ihrem Therapieordner ab.

Den Traumabericht sicher verwahren

Ganz am Ende lassen die meisten Kinder und Jugendlichen ihren Traumabericht bei uns in der Praxis. Für viele ist es ein Ritual, das fertige Buch zuzuschnüren und abzulegen. Was wir eher mit nach Hause geben, sind die neu gewonnenen Einsichten und positiven Veränderungen, außerdem auch die Erinnerungsbücher an den/die Verstorbene:n, falls wir mit Verlustthemen gearbeitet haben. Nur in sehr seltenen Fällen geben wir auf drängenden Wunsch der Kinder den gesamten Traumabericht mit, dann aber zusammen mit einer ausführlichen Information und Anleitung. Wir besprechen mit Kindern und Bezugspersonen, wie das Buch vertraulich aufbewahrt werden kann, wer es sehen darf und wer nicht. Wir wollen nämlich verhindern, dass dieses Prozessmaterial, das den Zustand zum Zeitpunkt der Erkrankung widerspiegelt, später einmal in missbräuchliche Kontexte gerät. Dasselbe gilt auch, wenn Jugendliche Traumaberichte oder das Impact Statement selbständig zu Hause schreiben und die Texte zwischen den Therapiestunden mitnehmen. Dann ist es wichtig, mit ihnen einen guten Plan zu entwickeln, was mit den Schriftstücken geschehen soll, und gemeinsam unterschiedliche schwierige Situationen durchzusprechen: „Wenn du irgendwann mal ausziehst, wie wäre das für dich, wenn einer deiner Umzugshelfer zufällig über den Bericht stolpert?", „Wenn du ihn einer Freundin zu lesen gibst, sind zwei Dinge wichtig: Erstens, wie sicher bist du dir, dass du der Freundin so weit vertrauen kannst, dass die Infos bei ihr bleiben? Zweitens, oft ist es für Freundinnen sehr schwer auszuhalten, einen ganzen Traumabericht unvorbereitet zu lesen. Vielleicht wäre es auch eine Möglichkeit, dass du ihr davon erzählst, was du durch die Therapie gelernt hast?"

Sich trauen, wieder mehr am Leben teilzunehmen

Wie wir oben schon angedeutet haben, löst sich eine Vielzahl der Probleme, mit denen die Patient:innen zu uns in die Therapie gekommen sind, durch die bloße Verarbeitung der traumatischen Erfahrungen auf.

Die Themen, die nach dem Abschluss der traumafokussierten Arbeit noch problematisch sind oder nach Abklingen der posttraumatischen Stresssymptome erst so richtig in Erscheinung treten, können in einer nächsten Therapiephase aufgegriffen und bearbeitet werden. Dazu gehört für Kinder und Jugendliche, die sexuellen Missbrauch erlebt haben, auch ein gesunder Umgang mit dem eigenen Körper und ihrer Sexualität. Gerade wenn sie über längere Zeiträume missbraucht wurden, enge Beziehungen zu den Täter:innen bestanden oder das grenzüberschreitende Verhalten nicht von Gewalt geprägt war, kann eine andauernde Irritation in Bezug auf Sexualität die Folge sein. Adressieren wir gezielt dieses Thema in der Therapie, können wir den Grundstein für einen positiven Bezug zur Sexualität legen.

Bei jüngeren Kindern erfolgt dies in erster Linie durch eine Sensibilisierung der Eltern. Dazu gehört, das Thema offen anzusprechen, passende Materialien zur altersentsprechenden Aufklärung über Sexualität anzubieten und die Bezugspersonen darauf hinzuweisen, möglichst achtsam zu bleiben, wenn die Kinder in die Pubertät kommen.

Bei Jugendlichen lohnt es sich, Sexualität und sexuelle Störungen explizit zu thematisieren. Das kann auch bei solchen Jugendlichen relevant sein, die selbst keine Traumatisierung durch sexualisierte Gewalt erlebt haben. Da es ungewohnt oder schambesetzt sein kann, mit Erwachsenen über Sexualität zu sprechen, ist es an uns als Therapeut:innen, die Patient:innen direkt, aktiv und offen darauf anzusprechen. Je nach Bedarf können unterschiedliche Interventionen zur Förderung positiver Sexualität sowie zur Behandlung sexueller Veränderungen angeboten oder die Jugendlichen in weiterführende Präventionsangebote vermittelt werden. Einen guten Überblick darüber, was traumatisierten Menschen helfen kann, einen unbelasteten und selbstfürsorglichen Zugang zur Sexualität zu entwickeln, finden Sie in dem Buch *Sexualität und Trauma* von Melanie Büttner (2023).

8.2 Rückfällen vorbeugen

Auch wenn die Therapie erfolgreich verlaufen ist und die Kinder und Jugendlichen ihre traumatischen Erlebnisse gut verarbeiten konnten, ist zum Ende hin wichtig, den Umgang mit schwierigen Situationen in der Zukunft vorwegzunehmen. Drei Aspekte finden wir im Zusammenhang mit vorausgegangenen traumatischen Erfahrungen besonders relevant.

Erhöhtes Reviktimisierungsrisiko. Gerade Kinder und Jugendliche, die interpersonelle Traumatisierungen erlebt haben, riskieren im Verlauf des Lebens, erneut Opfer von Gewalt zu werden oder schädigende Beziehungen einzugehen. Eine erfolgreiche Traumatherapie senkt dieses Risiko, unter anderem weil sich dadurch Symptome wie Erstarren und Dissoziation bei Konfrontation mit Traumatriggern reduzieren und hilfreiche Glaubenssätze entwickelt werden („Ich darf mich jederzeit schützen, auch wenn sich jemand dadurch zurückgewiesen fühlt"). Elemente aus dem Training sozialer Kompetenzen können die Kinder und Jugendlichen zusätzlich stärken, insbesondere was das Einhalten und Einfordern von Grenzen angeht. Diese Strategien können individuell auf die Art des erlebten Traumas an das (Entwicklungs-)Alter angepasst werden.

Schon Vorschulkinder verstehen den Unterschied zwischen „Okay-Berührungen" und „Nicht-okay-Berührungen", können für körperliche und emotionale Anzeichen für „Unwohlsituationen" sensibilisiert werden und verstehen, dass der eigenen Körper nur dem Kind selbst gehört – und es deshalb immer selbst darüber entscheiden darf. Es ist wichtig, die Kinder zu ermutigen, sich einer erwachsenen Person anzuvertrauen, wenn sie sich nicht sicher sind, ob etwas, das sie erlebt haben, okay ist oder nicht. Mit Jugendlichen ist es darüber hinaus wichtig, zu besprechen, welche Eigenschaften und Verhaltensweisen potenzieller Partner:innen Warnhinweise auf schädigende Beziehungen sein können (vgl. AB 8.1).

Ungeplante Begegnungen mit Täter:innen. Manche Familien fühlen sich sicherer, wenn sie einen konkreten Plan dafür haben, wie sie sich beim Aufeinandertreffen mit Täter:innen verhalten können. Samuels (11) Halbbruder saß nach dem sexuellen Missbrauch an ihm und anderen Kindern im Gefängnis. Mit Ende der Therapie erhielt die Familie die Nachricht, dass in den nächsten Monaten seine Entlassung geplant sei. Da sich weder Samuel noch seine Mutter zu diesem Zeitpunkt eine Kontaktaufnahme vorstellen konnten, aber davon ausgingen, dass er von sich aus Kontaktversuche unternehmen würde, entwarf die Therapeutin mit Samuel und seiner Mutter einen detaillierten Notfallplan. Gemeinsam sammelten sie die unterschiedlichen Wege, auf denen der Halbbruder ihn kontaktieren könnte (auf dem Heimweg von der Schule, am Spielplatz, über das Handy, an der Wohnungstür), und besprachen konkrete Reaktionsmöglichkeiten (die Mutter über Kurzwahl anrufen, nicht ohne die Mutter am Handy antworten, nicht an die Haustür gehen, wenn er alleine zu Hause ist, die Nachbarn informieren). Bei ihrem Anwalt erfragte die Familie die Option eines Kontaktverbotes.

Jahrestage oder andere besondere Anlässe. Rund um den Jahrestag eines traumatischen Ereignisses, am Todestag der verstorbenen Person, zum Geburtstag oder zu anderen Festen im Jahreszyklus spüren einige traumatisierte Kinder und Jugendliche vermehrt Angst, Trauer oder andere belastende Reaktionen. Wenn Kinder und Bezugspersonen wissen, dass damit zu rechnen ist, können sie überlegen, wie sie diese Momente verbringen wollen, welche Menschen sie um sich haben wollen und welche Aktivitäten und Rituale helfen könnten.

9. Mit Bezugspersonen zusammenarbeiten

Aus Forschung und Praxis wissen wir, dass die Eltern oder andere primäre Bezugspersonen auf viele Arten eine zentrale Rolle bei der Verarbeitung traumatischer Ereignisse spielen. So beeinflusst zum Beispiel das Ausmaß, in dem Eltern grübeln und eigene Gedanken und Gefühle unterdrücken, die Symptomatik des Kindes (z. B. Bat-Zion & Levy-Shiff, 1993). Der Grad der eigenen Belastung und Betroffenheit der Eltern und ihr Umgang mit dem Trauma tragen zum einen dazu bei, ob Kinder eine Störung entwickeln oder nicht (Trickey et al., 2012). Zum anderen beeinflussen sie, wie lange und wie ausgeprägt die Probleme bestehen bleiben und wie gut eine Therapie anschlägt (Wise & Delahanty, 2017).

Zahlreiche wissenschaftliche Untersuchungen haben übereinstimmend festgestellt, dass eine gute soziale Unterstützung durch nahe Bezugspersonen einer der bedeutendsten Schutzfaktoren ist, um zu verhindern, dass sich nach traumatischen Ereignissen eine anhaltende Störung entwickelt. Schenken die Bezugspersonen den Kindern Glauben und zeigen sich verständnisvoll, offen und einfühlsam, steigt die Chance, dass sich die Kinder allein mit ihrer Hilfe von dem Trauma erholen (Williamson et al., 2017). Dafür ist es wichtig, dass sie die Grundbedürfnisse der Kinder ausreichend gut versorgen und ihnen durch eine unaufgeregte Haltung ein Gefühl von Sicherheit vermitteln können.

So wertvoll und wichtig es ist, enge Bezugspersonen als wichtigste Partner der Therapeut:innen in den Therapieprozess einzubinden – gerade die Zusammenarbeit mit Eltern kann Fachleute vor besondere Herausforderungen stellen. Umso wichtiger ist zu wissen, dass ein beachtlicher Teil der Eltern traumatisierter Kinder selbst unter posttraumatischen Stresssymptomen, anderen psychischen Erkrankungen oder gravierenden psychosozialen Belastungen leidet (z. B. Landolt et al., 2003). Biografische Erfahrungen, Persönlichkeitsmerkmale oder Weltbilder der Eltern können Familienkonstellationen begünstigen, in denen Traumatisierungen auftreten. Dies ist beispielsweise der Fall, wenn Eltern abhängige Persönlichkeitszüge haben oder sich schwertun, Grenzen zu erkennen und zu wahren, weil sie es selbst nie gelernt haben.

Wie Sie in den bisherigen Kapiteln dieses Buches nachvollziehen konnten, möchten wir in der traumafokussierten Therapie mit den Kindern und Jugendlichen erreichen, dass traumatisierende Erfahrungen funktional in das Selbst- und Weltbild integriert werden, der Zugriff auf alle Ressourcen wiederhergestellt wird, neue Fertigkeiten erworben werden und so posttraumatisches Wachstum möglich wird. Die Kinder rüsten sich zusammen mit ihren Therapeut:innen für ihre „Fahrt mit dem Heißluftballon" (Metapher aus Abschn. 5.2) und wagen den Blick zurück in die vergangene Wirklichkeit, um deren negativen Einfluss auf das Hier und Jetzt zu überwinden. In der gleichen Zeit durchlaufen Eltern oder andere enge Bezugspersonen ebenfalls einen wichtigen Entwicklungsprozess, der aber einen etwas anderen Akzent hat: Diese sollen nämlich immer besser darin werden, eine Umgebung zu schaffen, in der die Kinder sich angenommen und gesehen fühlen. Sie sollen mehr und mehr in die Lage kommen, die Kinder bei allen anstehenden Entwicklungsaufgaben während der Therapie und in der Zukunft gut zu begleiten.

Manche Eltern brauchen hierbei hauptsächlich Bestärkung und Rückversicherung, da sie bereits mit einer hohen Feinfühligkeit und vielen Ressourcen zu uns in die Therapie kommen. Andere brauchen Training und Schulung im Umgang mit den Kindern, müssen sich neue Erziehungskompetenzen erarbeiten, Mitgefühl und Fürsorge üben und ihre eigenen schmerzlichen Gedanken und Gefühle in Bezug auf das Trauma überwinden. Und diejenigen, die selbst unter einer psychischen Erkrankung leiden, brauchen Bestärkung darin, dass sie sich Hilfe und Entlastung suchen dürfen – auch zum Wohle ihrer Kinder.

In den folgenden Abschnitten werden Sie viele Themen aus den vorangegangenen Kapiteln wiedererkennen. Für die Arbeit mit den Bezugspersonen können Sie auf all dieses Wissen und diese Methoden zurückgreifen. Wir wechseln diesmal jedoch den Fokus und geben Anregungen, wie die Methoden für die Elternarbeit abgewandelt werden und welche Überlegungen bei der konkreten Umsetzung hilfreich sein können. Daneben dürfen Sie selbstverständlich auch auf alle Strategien und Interventionen zurückgreifen, die Sie aus verschiedenen Elterntrainings oder aus Ihrer alltäglichen pädagogischen oder therapeutischen Arbeit mit Kindern, Jugendlichen und Erwachsenen kennen. Mit dem traumasensiblen Blick, den Sie inzwischen erworben haben, können Sie leicht beurteilen, wie diese gegebenenfalls auf die Bedürfnisse von traumatisierten Kindern und ihren Familien angepasst werden können.

Wann immer wir den Begriff „Eltern“ benutzen, meinen wir stets alle Bezugspersonen, die unsere Patient:innen durch die Therapie begleiten oder für sie Verantwortung tragen. Je nach Lebenssituation der Kinder können dies Großeltern, Tante oder Onkel, Pflege- oder Adoptiveltern sein oder auch professionelle Bezugspersonen wie Bezugsbetreuer:innen aus der Wohngemeinschaft, Mitarbeiter:innen der ambulanten Familienhilfe oder das Pflegepersonal auf der Station in der Klinik.

9.1 Eine gute Beziehung zu den Bezugspersonen gestalten

Erinnern Sie sich an die fünfjährige Sarah aus Abschnitt 2.1.2, deren Mutter es nicht so leichtfiel, mit Sarahs Aufgeregtheit und ihrem Bewegungsdrang umzugehen? Sarah war von einem Hund gebissen worden und hatte schwere Verletzungen erlitten. Im ersten Elterngespräch erzählt uns Sarahs Mutter, dass sie selbst als Kind unter einer starken Hundephobie gelitten habe. Ihre Eltern hätten zwar Verständnis geäußert, ihr aber auch oft gesagt, dass sie sich nicht so anstellen solle und der Hund sicher ganz lieb sei. Sie habe gelernt, sich zusammenzureißen und ihre Angst nicht mehr zu zeigen, da sie in der Verwandtschaft damit Spott und Beschämung ausgesetzt gewesen sei. „Vor allem mein Onkel hat sich einen Spaß daraus gemacht, seinen Hund einfach von der Leine zu lassen, und der ist natürlich immer ausgerechnet zu mir gerannt und hat mich umgeschubst.

Und wenn ich weggelaufen bin und angefangen habe zu weinen, haben alle gelacht. Klar, aus meiner heutigen Perspektive war der Hund ja auch klein und niedlich. Na ja, und seit ich gesehen habe, wie Sarah gebissen wurde, ist meine Angst natürlich wieder auf hundert. Als Mutter hätte ich sie doch schützen müssen."

So wie in der Arbeit mit den Kindern und Jugendlichen selbst kommt auch bei der Zusammenarbeit mit den Bezugspersonen dem Aufbau einer tragfähigen Arbeitsbeziehung gerade in der Eingangsphase der Therapie eine besondere Bedeutung zu. Als Kinder- und Jugendlichentherapeut:innen gelingt es uns zumeist leicht, mit den belastenden Empfindungen und Verhaltensweisen der Kinder Mitgefühl zu entwickeln und den Wunsch zu verspüren, ihnen zu helfen. Am Beispiel von Sarahs Mutter können Sie leicht nachempfinden, dass Einblicke in die Lebensgeschichte der Eltern dabei helfen können, auch Verständnis und Empathie für das Erleben und Verhalten von Bezugspersonen in Bezug auf die traumatischen Erfahrungen der Kinder zu entwickeln.

Bezugspersonen, die im Erstkontakt unfreundlich oder wenig kooperativ wirken, die in der Vergangenheit nicht gut für ihre Kinder da sein konnten, diese invalidiert und vernachlässigt haben oder zugelassen haben, dass sie Gewalt und Missbrauch ausgesetzt waren, lösen hingegen zunächst oft Unverständnis oder Ärger bei uns Therapeut:innen aus. Vielleicht geht das sogar so weit, dass wir lieber nicht mit ihnen arbeiten würden. Zugleich kann der Druck, der in Richtung der Therapeut:innen aufgebaut wird, sehr hoch sein. Gerade in Fällen, in denen es um Anschuldigungen eines Elternteils dem anderen gegenüber geht oder jemand aus der engen Familie als potenzielle:r Täter:in identifiziert wurde, ist möglicherweise das ganze Familiensystem und somit auch das Selbst- und Weltbild der Eltern ins Wanken geraten. Bezugspersonen können dann die Therapie leicht als Bedrohung empfinden oder den therapeutischen Raum für die eigenen Interessen nutzen und die Bedürfnisse des Kindes aus dem Blick verlieren. Unsere Aufgabe als Kinder- und Jugendtherapeut:innen ist es dann, immer wieder Verständnis für die spezifische Situation der Bezugsperson zu entwickeln, um diese für die Bedürfnisse des Kindes zu sensibilisieren und gemeinsam zu schauen, was für den weiteren Weg des Kindes am hilfreichsten erscheint.

„Sie werden mir jetzt sofort sagen, was mein Sohn Ihnen erzählt hat! Sonst werde ich dafür sorgen, dass er hier ganz bestimmt nicht wieder hinkommt! Und Sie werden von meinem Anwalt hören!" Die Stimme von Herrn M. klingt schneidend und bedrohlich. Die Therapeutin spürt, wie sich ihr Körper anspannt und eine Mischung aus Angst und Ärger in ihr aufsteigt. „Puh, Herr M., das ist ganz schön heftig. Ich brauche gerade mal einen kurzen Moment, um das sacken zu lassen." Für einen Moment versetzt sie sich in ihren kleinen Patienten Benedikt (9) hinein und fühlt, wie das für ihn sein muss, wenn sein Vater so mit ihm spricht. Sie nimmt den Impuls wahr, Herrn M. aus ihrem Sprechzimmer zu werfen und ihm vorher noch zu sagen, dass es kein Wunder ist, dass es seinem Sohn schlecht geht, wenn er ähnlich mit ihm spricht wie gerade mit ihr. Doch damit wäre wohl niemandem geholfen. Deswegen entscheidet sie sich, tief durchzuatmen, aufzustehen und das Fenster zu öffnen. Mit einem wohlwollenden Blick wendet sie sich ihrer inneren Reaktion zu. Sie spürt, wie sich ihr Atem vertieft und ihr Körper langsam entspannt, sie ruhiger wird und wieder in der Lage ist, in einen offenen Kontakt mit Herrn M. zu treten. Sie schaut ihn an und bemerkt, wie hilflos er hinter seiner „starken Fassade" wirkt. Sie erinnert sich, dass er seit langem um Umgang mit seinem Sohn kämpft, nachdem die Mutter ihn wegen Übergriffigkeiten angezeigt hatte, die nie nachgewiesen werden konnten. Mit warmem Blick schaut die Therapeutin Herrn M. an und sagt zu ihm: „Es muss bedrohlich für Sie sein, dass Sie nicht kontrollieren können, was hier in den Stunden zwischen Benedikt und mir gesprochen wird. Ich weiß, wie wichtig Ihnen der Umgang ist und wie sehr Sie kämpfen – und jetzt scheint alles davon abzuhängen, was Ihr Sohn hier erzählt."

Sie merken bestimmt: Alle Haltungen und Strategien der Beziehungsgestaltung, mit denen wir uns in Kapitel 2 in Bezug auf die Kinder und Jugendlichen befasst haben, können wir gut auch für die Zusammenarbeit mit den Bezugspersonen gebrauchen – beginnend mit dem Grundsatz, dass wir erst einmal unsere eigene innere Reaktion beobachten und regulieren, bevor wir antworten. Wir bemühen uns, auch den Eltern gegenüber eine validierende Haltung einzunehmen und zunächst davon auszugehen, dass sie subjektiv wichtige Gründe für ihr Verhalten haben und das Beste tun, wozu sie unter den aktuellen Umständen und vor dem Hintergrund ihrer eigenen Biografie in der Lage sind. So können sie im Kontakt mit uns korrigierende Erfahrungen sammeln und einiges von dem erleben, was wir ihnen im Umgang mit ihren Kindern in der Elternarbeit vermitteln möchten. Dafür erklären wir den Bezugspersonen zusätzlich, wann immer es sich anbietet, auch ganz explizit die Modelle, die wir in der Arbeit mit ihnen und den Kindern anwenden, damit sie diese im Alltag vertiefen können und so zu echten Kotherapeut:innen in der Traumatherapie werden. Dabei kann es sich um ganz konkrete Formulierungshilfen bei der Validierung von Gefühlen ihrer Kinder handeln oder um das Fünf-Schritte Modell, das Sie in Abschnitt 2.2 kennengelernt haben und für das Sie im nächsten Kapitel noch mal eine konkrete Anwendung in der Elternarbeit finden werden.

Während wir die Bezugspersonen in eine konstruktive Arbeitsbeziehung einladen, nehmen wir uns die Zeit, gemeinsam zu prüfen, ob sie ausreichend gut in der Lage sein werden, ihre Kinder durch alle Abschnitte der Traumatherapie zu begleiten, also ob sie ausreichend zuverlässig, belastbar, änderungsbereit und änderungsfähig sind:

„Checkliste" für die Auswahl einer geeigneten Bezugsperson

In vielen Workshops und Supervisionen sorgt die Auswahl einer geeigneten Bezugsperson für Diskussionen. Abgesehen davon, dass es sich um einen Erwachsenen handeln sollte, gibt es wenig verbindliche Vorgaben. Man sieht den Personen im Vorfeld nicht auf den ersten Blick an, wie gut sie sich für ihre Aufgaben als Kotherapeuten eignen. So war die Mutter der siebenjährigen Leonie beispielsweise selbst wegen einer Borderlinestörung in psychotherapeutischer Behandlung. Sie lebte nach dem Grundsatz, ihrer Tochter die Unterstützung bieten zu wollen, die sie selbst als Kind nicht hatte, und erwies sich deshalb trotz der eigenen Belastungen als sehr zuverlässige und fähige Begleiterin für den Therapieprozess.

Die folgende „Checkliste" kann eine erste Orientierung bieten:

Eine geeignete Bezugsperson ...

- ist im Alltag verfügbar und ansprechbar
- ist ausreichend ...
  - zuverlässig
  - belastbar
  - änderungsbereit
  - änderungsfähig
- hat eine geklärte Beziehung zum Täter / zur Täterin
- verfügt über eine adäquate Versorgung eigener Psychopathologie

Gerade zu Anfang der Therapie ist es oft nicht gut absehbar, wie viel Veränderungsarbeit mit den Bezugspersonen möglich ist. Wir brauchen für die Zusammenarbeit keine perfekten Bezugspersonen, sondern solche, die „gut genug" sind. Die Leitfrage für eine gute Auswahl bleibt immer, welche Alternativen es überhaupt gibt, ob die infrage kommende Person sich eher hilfreich oder eher schädlich verhält, und insbesondere, ob sie bereit und in der Lage ist, im Verlauf der Therapie des Kindes die eigenen Denk- und Handlungsweisen zugunsten des Kindes zu hinterfragen und zu verändern

Im Rahmen der Therapie des Kindes ist es möglich, viel Zeit für die Elternarbeit einzuplanen. Und so lohnt es sich oft, auch in schwierigen Konstellationen nicht vorschnell aufzugeben. Manchmal ist dafür auch Überzeugungsarbeit aufseiten der Kinder oder Jugendlichen notwendig, zum Beispiel wenn sie einer Bezugsperson, die sie nicht geschützt hat, nicht vertrauen oder ihr starke negative Gefühle entgegenbringen.

Wie viel Bezugspersoneneinbezug ist nötig und sinnvoll?

Je nach Alter und Entwicklungsstand des Kindes und je nach Wohnsituation kann die genaue Art und der Umfang der Bezugspersonenarbeit angepasst werden. So bringt es **bei Kindern im Grundschulalter** viele Vorteile mit sich, jede Woche einen Teil der Stunde für die Arbeit mit der Bezugsperson allein vorzusehen. Wenn es das Arbeitssetting erlaubt, ist hierfür eine Verlängerung der Zeit zum Beispiel durch Doppelsitzungen hilfreich. Die Inhalte der Stunde des Kindes können dann unmittelbar aufgegriffen werden. Die Bezugsperson erfährt, was sich daraus Wichtiges für den Alltag in der nächsten Woche ableiten lässt, und kann dies direkt trainieren. Der Therapeut oder die Therapeutin bekommt Veränderungen und Schwierigkeiten schneller mit und kann entsprechend darauf reagieren.

Bei **Vorschulkindern** kann man den Zeitanteil mit den Eltern verlängern oder die Eltern bleiben während der Arbeit mit dem Kind im Raum und unterstützen das Kind, indem sie Sicherheit und Halt bieten.

Bei **Jugendlichen** lohnt es sich im Einzelfall einzuschätzen, wie viel Einbezug der Bezugspersonen sinnvoll ist. Besonders dann, wenn sich aufschaukelnde Konflikte oder negative Interaktionen den Therapiefortschritt beeinträchtigen und die Bezugspersonen überfordert, aber prinzipiell adressierbar sind, kann die Bezugspersonenarbeit eine wichtige Stütze sein (vgl. Merod,

2020). In anderen Fällen, wo die Eltern nicht in der Lage oder bereit sind, ihre eigenen schädlichen Verhaltensweisen zu erkennen und zu verändern, und wo die Stärkung der Jugendlichen und das Fördern von Autonomie und Ablösung im Vordergrund stehen, kann die Bezugspersonenarbeit entsprechend zurückgefahren werden. Lassen Sie sich nicht von der Therapie abbringen, wenn beispielsweise der Bezugsbetreuer nicht jede Woche eine Stunde zusätzliche Zeit aufbringen kann oder wenn der Vater im Schichtdienst arbeitet und nicht jedes Mal frei bekommt. Telefonieren Sie dann lieber jede Woche für zehn Minuten oder vereinbaren Sie Bezugspersonengespräche in größeren Abständen.

Gerade bei komplexen Dynamiken in Familiensystemen müssen wir als Therapeut:innen zudem verstärkt auf unsere Selbstregulation achten, um uns nicht anstecken zu lassen und eine allparteiliche Haltung beizubehalten. Dafür kann oft auch ein Blick von außen durch Supervision oder kollegialen Austausch hilfreich sein.

Für Ela (14) war es sehr schwierig sich vorzustellen, dass ihre Mutter in die Therapie einbezogen werden sollte. Je mehr sie entdeckt, dass ihr Stiefvater sie auch deswegen über so lange Zeit misshandeln konnte, weil ihre Mutter nicht ausreichend aufmerksam war und nicht eingeschritten ist, umso stärker werden ihre Hassgefühle gegenüber ihrer Mutter. Gemeinsam mit der Therapeutin überprüfen die drei immer wieder, welche Schritte für Ela stimmig sind, welche Informationen geteilt werden dürfen und welche nicht und was für den weiteren Einbezug der Mutter in die Therapie spricht. Die Therapeutin bemerkt bei sich, wie sie Elas Wut auf die Mutter übernimmt und viel Unverständnis für das Verhalten der Mutter empfindet. Sie spürt auch selbst immer wieder den Wunsch, die Mutter aus der Therapie auszuschließen. Gleichzeitig gelingt es ihr, diese Gefühle und Handlungsimpulse zunächst bei sich nur zu beobachten und ihrem inneren Erleben mit Mitgefühl zu begegnen. Elas Therapeutin spürt, wie leicht es ihr fällt, sich mit dem Mädchen zu solidarisieren, da sie sich in ihrer eigenen Biografie häufig ebenfalls mehr Schutz von ihren Eltern gewünscht hätte. Als sie Raum für dieses Erleben schafft und dies anerkennt, gelingt es ihr, einen Schritt zurückzutreten und ihre Überlegungen mit Kolleg:innen zu teilen. Mithilfe ihrer Intervisionsgruppe kann sie auch die Lebenssituation und Perspektive von Elas Mutter reflektieren und konkrete Hinweise auf deren aktuelle Veränderungsbereitschaft sammeln. Es gelingt ihr, die Mutter ihrer Patientin zunehmend empathisch zu konfrontieren und ganz konkrete Veränderungen von ihr einzufordern: „Sie haben mir gerade sehr nachvollziehbar geschildert, wie schwierig die Lebenssituation damals für Sie war und dass auch Sie als Kind niemanden hatten, der für Sie eingestanden ist und Sie beschützt hat. Deswegen kann ich gut nachvollziehen, wie es dazu kommen konnte, dass Sie nicht so handeln konnten, wie es eigentlich Ihren Werten entspricht. Und ich verstehe auch, dass Sie den Wunsch haben, dass Ela Ihre Sicht versteht. Gleichzeitig habe ich die Befürchtung, dass Sie die Beziehung zu Ihrer Tochter ganz verlieren, wenn es so wie im Moment weitergeht und Sie ihr weiterhin vermitteln, dass sie es nicht wert ist, geschützt zu werden, und dass sie Verständnis haben muss und nicht sauer sein darf. Deswegen ist es mir wichtig, Ihnen die Sicht Ihrer Tochter verständlich zu machen und Sie dabei zu unterstützen, Ihre Rolle als Mutter wahrzunehmen und die Verantwortung für das, was geschehen ist, vollständig zu übernehmen, auch wenn das an einigen Stellen sicher sehr schmerzhaft für Sie ist und sich vielleicht auch manchmal wie eine Anklage anfühlen kann."

Durch die Selbstreflexion ist es der Therapeutin einerseits gut möglich, empathisch mit Elas Wut und Ärger zu sein und gleichzeitig Elas dahinterliegenden Wunsch nach Unterstützung und Verständnis durch ihre Mutter nicht aus den Augen zu verlieren. Durch die empathische Konfrontation bringt sie Elas Mutter mehr in die Verantwortung und fühlt sich selbst wieder freier. Mit diesem Fokus gelingt es ihr auch bei Ela, zunehmend die Offenheit zu wecken, sich ihrer Mutter wieder zuzuwenden. Im Verlauf der Therapie schafft sie es trotz aller anfänglichen Schwierigkeiten, eine ausreichend gute Arbeitsbeziehung sowohl zu Ela als auch zu ihrer Mutter herzustellen. Letztendlich kann sogar eine gemeinsame Stunde mit Mutter und Tochter stattfinden (mehr zu gemeinsamen Sitzungen finden Sie in Abschn. 9.3.3). Trotz guter Vorbereitung kämpft Elas Mutter mit den Tränen, als sie von ihrer Tochter hört: „Dass er einfach ein kranker, unberechenbarer Alkoholiker ist, kann ich irgendwie begreifen. Aber dass du so lange zugeschaut hast! Hast du nicht gesehen, wie sehr ich leide … Ich habe wirklich geglaubt, dass du denkst, ich bin es nicht wert. Dass ich genauso scheiße bin, wie er immer gesagt hat." Dank der ausführlichen Vorbereitung ist es Elas Mutter jetzt möglich, ihren eigenen Schmerz zu regulieren, tief durchzuatmen und Elas Sicht zu validieren: „Ich verstehe, wie wütend dich das macht, und ich begreife erst jetzt, durch die Therapie, was für tiefe Verletzungen dir das zugefügt hat. Das tut mir unendlich leid. Ich bedauere sehr, dass ich dich nicht besser beschützen konnte. Du bist mir sehr wichtig und ich möchte, dass es dir gut geht. Möchtest du, dass ich dir meine Sicht zu erklären versuche?" Die Therapeutin fühlt sich inzwischen gut in der Lage, den Austausch zwischen den beiden so zu begleiten, dass sich beide einerseits verstanden fühlen und sich andererseits wieder mehr füreinander öffnen. Das gelingt ihr, da sie nicht mehr innerlich gegen die Mutter kämpft, sondern sich beiden Personen gegenüber offen, wohlwollend und validierend positioniert.

9.2 Zusammenwirken mit den Bezugspersonen

… und dann hat Jasmin die Tür ihres Zimmers zugeknallt und gebrüllt: „Ich hasse dich!" Ich wollte sie eigentlich nur darum bitten, dass sie sich etwas Wärmeres anzieht, sie hatte einen Minirock an. Ich war so wütend auf sie, ich merkte, wie stark mein Herz klopfte. Kein Wunder, dass sie immer wieder in brenzlige Situationen gerät, dachte ich mir, so, wie die sich aufführt. Und dann fühlte ich mich fast wie ohnmächtig. Wie konnte die Situation wieder so eskalieren? Was kann ich tun, um meiner Tochter zu helfen, um uns zu helfen? Ich bin die schlechteste Mutter der Welt, ich schaffe es nicht mal in Alltagssituationen, auf sie einzugehen, sie hat doch schon genug durchgemacht.

Die Mutter von Jasmin (15) fühlt sich zugleich wütend, ratlos und ohnmächtig. Sie erkennt ihr eigenes Kind nicht mehr wieder. Wie ihr geht es vielen Eltern und Bezugspersonen von Kindern und Jugendlichen, die unter einer Traumafolgestörung leiden. Insbesondere wenn Gefühlsreaktionen und Problemverhalten der Kinder neu auftreten oder sehr heftig sind, wissen viele Bezugspersonen nicht, wie sie gut damit umgehen können. Dies gilt umso mehr, wenn sie mit eigenen Belastungen zu kämpfen haben oder unter eigenen schmerzlichen Gedanken und Gefühlen in Bezug auf die traumatischen Erfahrungen der Kinder leiden.

Aus Therapeutensicht wissen wir, dass die starken Gefühlsreaktionen und viele der störenden Verhaltensweisen als Kontrollverlust oder Bewältigungsversuche der Kinder zu verstehen sind und auf die nicht verarbeiteten traumatischen Erinnerungen zurückgehen. Durch die Traumabearbeitung werden sich die Gefühlsfluten legen und es kann langfristig die ersehnte Ruhe in die Familie einkehren. Bis es aber so weit ist, benötigen die Kinder so bald wie möglich sichere Orte und feinfühlige Hilfe im Alltag – und die Eltern und Bezugspersonen konkrete Hilfestellungen von uns, um diese anbieten zu können. In Abschnitt 9.2.1 wollen wir ein paar wichtige Überlegungen in Bezug auf die äußere Sicherheit mit Ihnen teilen. Danach wollen wir Ihnen zeigen, wie wir Bezugspersonen durch traumafokussierte Psychoedukation ein besseres Verständnis für das Erleben und Verhalten ihrer Kinder vermitteln können und wie wir ihre Bereitschaft fördern können, sich auf die Therapie einzulassen und ihre Kinder bestmöglich zu unterstützen (Abschn. 9.2.2). In Abschnitt 9.2.3 schließlich betonen wir die Bedeutsamkeit einer ressourcenorientierten Herangehensweise als Gegengewicht zu den vielfältigen Problemen. All das trägt zur Herstellung eines haltgebenden Rahmens für die bevorstehende Traumaverarbeitung bei.

9.2.1 Für äußere Sicherheit sorgen

Jasmin ist nicht ohne Grund so reizbar geworden. Die Fünfzehnjährige wurde nach einer Party stark alkoholisiert von einem Mitschüler aus ihrer Klasse vergewaltigt und hat in der Folge eine PTBS entwickelt. In Abschnitt 6.3 haben wir Ihnen einen Auszug aus Jasmins Impact Statement gezeigt (vgl. S. 188). Bereits vor Beginn der Psychotherapie hat die Familie Anzeige gegen den Jugendlichen erstattet, da aber „Aussage gegen Aussage“ steht, werden vom Anwalt der Familie die Chancen einer Verurteilung als gering angesehen. Jasmin ist eine ehrgeizige und gute Schülerin und will auf keinen Fall die Schule wechseln, obwohl sie gleichzeitig Situationen verhindern möchte, in denen sie auf den Täter trifft. In diesen Situationen verspürt sie eine starke Panikreaktion, Übelkeit und friert ein. Auch ihre Mutter, die sie zur Therapie begleitet, möchte, dass Jasmin nicht noch zusätzlich durch einen Schulwechsel belastet wird. Um ausreichend äußere Sicherheit zu gewährleisten, nehmen die Therapeutin und die Mutter – mit Jasmins Einverständnis – Kontakt zur Schulleitung auf. Leider bleiben die Eltern des Mitschülers bei ihrer Sicht und sperren sich gegen einen Klassenwechsel ihres Sohnes, da dieser ja nichts gemacht habe. Sie befürchten, dass ein Klassenwechsel wie ein Schuldeingeständnis wirken könnte. Jasmins Eltern können zumindest erwirken, dass Jasmin in die Parallelklasse wechseln kann. Bei der Belegung von Wahlfächern achtet die Schule darauf, dass sie und der andere Jugendliche keine gemeinsamen Kurse belegen – zumindest bis Jasmin wieder verlässlich einschätzen kann, ob sie Begegnungen mit ihm gut aushalten kann.

Wir haben uns bereits dafür ausgesprochen, von Beginn der Therapie an auf ausreichende äußere Sicherheit im Alltag des Kindes zu achten und dem Kinderschutz Vorrang zu geben. Die Bezugspersonen sind bei allen Punkten einbezogen, die wir dort näher besprochen haben. Je kleiner die Kinder, desto eher sind die Eltern oder professionellen Bezugspersonen dafür verantwortlich, die sicheren Umgebungsbedingungen herzustellen. Dafür brauchen sie teilweise die Unterstützung weiterer Hilfesysteme wie das Gesundheitssystem, die Kinder- und Jugendhilfe, psychosoziale Hilfen, die Frauenhilfe oder das Rechtssystem. Falls Eltern selbst noch bedroht werden oder sich in unsicheren Verhältnissen befinden, lässt sich der Schutzbedarf der Kinder nicht von ihrem eigenen Schutzbedarf trennen. Im Sinne des Stufenmodells (Abschn. 1.3.1) gilt es immer gut abzuwägen, was unbedingt jetzt gelöst werden muss (z. B. andauernde interfamiliäre Gewalt) – und was vorerst nach hinten gestellt werden kann (z. B. das Aufeinandertreffen mit dem / der Täter:in bei Familienfesten, wenn schon lange keine Übergriffe mehr stattgefunden haben).

Selbst wenn das traumatische Ereignis abgeschlossen ist und keine akute Bedrohung mehr im Außen besteht, zeichnet sich die PTBS durch ein anhaltendes Bedrohungsgefühl aus. Korrigierende Erfahrungen finden im Alltag statt. Deswegen leiten wir Bezugspersonen an, eine Lebensumwelt zu schaffen, die es Kindern erleichtert, sich wieder sicher und geborgen zu fühlen. Das beginnt mit einer geregelten Tages- und Wochenstruktur, die unter anderem Schule, regelmäßige Mahlzeiten und Freizeit berücksichtigt. Eine verlässliche, berechenbare und sinnstiftende Umgebung trägt genauso wie vorhersagbares, transparentes, sich wiederholendes Verhalten und Möglichkeiten der Mitbestimmung dazu bei, dass sich die Kinder und Jugendlichen besser orientieren können und in ihren Bedürfnissen ernst genommen fühlen. Ganz wesentlich für den pädagogischen Umgang mit traumabelasteten Kindern und Jugendlichen ist die Kenntnis von Triggern und ein guter Umgang damit (mehr dazu in Abschn. 3.4 unter dem Stichwort „Triggermanagement“ und auf AB 3.3). Ein paar wichtige Punkte, die familiäre und professionelle Bezugspersonen bei der Herstellung einer traumasensiblen Umgebung beachten können, haben wir übersichtlich in AB 3.2 zusammengefasst.

Bei vielen Kindern und Jugendlichen sind gerade zu Beginn der Therapie Krisen im Alltag nicht selten. Auch hier werden die Bezugspersonen engmaschig mit einbezogen und übernehmen die Verantwortung für die Umsetzbarkeit der entwickelten Maßnahmen. Bei der Erstellung von Krisenplänen ist es wichtig, mit den Kindern und Jugendlichen festzulegen, an welche erwachsene Person sie sich im Notfall wenden können. In den Bezugspersonengesprächen stellen wir sicher, dass diese Person informiert, gewillt und in der Lage ist, ihnen dann adäquat zu helfen. Hier kann es auch sinnvoll sein, kurze

Dialoge zu üben und ganz konkret den Ablauf zu besprechen, um den Familien Sicherheit zu geben: „Ihr Sohn leidet gerade massiv unter dem Gedanken, dass es seine Schuld ist, dass die Familie zerbrochen ist und seine Geschwister auch keinen Kontakt mehr zu ihrem Vater haben dürfen. Diese Gedanken führen manchmal dazu, dass er ganz verzweifelt ist und dann auch nicht mehr leben möchte“, holt der Therapeut Alessios (14) Mutter mit ins Boot. „Wir haben ja ausgemacht, dass er sich damit an Sie wenden darf, und wenn es gar nicht mehr geht, eine rote Karte auf den Tisch legt, damit Sie wissen, dass er jetzt sofort Hilfe braucht. Wollen wir gemeinsam überlegen, was Sie in diesem Moment ganz konkret zu ihm sagen könnten?“

Wichtig kann darüber hinaus die Einbindung weiterer Bezugssysteme sein. Jasmin bekommt nicht nur Rückendeckung von ihren Eltern. Im Austausch mit der Schule wird erarbeitet, an wen sich das Mädchen im Notfall wenden kann, sollte ihr der Täter dort zu nahe kommen oder sie sich erneut bedroht fühlen. Dazu wird die Schulsozialarbeiterin einbezogen, die es in der Regel gewährleisten kann, während der kompletten Unterrichtszeit schnell und unkompliziert erreichbar zu sein. Im Auftrag der Schulleitung gibt die Schulsozialarbeiterin Jasmins Lehrer:innen Bescheid, dass das Mädchen bei Bedarf unauffällig und ohne Ankündigung das Klassenzimmer verlassen darf, um sich auf der Toilette eiskaltes Wasser über Hände und Handgelenke laufen zu lassen. Jasmin fühlt sich nun ausreichend sicher, um weiterhin dieselbe Schule wie der andere Jugendliche besuchen zu können.

9.2.2 *Verständnis, Entlastung und Motivation durch Psychoedukation*

Herr K. kommt mit seinem fünfjährigen Sohn Milan zur Therapie. Nach dem Tod seiner Ehefrau war er zunächst überfordert und ließ Milan deswegen regelmäßig nachmittags von seinem Bekannten namens C. betreuen. Als Milan im Kindergarten immer wieder anderen Kindern zwischen die Beine fasst und anderes sexualisiertes Verhalten zeigt, stellt ihn der Vater zur Therapie vor. Direkt von seiner Therapeutin auf schlimme Erfahrungen angesprochen, erzählt Milan, dass er sich vor C. die Hose ausziehen musste und dieser ihn oft an seinem Geschlechtsteil angefasst hat. In die Rückmeldung an den Vater lässt die Therapeutin die Kernbotschaften der traumafokussierten Psychoedukation einfließen, die wir am Anfang von Kapitel 4 beschrieben haben. Im nachfolgenden Dialog weisen wir jeweils in Klammern darauf hin.

TH: „Ich habe bemerkt, wie schwer die Rückmeldung der Ergebnisse der Diagnostik letzte Woche für Sie war. Ich hatte den Eindruck, dass Sie sich große Vorwürfe machen, weil Sie nicht eher etwas bemerkt haben. Damit sind Sie nicht allein, vielen Eltern geht es so *(Du bist nicht der Einzige!)*. Wir haben ja bereits darüber gesprochen, wie Milans Schwierigkeiten mit dem zusammenhängen, was er erlebt hat, und dass es sich um normale Reaktionen auf unnormale Ereignisse handelt *(PTBS-Symptome sind eine normale Reaktion auf ein unnormales Ereignis!)*. Wie war es letzte Woche für Sie, das zu hören?“

Herr K.: „Das hat mir richtig gutgetan. Und ich habe bei Milan eben die ganze Zeit gedacht, dass sein Verhalten mit dem Tod seiner Mutter zu tun hat. Seit ich weiß, dass er danach noch so schlimme Sachen erlebt hat, kann ich mich gar nicht mehr beruhigen. Ich denke die ganze Zeit, dass das alles zu viel für ihn ist und unser Leben zerstört hat. Und die Eltern im Kindergarten, die schauen mich an, als wäre ich ein Schwerverbrecher. Wenn ich gewusst hätte, zu was C. fähig ist …"

Th: „Das kann ich so gut nachvollziehen. Wissen Sie, viele Eltern, die ich in der Therapie kennenlerne, geben sich die Schuld an dem, was passiert ist, und übersehen dabei, dass ihnen in der damaligen Situation wichtige Informationen gefehlt haben, um die Lage richtig beurteilen zu können – oder dass sie bewusst getäuscht wurden *(Du bist nicht schuld!).*"

Herr K.: „Aber dass gerade uns so etwas Seltenes passiert!"

Th: „Leider sind sexuelle Übergriffe auf Kinder gar nicht so selten, wie man meinen möchte. Statistiken berichten, dass auch in Deutschland im Schnitt ein bis zwei Kinder pro Schulklasse von sexuellem Missbrauch betroffen sind – und viele der Kinder zeigen dann erst mal unspezifische Auffälligkeiten oder eben auch wie Milan sexualisiertes Verhalten *(Du bist nicht der Einzige!).* Das ist ein Versuch, das Erlebte zu verarbeiten. Kleinere Kinder tun das oft im Spiel und ich könnte mir vorstellen, dass es Ihrem Sohn nicht bewusst war, dass er andere Kinder nicht so anfassen darf *(PTBS-Symptome sind eine normale Reaktion auf ein unnormales Ereignis!).*"

Herr K.: „Hm. Nach dem Tod seiner Mutter hat er auch immer wieder mit seinen Playmobilfiguren den Hubschraubereinsatz nachgespielt. Und dabei sind immer alle Personen am Ende gestorben. Meinen Sie, dass das jetzt so ähnlich war?"

Th: „Ja, das kann ich mir gut vorstellen. Ich freue mich, wie offen Sie mir von Ihren Beobachtungen und auch von sich berichten. Das ist die beste Voraussetzung dafür, dass ich Ihnen und Milan gut helfen kann. Ich möchte nämlich heute mit Ihnen besprechen, welche Möglichkeiten es gibt, damit Milan seine Erlebnisse verarbeiten und sich gesund entwickeln kann *(Es gibt Hoffnung auf Besserung!).*"

Für viele Bezugspersonen ist es entlastend, den Zusammenhang zwischen den als anstrengend, komisch oder besorgniserregend wahrgenommenen Symptomen der Kinder und den auslösenden traumatischen Ereignissen zu erkennen. Oft bringen sie von sich aus kein unmittelbares Verständnis davon mit, dass Schlafstörungen, Konzentrationsprobleme, Wutausbrüche oder eben sexualisiertes Verhalten in Zusammenhang mit den nicht verarbeiteten traumatischen Erfahrungen stehen können. Vielen von ihnen ist nicht klar, dass Traumatrigger heftige Gefühlsreaktionen auslösen können. Wenn sie beginnen, mithilfe von Psychoedukation die Welt durch die „Traumabrille" des Kindes wahrzunehmen, können sie sich besser einfühlen. Die Symptome gewinnen an Sinnhaftigkeit und verlieren an Bedrohlichkeit. Mithilfe von Informationen über die neurobiologischen Grundlagen von Traumafolgestörungen und das Modell vom Häschen und vom Denker (Abschn. 1.2.2 u. 4.2) verstehen Bezugspersonen besser, dass es sich bei den auffälligen Verhaltensweisen der Kinder um einen unwillkürlichen Kontrollverlust handelt, der im Zusammenhang mit der unvollständigen Verarbeitung des traumatischen

Erlebnisses steht – und nicht um absichtsvolles, frei gewähltes Handeln. Von Anfang an klären wir die Bezugspersonen außerdem über emotionale Ansteckungseffekte auf und darüber, dass traumatische Ereignisse auch Grundannahmen bei Angehörigen erschüttern, ungünstige Denkmuster hervorbringen und zu ähnlichen Symptomen wie bei den Kindern führen können (s. dazu auch Abschn. 1.1.3). So helfen wir ihnen, ihre eigene „Traumabrille" zu entdecken.

Für die praktische Umsetzung der Psychoedukation nutzen wir gerne die gleichen Materialien, die wir auch mit dem jeweiligen Kind oder Jugendlichen verwendet haben oder die wir mit den Kindern gemeinsam hergestellt haben. Dem Vater von Milan etwa erklärt die Therapeutin: „Ich habe heute in der Stunde mit Milan ganz allgemein über sexuellen Missbrauch gesprochen, ihm erklärt, was das ist und wie es Kindern geht, die das erlebt haben. Wir haben uns auch den menschlichen Körper genauer angeschaut und überlegt, wie wir welchen Körperteil nennen möchten. Außerdem haben wir darüber gesprochen, welche Berührungen okay sind und welche nicht. Dabei ist diese Zeichnung hier entstanden."

Psychoedukation mit professionellen Bezugspersonen

Alle bisherigen Überlegungen lassen sich analog auch für professionelle Bezugspersonen übertragen. Malikas (17) Bezugsbetreuer aus der Wohngruppe für junge Geflüchtete beschwert sich über die mangelnde Motivation der Jugendlichen: „Malikas Deutsch ist in den letzten Monaten kein bisschen besser geworden. Obwohl sie schon lange in der WG lebt und wir uns alle um sie bemühen, vertraut sie uns nicht und zieht sich immer wieder von der Gruppe zurück. Statt sich bei mir zu melden, wenn es ihr schlecht geht, verletzt sie sich selbst. Wir sind auch noch für die anderen Mädchen verantwortlich – die schauen sich das Ritzen von ihr ab. Am Ende haben wir dann nur noch den Notarzt im Haus." Malika hatte ihre Therapeutin in den ersten Sitzungen darum gebeten, dem Betreuer nichts von der Zwangsprostitution zu erzählen, die sie in Südeuropa erlebt hat. Trotzdem bleiben der Therapeutin genügend Elemente, um dem Betreuer dabei zu helfen, die beobachteten Probleme in den richtigen Zusammenhang mit Malikas PTBS-Diagnose zu bringen. Neu und aufschlussreich für den Betreuer ist beispielsweise, dass die Schwierigkeiten beim Spracherwerb auf die störungsbedingten Konzentrationsprobleme zurückzuführen sind. Es leuchtet ihm sofort ein, dass Menschen, deren Vertrauen so oft missbraucht wurde, gleichzeitig einen großen Hunger nach Beziehung und eine große Angst vor Beziehung haben – und sie sich deswegen schlecht auf Kontakt einlassen können. Durch die Erklärungen der Therapeutin erkennt er, dass die Selbstverletzungen dazu dienen, Flashbacks zu unterbrechen. Er ist sehr berührt zu hören, dass sich Malika jedes Mal fürchterlich schämt, wenn sie sich selbst verletzt hat, und sich deswegen kaum noch aus ihrem Zimmer traut.

In Einrichtungen der Kinder- und Jugendhilfe oder mit multidisziplinären Teams in Kliniken nutzen wir gerne die Teamsupervision oder Fallkonferenzen, um zu einem geteilten Fallverständnis zu gelangen. Wir haben gute Erfahrungen damit gemacht, Verhaltensweisen, die den Alltag erschweren oder als vermeintliche Provokationen empfunden werden, gemeinsam den Symptombereichen der PTBS zuordnen zu lassen. Das macht zusammen mit einer geteilten Kenntnis individueller Trigger das Problemverhalten jedes Kindes oder Jugendlichen für alle Teammitglieder berechenbarer und nachvollziehbarer und bringt oft eine enorme Entlastung in die Teamdynamik.

Im folgenden Kasten haben wir ein paar Hinweise zusammengestellt, die besonders für professionelle Bezugspersonen, aber auch für Pflegeeltern relevant sein können. Als Literaturtipp für die Zusammenarbeit mit diesen Zielgruppen empfehlen wir Ihnen den Band *Traumatisierte Kinder im Alltag feinfühlig unterstützen* von Kerstin Klappstein und Ralph Korteville (2020).

Wichtige Hinweise für professionelle Bezugspersonen und Pflegeeltern

- Für eine gute Unterstützung des Kindes ist es nicht ausschlaggebend, alle Details der erlebten Traumata zu kennen.
- Dementsprechend ist es nicht notwendig, dass nach Inobhutnahme, Flucht oder zu Beginn einer stationären Behandlung alle biografischen Informationen vollständig zur Verfügung stehen oder ganze Teams über alle Details in Kenntnis sind.
- Wichtiger ist eine genaue Beobachtung und richtige Einordnung der Traumafolgen im Alltag.
- Der Fokus liegt demnach weniger auf der Frage: „Was ist diesem Kind genau passiert?", als auf der Frage: „Welche Symptome erlebt dieses Kind im Hier und Jetzt und wozu sind diese nötig bzw. hilfreich?"
- Das Eisbergmodell (Abschn. 1.2 u. AB 1.1) kann dabei helfen, Symptome und problematisches Verhalten als automatische Bewältigungsversuche zu begreifen.
- Scham- und Schuldgefühle führen oft dazu, dass Hilfsangebote von den Kindern und Jugendlichen abgewiesen werden.
- Wenn nach einer ersten Zeit des positiven Miteinanders plötzlich massive Bewältigungsreaktionen auftauchen, kann es daran liegen, dass es in der Vergangenheit nach guten Zeiten immer wieder zu neuer Gewalt kam.
- Ein anderer Grund kann sein, dass durch zu viel Wohlbefinden die Diskrepanz zur Ursprungsfamilie zu groß wird und sich Kinder gute Gefühle aus Loyalitätsgründen nicht erlauben.
- Zu viel positive Zuwendung kann zu einer Überflutung mit schmerzlichen Gefühlen führen.
- Obwohl für alles gesorgt ist und immer genügend vorhanden ist, werden Gegenstände oder Essen versteckt. Das ist heute zwar nicht mehr zeitgemäß, ist aber vor dem Hintergrund früherer Deprivationserfahrungen als gelerntes Schutzveralten gut nachvollziehbar.

Stationäre Traumatherapie

Wenn die Traumatherapie in einer Klinik stattfindet, ergibt sich hinsichtlich des Einbezugs von Bezugspersonen eine besondere Konstellation. Auf Station sind die Fachkräfte des Pflege- und Erziehungsdienstes in der Regel die engsten verfügbaren Bezugspersonen im Alltag und in der Nacht. Gleichzeitig gibt es auch ein Bezugssystem außerhalb der Klinik, entweder die Familie des Kindes oder eine stationäre Einrichtung der Kinder- und Jugendhilfe, in die das Kind langfristig zurückgehen wird. Für die Zusammenarbeit in der Therapie bedeutet dies, dass Pflegepersonal und Bezugspersonen draußen auf unterschiedliche Weise einbezogen werden müssen. In besonderer Weise sind die Bezugspersonen vor Ort zuständig für eine ausreichende Stabilität und Begleitung während der traumafokussierten Behandlung, was sich im geschützten Rahmen einer Klinik oft leichter gewährleisten lässt als außerhalb. Für die Rückführung in eine ausreichend sichere und traumasensible Umgebung nach Abschluss der Therapie ist das Zusammenwirken mit den Eltern oder den Zuständigen in der Wohngruppe unerlässlich. Das muss aber nicht abschließend geklärt sein, bevor eine traumafokussierte Behandlung auf der sicheren Station beginnen kann.

Wann immer Sie mit pädagogischen Fachkräften zusammenarbeiten, unterschätzen Sie nicht die eigene Betroffenheit dieser professionellen Bezugspersonen. Teilweise kommen spezifische Belastungen aus ihrem Arbeitssetting hinzu. Kolleg:innen in der stationären und ambulanten Kinder- und Jugendhilfe oder Pflegekräfte in Kliniken sehen sich häufig mit einer größeren Anzahl an hochbelasteten Kindern und Jugendlichen konfrontiert und haben gleichzeitig wenig Ressourcen und Infrastruktur zur Verfügung, um ihren Beruf gut ausüben zu können. Die Dynamiken, die traumatisierte Kinder und Jugendliche bei den Helfer:innen auslösen, können sehr belastend sein und nicht immer sind die pädagogischen Konzepte einer Einrichtung darauf vorbereitet, mit den Besonderheiten von Menschen mit Traumatisierung adäquat umzugehen. Gruppendynamiken in Wohneinrichtungen oder auf Station können eskalieren, beim Personal gibt es Unterbesetzung und eine hohe Fluktuation. Die Fachleute müssen sich auf immer neue Situationen einstellen. Bei einigen kommen Aspekte der eigenen Lebensgeschichte hinzu. Auch ist die Wahl eines Berufes im sozialen Bereich nicht selten verknüpft mit Persönlichkeitseigenschaften wie einer hohen Bereitschaft, sich für andere stark einzusetzen und dabei die eigenen Bedürfnisse nach hinten zu stellen.

Um den Therapieverlauf zu begünstigen, ist aus all diesen Gründen auch mit professionellen Bezugspersonen eine engmaschige und respektvolle Zusammenarbeit nützlich und notwendig. Dabei hilft es, klar zwischen den Aufgaben der pädagogischen Fachkräfte und unserer Aufgabe als Psychotherapeut:innen zu trennen. Traumapädagogisches Arbeiten findet im Alltag der Kinder und Jugendlichen statt und zielt darauf ab, dort sichere Orte zu gestalten und möglichst viele korrektive Beziehungserfahrungen zu ermöglichen. Der zeitliche Fokus ist das „Hier und Jetzt“ und alle Angebote sollten sich bestmöglich von der früheren, traumatisierenden Umgebung unterscheiden. Von den Prinzipien der Beziehungsgestaltung unterscheidet sich dies nicht wesentlich vom traumasensiblen Vorgehen in der Psychotherapie. Allerdings ist das Therapiezimmer (und nur das Therapiezimmer) der Ort, an dem wir uns gemeinsam mit den Kindern planvoll den traumatischen Erinnerungen (dem „Dort und Damals“) sowie den damit einhergehenden hinderlichen Gedanken und schmerzlichen Gefühlen zuwenden, um sie gezielt zu bearbeiten und zu verändern.

Pädagogische Kolleg:innen wissen häufig Tipps für alltagstaugliche Strategien zu schätzen, wie sie die Kinder und Jugendlichen in Bezug auf die Traumasymptome konkret unterstützen können. Was es für uns zu gewinnen gibt, ist, dass wir mit fachlich kompetenten und erfahrenen Bezugspersonen zusammenarbeiten dürfen, die in der Regel sehr auf heilsame Beziehungen zu den Kindern und Jugendlichen bedacht sind. Dies ist auch deswegen sehr wertvoll, weil sie einen viel größeren Anteil an Zeit mit den Kindern verbringen als wir.

Den Bezugspersonen Entwicklungssensibilität vermitteln

Manchmal stolpern die nahen Bezugspersonen darüber, dass sie keine klare Vorstellung davon haben, was sie von Kindern in einem bestimmten (Entwicklungs-)Alter realistisch erwarten können. Die kleine Joyce (4) fragte mehrmals pro Woche ihre Eltern, wann ihre verstorbene Schwester Jessi wieder zurückkomme. Im Freundebuch ihres besten Kindergartenfreundes will sie als Antwort auf die Frage „Mit wem spielst du am liebsten?“ den Namen „Jessi“ eintragen. Zu ihrer Geburtstagsfeier soll unbedingt auch Jessi kommen. Für die Eltern ist dieses Verhalten schwer erträglich. Einerseits sind sie in Sorge, dass Joyce den Verlust verdrängt und sich in eine Fantasiewelt flüchtet, in der ihre Schwester noch lebt. Andererseits werden sie inzwischen geradezu ärgerlich, da sie selbst jedes Mal auf die schmerzliche Lücke hingestoßen werden, die der Tod ihrer zweiten Tochter hinterlassen hat. Die Therapeutin nutzt die Psychoedukation, um den Eltern zu erklären, warum es für Joyce aufgrund ihres Alters noch nicht möglich ist zu verstehen, dass durch den Tod eine Person unumkehrbar aus dem Leben scheidet (mehr zum Todeskonzept von Kindern finden Sie in Abschn. 7.2.5). Seit die Eltern das Verhalten des kleinen Mädchens richtig einordnen können, ist es ihnen möglich, mit mehr Sanftmut auf sie einzugehen: „Du vermisst Jessi sehr und wünschst dir, sie könnte an deinem Geburtstag dabei sein. Leider ist das nicht möglich, weil Jessi gestorben ist. Das macht uns auch traurig. Wollen wir gemeinsam überlegen, wie wir den Tag so gestalten können, dass wir uns dabei auch gut an sie erinnern können?“

Nachvollziehbarkeit und Transparenz stärken die Motivation der Bezugspersonen

„Jasmin soll nicht noch mal an alles erinnert werden, sie soll endlich mit dieser Geschichte abschließen können“, zögert Frau Ö., als sie vom Ablauf der traumafokussierten Therapie hört. „Sie ist jedes Mal ganz außer sich und dann den ganzen Tag zu nichts mehr zu gebrauchen, wenn sie aus irgendeinem Grund wieder darauf angesprochen wurde.“ Damit alle am gleichen Strang ziehen und sich am Ende nicht die Vermeidungstendenzen durchsetzen, ist es wichtig, die Bedenken der nahen Bezugspersonen ernst zu nehmen. Eine beträchtliche Anzahl von ihnen macht sich große Vorwürfe, dass es ihnen nicht gelungen ist, ihrem Kind die schlimmen Erfahrungen zu ersparen. Deswegen sind sie sehr darauf bedacht, nichts falsch zu machen oder ein weiteres Mal etwas zu übersehen, was ihrem Kind schaden könnte. Jasmins Therapeutin nimmt sich Zeit, auch mit der Mutter des Mädchens die Bereitschaft für eine traumafokussierte Arbeit zu prüfen: „Ich kann Ihre Sorge gut nachvollziehen, Frau Ö. Sie möchten Jasmin vor weiteren Belastungen schützen. Ich finde, das zeugt davon, wie sehr Ihnen Ihre Tochter am Herzen liegt und wie sehr Sie darauf achten, dass sie nicht noch mehr belastet wird. Mir ist es ganz wichtig, dass Sie gut darüber informiert sind, was hier in der Therapie passieren wird." Frau Ö. nickt, lehnt sich im Stuhl zurück und die Therapeutin fährt fort: „Sie erleben Jasmin als sehr belastet, wenn sie im Alltag an das Trauma erinnert wird. Dies passiert plötzlich und unvorbereitet, sie wird dann von den Bildern aus dem Dort und Damals und den damit verbundenen Gefühlen überflutet. In diesem Zustand kann keine Verarbeitung stattfinden. In der Therapie wird Jasmin lernen, sich gut im Hier und Jetzt zu verorten, um nicht überflutet zu werden. Mit meiner Unterstützung wird sie hier im Therapiezimmer aus der sicheren Gegenwart zurückzublicken und so die Ereignisse verarbeiten können. Dadurch kann sie danach auch im Alltag entspannt bleiben, wenn sie etwas an das Trauma erinnert." Die Therapeutin nutzt das Bild des überfüllten Kleiderschranks (Abschn. 4.2), um das Wiedererleben im Rahmen der PTBS zu erklären. Jasmins Mutter findet es sofort einleuchtend, dass Vermeidung nur kurzfristig entlastet, langfristig aber den Teufelskreis aus Wiedererleben und dysfunktionalen Bewältigungsstrategien aufrechterhält.

9.2.3 *Die Ressourcen der Familie stärken*

Probleme und Konflikte drängen sich in traumabelasteten Familien oft in den Vordergrund und die Traumabrille verdeckt die Sicht auf das, was gut läuft oder Erleichterung bringen könnte. Damit Kinder und Bezugspersonen in die Lage kommen, die nötige Kraft für die Traumaverarbeitung aufzubringen, ist es in der Anfangsphase der Therapie wichtig, die „Problemtrance" zu durchbrechen, Gegengewichte zu schaffen und den Blick auf die Ressourcen aller Beteiligten zu richten. Dazu gehört auch das Stärken der Erziehungskompetenzen bei den Bezugspersonen. Viele von ihnen profitieren besonders von konkreter Unterstützung im Umgang mit starken Gefühlen bei sich und bei den Kindern.

Die Ressourcen der Bezugspersonen stärken

Die Kinder wecken, Pausenbrote schmieren, zur Arbeit gehen, zu Hause schnell durchsaugen, die Kinder zum Sport fahren, einkaufen, sie wieder abholen, Abendbrot zubereiten, aufräumen, die Kinder ins Bett bringen – Jasmins Mutter funktioniert und mit ihr auch die Familie der Alleinerziehenden. „Manchmal schaffe ich es, den ganzen Tag nicht über die Vergewaltigung von Jasmin nachzudenken. Das, was mich oft am meisten belastet, ist der andauernde Streit zwischen uns beiden", klagt sie in einer der ersten Elternsitzungen. Damit sich Bezugspersonen auf die Behandlung einlassen können, kann es helfen, auch einen Überblick über deren eigene Ressourcen zu gewinnen. Die Gründe und das Vorgehen sind ähnlich, wie wir es in Abschnitt 4.3.1 für die Kinder vorgeschlagen haben. „Sie würden sich wünschen, ruhiger bleiben zu können, wenn Jasmin so wütend wird, und sie in diesen Momenten besser unterstützen zu können?", vergewissert sich Jasmins Therapeutin. „Das klingt für mich nach einem guten Ziel, das Sie und Jasmin auch unmittelbar entlasten könnte. Lassen Sie uns doch heute die Zeit nutzen, um zu sammeln, welche Ressourcen Sie im Moment zur Verfügung haben und an welchen Stellen wir beide merken, dass Sie für sich noch mehr Entlastung oder Unterstützung brauchen. Wissen Sie, wir können als Eltern ja nur dann gut für unsere Kinder da sein, wenn wir auch selbst einigermaßen gut versorgt sind."

Um Ressourcen sichtbar und nutzbar zu machen, die bisher vielleicht unerkannt geblieben sind, orientiert sich Jasmins Therapeutin bei der Exploration mit Jasmins Mutter am Berner Ressourceninventar (Trösken & Grawe, 2003; Erweiterung: Schiepek & Cremers, 2003). Gemeinsam erstellen die beiden eine Mindmap (s. Abb. 9.1), die Frau Ö. am Ende abfotografiert.

„Das tut richtig gut", meldet Frau Ö. nach der Betrachtung der Mindmap zurück. „Vor lauter Stress hatte ich gar nicht mehr auf dem Schirm, wie viele gute Momente und Erlebnisse wir auch als Familie haben und was ich alles an Jasmin schätze. Ich glaube, wenn ich nach Hause komme, frage ich Jasmin direkt, ob sie am Wochenende nicht Lust auf einen Ausflug mit mir und meiner Freundin Jane hat. Sie versteht sich nämlich total gut mit deren Tochter und wir hatten immer viel Spaß zusammen."

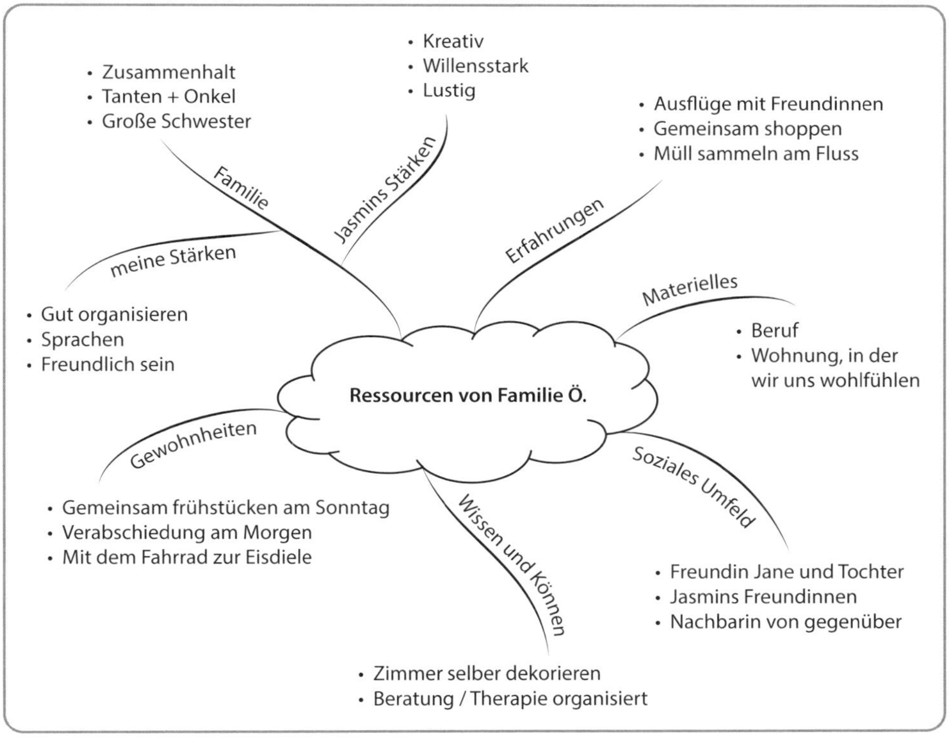

Abbildung 9.1: Mindmap Frau Ö.

Den Blick auf die Ressourcen der Kinder lenken

Die Mutter des achtjährigen Alex berichtet der Therapeutin verzweifelt, dass dessen ständige Wutausbrüche im Familienalltag schwer auszuhalten seien. „Alex gerät völlig außer Kontrolle", erzählt sie. „Er hört nicht mehr, schreit rum, schlägt um sich und beschimpft uns." Noch mehr belasten sie die anschließenden Zusammenbrüche mit starkem Weinen. Sie befürchtet, dass Alex sich für immer verändert hat, seit er über längere Zeit Mobbing und Gewalt durch einen älteren Jungen erfahren hat. Die Übergriffe spielten sich unbemerkt in der heilpädagogischen Tagesstätte ab, die er seit der ersten Klasse besuchte. Erst nach über einem Jahr habe ihr Sohn sich ihr anvertraut. Jetzt hat sie Sorge, dass sie ihren „alten" Alex nicht mehr zurückbekommt und ihr Kind nie wieder fröhlich sein wird. Mutter und Therapeutin sammeln gemeinsam, was der Junge aktuell noch gerne macht. Sie stellen fest, dass er täglich in die Schule geht, seinen Freund Leon trifft, die Hasen füttert, Roller fährt und es liebt, mit „Lego Technic" zu bauen. Die Mutter beschreibt Alex als frech und lustig, hilfsbereit und durchsetzungsstark. „Wissen Sie, vielen Eltern geht es so, dass sie die ganze Zeit sehr besorgt sind, dass ihr Kind für immer beschädigt sein könnte, und unser Gehirn neigt dann dazu, im Alltag ständig nach Beweisen für diese Annahme zu suchen. Ich würde Ihnen gern eine etwas ungewöhnliche Aufgabe für die nächste Woche stellen. Versuchen Sie doch bis zu unserer nächsten Stunde, Alex dabei zu erwischen, wenn er fröhlich und zufrieden ist – und machen Sie dann jedes Mal einen kleinen Strich hier auf die Liste." Alex' Mutter schmunzelt. „Die Aufgabe gefällt mir und nach allem, was wir heute besprochen haben, weiß ich ja auch schon, auf welche Situationen ich besonders achten kann." Sie ist noch skeptisch, ob das auch die Wutanfälle und das Weinen verändern wird. In der Folgestunde berichtet sie: „Alex hatte wieder einige Wutausbrüche in dieser Woche. Aber weil ich wusste, dass er auch glückliche Momente hat, und ich die wirklich oft beobachten konnte, war das viel weniger schlimm für mich und ich konnte ihn gut begleiten. Ich hatte einmal sogar den Gedanken, dass alle Gefühle dazugehören und alle Kinder mal wütend oder traurig sind – und dass es bei Alex, durch das, was er erlebt hat, in den Momenten eben stärker ausgeprägt ist."

Die Erziehungskompetenzen der Bezugspersonen stärken

Kindererziehung ist für alle Eltern eine anspruchsvolle Aufgabe. Sie erfordert viel Geduld, Engagement und Ausdauer. Traumafolgesymptome können auch die kompetentesten Eltern an ihre Grenzen bringen, weil ihre bisherigen Erziehungsstrategien nicht mehr zu wirken scheinen. Gleichzeitig sind die Eltern von traumabelasteten Kindern oft verunsichert darüber, wie stark sie ihr Kind eingrenzen dürfen, wo es doch schon so viel durchmachen musste. Wir machen gute Erfahrungen damit, Eltern und nahen Bezugspersonen sehr konkrete Tipps zu vermitteln, wie sie wieder mehr Selbstwirksamkeit bei der Erziehung erleben können. Dafür eignen sich viele der Strategien, die man in Elterntrainings und Erziehungsratgebern mit unterschiedlichstem theoretischem Hintergrund finden kann. Wenn Sie verhaltenstherapeutisch arbeiten, verwenden Sie in Ihrer Arbeit vielleicht den „Triple-P"-Ansatz (↗ https://www.triplep.de) oder haben Erfahrung mit dem THOP-Programm (Döpfner, Schürmann & Frölich, 2019), welches für Kinder mit hyperkinetischem und oppositionellem Problemverhalten entwickelt wurde. Aus der systemischen Therapie kommt der Ansatz der „Autorität ohne Gewalt“ (Omer & von Schlippe, 2017), der auch in einem Elternratgeber aufgegriffen wird (Omer & Streit, 2019). Und es gibt auch zahlreiche Ratgeber, die sich an der Neurobiologie und an achtsamkeitsbasierten Konzepten orientieren, wie z. B. *Elternsein – die ganze Katastrophe: Achtsam mit Kindern wachsen* (Bögels, 2018), *Eltern sind auch nur Menschen: Selbstmitgefühl zwischen Säbelzahntiger und Smartphone – Ein Selbsthilfebuch von der Neurowissenschaft zur konkreten Anwendung im Familienalltag* (Mangold, 2018) oder *Achtsame Kommunikation mit Kindern. Zwölf revolutionäre Strategien aus der Hirnforschung für die gesunde Entwicklung Ihres Kindes* (Siegel & Bryson, 2013).

Wir starten in den Bezugspersonenstunden gerne mit sehr niederschwelligen Ideen, wie z. B. wieder mehr auf gemeinsame Spielzeit, positive Aktivitäten oder gemeinsame Rituale zu achten. Viele Kinder blühen immens auf, wenn sie Zeit mit Mama oder Papa verbringen können, ohne dass es um Hausaufgaben geht oder sonstige Pflichten erledigt werden müssen. Alex und seine Mutter führen einen Spieleabend ein, an dem er länger aufbleiben darf, wenn die kleine Schwester bereits im Bett ist. Diese „Exklusivzeit“ mit seiner Mutter, in der er das jeweilige Spiel auswählen darf, stellt für beide eine kleine Oase im Alltag dar, wo die Probleme in den Hintergrund rücken. Und diese Zeit nehmen sie sich auch dann, wenn es eine konfliktreiche Woche war: Sie stellt keine Belohnung dar, sondern ist eine feste gemeinsame Zeit.

Eltern und Kinder befinden sich häufig in einem Teufelskreis, weil Problemverhalten sehr viel Aufmerksamkeit auf sich zieht, während sich die Eltern in ruhigen Momenten eher abwenden und beispielsweise die Zeit nutzen, um den angestauten Haushalt zu erledigen. Aus lerntheoretischer Sicht werden dadurch unbemerkt und unabsichtlich problematische Verhaltensweisen verstärkt und treten in der Folge häufiger auf. Um diesen selbsterhaltenden Kreislauf zu durchbrechen, ermuntern wir Bezugspersonen, mit Lob und Wertschätzung für ressourcenreiches Verhalten nicht zu sparen. Alex’ Mutter möchte weniger mit ihrem Sohn streiten, wenn er sich morgens fertigmachen soll: „Wenn es schon beim Zähneputzen nicht funktioniert und ich Alex hundertmal darum bitten muss, merke ich, wie mein Stresslevel total ansteigt. Ich bin dann selbst so angespannt, dass ich ihn nicht mehr ruhig darum bitten kann, seine Sachen wegzuräumen. Er explodiert dann und wir gehen beide mit einem schlechten Gefühl in den Tag. Hinterher tut mir das immer leid.“ Die Mutter hat inzwischen verstanden, dass es die traumabedingte Angst vor dem Schultag ist, die es dem Jungen so schwer macht zu kooperieren. Gemeinsam mit der Therapeutin entwickelt sie Ideen, wie sie Alex motivieren kann, ohne den nächsten Streit zu provozieren. Gemeinsam mit Alex gestaltet sie Bilder für jeden Schritt und hängt sie an die Duschtüre: einen Wäschekorb (für das Aufräumen der schmutzigen Wäsche in den Korb), eine Zahnbürste (für Zähneputzen und Aufräumen der Zahnbürste) und eine Toilette (für das Spülen nach Benutzung). Alex dreht die Bilder um, wenn er die jeweilige Aufgabe erledigt hat, und liest auf der Rückseite ein „Prima, danke!“ seiner Mutter.

Schreckgespenst sexualisiertes Verhalten

Wir haben in diesem Kapitel schon über den fünfjährigen Milan berichtet, der im Kindergarten immer wieder sexualisiertes oder grenzverletzendes Verhalten zeigt. Er fasst anderen Kindern zwischen die Beine, zeigt seinen Penis und forderte die anderen auf, ihm auch ihre Geschlechtsteile zu zeigen. Die Erzieherinnen fühlen sich hilflos, da sie nicht wissen, wie sie damit umgehen sollen. Sie drängen auf Lösungen, um Milan in der Gruppe halten zu können. Auch die anderen Kindergarteneltern üben Druck aus, weil sie sich um ihre eigenen Kinder Sorgen machen. Milans Vater ist beschämt und traut sich kaum noch, die Garderobe des Kindergartens zu betreten. Eltern und auch professionelle Bezugspersonen tun sich beim Einordnen und Begrenzen von sexualisiertem Verhalten von Kindern manchmal schwerer als mit anderen Arten von problematischem oder aggressivem Verhalten. Dabei ist ein klarer und unaufgeregter Umgang gerade bei diesem Thema besonders wertvoll, um zu verhindern, dass ein Kind stigmatisiert, abgewertet, ausgeschlossen oder für etwas verurteilt wird, was es selbst nicht richtig einschätzen kann.

Bei Kindern wie Milan, die sexuelle Übergriffe erfahren haben, kann sich in sexualisiertem Verhalten der Versuch ausdrücken, mit dem Erlebten umzugehen. Es ist genauso als Wiedererlebenssymptom einzuordnen wie herkömmliches traumatisches Spiel, also wenn Kinder das Trauma immer und immer wieder lustlos nachspielen. Außerdem spielt Modelllernen eine Rolle, wenn Kinder altersinadäquate sexuelle Handlungen nachahmen. Darüber hinaus kann sexualisiertes Verhalten eine Emotionsregulationsstrategie sein, wenn sexuelle Selbststimulation eingesetzt wird, um sich zu beruhigen. Deshalb können alle Interventionen, die Kindern generell beim Umgang mit Traumafolgesymptomen helfen, auch in Bezug auf das sexualisierte Verhalten gute Dienste erweisen.

Als Erstes kann es helfen, Kinder und Eltern dafür zu sensibilisieren, was altersadäquate sexuelle Verhaltensweisen sind und auch was sozial angemessen ist. Wenn Sie für sich und die Bezugspersonen Ihrer Patient:innen auf der Suche nach mehr Hintergrundinformationen zu diesen Themen sind, können wir die kostenlosen Materialien der Bundeszentrale für gesundheitliche Aufklärung BzGA (↗ https://shop.bzga.de/alle-kategorien/sexualaufklaerung) sehr empfehlen, die unter anderem einen „Ratgeber zur kindlichen Sexualentwicklung“ für verschiedene Altersstufen herausgegeben hat.

Treten Verhaltensweisen auf, die nicht hinnehmbar sind, weil andere verletzt werden oder sich das Kind selbst in eine riskante Situation bringt, können Kinder mithilfe von klassischen pädagogischen Methoden dabei unterstützt werden, dieses Verhalten aufzugeben oder Alternativen für die Emotionsregulation zu finden, die ebenso nützlich, aber weniger schädlich sind. Wir gehen also nicht viel anders vor, als wenn ein Kind andere Kinder beißt oder schlägt. Je älter Kinder und Jugendliche sind, desto mehr trauen wir ihnen zu, selbst Verantwortung für ihr Handeln zu übernehmen und dass sie in der Lage sein sollten, zu erkennen, was Grenzverletzungen beim Gegenüber auslösen. Mit zunehmendem Alter können im Zusammenhang mit sexuellen Grenzverletzungen auch vermehrt Defizite der sexuellen Selbstregulation und Fragen der Sexualpräferenz eine Rolle spielen.

In vielen Fällen ist es wichtig, die betroffenen Einrichtungen mit einzubeziehen. So nimmt Milans Therapeutin mit Einverständnis seines Vaters Kontakt zum Kindergarten auf. Auch hier erfolgt zunächst eine Psychoedukation, um mögliche Gründe für Milans Verhalten zu besprechen und Verständnis zu erreichen. Das pädagogische Vorgehen wird gemeinsam abgestimmt. Viele Einrichtungen, die mit Kindern und Jugendlichen arbeiten, haben inzwischen eine bessere Expertise und ein größeres Interesse an Präventionsangeboten, die dazu beitragen sollen, eine gesunde Sexualentwicklung zu fördern und auch die Kommunikation in der Einrichtung und mit den Eltern über das Thema Sexualität zu verbessern.

Die Bezugspersonen im Umgang mit Gefühlen unterstützen

„Mensch, wenn Sie so auf mich eingehen, das fühlt sich richtig gut an für mich. Zu Anfang hatte ich echt Angst vor unseren Gesprächen. Ich habe gedacht, dass Sie mir vielleicht auch Vorwürfe machen oder es nicht verstehen könnten. Aber jetzt fühle ich mich hier ganz ruhig und auch schon viel sicherer. Schon allein, dass Sie mir einen Tee angeboten haben, das hat so gutgetan. Ich weiß nicht, wann ich zuletzt so bewusst eine Tasse Tee getrunken habe." Schon nach wenigen Elterngesprächen hat Jasmins Mutter die therapeutische Begleitung sehr zu schätzen gelernt. Jasmins Therapeutin nutzt diese guten Erfahrungen, um einen Schritt weiterzugehen: „Das freut mich zu hören, Frau Ö.! Was halten Sie davon, wenn wir gemeinsam schauen, was von dem, was Sie bei mir erlebt haben, Ihnen gut geholfen hat? Vielleicht ergeben sich daraus ein paar Ideen, die Sie zu Hause mit Jasmin umsetzen können."

Erinnern Sie sich, wie sehr wir in Kapitel 2 betont haben, dass es nur möglich ist, den Kindern und Jugendlichen einen „sicheren Ort" anzubieten, wenn wir als Therapeut:innen gleichzeitig auch dafür sorgen, dass wir uns *selbst ausreichend sicher* fühlen? Dass die *Selbstbeobachtung und Selbstregulation* der Therapeut:innen Vorrang haben gegenüber der Beobachtung und Koregulation des Kindes? Und dass *achtsames Beobachten* Vorrang hat gegenüber schnellem Einschreiten oder Verändern? Das Gleiche gilt auch für die Bezugspersonen, wenn sie traumatisierten Kindern und Jugendlichen dabei behilflich sein wollen, mit ihren Gefühlsfluten umzugehen. Deswegen wollen wir sie im Verlauf der Therapie mehr und mehr zu Kotherapeut:innen machen. In den Elternsitzungen wird für sie an der eigenen Person erlebbar, was wir unter einer feinfühligen Unterstützung im Umgang mit schmerzlichen Gefühlen verstehen. Durch unser Vorbild und mit unserer Hilfe werden sie immer geübter darin, sich erst selbst gut zu beobachten, zu versorgen und ihr eigenes Alarmsystem zu beruhigen, um davon ausgehend ihren Kindern Hilfestellungen zum Umgang mit deren starken Gefühlen anzubieten. Der Ablauf ist analog zum Fünf-Schritte-Modell zur Selbst- und Koregulation, das wir in Abschnitt 2.2 vorgestellt haben. Um den Eltern die Abfolge leichter erklären und mit ihnen die Umsetzung üben zu können, haben wir es auf drei Schritte vereinfacht (AB 9.1). Hier im Text veranschaulichen wir Ihnen etwas genauer, wie die Schritte aussehen können, wenn sie mit Eltern und anderen engen Bezugspersonen umgesetzt werden.

Schritt 1: Selbstbeobachtung und Selbstregulation der Bezugsperson

Wir haben Abschnitt 9.2 damit begonnen, dass Jasmin im Streit die Tür zugeknallt und ihre Mutter beschimpft hat. In solchen Momenten hat Frau Ö. manchmal den Impuls, hart durchzugreifen und ihre Tochter mit Hausarrest zu bestrafen. Insgesamt überwiegen jedoch Ratlosigkeit und Ohnmacht. Deshalb fühlt sie sich wie gelähmt. Mithilfe der Therapeutin gelingt es Jasmins Mutter, sich ihren inneren Prozess in Streitsituationen bewusst zu machen.

Frau Ö. *(angespannt)*: „Ich merke dann, wie ich meine Zähne zusammenpresse und wirklich richtig sauer werde. Jasmin führt sich auf, als wäre sie der einzige Mensch auf der Welt und als könnte ich nichts richtig machen. Dabei arbeite ich den ganzen Tag für sie. *Sie* kriegt alles, was sie möchte – und alles, was *ich* abkriege, ist ihre Wut. Jetzt darf ich sie nicht mal mehr darauf hinweisen, wenn ich ihre Kleidung nicht dem Wetter angemessen finde."

Th *(freundlich und verständnisvoll)*: „Sie fühlen sich von Jasmins Verhalten angegriffen und wollen sich nicht alles gefallen lassen. Hart durchzugreifen scheint da manchmal der einzige Ausweg."

Frau Ö. *(weicher)*: „Sie braucht mich, und sie braucht mich in Ruhe und mit einem klaren Kopf. Ich möchte wirklich fairer reagieren."

Gemeinsam mit der Therapeutin auf vergangene Konfliktsituationen zurückzublicken kann ein Weg sein, wie Eltern lernen können, mittelfristig auch in den Situationen selbst die eigenen Gefühle und Reaktionen achtsamer wahrzunehmen. Das ist die Voraussetzung dafür, dass in solchen Momenten „die Person reagiert" und nicht „der Stress reagiert". Weil Gefühlsansteckung schnell und heftig sein kann und weil Selbstregulation schlechter gelingt, wenn eigene Bedürfnisse unerkannt und nicht ausreichend versorgt sind, bieten wir das ganze Methodenrepertoire zur Achtsamkeit und Entspannung (Abschn. 4.3.2) auch den Bezugspersonen an, um über die Zeit ihre Fähigkeiten zur Selbstbeobachtung und Selbstregulation zu stärken. So lernen sie immer besser, schmerzliche eigene Gefühle frühzeitig zu identifizieren und zu versorgen.

Jasmins Mutter hat begonnen, jeden Abend das fokussierte Atmen zu praktizieren. Sie bemerkt, dass diese tägliche Selbstfürsorge ihr Anspannungslevel insgesamt senkt. Mit etwas Übung gelingt es ihr, über den Tag hinweg schneller zu bemerken, wenn sie hungrig ist oder so erschöpft, dass sie eine kurze Pause braucht. In schwierigen Momenten spürt sie schneller, wenn die Mischung aus Wut und Ohnmacht in ihr aufsteigt, und ist in der Lage, diese Gefühle zu benennen: „Gerade bin ich wieder wütend und weiß mir nicht zu helfen." Fokussiertes Atmen verhilft ihr zu mehr Ruhe und Durchblick. Wenn sie merkt, dass sie noch nicht so weit ist, gut für Jasmin da sein zu können, erlaubt sie sich eine kurze Auszeit, die sie ihrer Tochter auch ankündigt: „Ich merke gerade, dass ich sehr angespannt bin und nicht mehr gut nachdenken kann. Ich gehe für einen Moment raus und atme ein paarmal tief durch. Wenn ich mich wieder beruhigt habe, komme ich wieder zu dir."

Tipp: In gemeinsamen Sitzungsteilen können die Kinder ihren Eltern die Entspannungs- oder Achtsamkeitsübungen beibringen, die sie bereits kennengelernt haben. Dies schafft Beziehung und positive Momente für Eltern und Kinder und bietet Möglichkeiten für Achtsamkeit und Entspannung im Alltag. Langfristig ist das Praktizieren der Übungen eine wesentliche Unterstützung für das Ziel der Selbstfürsorge der Bezugspersonen, auch als Modell für die Kinder.

Schritt 2: Gefühlswahrnehmung beim Kind

Viele Eltern tun sich schwer, ihre Kinder wütend, traurig oder ängstlich zu erleben. Manche machen sich Sorgen, dass unangenehme Gefühle den Kindern schaden könnten. Manche haben selbst nie gelernt, mit schmerzlichen Gefühlen umzugehen, und sind deshalb überfordert oder überflutet. Vielleicht haben sie von ihren eigenen Bezugspersonen gelernt, dass Gefühle zu zeigen ein Zeichen von Schwäche ist, oder haben selbst als Kinder wenig Unterstützung bei der Gefühlsregulation erfahren. Viele Eltern wünschen sich schlicht und einfach, dass ihr Kind glücklich ist, weil sie es lieben oder weil sie die Vorstellung haben, dass Kindsein bedeutet, immer fröhlich zu sein. Das kann dazu führen, dass sie belastende Gefühle bei ihren Kindern vorschnell beseitigen wollen. Leider fühlen sich Kinder und Jugendliche dadurch häufig missverstanden und im Stich gelassen.

So wird Jasmin beispielsweise immer wütender, wenn ihre Mutter zu ihr sagt, sie soll sich doch endlich beruhigen. Auch Lauras Bezugsbetreuerin kann sich nicht erklären, warum die 16-Jährige jedes Mal explodiert, wenn sie versucht, sie zu trösten. Seit dem Tod ihrer besten Freundin sitzt sie oft stundenlang in ihrem Zimmer und weint. „Frau F., was machen Sie genau, wenn Sie versuchen, sie zu trösten?", möchte die Therapeutin wissen. „Ich sage ihr, dass es schon wieder wird und dass sie ja Gott sei Dank noch viele andere tolle Freundinnen und ihren Freund hat. Kopf hoch! Mir ist es wichtig, auf die positiven Dinge zu fokussieren. Es ist ja kaum auszuhalten, sie die ganze Zeit so traurig zu sehen."

Zu frühe Lösungsversuche transportieren Kindern und Jugendlichen allzu leicht die Botschaft, dass ihre echten und starken Gefühle nicht okay sind. Wir versuchen Bezugspersonen deshalb anzuleiten, die Gefühle der Kinder zunächst einmal nur wahrzunehmen, zurückzumelden, näher zu erkunden und gemeinsam mit ihnen auszuhalten. Diese nicht wertende, interessierte Haltung öffnet den Kindern und Jugendlichen einen Raum, in dem alle Gefühle, so wie sie sind, erst einmal da sein dürfen und in Ordnung sind. Weil das für viele Bezugspersonen ungewohnt ist, brauchen sie manchmal etwas Übung. In den Therapiesitzungen eignen sich dafür beispielsweise Rollenspiele, gemeinsames Üben mit Eltern und Kind oder auch die Zuhilfenahme von Gefühlskarten oder anderen Materialien, die mit den Kindern im Zuge der Gefühlsregulation verwendet oder erstellt wurden. In einer Bezugspersonenstunde übt Frau F. beispielsweise mit der Therapeutin, Laura nicht gleich zu trösten, sondern ihre Trauer wahrzunehmen und zu benennen: „Ich kann sehen, wie traurig du bist. Es muss sehr schwer sein, die beste Freundin zu verlieren. Ist es in Ordnung, wenn ich einfach hier bei dir sitzen bleibe?"

Zwischen den Therapiesitzungen probieren die Bezugspersonen die besprochenen Strategien in realen Situationen aus und können ihre Erfahrungen in der nächsten Stunde nachbesprechen und evaluieren. Jasmins Mutter berichtet in der Folgestunde, dass sie in dieser Woche kaum ihren Augen trauen konnte: „Beim letzten Streit habe ich das ausprobiert, was Sie mir vorgeschlagen haben. Dass ich einfach nur zu ihr sage: ‚Boah, du bist ganz schön wütend!', und sonst nichts", berichtet Frau Ö. Jasmin habe gestutzt und kurz innegehalten – dann habe sie ihre Mutter ins Zimmer gebeten und ihr erlaubt, sich neben sie aufs Bett zu setzen. „Nach einiger Zeit hat sie leise begonnen zu weinen und hat ihren Kopf an meine Schulter gelehnt." Liebevoll habe Frau Ö. ihrer Tochter durchs Haar gestreichelt und beide hätten den Moment sehr genossen.

Schritt 3: Gefühlsregulation beim Kind

Manchmal braucht es nicht viele Worte – echte Zuwendung vonseiten einer ruhigen Bezugsperson macht für die Kinder und Jugendlichen einen riesigen Unterschied. Manchmal können sie aber auch zusätzlich konkrete Unterstützung durch ihre Bezugspersonen gut gebrauchen, wenn es darum geht, die Strategien zu Hause umzusetzen, die sie in der Therapie für den Umgang mit starken Gefühlen gelernt haben. Wenn sie mitten im Gefühlschaos stecken, geraten die gelernten Möglichkeiten oft in Vergessenheit.

Wir finden es wichtig, dass die Eltern als ersten Schritt Kontakt zu den Kindern herstellen und sich bei ihnen die Erlaubnis abholen, ihre Unterstützung anbieten zu dürfen. Dazu helfen kleine, achtsame Formulierungen, die wir mit den Bezugspersonen in den Elternstunden üben. „Jasmin, ich sehe, wie wütend du gerade bist. Wollen wir gemeinsam überlegen, was dir jetzt gerade helfen könnte?" Wenn die Mutter sie fragt, was sie gerade braucht, fühlt sich Jasmin wirklich ernst genommen. Heute will sie mit der Mutter in den Garten gehen und die Bäume anschreien, einfach weil es guttut, die Wut nicht unterdrücken zu müssen. Weil einem meistens noch bessere Ideen einfallen, wenn man nicht gerade mitten im Gefühlssturm steckt, verabreden sich Mutter und Tochter am nächsten Tag zu einem Gespräch, in dem sie gemeinsame Vorkehrungen für die nächsten Eskalationen treffen. In solchen Momenten der Ruhe und Verbundenheit können Kinder und Bezugspersonen gemeinsam überlegen, was eigentlich los war und was man die nächsten Male anders machen könnte. Wütend zu sein ist erlaubt, da stimmen beide schnell überein. Sich anschreien, schlagen oder Gegenstände kaputt machen ist nicht okay. Gerne kann Jasmin stattdessen in die Kissen ihres Sofas boxen. Die Mutter teilt mit Jasmin, dass ihr die Möglichkeit, rauszugehen, zu atmen und sich selbst zu beruhigen eine deutliche Entlastung gebracht hat. Auch Frau F. macht über mehrere Wochen die Beobachtung, dass Laura sich nicht immer das Gleiche von ihr wünscht. Manchmal braucht sie eine Umarmung, manchmal einfach nur ihre Ruhe und manchmal eine heiße Schokolade.

9.3 Eine gemeinsame Sprache für die traumatischen Erfahrungen des Kindes finden

Florian (14) erscheint fast 20 Minuten zu spät in der ersten Sitzung, in der er mit der Therapeutin die Arbeit mit dem Traumabericht beginnen wollte. In der Elternstunde berichtet die Mutter, dass er am liebsten zu Hause geblieben wäre. „Er hat mich heute Mittag angefaucht und gesagt, er will nicht, dass es ihm wieder schlechter geht und alles wieder hochkommt." Florians Mutter hat auch mitbekommen, dass er sich vorgestern nach langem wieder einmal selbst verletzt hat. „Er hat richtig schlecht geschlafen in der letzten Woche“, erzählt sie. Besorgt blickt sie die Therapeutin an und gibt zu: „Für heute war es mir wichtig, dass wir zu Ihnen kommen und nicht einfach kurz vorher absagen. Aber ob es gut ist, weiterzumachen, und ob ich es nächste Woche noch mal schaffe, ihn herzubewegen, weiß ich ehrlich gesagt nicht. Mir wird ja selbst ganz anders, wenn ich an die Gewalt denke und was damals so alles schiefgelaufen ist.“

Wenn wir uns in der traumafokussierten Behandlung der Kinder und Jugendlichen auf die konkrete Auseinandersetzung mit den traumatischen Erinnerungen und den schmerzlichen Gedanken- und Gefühlswelten zubewegen, steigt manchmal der Druck für sie, aber auch für ihre Bezugspersonen merklich an. In den Kapiteln 5, 6 und 7 haben wir versucht, den Kernabschnitt der traumafokussierten Arbeit so zu beschreiben, dass sichtbar wird, welche bedeutsamen Fortschritte für die jungen Patient:innen in dieser Zeit möglich sind. Gleichzeitig kann diese Arbeit für die Kinder und Jugendlichen kräftezehrend sein. Es ist nicht unüblich, dass es zu einem zeitweisen Anstieg der Symptombelastung bei den jungen Patient:innen kommt, einschließlich vermehrter Albträume, mehr emotionaler Anspannung und Selbstverletzung oder des Wunsches nach Rückzug. Dies zu beobachten, kann für die engen Bezugspersonen herausfordernd und verunsichernd sein, da für die meisten von ihnen das Wohlbefinden der Kinder an oberster Stelle steht. Dazu kommt, dass sie selbst unter eigenen belastenden Gedanken und Gefühlen leiden, die mit den Traumata der Kinder in Zusammenhang stehen. Wenn nach einer ersten spürbaren Besserung in der ersten Zeit der Therapie wieder mehr Symptome und schädliche Bewältigungsstrategien bei den Kindern und schmerzliche Gedanken und Gefühle bei den Bezugspersonen selbst auftauchen, kann die Motivation sinken und die Ambivalenz gegenüber der Therapie steigen. In dieser Therapiephase kann es deshalb für Kinder, Eltern und Therapeut:innen besonders einladend sein, der Vermeidungstendenz nachzugeben.

Zum Glück stehen wir mit der Bezugspersonenarbeit nicht am Anfang. Gerade wenn der Prozess ins Stocken gerät, kommen uns all die Elemente zugute, die wir mit ihnen bisher in der Therapie erarbeitet haben und die wir in den bisherigen Abschnitten dieses Kapitels beschrieben haben, einschließlich einer traumainformierten und traumasensiblen Haltung, konkreter Strategien und mehr Selbstwirksamkeit im Umgang mit sich und den Kindern.

Daneben bricht auch für sie ein neuer Abschnitt in der Therapie an. Es ist an der Zeit, mit ihnen ganz konkret über die traumatischen Erfahrungen der Kinder zu sprechen und spätestens jetzt zu überprüfen, welche belastenden Gedanken und Gefühle bei ihnen in Bezug auf das Trauma noch vorhanden sind. Wenn wir ihnen behilflich sind, diese zu überwinden und mit den Kindern und Jugendlichen in einen offenen und wohlwollenden Austausch über die traumatischen Erlebnisse zu kommen, können das Trauma und seine Folgen langfristig auch in der familiären Kommunikation einen guten Platz finden.

Mit den Bezugspersonen den Rahmen für die Traumabearbeitung der Kinder aufrecht halten

Wie bei Florian ist der größte Stolperstein in der Phase der Traumabearbeitung, wenn Patient:innen nicht mehr zur Therapie erscheinen. Selbstverständlich möchten wir nicht, dass Florians Mutter ihn gegen seinen Willen in unsere Praxis bringt. Aber eine motivierte, klare und sichere Bezugsperson kann dem Kind oder Jugendlichen die Entscheidung erleichtern, auf dem eingeschlagenen Weg zu bleiben. Dafür kann es helfen, mit den Bezugspersonen noch einmal Ablauf und Zielsetzung der Arbeit mit Traumaberichten aufzufrischen und sicherzustellen, dass sie das Rational gut nachvollziehen können und wirklich einverstanden sind. Auf dieser Grundlage können wir sie dabei unterstützen, einerseits die Zweifel der Kinder aufzugreifen und Verständnis für die Belastung auszudrücken, andererseits Lösungen zu finden und Vereinbarungen zu treffen, die für eine Bewältigung der traumatischen Erinnerungen förderlich sind.

„Frau P., ich finde es prima, dass Sie es geschafft haben, Florian heute herzubringen, und sich gleichzeitig Gedanken machen, wie Sie gut mit seinem Zögern umgehen können", beginnt die Therapeutin. Nachdem die beiden Ablauf und Zielsetzung des Traumaberichts noch einmal besprochen haben, bestärkt die Therapeutin die Mutter, Florians Vermeidungsverhalten validierend zu begegnen: „Sie können Florian weiterhin sagen, dass Sie sehen, wie schwer es ihm gerade fällt, zu den Stunden zu gehen, und dass Sie viel Verständnis dafür haben, was er gerade leistet. Betonen Sie aber auch die Fortschritte, die Sie bisher schon beobachtet haben, und wie sehr Sie ihm zutrauen, auch den nächsten Schritt zu gehen, um ganz gesund zu werden." Die Mutter zählt noch einmal alle Fortschritte auf, die sie bei ihrem Sohn beobachten konnte, und die Therapeutin listet alle Strategien auf, die der Junge bisher in der Therapie kennengelernt und eingeübt hat. Die Mutter wirkt jetzt gelöster und entspannter. „Was halten Sie davon, Ihrem Sohn zu sagen, dass er sich selbst bei mir melden soll, wenn er nicht in die Stunde kommen möchte?" Diese Idee entlastet die Mutter sehr. Gemeinsam überlegen die beiden, Florian zu fragen, was er nach der Stunde machen möchte als schönen Ausblick nach der anstrengenden Arbeit. Florian wünscht sich, dass ihn Mama mit seinem Mountainbike auf den Pumptrack im Nachbarlandkreis bringt, wo er nur hinkommt, wenn sie ihn fährt. In diesem Gespräch zu dritt schlägt Florian der Therapeutin und seiner Mutter vor, künftig nur noch alle 14 Tage zur Therapie zu kommen, weil sie doch sehr anstrengend sei und die Schule viele Ressourcen binde. Verständnisvoll greift die Therapeutin den Gedanken auf, gibt aber gleichzeitig auch der Mutter ein Beispiel dafür, inwiefern Klarheit und Begrenzung genauso wichtig sind wie Mitsprache: „Florian, ich kann deinen Vorschlag total gut nachvollziehen und ich finde es super, dass du überlegst, wie du das alles gut unter einen Hut kriegen kannst. Meine Sorge ist nur, dass sich die anstrengende Zeit, in der wir uns mit dem Trauma beschäftigen, dadurch länger hinzieht. Du bringst mich auf eine andere Idee, die einigen Jugendlichen gut geholfen hat, mit denen ich gearbeitet habe. Was hältst du davon, wenn wir uns für die nächsten drei Wochen zweimal wöchentlich treffen?" An die Mutter gerichtet, die sie mit fragendem Blick betrachtet, erklärt sie: „Ich mache die Erfahrung, dass es für viele Jugendliche leichter ist, wenn sie schneller den

Erfolg spüren und nach einem begrenzten Zeitraum auch wieder Raum für andere Dinge haben.“ Florian ist einverstanden und auch seine Mutter stimmt zu.

Solange Bezugspersonen selbst in den traumatischen Erfahrungen ihrer Kinder gefangen sind und solange keine offene Kommunikation über die traumatischen Ereignisse möglich ist, können viele Kinder und Jugendliche ihren eigenen Heilungsprozess nicht gut zu Ende bringen. Wir machen sehr gute Erfahrungen damit, die Kinder in einer gemeinsamen Sitzung einer vertrauten Bezugsperson ihren Traumabericht vorlesen zu lassen, um erste Schritte in Richtung einer offenen Kommunikation zu gehen. Damit die Erwachsenen aber in die Lage versetzt werden, sich unaufgeregt anzuhören, was ihre Kinder erlebt haben, und einen hilfreichen Austausch darüber mit ihnen zu führen, ist es relevant, dass sie sich zunächst einmal *ohne die Anwesenheit des Kindes* und mithilfe der Therapeut:innen mit den Traumageschichten der Kinder auseinandersetzen.

Die Bezugspersonen mit dem Inhalt der Traumaberichte der Kinder vertraut machen

Während wir mit den Kindern und Jugendlichen die traumatischen Erinnerungen besprechen und ihnen helfen, schmerzliche Gedanken und Gefühle zu überwinden (Kap. 5, 6 u. 7), teilen wir deren Traumaberichte auch in den getrennten Sitzungen mit den Bezugspersonen und machen deren Reaktionen zum Thema. Dies erfolgt mit dem Einverständnis des Kindes (s. Kasten).

Der Fokus liegt einerseits auf dem **Inhalt des Traumaberichts**. Deswegen lesen wir den Eltern nach und nach den sich entwickelnden Traumabericht des Kinders vor. Das kann den Eltern bei der Einordnung helfen sowie ihr Verständnis und ihre Empathie fördern. Manchmal kommen unbekannte Details zutage, manchmal können widersprüchliche Erinnerungen oder Interpretationen abgeglichen werden. Neles (10) Mutter hat einen schweren Autounfall erlitten. Seitdem ist sie aufgrund der medizinischen Unfallfolgen weniger verfügbar für die Familie und der Papa ist zur Hauptbezugsperson für Nele geworden. Er erlebt seine Tochter als distanziert und zurückweisend und berichtet: „Ich glaube, sie nimmt mir übel, dass ich sie nicht gleich mit ins Krankenhaus genommen habe.“ Wir lesen dem Vater vor, was Nele in ihrem Traumabericht geschrieben hat: „Ich wünschte, ich wäre beim Papa gewesen und hätte ihn unterstützen können, denn er war sehr traurig. Gleichzeitig war ich froh, dass ich nicht im Krankenhaus dabei war, weil ich nicht miterleben musste, wie schlecht es der Mama ging. Das finde ich gut.“ Zu hören, dass seine Tochter in Wirklichkeit besorgt um ihn war und es in Ordnung fand, nicht dabei zu sein, verändert die Einschätzung des Vaters vollkommen.

Anderseits liegt der Fokus auf dem **emotionalen Prozess der Bezugsperson** beim Zuhören. Den Traumabericht der Kinder zu hören, ist für viele Bezugspersonen berührend oder kann starke eigene emotionale Reaktionen auslösen. Wie gut, dass sie diese erst einmal im Zweiergespräch mit dem Therapeuten oder der Therapeutin ausdrücken dürfen, und so im Umgang mit starken Gefühlen unterstützt werden! Tatsächlich wurde auch Neles Vater sehr traurig, als er den Bericht seiner Tochter hörte, und begann leise zu weinen. „Seit meine Frau den Unfall hatte", erklärt er Neles Therapeuten, „versuche ich ständig, die Familie am Laufen zu halten. Ich habe nie richtig Zeit, um mit meiner Tochter etwas Schönes zu machen oder einfach mal einen Moment Ruhe zu haben." Als Therapeut:innen geben wir dem Gefühlserleben der Bezugspersonen Raum und validieren es. Wir erinnern sie an die Regulationsstrategien, die wir gemeinsam erarbeitet haben (s. Abschn. 9.2.3) oder bieten andere Hilfestellungen an, damit sie am Ende der Sitzung gut stabilisiert aus dem Therapiezimmer gehen können. Auch ist es möglich, die aktuelle Belastung vor, während und nach dem Vorlesen zu erfragen, auf derselben Belastungsskala von 0–10 (SUD, s. Abschn. 5.2.1), die wir auch mit den Kindern bei ihrer „Ballonfahrt" verwendet haben. Durch wiederholtes Hören der Geschichte und Besprechen der eigenen Reaktionen fällt es den Bezugspersonen nach und nach leichter, sich mit den belastenden Erfahrungen der Kinder zu befassen. Das ist eine gute Vorbereitung für die gemeinsame Sitzung mit den Kindern und entlastet auch unmittelbar die Interaktionen im Alltag. So beginnt Neles Vater gleich nach der beschriebenen Therapiesitzung, mehr auf seine Tochter zuzugehen und ihr eine Umarmung anzubieten, wenn er den Eindruck hat, sie ist schlecht gelaunt. Nele genießt die Aufmerksamkeit und Wärme ihres Vaters sehr. Tag für Tag wird sie offener, geht auch von sich aus öfter auf ihn zu und erzählt ihm, was gerade in ihr vorgeht. Ihr Papa erlebt sie als viel nahbarer und wird selbstsicherer in Bezug auf seine Vaterrolle.

Generell ermutigen wir die Bezugspersonen auch in dieser Therapiephase zu einer guten Selbstfürsorge zwischen den Therapiesitzungen und betonen, dass sich Eltern und Kind bis zur Folgestunde eine Pause gönnen dürfen: Zu Hause ist nicht der Ort, um über das Trauma oder den Bericht zu sprechen. Vielmehr geht es darum, den Blick im Alltag auf die Ressourcen und die Freude des Kindes bewusst wahrzunehmen, zu spiegeln und zu fördern. Dafür eignen sich die Herangehensweisen, auf die wir in Abschnitt 9.2.3 hingewiesen haben.

Vertraulicher Umgang mit den Informationen in den Traumaberichten

Voraussetzung für das Teilen des Traumaberichts mit den Bezugspersonen ist natürlich, dass die Kinder darüber Bescheid wissen und damit einverstanden sind. Es geht nicht nur um das Einhalten der formalen Schweigepflicht, sondern um einen respektvollen Umgang mit dem, was uns die Kinder anvertrauen. Wenn Kinder und Jugendliche nicht zustimmen, lohnt es sich, einen genauen Blick auf die Beweggründe zu werfen.

Manchen dieser Gründe kann man gut nachgeben, zum Beispiel, wenn Jugendliche bestimmte private Details ihrer Sexualität nicht mit ihren Eltern teilen möchten. Hier kann es ein guter Kompromiss sein, die Patient:innen selbst auswählen zu lassen, welche Teile des Berichts geteilt werden dürfen und welche nicht. Für den therapeutischen Prozess sind vor allem die Gedanken und Gefühle sowie die neu gewonnenen Einsichten relevant, also wie die Jugendlichen die Ereignisse inzwischen bewerten.

Manche Beweggründe dagegen sind problematisch, weil sie sich aus den Symptomen der PTBS ergeben (z. B. Vermeidung oder unzutreffende, negative Überzeugungen) oder weil die Kinder befürchten, ihre Bezugspersonen zu enttäuschen oder zu belasten, wenn sie ihnen von den Erfahrungen berichten. In diesen Fällen ist es sehr sinnvoll, Lösungen zu finden, damit auch diese Kinder korrigierende Erfahrungen machen können. Cem (11) hat große Sorge, dass sein Papa richtig sauer ist und ihn für feige hält, weil er ihm nicht früher von den Übergriffen, denen er ausgesetzt war, erzählt hat. Der Junge erlaubt uns, vorzutasten, wie der Vater in dieser Angelegenheit wirklich denkt. In der nächsten Sitzung reagiert er überrascht und erleichtert, als er von uns erfährt, dass der Papa in Wirklichkeit mächtig stolz auf ihn ist und es sehr mutig findet, dass er in der Therapie schon alles erzählen konnte.

Professionelle Bezugspersonen klären wir immer über den Umgang mit den Inhalten des Traumaberichts auf. Wenn sie nicht sorgeberechtigt sind (z. B. Bezugsbetreuer in einer Wohngruppe), muss formell vorab eine Schweigepflichtsentbindung, z. B. vom Vormund, eingeholt werden. Es ist wichtig, dass sie die Schweigepflicht gegenüber ihrem Team einhalten, damit keine Details, die das Kind nur der Therapeutin / dem Therapeuten und der Bezugsperson anvertrauen möchte, gegen den Wunsch des Patienten / der Patientin in der Einrichtung bekannt werden.

Schmerzliche Gedanken in Bezug auf das Trauma des Kindes erkennen und überwinden

In der Zeit nach dem Trauma entwickeln nicht nur die Betroffenen selbst, sondern auch viele enge Bezugspersonen schmerzliche Gedanken und Gefühle. Wie oben berichtet, nahm Neles Vater zum Beispiel fälschlicherweise an, einen Fehler gemacht zu haben, den ihm seine Tochter jetzt vorwarf – und vermutete, dass er sie deshalb manchmal so abweisend erlebte. Jasmins Mutter dachte, die schlechteste Mutter der Welt zu sein, weil sie sich in Streitsituationen nicht souverän verhielt. Milans Vater gab sich die Schuld daran, dass er seinen Sohn von einer Person hatte betreuen lassen, die ihn sexuell missbraucht hatte. Malikas Betreuer dachte, dass die Jugendliche das Team provozieren wolle. Andere Eltern lassen ihre Kinder nicht mehr allein zur Schule oder zu Freizeitveranstaltungen gehen, weil sie sich große Sorgen um ihre Sicherheit machen („Die Welt ist unglaublich gefährlich“). Viele schämen sich, wenn etwas Schlimmes in der eigenen Familie passiert ist. Manche entwickeln generalisierte negative Überzeugungen über die Welt („Man kann überhaupt niemandem vertrauen“). Wie Alex’ Mutter sind manche Eltern furchtbar traurig darüber, dass ihr Kind so etwas Schlimmes erleben musste, und deswegen fest überzeugt, dass das Kind für immer beschädigt sei und eine schlechte Zukunft haben werde („Mein Sohn wird nie wieder fröhlich sein“, „Meine Tochter wird sich nie davon erholen“, „Mein Kind wird nie Freunde finden“). Hinderliche Überzeugungen können auch die Therapie betreffen, beispielsweise die Sorge der Bezugspersonen, dass sie es selbst nicht aushalten können, den Traumabericht der Kinder zu hören, oder dass es dem Kind schaden wird, noch einmal über das Trauma zu sprechen.

All diese Reaktionen sind nachvollziehbare Bewältigungsversuche der Eltern, die aber leider einer gesunden Entwicklung der Kinder im Wege stehen und ungünstige Erziehungsstrategien nach sich ziehen.

Wenn die Bezugspersonen direkt oder indirekt von der Traumatisierung mit betroffen sind, kann sich auch deren Gehirn dauerhaft im Überlebensmodus befinden. Dadurch ist es ihnen nicht möglich, die sicheren, unaufgeregten Gegenüber zu sein, die die Kinder bräuchten, um ihren Alarm zu regulieren. Auf diese Weise wirkt sich die psychische Belastung der Eltern maßgeblich auf die Entwicklung und Aufrechterhaltung der Störung bei den Kindern aus (z. B. Trickey et al., 2012). Dies geschieht auch indirekt über die sich daraus ergebenden Verhaltensweisen und Erziehungsstrategien. Olivers Mutter hatte z. B. folgende Auffassung entwickelt: „Wenn ich meinen Sohn nicht ins Zeltlager geschickt hätte, dann wäre ihm der Unfall nicht passiert.“ Sie macht sich deswegen starke Vorwürfe. Seit dem Unfall neigt sie dazu, Oliver ständig zu beaufsichtigen, und will ihn ungern mit Gleichaltrigen etwas unternehmen lassen. Nun ist Oliver aber inzwischen vierzehn Jahre alt. Die Mutter versucht, ihr vermutetes Versagen und die daraus resultierenden Ängste und Schuldgefühle dadurch zu bewältigen, dass sie in Zukunft jede Gefahr für ihren Sohn vermeidet – und ihr eigenes Gefühl der Ohnmacht nicht spüren muss. Soll Oliver jedoch lernen, sich vor Gefahren zu schützen und für seine Sicherheit zu sorgen, ist es wichtig, dass er in einem ausreichenden Maße Selbständigkeit üben kann. Außerdem fühlt er sich von der Mutter stark eingeengt, was zu andauerndem Streit zwischen den beiden führt. Die Schuldgedanken der Mutter stehen hier einer altersgemäßen Autonomieentwicklung des Kindes und einer positiven Eltern-Kind-Beziehung im Wege – und erzeugen tragischerweise genau das Gegenteil von dem, was sich die Mutter für ihren Sohn wünscht. Damit Olivers Mutter allerdings ihre fürsorgliche Seite zurücknehmen kann und lernt, ihrem Sohn mehr zuzutrauen, braucht sie Unterstützung durch den Kindertherapeuten beim Umgang mit ihren eigenen Sorgen und Ängsten.

Wie aber erfahren wir von den ungünstigen Überzeugungen der Eltern? Viele der Annahmen sind uns aus den spontanen Berichten in den Bezugspersonenstunden bekannt. Daneben ist es möglich, die Eltern direkt danach zu fragen:

- Was denken Sie, warum das Ereignis passiert ist?
- Was, denken Sie, sagt es über Sie und Ihr Kind aus?
- Was, denken Sie, bedeutet es für die weitere Entwicklung Ihres Kindes, dass es das erlebt hat?
- Was hat sich durch das Trauma für Ihr Kind und Ihre Familie verändert?

Wenn die Bezugspersonen den Inhalt des Traumaberichts der Kinder kennenlernen, kommen möglicherweise auch neue hinderliche Gedanken zum Vorschein, die die Eltern vorher entweder nicht gehabt, nicht bemerkt oder nicht ausgesprochen hatten. Deswegen fragen wir die Bezugspersonen auch immer:

- Wenn Sie hören, was Ihr Kind aufgeschrieben hat: Was denken Sie darüber? Wie geht es Ihnen damit?

Weil die schmerzlichen Gedanken und Gefühle der Bezugspersonen aus ähnlichen Gründen und mit ähnlichen Funktionen entstehen wie die der Kinder, helfen alle Strategien, die wir in Abschnitt 6.4 und Kapitel 7 für die Arbeit mit Kindern und Jugendlichen beschrieben haben. Bezüglich der „cleveren Fragen" (S. 195) wollen wir für die Eltern hier noch zwei Punkte ergänzen, die uns sehr nützlich erscheinen (zusätzlich finden Sie online ein Arbeitsblatt mit Fragen an die Eltern AB 9.2):

- **Konsequenzen für das Kind:** Wenn Sie so denken, welche Auswirkungen hat das für Ihr Kind? Wie verhalten Sie sich dem Kind gegenüber, wenn Sie so denken – und welche Auswirkungen hat das? Wie würde es Ihrem Kind gehen, wenn es wüsste, dass Sie so denken?
- **Wertevermittlung:** Mit welchen Werten und Glaubenssätzen gehen Sie durchs Leben? Wie hat es sich auf Ihre Werte und Glaubenssätze ausgewirkt, vom Trauma Ihres Kindes zu erfahren? Welche Werte und Glaubenssätze möchten Sie dem Kind ins Leben mitgeben? Wie haben Sie es in Ihrer Kindheit erlebt? Wie möchten Sie im Vergleich dazu mit Ihrem Kind umgehen?

Wir machen sehr unterschiedliche Erfahrungen damit, wie gut Bezugspersonen in der Lage sind, mit unserer Unterstützung schmerzliche Gedanken und schädliche Verhaltensweisen im Rahmen der Kindertherapie zu verändern. Wichtig ist, den Fokus nie aus dem Blick zu verlieren: Es ist die Therapie des Kindes! Wenn Eltern selbst stark belastet sind oder an einer eigenen psychischen Erkrankung leiden, ist es oft nötig, sie auf dem Weg in eine eigene Therapie zu unterstützen. Wichtig ist auch, dass man oft erst entlang des Weges genauer sagen kann, wie gut sich der Prozess der Eltern entwickelt. Wenn Eltern sich etwas bewusster darüber werden, wie sich ihre Denkwelt auf das Erleben und Verhalten ihrer Kinder auswirkt, und sie bereit sind, kleine Veränderungen umzusetzen, um diese zu entlasten, ist bereits viel gewonnen. Die Erkenntnisse, die wir aus den Reaktionen der Eltern auf den Traumabericht der Kinder gewinnen, sind wichtig, um beurteilen zu können, wie eine gemeinsame Sitzung mit Eltern und Kindern gemeinsam aufgebaut sein könnte.

Frau Ö. hält sich nicht nur wegen der eskalierenden Konflikte für eine schlechte Mutter. Sie gibt sich auch die Schuld an der Vergewaltigung ihrer Tochter. Im folgenden Dialog sehen Sie, wie Jasmins Therapeutin ihr geholfen hat, ihre Schuldgedanken auf die Probe zu stellen.

FRAU Ö.: Ich bin schuld an der Vergewaltigung, weil ich ihr erlaubt habe, auf die Party zu gehen.
TH: Sie machen sich Vorwürfe für das, was Jasmin passiert ist?
FR. Ö.: Ja, ich hätte es ihr nie erlauben dürfen, auf diese Party zu gehen. Sie war einfach zu jung. Ich habe wirklich total versagt als Mutter.
TH: Frau Ö., Sie erwähnten, dass auch Jasmins Freundinnen dort waren. Sind diese schon älter?

Fr. Ö.: Nein, die sind alle erst 15. Das ist es ja, ich habe mich extra bei den anderen Müttern erkundigt und alle durften hingehen, weil ja so viele Jugendliche von der Schule hingehen wollten.

Th: Jasmin war also nicht die einzige 15-Jährige, die da war?

Fr Ö.: *(nickt)*

Th: Hat an dem Abend noch eine von Jasmins Freundinnen Übergriffe erlebt?

Fr. Ö: Nein, es ist nur Jasmin passiert.

Th: Das heißt, die anderen Mütter haben ihren 15-jährigen Töchtern die Party auch erlaubt, aber denen ist nichts zugestoßen?

Fr. Ö.: Genau. Nur Jasmin …

Th: Es liegt also nicht automatisch daran, wenn man als 15-Jährige auf eine Party gehen darf, dass man vergewaltigt wird?

Fr. Ö.: Nein, wohl nicht. Aber ich hätte es einfach wissen müssen, dass es eine schlechte Idee ist.

Th: Sie hätten wissen müssen, dass Ihrer Tochter auf der Party etwas Schreckliches erleben würde?

Fr. Ö.: Ja, das ist doch meine Aufgabe als Mutter. Sie zu beschützen.

Th: Wissen Sie, was ich vermute? Sie hätten es sich so gewünscht, Ihre Tochter beschützen zu können. Wenn ich Sie richtig verstehe, dann haben Sie sehr gut abgewogen, ob Sie ihr den Partybesuch erlauben oder nicht. Sie haben sich ausgetauscht und gemeinsam mit anderen Müttern die Entscheidung getroffen. Wenn Sie fair mit sich sind: Konnten Sie zum damaligen Zeitpunkt wirklich wissen, dass Jasmin sexuelle Gewalt erleben würde?

Fr. Ö.: Natürlich nicht. Dann hätte ich es niemals erlaubt.

Th: Das denke ich auch – Sie hätten es niemals erlaubt, wenn Sie gewusst hätten, was passieren würde.

Fr. Ö. *(weint)*: Ich hätte es einfach gerne gewusst. Ich wünschte, ich hätte an diesem Tag anders entschieden.

Th: Oh. Das kann ich so gut nachvollziehen. Wie sehr Sie Ihre Entscheidung bedauern und sich wünschen, Sie hätten anders entschieden. Sie haben eine Ausnahme gemacht, eine mit überschaubarem Risiko, schließlich wussten Sie, dass die Freundinnen auch hingehen würden und wer sie wieder abholt. Und dann ist so etwas Schreckliches passiert, ohne dass es für jemanden absehbar war. Was bedeuten diese Überlegungen dafür, inwiefern Sie oder Jasmin eine Schuld an der Vergewaltigung trifft?

Verantwortung für das eigene Handeln übernehmen

Magdalena wurde ab dem Alter von drei Jahren an jedem Nachmittag unter der Woche nach dem Kindergarten bzw. nach der Schule von ihrer Großmutter betreut. Diese wohnte in einer eigenen Wohnung im selben Haus wie sie und ihre alleinerziehende Mutter. Als sie im Alter von 16 zu uns in die Praxis kommt, sind der offizielle Vorstellungsgrund PTBS-Symptome aufgrund von massivem Mobbing in der Grundschule. Magdalena berichtet schon in der zweiten Sitzung, dass sie die Oma über Jahre hinweg körperlich und emotional misshandelt hat. Als die Therapeutin die Mutter darauf anspricht, zuckt die Mutter mit den Schultern und antwortet: „Irgendwo musste sie ja bleiben, während ich das Geld verdient habe. Sie ist zumindest nie mit blauen Flecken heimgekommen."

Für die weitere Zusammenarbeit mit der Mutter macht es einen großen Unterschied, wie gut es gelingt, diese beim Umgang mit ihren eigenen Gedanken und Gefühlen in Bezug auf das Trauma der Tochter zu unterstützen und ihr dabei behilflich zu sein, Verantwortung für sich und die Tochter zu übernehmen. Magdalenas Mutter ist bereit, sich auf die Therapie einzulassen und erhält von der Therapeutin zunächst einmal Psychoedukation zu Misshandlung und PTBS-Symptomen. Für sie ist es neu zu hören, dass Misshandlung nicht zwangsmäßig mit Blutergüssen einhergehen muss. Die Therapeutin hilft der Mutter, eine Verbindung zwischen den Symptomen des Mädchens und den mutmaßlichen Übergriffen durch die Großmutter herzustellen. Ihr fallen viele Situationen ein, in denen Magdalena scheinbar grundlos „in die Luft geht" – und kann die Reaktionen der Tochter sehr viel besser einordnen, wenn sie sie in Bezug zu Traumatriggern in der Wohnung der Großmutter setzt.

Als die Therapeutin mit Magdalena den Traumabericht erstellt, wird sehr schnell deutlich, dass das Mädchen im Vergleich zum Mobbing in der Schule die früheren Misshandlungen durch die Oma bis heute als weit belastender erlebt. Im Traumabericht bringt das Mädchen zu Papier, was für sie das Schlimmste ist: „Mama glaubt mir nicht. Mama verteidigt mich (immer noch) nicht. Mama sieht nicht, dass sie es hätte verhindern können. Das macht mich traurig und wütend." Als die Therapeutin der Mutter diesen Abschnitt vorliest, wirkt die Mutter sehr betroffen. In den Elternstunden lässt sie sich Schritt für Schritt mehr auf die traurige Wahrheit ein, dass ihre Tochter tatsächlich von der Großmutter misshandelt wurde. Sie merkt, dass die Therapeutin ihr keine Vorwürfe macht, sondern bemüht ist, ihr einen Raum zu bieten, wo sie frei von Vorurteilen ihre eigene Beteiligung und ihren eigenen Schmerz explorieren kann. Dabei fühlt sie sich von ihr sehr verstanden und gut beim Umgang mit eigenen Gefühlen von Traurigkeit und Schuld unterstützt. Sie gewinnt den Eindruck, dass sie und die Therapeutin dasselbe Ziel verfolgen, nämlich Magdalena bestmöglich dabei zu unterstützen, die schlimmen Erfahrungen gut zu verarbeiten und wieder mehr Freude am Leben zu haben. Daraufhin beginnt sie, auch im Alltag nach Belegen zu suchen, dass Magdalena die Wahrheit sagt. Von einer Nachbarin erfährt sie, dass es Magdalena „nicht leicht mit der Oma gehabt hat". Sie selbst erinnert sich an einen furchtbaren Streit, in dem die Großmutter Magdalena unverhältnismäßig stark abgewertet hat, weil ihr ein Geschenk nicht gefiel, das sie ihr gemacht hatte. Die Mutter fasst sich ein Herz und konfrontiert die Großmutter. Diese verharmlost die Vorfälle und weist den Vorwurf zurück, sich falsch verhalten zu haben. Die Mutter kann ihre Enttäuschung, ihren aufkeimenden Ärger gegenüber der Großmutter und ihr Mitgefühl gegenüber ihrer Tochter mit Magdalenas Therapeutin besprechen.

Magdalenas Mutter ist ein schönes Beispiel dafür, warum es sich lohnt, auch Bezugspersonen einzubeziehen, die zunächst das Trauma infrage stellen, ihre eigene Verantwortung leugnen oder den Täter bzw. die Täterin in Schutz nehmen. Wir versuchen Eltern stets mit dem Zutrauen zu begegnen, dass sich viele von ihnen im Grunde das Beste für ihr Kind wünschen, auch wenn sie aktuell in eigenen Bewältigungsstrategien gefangen sind. Dadurch öffnen wir den Raum dafür, dass sie sich in der Therapie auf den Punkt zubewegen, an dem sie das Kind immer besser verstehen, ihm Glauben schenken und auch ihre eigene Verantwortung sehen können. In manchen Fällen geht es auch darum, dass sich die Eltern ihre (Mit-)Schuld eingestehen können oder den Täter bzw. die Täterin als solche ansehen. All dies kann sehr schmerzlich sein. Nicht selten gelingt uns dies daher erst zu einem fortgeschrittenen Zeitpunkt in der Therapie. Für uns Fachleute kann es herausfordernd sein auszuhalten, über mehrere Monate mit einem „uneinsichtigen" Elternteil zu arbeiten. Uns hilft es, die Arbeit als Prozess anzusehen, in dessen Verlauf wir die Bezugspersonen zu einer realistischen und für das Kind hilfreichen Einschätzung hinführen, während wir ihre emotionalen Nöte und Ambivalenzen mit ihnen zusammen aushalten.

Wenn die Bezugspersonen sich dann ausreichend mit dem Inhalt der Traumaberichte des Kindes vertraut gemacht haben, Unterstützung im Hinblick auf die eigenen emotionalen Reaktionen und eigene schmerzliche und hinderliche Gedanken in Bezug auf das Ereignis erhalten haben und sich mit ihrer eigenen Verantwortlichkeit auseinandergesetzt haben, ist es ein guter Zeitpunkt, Eltern und Kinder miteinander ins Gespräch über das Trauma und seine Folgen zu bringen.

Gemeinsame Arbeit am Traumainhalt: das Teilen des Traumaberichts

Samuel (11) und seine Mutter sitzen gemeinsam im Therapiezimmer. Beide wirken angespannt, Samuel wippt auf dem Stuhl hin und her. Auch die Therapeutin ist ein bisschen aufgeregt. „Geht's jetzt los?", fragt der Junge. „Ich möchte meiner Mama endlich meine Geschichte vorlesen." Als er kleiner war, wurde Samuel von seinem zwölf Jahre älteren Halbbruder Justus sexuell missbraucht. Als er sich im Alter von neun Jahren seiner großen Schwester anvertraut, rollt eine Welle an massiven Veränderungen über die Familie hinweg: Der Halbbruder wird durch die Polizei abgeholt, ein Strafverfahren wird eingeleitet und Justus erhält eine mehrjährige Freiheitsstrafe. Wie sich herausstellt, war Samuel nicht sein einziges Opfer. Samuels Schwester zieht vorübergehend zu ihrem Freund. Seine Mutter und sein leiblicher Vater, der Stiefvater von Justus, trennen sich im Verlauf des Gerichtsverfahrens. Samuel und seine Mutter müssen in eine kleinere Wohnung in einen anderen Stadtteil ziehen, ein Schul- und Hortwechsel folgt. Trotz all dieser Veränderungen haben Samuel und seine Mutter bis zum Beginn der traumafokussierten Therapie des Jungen noch nie direkt miteinander über die Missbrauchserfahrung gesprochen. Samuel befürchtet anfänglich, dass es seine Mama zu traurig machen würde, denn schließlich könne sie jetzt wegen ihm ihren ältesten Sohn nur noch im Gefängnis besuchen. Die Mutter wiederum kann vor Schuldgefühlen ihrem Sohn kaum noch in die Augen schauen.

Familien sind häufig in ihrer ganz individuellen Konstellation gemeinsam von einem Trauma betroffen oder aber die Eltern sind durch das Wissen um ein schreckliches Erlebnis des Kindes nachhaltig belastet. Nicht selten begegnet es uns, dass das Trauma des Kindes wie der „Elefant im Raum" steht und es der Familie nicht gelingt, dem Geschehenen Raum oder Sprache zu geben. Dies hat sehr unterschiedliche und gut nachvollziehbare Gründe, die Sie zum Teil bereits kennengelernt haben, wie z.B. die Vermeidung und Angst vor Überflutung aufseiten des Kindes; der Wunsch des Kindes, die Bezugspersonen nicht zu belasten oder gar traurig zu machen; die Sorge, diese könnten es nicht aushalten, das Geschehene anzuhören; die Vermeidung aufseiten der Eltern; ihr mentales Ungeschehenmachen oder Nicht-wahrhaben-Wollen; ihre Sorge vor der emotionalen Reaktion des Kindes; ihr Wunsch, es zu schützen und zu ermöglichen, dass all die traumatischen Erinnerungen doch endlich vergessen sein mögen.

Als unglaublich wertvolle Intervention, insbesondere bis zum mittleren Jugendalter, sehen wir gemeinsame Eltern-Kind-Sitzungen an. Sie bieten Kind und Elternteil oft erstmalig die Möglichkeit, in einem geschützten und moderierten Rahmen über das Trauma und seine Folgen zu sprechen, nachdem beide getrennt voneinander vorbereitet wurden. Auf die spezifische Rolle des sozialen Umfelds und der engen Bezugspersonen bei der Entstehung und Aufrechterhaltung der PTBS sind wir bereits vielfach eingegangen. Es ist deshalb wenig überraschend, dass auch für die Integration des Traumas und seinen Einfluss auf das weitere Leben wohlwollende und ressourcenorientierte Rückmeldungen der Bezugspersonen zum Erlebten einen bedeutungsvollen Unterschied machen können. Wenn sich die Therapie dem Ende nähert: Was könnte dem Kind mehr Sicherheit und Zuversicht geben als das Wissen und die Erfahrung, dass seine vertraute Bezugsperson weiß und versteht, was ihm passiert ist, und das Kind darin bestärken kann, dass es in der Vergangenheit alles richtig gemacht hat und einer guten Zukunft nichts im Weg steht? Im folgenden Kasten haben wir einige gute Gründe zusammengefasst, warum wir gemeinsame Sitzungen als so wichtig erleben. Hauptbestandteil dieser Therapiestunden ist das Teilen des Traumaberichts mit der Bezugsperson. Daran entlang können interaktionelle Punkte aufgegriffen werden, die in den Einzelstunden mit Kindern und Eltern vorbereitet, aber nicht geklärt werden konnten.

Positive Erfahrungen beim Teilen des Traumaberichts

Die Kinder können erleben, ...

- dass die Erlebnisse gefahrlos mit einem vertrauten Erwachsenen geteilt werden können.
- dass die Bezugsperson es aushalten kann, den Traumabericht zu hören.
- dass sie selbst gut damit zurechtkommen, wenn die Bezugsperson es hört.
- dass erwartete Katastrophen wie Gefühlsüberflutung oder Ablehnung nicht eintreten.
- dass auch die Bezugspersonen der Meinung sind, dass die Kinder nicht schuld sind und dass sie nichts falsch gemacht haben.
- dass die Erwachsenen bereit sind, Verantwortung für eigene Versäumnisse zu übernehmen und sich zu entschuldigen.
- dass die Bezugspersonen ihren Schmerz bedauern und ihre Bewältigung wertschätzen.
- dass die Bezugspersonen Bescheid wissen, ansprechbar sind und ihnen in Zukunft Unterstützung bieten möchten.

Die Bezugspersonen ...

- erleben, dass sie ihre eigenen belastenden Gefühle gut aushalten können.
- erleben sich als selbstwirksam und gestärkt in ihrer Rolle als Eltern.
- erleben, dass das Kind den Traumabericht bereits gut aushalten kann.
- haben Gelegenheit, den Prozess des Kindes zu würdigen und zentrale Punkte in der Therapie zu wiederholen.
- entwickeln konkrete Ideen, wie sie auch nach Abschluss der Therapie für Sicherheit und eine gute Entwicklungsperspektive für das Kind sorgen können.

Eltern und Kinder getrennt vorbereiten

Wie Sie sich vorstellen können, haben Samuel und seine Mutter über mehrere Monate hinweg sehr intensiv therapeutisch gearbeitet. Nun ist Samuels Traumabericht fertig, er hat schmerzliche Gedanken und Gefühle verarbeitet und in einem Abschlusskapitel für ihn wichtige Schlussfolgerungen zusammengefasst. Seine Mutter wiederum hat über die letzten Wochen hinweg gelernt, die Details zum Missbrauch gut anhören zu können, und zahlreiche eigene schmerzhafte Gedanken bearbeitet. Sie ist zu einer realistischen Einschätzung der Ursachen und Folgen des Traumas gelangt. So hat sie beispielsweise sehr genau verstanden, dass die Situation damals viel zu verzwickt war, als dass sie die Übergriffe hätte bemerken können. Sie erkennt an, dass Samuel trotz der schlimmen Erfahrungen sich auch viel Fröhlichkeit bewahrt hat und große Fortschritte in der Therapie macht. Beim Vorlesen in den Einzelstunden mit der Therapeutin ist ihre Anspannung zuletzt in einem mittleren Bereich geblieben. Trotzdem können in der gemeinsamen Sitzung sehr starke Gefühle auftreten, weil es doch intensiver ist, die Geschichte aus dem Munde des eigenen Kindes zu hören. Aber das ist in Ordnung – und die Bezugspersonen können ein gutes Modell für die Kinder sein, wenn sie zeigen dürfen, wie gut sie im Verlauf der Therapie gelernt haben, ihre Gefühle zu regulieren. Damit wir genügend Zeit haben, planen wir für die Eltern-Kind-Sitzungen gerne eine Doppelstunde ein.

Wenn lange Zeit nicht über ein spezifisches Thema gesprochen wurde, kann es herausfordernd sein, einen Einstieg und die richtigen Worte zu finden. Daher finden wir die Idee von Cohen und Kollegen (2009) so wunderbar, dass Eltern und Kinder in der vorausgehenden Therapiesitzung wechselseitige Fragen vorbereiten. Und nicht nur die Fragen, sondern auch die Antworten werden ausreichend mit beiden einzeln vorbereitet, sodass für den ersten Austausch über das Trauma auch die passenden Worte gefunden werden und keine Verlegenheitssituationen entstehen. Meist sind es etwa drei Fragen des Kindes und drei Fragen der Bezugsperson, die vorab formuliert werden und die sich auf das Trauma, die Therapie oder die Zukunft beziehen. Bei Samuel hat sich durch das anhaltende Schweigen zu Hause ein Gedanke ganz besonders festgesetzt: „Ich bin schuld, dass die Mama für immer traurig ist und dass mein Papa von uns weggegangen ist." Obwohl er im Zuge der Auseinandersetzung mit seinen Schuldkognitionen eine ausgewogenere Sicht auf diese Annahme entwickeln konnte, weiß er bislang nicht, wie seine Mutter wirklich darüber denkt. Das will er in der gemeinsamen Sitzung herausfinden.

Mit Eltern üben wir außerdem, wie sie den Kindern positive Rückmeldungen geben und so ihren Stolz, ihr Lob und ihre Anerkennung ausdrücken können für den großartigen Weg, den die Kinder bis hierhin gegangen sind. Sehr wirkungsvoll ist es, die Bezugspersonen anzuleiten, wörtlich zu wiederholen, was das Kind gesagt hat, um zu signalisieren, dass sie genau zugehört haben, sich wirklich interessieren und in der Lage sind, auch schwierige Begriffe wie „sexueller Missbrauch" genauso gut zu verwenden wie die Therapeutin und inzwischen auch das Kind selbst. Manchmal bietet sich an, diese Interaktionen in Rollenspielen zu üben, in denen die Therapeutin die Rolle des Kindes übernimmt. Samuels Mutter ist es ein wichtiges Anliegen, ihrem Sohn in der gemeinsamen Sitzung zu verdeutlichen, dass sein Schutz das Wichtigste für sie war und dass sie die Offenlegung des Missbrauchs sehr mutig und wichtig findet. Auch möchte sie ihm gerne erklären, dass die Ehe zum Vater schon vorher auf wackeligen Beinen stand und die Trennung nichts mit ihm oder seiner Offenlegung zu tun hatte. Eine weitere Möglichkeit, die wir Ihnen auf Seite 300 f. noch genauer vorstellen wollen, besteht darin, dass die Eltern im Vorfeld einen Brief an das Kind verfassen, den sie dann in der gemeinsamen Stunde vorlesen.

Durchführung der gemeinsamen Sitzung bei geklärter Ausgangslage

Zugegebenermaßen herrscht eine angespannte Stimmung im Therapiezimmer, als Samuel beginnt, seinen Traumabericht vorzulesen. Da er sich viel Mühe bei der Auswahl der Schriftarten und der farbigen Gestaltung gemacht hat, haben alle den ausgedruckten Bericht vor sich liegen. Samuel hat sich gewünscht, dass nicht alle Blicke auf ihn gerichtet sind, während er vorliest. Kurz vor dem schlimmsten Teil des Berichts macht er eine kurze Pause. Wie vereinbart, nutzt die Mutter diese, um tief durchzuatmen und ihn zu loben: „Du machst das richtig gut!" Samuel fühlt sich ermutigt, weiterzulesen. Als er fertig gelesen hat, bleibt die Mutter stumm. Vorab hatte sie mit der Therapeutin vereinbart, Samuel zu loben und anzuerkennen, dass er eine Menge Arbeit in den therapeutischen

Prozess und den Traumabericht gesteckt hat. „Samuel, du warst richtig aufgeregt davor, der Mama den Bericht vorzulesen. Nun hast du es geschafft und du hast das richtig toll gemacht", bricht die Therapeutin das Eis. „Wie geht es dir jetzt?" „Richtig gut", antwortet Samuel, „ich bin total erleichtert und meine Anspannung ist viel weniger geworden." „Frau Z., wie ist die Anspannung bei Ihnen?", versucht die Therapeutin, die Mutter ins Gespräch zu holen. Die Mutter lächelt: „Die war zwischenzeitlich richtig hoch, aber jetzt ist sie wieder im grünen Bereich. Du hast das unglaublich gut gemacht, Samuel. Danke, dass ich den ganzen Bericht anhören durfte."

Obwohl alle schon vorher wissen, wie es gleich ablaufen wird, obwohl alle den Inhalt des Berichts schon kennen, obwohl sich alle gut vorbereitet haben – wir erleben in diesen Sitzungen durchaus noch mal intensive emotionale Verarbeitungsprozesse bei Kindern und Eltern. Samuels Mutter hat in der gemeinsamen Sitzung nicht geweint. Im Vorfeld haben wir mit ihr besprochen, dass sie sich über die bekannten Atemübungen jederzeit selbst beruhigen kann, was dann in der Sitzung auch gut geklappt hat. Dennoch sieht ihr Samuel die Betroffenheit an. „Ich merke, dass ich beim Anhören der Geschichte ganz traurig geworden bin, deshalb konnte ich auch erst mal gar nichts sagen, obwohl ich es wollte", erklärt die Mutter. „Mir ist es wichtig, dass du weißt, dass nicht du mich traurig machst. Es berührt mich sehr zu hören, was du erlebt hast, und ich bin froh, dass du das alles aufschreiben konntest. Da passiert es mir auch mal, dass die Augen feucht werden." Diese Art der Rückmeldung hatte die Therapeutin vorher mit der Mutter geübt und Samuel merkt, dass sie sich als Erwachsene gut selbst trösten kann. Wenn Eltern in solchen Momenten noch mehr Unterstützung brauchen, sind wir als Therapeut:innen zur Stelle. Aber in den gemeinsamen Sitzungen wird auch viel gelacht und sich umarmt, weil alle erleichtert und zufrieden sind. Deswegen dürfen wir uns häufig zurücklehnen und uns darauf konzentrieren, das Gespräch zu moderieren.

Wir machen in der Folge der Eltern-Kind-Sitzungen öfter die Beobachtung, dass die Kinder und Jugendlichen im wahrsten Sinne des Wortes „wachsen". Tatsächlich kommt es uns dann so vor, als verließen sie das Therapiezimmer ein Stückchen größer. Vielleicht erinnern Sie sich an die Übung, die die Therapeutin mit Eva in Abschnitt 7.2.2 gemacht hat? Die körperliche Schamreaktion ließ die Neunjährige förmlich im Stuhl zusammensinken. Auch wenn die Scham der Kinder und Jugendlichen oft bereits durch die individuelle Arbeit nachlässt – als soziale Emotion sprechen Schamgefühle besonders gut auf die wohlwollende und verständnisvolle Reaktion von engen Bezugspersonen an. Diese können einen wichtigen Beitrag dazu leisten, die Angst vor Ausgrenzung noch mehr zu überwinden. Was sich daraus ergibt, sind Erleichterung, Freude und das Gefühl von Würde.

Das geteilte Wissen über das Trauma ermöglicht Kind und Bezugsperson sehr viel Sicherheit im wechselseitigen Umgang damit. Sie können auf einen gemeinsamen Wortschatz zurückgreifen, ohne Sorge, dass ein bestimmter Ausdruck falsch verstanden wird oder als Trigger wirkt. Der gemeinsame Blick in die Vergangenheit öffnet einen offenen, zuversichtlichen Blick in die Zukunft. Wenn sie bisher mit niemandem über die traumatischen Erfahrungen sprechen konnten, erfahren Kinder und Jugendliche durch das Teilen der Geschichte mit ihren vertrauten Bezugspersonen eine wichtige Zeugenschaft für das erlittene Unrecht, ihr Leiden und die Stärke ihrer Bewältigung.

Nachdem Samuel seine Frage klären konnte, ob die Eltern sich wegen seiner Offenbarung des Missbrauchs getrennt hätten, ist die Mutter mit ihren Fragen dran. Sie möchte als Erstes unbedingt wissen, was ihm helfen kann, damit er sich in Zukunft bei schwierigen Themen traut, sich an sie zu wenden. Samuel hat eine klare Antwort parat: „Ich wünsche mir, dass du mich öfter mal fragst, wie es mir geht, und dass wir feste Zeiten haben, in denen wir spielen, ohne dass das Handy uns stört." Er hat auch eine sehr genaue Vorstellung davon, wie er die Stunde abschließen will. „Jetzt spielen wir alle zusammen UNO!" Samuel ist in seinem Element, denn die Sitzung, zu der er seine Mama eingeladen hat, hat er genau mit seiner Therapeutin geplant. Weil er sich insgesamt mehr Spielzeit mit seiner Mutter wünscht, steht es für ihn außer Frage, dass auch hier gespielt werden soll. Außerdem möchte er, dass am Ende der Stunde der Traumabericht gemeinsam der Therapeutin übergeben wird, damit sie ihn aufbewahren kann. „Wir brauchen ihn dann nicht mehr, Mama und ich wissen ja beide bestens Bescheid." Samuel und seine Mutter verlassen in sehr guter Stimmung das Therapiezimmer und die Therapeutin fragt sich beim Rausgehen, ob er nicht tatsächlich gerade ein Stückchen größer wirkt.

Durchführung der gemeinsamen Sitzung bei ungeklärter oder ambivalenter Ausgangslage

Die gemeinsame Entwicklung von Samuel und seiner Mutter in der Therapie ist uns als eindrucksvolles Beispiel für einen Fall in Erinnerung geblieben, in dem eine Mutter von Anfang an ganz auf der Seite des Kindes stand und sich von der Therapeutin vor allem Hilfe im Umgang mit der ungewohnten und schwierigen Traumathematik geholt hat. Leider verläuft die Zusammenarbeit nicht immer so reibungslos und unbeschwert und nicht immer haben die Kinder Gelegenheit, die Art von korrigierender Erfahrung zu machen, die sie sich vielleicht wünschen oder die wir ihnen von Herzen gönnen würden.

Lassen Sie uns dafür auf das Beispiel von Magdalena zurückkommen, über die wir weiter oben berichtet haben. Ihre Mutter hatte zunächst große Schwierigkeiten, die Übergriffe durch die Oma ernst zu nehmen und das Leiden der Tochter anzuerkennen. Deshalb fühlte sich Magdalena von ihr im Stich gelassen. Zweifelsohne profitierte Magdalenas Mutter sehr von der Elternarbeit und konnte über den Verlauf der Therapie Magdalenas Misshandlungserfahrungen besser verstehen und teilweise annehmen. Sie konnte im Verlauf der Therapie auch klarer auf ihre eigene Position hinsichtlich der traumatischen Erfahrungen ihrer Tochter blicken und erlebte Verständnis und Begleitung durch die Therapeutin. Trotz allem fiel es ihr aber bis zum Schluss schwer, ihrer Tochter mit Freundlichkeit und Verständnis gegenüberzutreten. Sie endete immer wieder in Rechtfertigungen und Relativierungen, gepaart mit eigenen Schuldgefühlen: „Wahrscheinlich hätte ich besser hinschauen müssen. Dann bin ich eben eine schlechte Mutter. Aber ich war so eingespannt mit meiner Arbeit und ehrlich gesagt – wo hätte ich sie sonst hingeben sollen? Ihre Großmutter war die einzige Person, die Magdalena in meinen Arbeitszeiten betreuen konnte. Das muss Magdalena einsehen." „Frau W., ich kann mir vorstellen, wie schwierig es sein muss, diese Szenarien immer wieder durchzuspielen", versuchte Magdalenas Therapeutin weiterhin, ihr eine Brücke zu bauen. „Sie kennen nun Magdalenas Traumabericht und wissen, dass zwei Punkte für sie sehr entscheidend waren: Zum einen, dass Sie ihr nicht geglaubt haben, und zum anderen, dass Sie sie nicht vor der Großmutter geschützt haben. Was denken Sie – können Sie sich vorstellen, in der anstehenden gemeinsamen Sitzung mit Magdalena genau das anzusprechen? Dass Sie ihr jetzt glauben und dass es Ihnen leidtut, dass Sie sie nicht schützen konnten?" Die Therapeutin hofft, mit der Mutter vielleicht ein oder zwei Sätze vereinbaren zu können, die sie ihrer Tochter im Sinne einer Entschuldigung anbieten könnte. Magdalenas Mutter beharrte auf ihren Standpunkt: „Ja, aber das ist es doch, was ich Ihnen zu erklären versuche – ich sehe nicht, wo ich Alternativen gehabt hätte …"

Wenn wir den Eindruck haben, dass wir alle Möglichkeiten ausgeschöpft haben, wenn wir vermuten, dass Eltern vielleicht auch aufgrund eigener seelischer Belastungen selbst Therapie bräuchten, sich aber nicht darauf einlassen können, dann ist von uns Therapeut:innen ebenso wie von den Kindern viel Akzeptanz gefordert. Akzeptanz dafür, dass sie nicht die Art Eltern haben konnten, die sie gebraucht hätten. Akzeptanz dafür, dass das schmerzt und dass es keinen Weg gibt, es zu verändern. Im Sinne der Kinder versuchen wir dann zu überlegen, welche Lösungen es geben könnte, damit sie trotzdem die faire Chance auf eine gesunde Entwicklung haben. Wenn wir prüfen, welche Alternativen es gibt, müssen wir unseren Maßstab, was als „gut genug" gelten kann, manchmal noch weiter nach unten schrauben.

Mit Magdalenas Mutter konnte die Therapeutin erreichen, dass sie ihrer Tochter in der gemeinsamen Sitzung sagte: „Ich habe verstanden, wie schlecht es dir ging wegen der Oma", immerhin ohne eine Rechtfertigung oder Relativierung anzufügen. Der Umgang zwischen den beiden in der Stunde blieb die ganze Zeit über emotional kühl, Ansätze von Trost oder gar Nähe waren nicht wirklich herstellbar. Trotzdem berichtete Magdalena in der folgenden Einzelstunde mit der Therapeutin, dass sie sich jetzt sicherer fühle: „Mama hat gesagt, dass sie mir glaubt, dass es mir wegen der Oma schlecht ging. Sie hatten ja schon angekündigt, dass es ihr noch schwerfällt, das zuzugeben. Deswegen habe ich extra nicht nachgefragt, ob es ihr leidtut. Ich bin mir sicher, dass sie sich gerechtfertigt hätte wie immer. Aber ich fühle mich jetzt besser, ich merke, dass ich das gebraucht habe. Ich hoffe, dass auch Mama zu dem Punkt kommt, an dem sie sich selbst zu einer Therapie durchringen kann." Magdalena entschließt sich gegen Ende der Behandlung, in eine Wohngruppe zu ziehen, um mehr Abstand zu ihrer Familie zu gewinnen und mehr Platz für ihre Entfaltung zu haben. Sie möchte den Kontakt zu ihrer Mutter unbedingt halten, sieht aber bessere Chancen dafür, wenn sie nicht mit ihr zusammenlebt.

Die heilsame Wirkung einer ernst gemeinten Entschuldigung

Im Verlauf dieses Buches haben Sie unterschiedliche Aspekte kennengelernt, wie sich das Verhalten von Eltern negativ auf die Entwicklung und Aufrechterhaltung der Traumafolgestörung der Kinder auswirken kann: entweder weil sie selbst an Traumatisierungen beteiligt waren oder weil sie diese zugelassen haben oder auch weil sie – nachdem sie Kenntnis von den traumatischen Ereignissen erlangt haben – das Kind invalidiert und nicht ausreichend feinfühlig begleitet haben. Vielen Eltern gelingt es, ihre eigene Rolle gut zu reflektieren, entweder im Zuge der Elternarbeit innerhalb der Kindertherapie oder in einer eigenen Psychotherapie. Durch das Teilen des Traumaberichtes des Kindes erfahren sie etwas darüber, bei welchen Aspekten des Traumas das Kind sich selbst die Schuld am Verlauf der Ereignisse gibt oder ärgerlich auf die Eltern ist. In Anlehnung an die Multisystemische Therapie (MST; Hefti et al., 2019) besteht die Möglichkeit, zusammen mit den engsten Bezugspersonen in einen Klärungsprozess einzutreten, bei dem sie am Ende einen Brief an das Kind erstellen und mit dem Kind teilen.

Die Mutter der 13-jährigen Lillian hat über mehrere Jahre hinweg zwar mitbekommen, dass Lillian durch den Vater sexuell missbraucht wurde. Lange hat sie es jedoch vermieden, über die Konsequenzen der Übergriffe für ihre Tochter nachzudenken oder einzuschreiten. In der ersten Phase der Therapie berichtet sie nach und nach, wie sie damals gedacht hat, und es wird spürbar, wie sehr sie sich heute für diese Gedanken schämt. „Ich habe wirklich gedacht, solange er ihr nicht weh tut, sie fröhlich ist und sich in der Familie wohlfühlt, kann es so schlimm ja nicht sein. Ich war sogar ein bisschen erleichtert, weil er dann weniger oft und weniger drängend Sexualität von mir eingefordert hat. Nach der Geburt von Lillians kleinem Bruder war ich sehr depressiv und überfordert und dann einfach nur froh, meine Ruhe zu haben.“ Betreten senkt sie den Blick, als sie hinzufügt: „Heute verstehe ich nicht mehr, wie ich damals so denken konnte.“ Lillian andererseits fühlte sich zu Beginn der Therapie sehr schuldig, weil sie glaubte, dass sie die Familie zerstört hatte, indem sie die Übergriffe ihrer Vertrauenslehrerin gegenüber offenbart hatte. Lange Zeit war sie sich sicher, dass sie eigentlich selbst schuld am Missbrauch war, weil sie „so ein hübsches Mädchen“ ist.

Mithilfe der Therapeut:innen des Kindes haben Eltern Gelegenheit, Worte zu finden, die den Kindern helfen, das Verhalten ihrer Eltern besser zu verstehen, anstatt es negativ auf sich zu beziehen. Ziel ist es, dass die Eltern die Verantwortung für das übernehmen, was mit dem Kind in der Familie passiert ist. Dysfunktionale Annahmen des Kindes können dadurch aufgelöst werden. Entscheidend ist, dass die Erwachsenen dem Kind vermitteln, dass sie wirklich verstanden haben, wie sich ihr Verhalten als Eltern auf das Kind ausgewirkt hat – und dass ihnen dies heute aufrichtig leidtut. Positive Veränderungen beim Kind, die sie während der Therapie beobachten konnten, können ausdrücklich benannt und verankert werden. Die Kinder gewinnen dadurch wieder mehr Vertrauen in ihre Eltern. Auf diese Weise können die Bindung zu den Eltern sowie das Sicherheitsgefühl des Kindes in der Familie gestärkt werden.

In der letzten Phase der Therapie schlägt die Therapeutin Lillians Mutter vor, einen Brief an ihre Tochter zu schreiben. Lillian sammelt nach dem Erstellen des Traumaberichts Fragen, die sie an ihre Mutter hat. Das Mädchen überlegt, für welche ihrer Erfahrungen sie eine Erklärung von der Mutter braucht und an welchen Stellen sie sich eine Entschuldigung wünscht. In den Elternsitzungen beginnt die Mutter auf dieser Grundlage, einen Brief zu formulieren. Zusammen mit der Therapeutin liest und überarbeitet sie den Brief immer wieder, bis alles so formuliert ist, dass Lillian sich entlastet und angenommen fühlen kann. Die Therapeutin schaut dabei streng mit den Augen des Kindes auf den Brief und macht die Mutter auf missverständliche Formulierungen aufmerksam. Das Ergebnis sehen Sie im Folgenden:

Liebe Lillian,

ich schreibe dir diesen Brief, weil ich mich bei dir entschuldigen möchte und dir gerne deine Fragen beantworten will.

Wir sind ja hier in der Therapie, weil dein Vater dich über zwei Jahre immer wieder sexuell missbraucht hat und ich dich nicht davor geschützt habe. Ich war damals sehr depressiv und überfordert – aber es war meine Aufgabe, dich zu schützen, und das habe ich versäumt. Das tut mir sehr leid.

Ich bin so stolz auf dich – eigentlich auf uns –, wie wir das hier in der Therapie geschafft haben und jetzt offen miteinander sprechen können. Ich weiß heute viel mehr über sexuellen Missbrauch und die Folgen, die es für dich hatte, und ich bin dir sehr dankbar, dass du deine Gedanken und Erlebnisse mit mir geteilt hast. Dadurch habe ich auch besser verstanden, warum du so oft nicht nach Hause gekommen bist und warum du manchmal so wütend geworden bist. Es tut mir leid, dass ich dich in diesen Situationen angeschrien und dich nicht nach dem Grund gefragt habe.

Und ich bin sehr froh, dass du trotzdem so mutig warst und Frau R. von dem Missbrauch erzählt hast. Du hast das Richtige getan und dir Hilfe geholt. Es war falsch von mir, nicht hinzuschauen und nicht aktiv einzuschreiten. Ich wünsche mir, dass du genauso mutig bleibst und auch in Zukunft, wenn etwas passiert, mich oder andere Menschen ansprichst und dir Hilfe suchst.

Ich möchte dir versprechen, dass ich in der Zukunft genauer hinschaue, und habe mit der Therapeutin viel daran gearbeitet, zu verstehen, was es mir damals schwer gemacht und wie ich es in der Zukunft besser machen kann. Es ist mir wichtig, dass du weißt, dass ich entschieden habe, mich von deinem Vater zu trennen, und dass der Grund dafür allein sein Verhalten ist. Was er getan hat, ist verboten und sehr schädlich für dich gewesen.

Ich hoffe, dass du mir irgendwann wieder vertrauen kannst und dass wir beide auch nach der Therapie unsere Mama-Tochter-Gespräche fortsetzen werden.

Ich freue mich, dich wieder so fröhlich zu sehen, und ich bin stolz, wenn ich sehe, wie du mit deinem kleinen Bruder umgehst und wie du auf ihn aufpasst, wenn ich auch zu ihm manchmal ungerecht bin.

Ich finde es toll, dass du angefangen hast, Karate zu machen, und dass du so offen bist und viele Freunde hast. Du bist sehr mutig. Und es ist gut, dass du manchmal auch richtig ärgerlich sein kannst und deine Grenzen verteidigst. Das habe ich für mich nie gelernt.

Ich bin deine Mutter und ich habe dich sehr lieb und will immer für dich da sein.

Auf AB 9.3 finden Sie eine kleine Anleitung für das Schreiben eines Klärungsbriefes und eine abgewandelte Variante, wie Sie diese Intervention auch in der Arbeit mit professionellen Bezugspersonen einsetzen können.

In einer gemeinsamen Sitzung liest die Mutter Lillian den Brief vor. Beide vergießen einige Tränen. Gleichzeitig wird bei Lillian Erleichterung spürbar und es kann eine neue Nähe zwischen ihr und ihrer Mutter entstehen.

9.4 Abschluss der Therapie

Wenn Bezugspersonen und Kinder in der Lage sind, gemeinsam über einige Aspekte des Traumas und seiner Folgen zu sprechen und sich über ihre damit verbundenen Gedanken und Gefühle auszutauschen, ist die Traumaverarbeitung an einem sehr guten Punkt angekommen. Der Überlebensmodus ist nicht mehr notwendig, aus dem aufdringlichen und überwältigenden Wiedererleben sind schlimme, aber normale, fest in der Vergangenheit verankerte Erinnerungen geworden. Das Nervensystem konnte sich beruhigen, Häschen und Denker arbeiten gut innerhalb des Toleranzfensters zusammen und viele schmerzhafte Bewältigungsversuche konnten aufgegeben werden. Ab jetzt geht es darum, die traumafokussierte Therapie für beide Seiten gut zum Abschluss zu bringen.

Den Bezugspersonen kommt vor allem die Rolle zu, die Kinder und Jugendlichen auf ihrem weiteren Weg altersadäquat zu unterstützen oder sich auch zurückzuhalten, damit die jungen Menschen mit ihren Entwicklungsaufgaben gut vorankommen. Je nach Konstellation und Bedarf sind sie in alle Punkte einbezogen, die wir in Kapitel 8 dargestellt haben, wie die Verbesserung der äußeren und inneren Stabilität, der Unterstützung bei einem gesunden Umgang mit Körper und Sexualität und dem Vorbeugen von Rückfällen. Hier kann es sinnvoll sein, auch die Eltern für kritische Momente im weiteren Leben der Kinder zu sensibilisieren, zum Beispiel für den Übergang in die Pubertät oder wenn es noch einmal einen Todesfall in der Familie geben sollte. Wir bieten immer an, sich bei Bedarf wieder melden zu dürfen. Wenn sie gute Erfahrungen mit Therapie gemacht haben, kommen sie gerne wieder.

Wir erleben es häufig als die größte Sorge der Bezugspersonen zum Ende der Therapie hin, ob die Verbesserungen schon „gut genug" sind und auch langfristig stabil bleiben werden. Für uns gehört es zu einem guten Abschluss der Behandlung dazu, dass wir mit den Kindern und Jugendlichen wieder dieselben diagnostischen Verfahren in der Selbst- und Fremdeinschätzung anwenden wie zu Beginn der Therapie (s. AB 1.2). Anhand der Ergebnisse lassen sich Änderungen eindrucksvoll an sie und die Eltern zurückmelden. Auf dieser Grundlage können wir vergleichen, wo wir zu Beginn der Therapie gestartet und wo wir inzwischen angekommen sind. Oft sind die Augen groß vor Staunen. Ebenso ist es möglich, das Erreichen von eingangs formulierten Therapiezielen (s. Abschn. 4.3.1 u. AB 4.9) zu evaluieren. Dabei kann die Übereinstimmung der Sichtweisen von Kindern und Bezugspersonen überprüft und explizit danach gefragt werden, welche Themen offenbleiben oder ob sich neue Fragestellungen aufgetan haben. Gemeinsam können wir ermitteln, wer (Kind, Bezugsperson, Therapeut:in) noch welchen Bedarf sieht, und sortieren, wie damit gut umgegangen werden kann.

Wir versuchen, Kindern, Jugendlichen und Bezugspersonen stets die Zuversicht zu vermitteln, dass die Symptomverbesserung nach Abschluss der Therapie stabil bleibt oder gar noch weiter zurückgehen wird. Dabei stützen wir uns auf unsere eigenen Erfahrungen und auf aktuelle Forschungsergebnisse (Tutus et al., 2017; Thielemann et al., 2023). Die Verarbeitung der traumatischen Erlebnisse, die vielen Strategien, die Kinder und Bezugspersonen über die ganze Therapie hinweg gelernt und geübt haben, und die veränderte Kommunikation und Beziehungsgestaltung im Bezugssystem stärken Bewältigungsfähigkeiten und Resilienz auch über die Dauer der Behandlung hinaus. Um dies im Einzelfall zu überprüfen und einschreiten zu können, falls sich doch noch einmal ein Bedarf ergeben sollte, kann ein Nachsorgetermin im Abstand von einem halben Jahr sinnvoll sein. So können wir die Entwicklungen nach Therapieabschluss weiter beobachten. Allein das Wissen, dass es ein geplantes Wiedersehen gibt, gibt vielen Familien Sicherheit und erhöht die Bereitschaft, auszuprobieren, wie stabil die Erfolge bleiben, wenn nicht mehr wöchentlich Therapie stattfindet. Sehr oft können aufgetretene Belastungen in wenigen „Booster"-Sitzungen aufgegriffen und gelöst werden, weil wir auf den reichen Fundus an Erfahrungen aus der vergangenen Therapie zurückgreifen können.

Lassen Sie uns nie vergessen – die traumatisierten Kinder und Jugendlichen, die zu uns in die Therapie kommen, sind echte *Überlebende*! Mit unserer Hilfe sind sie weitere wichtige Schritte gegangen und haben viel dazugelernt. Viele der hinderlichen Knoten konnten sie durch ihre Anstrengungen und durch die Beteiligung der Bezugspersonen lösen. Die Bezugspersonen haben ebenfalls viele neue Erfahrungen gemacht und sind in ihrer Selbstwirksamkeit bestärkt. Dort, wo noch eine professionelle Stütze benötigt wird, sorgen wir für entsprechende Anbindung. Bei allem Weiteren trauen wir Kindern und Bezugspersonen zu, dass sie den Herausforderungen des Lebens mit ausreichend Kraft und Mut gegenübertreten können.

Ein guter Abschied für alle

Auch wenn allen Beteiligten von Beginn der Therapie an bewusst ist, dass der gemeinsame Weg zeitlich begrenzt ist und wir von der ersten Sitzung an darauf hinwirken, dass Kinder und Bezugspersonen eines Tages ohne unsere Unterstützung auskommen, ist es wichtig, neben dem Beziehungs*aufbau* auch rechtzeitig an den „Beziehungs*abbau*" zu denken. Dazu gehört, den Kindern rechtzeitig anzukündigen, wie viele Sitzungen noch bleiben, damit der Therapieabschluss nicht überraschend kommt, sondern noch ausgiebig Zeit für einen stimmigen Abschluss bleibt. Wann immer es sinnvoll scheint, können die letzten Sitzungen in einem größeren Abstand stattfinden, damit sich Kinder und Bezugspersonen immer mehr als selbstwirksam erleben, ohne gleich ganz auf eine punktuelle Unterstützung durch die Therapeutin / den Therapeuten verzichten zu müssen.

Für Kinder und Jugendliche, die traumatische Erfahrungen gemacht haben, ist der Abschied aus der Therapie eine gute Möglichkeit, *eine andere Art* von Abschied zu erleben und darüber einen neuen Bezug zu Abschieden im Allgemeinen zu entwickeln – denn Abschiede werden auch weiterhin zum Leben dazugehören. Wir lassen die Kinder und Jugendlichen ganz frei auswählen, wen sie einladen möchten, welche Aktivitäten sie planen wollen, ob Musik spielen soll und was es zu essen und zu trinken gibt.

Weil es nicht ungewöhnlich ist, dass sich neben der Freude, der Dankbarkeit und dem Stolz über die erreichten Erfolge auch Traurigkeit über den Abschied bemerkbar macht, eignen sich alle Elemente, die beim Umgang mit ambivalenten Gefühlen helfen. Dazu zählt beispielsweise die „Ballonübung", die wir in Abschnitt 7.2.5 bei der Verarbeitung von Verlusten beschrieben haben. Wird sie am Therapieende für den Abschied von den Therapeut:innen eingesetzt, können die Kinder und Jugendlichen visualisieren, was sie tatsächlich zurücklassen müssen (z. B. die wöchentlichen Termine) und was sie mit auf ihren weiteren Lebensweg nehmen wollen (z. B. die gemeinsame Erfahrung, die vielen Materialien und die innere Vorstellung ihrer Therapeutin oder ihres Therapeuten). „Ich muss nur kurz die Augen schließen", lässt die 17-jährige Zelda ihren Therapeuten zum Abschluss mit einem vielsagenden Lächeln wissen, „dann weiß ich meistens eh, was Sie jetzt sagen würden."

Zu merken, dass auch die Therapeut:innen gemischte Gefühle von Freude und Traurigkeit spüren und benennen, kann Kindern, Jugendlichen und ihren nahen Bezugspersonen dabei helfen, diese Gefühle als normale Begleiterscheinungen von Abschiedsmomenten einzuordnen. Sie sind ein Zeichen für die gute Arbeit, die man gemeinsam geleistet hat, und für die wichtige Beziehung, die dadurch entstanden ist. Vielleicht fällt es auch uns Fachleuten nicht immer leicht, die Menschen, mit denen wir so intensiv gearbeitet haben und mit denen wir durch heitere und durch schwierige Phasen gegangen sind, gehen zu lassen und zu akzeptieren, dass wir nicht länger in unserer Rolle benötigt werden.

Am Anfang der Therapie war der vierjährige Martin sehr anhänglich und versuchte die meiste Zeit, auf den Schoß der Therapeutin zu klettern. Immer wieder fragte er sie, ob sie nicht seine neue Mama sein möchte und mit ihm nach Hause kommen könne. Dem Vater fiel es zu Beginn der Therapie nicht leicht, sich in seine neue Aufgabe als alleinerziehender Vater einzufinden und eine ausgewogene Haltung zum Umgang mit Martins drogenabhängiger Mutter zu finden. Im Verlauf der Therapie ging es in der Elternarbeit vor allem auch darum, Martins Bedürfnisse besser wahrzunehmen und ihn feinfühlig beim Spielen zu begleiten. Die Therapeutin leitete den Vater an, seinen Sohn mehr zu beobachten und seine Welt mit ihm gemeinsam zu entdecken, anstatt ihm Vorschläge zu machen, „wie es richtig geht" oder ihn dauernd zu korrigieren. Für die letzte Sitzung ist geplant, gemeinsam mit Martin und seinem Vater noch ein letztes Mal ausgiebig zu spielen. Als die Therapeutin Martin fragt, ob er sich schon ein Spiel überlegt habe und ob sie mitspielen dürfe, weist Martin sie freundlich, aber bestimmt zurück: „Der Papa kann jetzt richtig gut spielen! Wir machen das jetzt allein!" Spätestens da ist allen klar, dass die Therapie ein gutes Ende gefunden hat.

Am Ende stehen Akzeptanz und Mitgefühl

Es gibt Dinge, die sich durch eine Traumatherapie gut beeinflussen lassen wie zum Beispiel Albträume, selbstverletzende Verhaltensweisen und ungünstige Überzeugungen. Leider gibt es auch Dinge, die keine Therapie der Welt verändern kann: wenn jemand verstorben ist und nicht wiederkommt; wenn Angehörige verschwunden sind und unklar ist, ob sie noch am Leben sind; wenn geliebte Menschen weiterhin in einem Kriegsgebiet leben; wenn psychisch schwer kranke Eltern keinen Kontakt zu ihren Kindern haben wollen oder haben können, obwohl sich diese nichts sehnlicher wünschen; wenn Bezugspersonen auf der Seite der Täter:innen bleiben und der Kontakt schwierig ist. In diesen und weiteren Fällen haben Kinder und Jugendliche die schwierige Aufgabe, einen Weg zu finden, um mit dem Unveränderlichen umzugehen und trotzdem den Blick auf das zu richten, was ihr Leben lebenswert macht. AB 9.4 kann beim Sortieren helfen.

Wir versuchen, an dieser Stelle dieselbe Haltung von Akzeptanz und Mitgefühl anzubieten, die wir bereits im Therapieverlauf mehr und mehr praktiziert haben. Diese folgt der Idee,

- das zu verändern, was veränderbar ist;
- dem, was nicht beeinflussbar ist, mit radikaler Akzeptanz zu begegnen, anstatt dagegen anzukämpfen;
- den dabei entstehenden Schmerz mit radikalem (Selbst-)Mitgefühl anzunehmen und zu versorgen.

Den besten Dienst für unsere Patient:innen leisten wir vermutlich dann, wenn sie entlang der Therapie mit uns erleben dürfen, dass wir selbst unerschrocken und mitfühlend mit ihnen, mit uns selbst und mit dem Leben in Kontakt treten. Viele unserer Patient:innen gehen am Ende der Therapie mit dieser Haltung hinaus in die Welt, und wenn wir ganz ehrlich sind: Von und mit traumatisierten Patient:innen, mit denen wir arbeiten durften, haben wir diese Haltung selbst überhaupt erst gelernt und über die Jahre verinnerlicht und verfeinert.

Sie sind nicht allein! Unterstützung für Traumatherapeut:innen

Für unsere jungen Patient:innen sind Wissen und Sicherheit im Umgang mit den Traumafolgen notwendig. Ähnliches gilt auch für uns als Traumatherapeut:innen. Einige Elemente tragen besonders dazu bei, sich auch im Umgang mit schwierigen Patient:innen und besonderen Fallkonstellationen sicher zu fühlen:

Fortbildung und Vertiefung

Wissen schafft Sicherheit und Übung macht den Meister. Unterschiedliche Institute bieten curriculare Fortbildungen und Einzelseminare zum Thema Trauma und Traumafolgestörungen an. Auf der Seite der Deutschsprachigen Gesellschaft für Psychotraumatologie (DeGPT) finden Sie ein Verzeichnis der im Kinder- und Jugendbereich vom Dachverband akkreditierten Fortbildungsmöglichkeiten (↗ http://www.degpt.de).

Wenn Sie eher jemand sind, der / die gerne selbstgesteuert lernt, empfehlen wir die kostenlose Online-Lernplattform TF-KVT Web (↗ https://tfkvt.ku.de). Jede interaktive Lerneinheit besteht aus Texten, Beispielvideos und Arbeitsmaterialen zu einem Modul aus dem gleichnamigen Therapieprogramm. Zu jeder therapeutischen Technik gibt es Schritt-für-Schritt-Anleitungen. Nach Abschluss des Lernprogramms erhält man ein Zertifikat und Fortbildungspunkte bei der Psychotherapeutenkammer.

Vernetzung und Austausch

Neben der Weiterbildung erleben wir den alltäglichen informellen Austausch mit Kolleg:innen, die ebenfalls mit traumatisierten Menschen arbeiten, als genauso wertvoll wie regelmäßige Supervision oder Intervision. Die Zusammenarbeit in regionalen, auch multidisziplinären Arbeitskreisen und Netzwerken entlastet enorm, ermöglicht schnellen fachlichen Austausch und trägt auch dazu bei, langfristig mit Freude zu arbeiten. Einige bewährte Kooperationspartner sind:

- die Kinderschutzzentren (↗ https://www.kinderschutz-zentren.org),
- die Kinderschutzhotline für Fachkräfte (↗ https://kinderschutzhotline.de),
- die Unabhängige Beauftragte für Fragen des sexuellen Kindesmissbrauchs – kurz UBSKM (↗ https://beauftragte-missbrauch.de)
- die insoweit erfahrenen Fachkräfte (vgl. Abschn. 3.3) und die psychosozialen Prozessbegleiter:innen (vgl. Abschn. 3.5).

Damit Therapeut:innen leicht auf alles zugreifen können, was sie brauchen, um hochwertige, bedarfsgerechte Traumatherapie anbieten und so zu einer besseren Versorgung beitragen zu können, haben wir den gemeinnützigen Verein „trauma.help – Deutsches Traumakompetenznetz e. V." gegründet. Dieser betreibt eine kostenfreie digitale Plattform (↗ https://www.trauma.help) und bietet Traumatherapeut:innen neben State-of-the-Art-Wissen und Materialien für die Praxis auch die Möglichkeit zum lebendigen Erfahrungsaustausch im Sinne einer „virtuellen Fallkonferenz" und einer „digitalen Teeküche". Der Zugriff ist datenschutzsicher sowohl über Computer als auch über eine Smartphone-App möglich. Überregional und unabhängig von der räumlichen Entfernung erhalten Therapeut:innen Zugang zu Expert:innen aus unterschiedlichen Fachgebieten, zu zeitnaher Onlineintervision und -supervision sowie zu Selbstfürsorgeangeboten. Durch das Eingebundensein in ein „virtuelles Team" wird erlebbar, wie sinnstiftend, erfüllend und wirksam Traumatherapie sein kann.

Literatur

Abdallah-Steinkopff, Barbara (2018): *Interkulturelle Erziehungskompetenzen stärken. Ein kultursensibles Elterncoaching für geflüchtete und zugewanderte Familien.* Göttingen: Vandenhoeck & Ruprecht.

Abram, K.M., Teplin, L.A., Charles, D.R., Longworth, S.L., McClelland, G.M. & Dulcan, M.K. (2004): Posttraumatic stress disorder and trauma in youth in juvenile detention. *Archives of General Psychiatry*. 2004;61:403–410.

Alisic, E., Zalta, A.K., van Wesel, F., Larsen, S.E., Hafstad, G.S., Hassanpour, K. & Smid, G.E. (2014): Rates of posttraumatic stress disorder in trauma-exposed children and adolescents: meta-analysis. *The British Journal of Psychiatry*, 204, 335–340.

American Psychiatric Association (APA) (2015): *Diagnostisches und Statistisches Manual Psychischer Störungen DSM-5®*. Deutsche Ausgabe hrsg. von P. Falkai & H.-U. Wittchen. Göttingen: Hogrefe.

Anderson, H. & Goolishian, H. (1992): The client is the expert: A not-knowing approach to therapy. In: McNamee, S. & Gergen, K., *Social Construction and the Therapeutic Process*. Newbury Park, CA: Sage.

Baseler, M. & van den Brink, A. (2020): *Das Hotel zum Oberstübchen*. Leipzig: Klett Kinderbuch.

Bat-Zion, N. & Levy-Shiff, R. (1993): Children in war: Stress and coping reactions under the threat of the Scud missile attacks and the effect of proximity. L. Lewis & N. Fox (Hrsg.), *The psychological effects of war and violence in children* (S. 143–161). Hillsdale: Erlbaum.

Bluth, K. (2017): *Self-Compassion Workbook for Teens*. Instant Help: Workbook Edition.

Bögels, S. (2018): *Elternsein – die ganze Katastrophe. Achtsam mit Kindern wachsen*. Arbor.

Böök, K. & Sachsse, U. (2014): *Trauma und Justiz. Juristische Grundlagen für Psychotherapeuten – psychotherapeutische Grundlagen für Juristen*. Stuttgart: Schattauer.

Boos, A. (2014): *Kognitive Verhaltenstherapie nach chronischer Traumatisierung. Ein Therapiemanual*. Göttingen: Hogrefe.

Borg-Laufs, M., Breithaupt-Peters, M. & Jankowski, E. (2021): *Therapie-Tools Bindung und Bindungsstörungen*. Weinheim: Beltz.

Brent, S.B., Speece, M.W., Lin, C., Dong, Q. & Yang, C. (1996): The development of the concept of death among Chinese and U.S. children 3–17 years of age: From binary to „fuzzy" concepts? *Omega: Journal of Death and Dying*, 33, 67-83.

Brewerton, T.D., Gavidia, I., Suro, G. & Perlman, M.M. (2022): Eating disorder onset during childhood is associated with higher trauma dose, provisional PTSD, and severity of illness in residential treatment. *European Eating Disorders Review*, 30(3), 267–277.

Bücken-Schaal, M. (2020): *Bildkarten Gefühle: für Kindergarten und Grundschule*. München: Don Bosco.

Bundesministerium der Justiz (2021): *Gesetz zur Bekämpfung sexualisierter Gewalt gegen Kinder*. Online einzusehen unter: ↗https://www.bmj.de/SharedDocs/Downloads/DE/Gesetzgebung/RegE/RegE_Bekaempfung_sex_Gewalt_Kinder.pdf?__blob=publicationFile&v=3 (letzter Aufruf am 26.06.2023).

Büttner, M. (2023): *Sexualität und Trauma: Grundlagen und Therapie traumaassoziierter sexueller Störungen*. Stuttgart: Schattauer.

Chiang et al. (2018): Cycle of violence among young Kenyan women: The link between childhood violence and adult physical intimate partner violence in a population-based survey. *Child Abuse & Neglect*, 84: 45–52.

Cohen, J.A., Mannarino, A.P. & Deblinger, E. (2009): *Traumafokussierte kognitive Verhaltenstherapie bei Kindern und Jugendlichen*. Berlin: Springer.

Deblinger, E., Pollio, E., Runyon, M.K. & Steer, R.A. (2017): Improvements in personal resiliency among youth who have completed trauma-focused cognitive behavioral therapy: A preliminary examination. *Child Abuse & Neglect*, 65: 132–139.

Dilling, H., Mombour, W. & Schmidt, M.H. (Hrsg.) (2015): *Internationale Klassifikation psychischer Störungen* (10., überarb. Aufl.). Göttingen: Hogrefe.

Domhardt, M., Münzer, A., Fegert, J.M., & Goldbeck, L. (2015): Resilience in Survivors of Child Sexual Abuse: A Systematic Review of the Literature. *Trauma, Violence, & Abuse*, 16(4), 476–493.

Döpfner, M., Schürmann, S. & Frölich, J. (2019): *THOP: Therapieprogramm für Kinder mit hyperkinetischem und oppositionellem Problemverhalten* (6. Auflage). Weinheim: Beltz.

Dorsey, S., Briggs, E.C. & Woods, B.A. (2011): Cognitive-behavioral treatment for posttraumatic stress disorder in children and adolescents. *Child and Adolescent Psychiatric Clinics of North America*, 20(2): 255–69. Doi: 10.1016/j.chc.2011.01.006.

Dutton (1995). Trauma symptoms and PTSD-like profiles in perpetrators of intimate abuse. *Journal of Traumatic Stress*, 8(2): 299–316. Doi: 10.1007/BF02109566.

Ehlers, A. (1999): *Posttraumatische Belastungsstörung*. Göttingen: Hogrefe.

Ehlers, A. & Clark, D.M. (2000): A cognitive model of posttraumatic stress disorder. Behaviour Research and Therapy, 38(4):319–45. Doi: 10.1016/s0005-7967(99)00123-0.

Fabach, S. (2017): Achtsamkeit in der Praxis der Traumatherapie: Potential, Anwendungsmöglichkeiten und Grenzen von achtsamkeitsbasierten Interventionen. *Psychotherapie Forum* 22; 24–30.

Figley, C.R. (Ed.). (1995): *Compassion fatigue: Coping with secondary traumatic stress disorder in those who treat the traumatized*. Brunner/Mazel.

Fleischhaker, Chr., Sixt, B. & Schulz, E. (2011): *DBT-A: Dialektisch-behaviorale Therapie für Jugendliche*. Berlin: Springer.

Flückiger, C., Horvath, A., Del Re, A., Symonds, D. & Holzer, C.: (2015): Bedeutung der Arbeitsallianz in der Psychotherapie. *Psychotherapeut* 60, 187–192.

Foa, E.B., Huppert, J.D. & Cahill, S.P. (2006): Emotional processing theory: An update. In: Rothbaum B.O. (Hrsg.), *Pathological anxiety: Emotional processing in etiology and treatment* (pp. 3–24). New York, NY: Guilford Press.

Ford, J.D., Chapman, J.F., Hawker, J. & Albert, D. (2007): *Trauma among youth in the juvenile justice system: Critical issues and new directions*. (Research and Program Brief) National Center for Mental Health and Juvenile Justice.

Ford, J.D. & Courtois, C.A. (Hrsg.) (2015): *Treating Complex Traumatic Stress Disorders in Children and Adolescents. Scientific Foundations and Therapeutic Models*. New York: Guilford.

Gahleitner, S.B., Baierl, M., Hensel, T., Kühn, M. & Schmid, M. (Hrsg.) (2014): *Traumapädagogik in psychosozialen Handlungsfeldern. Ein Handbuch für Jugendhilfe, Schule und Klinik*. Göttingen: Vandenhoeck & Ruprecht.

Germer, C. (2010): *Der achtsame Weg zur Selbstliebe: Wie man sich von destruktiven Gedanken und Gefühlen befreit*. Freiburg/Br.: Arbor.

Germer, Chr. & Neff, K. (2019): *Teaching the Mindful Self-Compassion Program*. Freiburg: Arbor.

Grässer, M. & Hovermann, E. (2020): *Ressourcenübungen für Kinder und Jugendliche*. (Kartenset mit 60 Bildkarten). Weinheim: Beltz.

Grässer, M., Hovermann, E. & Botved, A. (2020): *Noch mehr Ressourcenübungen für Kinder und Jugendliche*. (Kartenset mit 60 Bildkarten). Weinheim: Beltz.

Grawe, K. (2004): *Neuropsychotherapie*. Göttingen: Hogrefe.

Groen, G. & Petermann, F. (2015): *Therapie-Tools Depression im Kindes- und Jugendalter*. Weinheim: Beltz.

Habetha, S., Bleich, S., Sievers, C., Marschall, U., Weidenhammer, J. & Fegert, J.M. (2012): *Deutsche Traumafolgekostenstudie*. Köln: IGSF Institut für Gesundheits-System-Forschung GmbH.

Haines, S. (2022): *Trauma ist ziemlich strange*. Heidelberg: Carl-Auer.

Hantke, L. & Görges, H-J. (2023): *Handbuch Traumakompetenz. Basiswissen für Therapie, Beratung und Pädagogik*. Paderborn: Junfermann.

Hefti, S., Pérez, T., Rhiner, B., Fürstenau, U. & Schmid, M. (2019): Multisystemische Therapie – Kinderschutz (MST-CAN). *Trauma & Gewalt*, 13(1): 62–77.

Hensel, T. (2012): Liebe allein reicht nicht: Über die Arbeit mit Pflege- und Adoptiveltern und anderen Bezugspersonen chronisch beziehungstraumatisierter Kinder. *Trauma & Gewalt*, 6(3): 244–251.

Höschel, S. (2023): *Dialektisch-Behaviorale Therapie (DBT). Therapie-Basics*. Weinheim: Beltz.

Hoffmann, N. & Hofmann, B. (2012): *Selbstfürsorge für Therapeuten und Berater*. Weinheim: Beltz.

Horowitz, M. J. (1973): Phase oriented treatment of stress re-sponse syndromes. *American Journal of Psychotherapy*, 27: 506–515.

Jung, K., Dyer, A., Priebe, K., Stangier, U. & Steil, R. (2011): Das Gefühl des Beschmutztseins bei erwachsenen Opfern sexualisierter Gewalt in Kindheit und Jugend. *Verhaltenstherapie* 2011; 21:247–253. Doi: 10.1159/000333389.

Kabat-Zinn, J. (2003). Mindfulness-based interventions in context: Past, present, and future. *Clinical Psychology: Science and Practice*, 10(2), 144–156.

Kaluza, G. (2007): *Gelassen und sicher im Stress*. Berlin: Springer.

Katie, B. & Wilhelm, H. (2010): *Tiger-Tiger, ist es wahr? Vier Fragen, die dich wieder lächeln lassen*. Gronau: Palaysia Verlag.

Kilmer, R. P., Gil-Rivas, V., Griese, B., Hardy, S. J., Hafstad, G. S. & Alisic, E. (2014): Posttraumatic growth in children and youth: clinical implications of an emerging research literature. *American Journal of Orthopsychiatry*, 84(5): 506–518. Doi: 10.1037/ort0000016.

Klappstein, K. & Kortewille, R. (2020): *Traumatisierte Kinder im Alltag feinfühlig unterstützen. Psychoedukation im Überblick*. Berlin: Springer.

Klass, D., Silverman, P. & Nickman, S. (Hrsg.) (1996): *Continuing bonds: New understandings of grief*. Washington, DC: Taylor & Francis.

König, J., Resick, P. A., Karl, R. & Rosner, R. (2012): *Posttraumatische Belastungsstörung: Ein Manual zur Cognitive Processing Therapy*. Göttingen: Hogrefe.

Krüger, A. (2011): *Powerbook – Erste Hilfe für die Seele*. Hamburg: Elbe & Krueger Verlag.

Landolt, M. A., Schnyder, U., Maier, T., Schoenbucher, V. & Mohler-Kuo, M. (2013): Trauma exposure and posttraumatic stress disorder in adolescents: A national survey in Switzerland. *Journal of Traumatic Stress*, 26, 209–216.

Landolt, M. A., Vollrath, M., Ribi, K., Gnehm, H. E. & Sennhauser, F. H. (2003): Incidence and associations of parental and child posttraumatic stress symptoms in pediatric patients. *Journal of Child Psychology and Psychiatry, and Allied Disciplines*, 44(8), 1199–1207.

Lipovsky, J. A., Swenson, C. C., Ralston, M. E. & Saunders, B. E. (1998): The abuse clarification process in the treatment of intrafamilial child abuse. *Child Abuse & Neglect* 22(7):729–741.

Llenas, A. (2022): *Das Farbenmonster: Ein Pop-up-Bilderbuch*. München: Christophorus.

Loose, Chr., Graf, P. & Zarbock, G. (2013): *Schematherapie mit Kindern und Jugendlichen*. Weinheim: Beltz.

Lüftner, K. & Gehrmann, K. (2013): *Für immer*. Weinheim: Beltz.

Mangold, J. (2018): *Eltern sind auch nur Menschen. Selbstmitgefühl zwischen Säbelzahntiger und Smartphone – Ein Selbsthilfebuch von der Neurowissenschaft zur konkreten Anwendung im Familienalltag*. Freiburg: Arbor.

Maniglio, R. (2015): Significance, Nature, and Direction of the Association Between Child Sexual Abuse and Conduct Disorder: A Systematic Review. *Trauma, Violence, & Abuse*, 16(3), 241–257.

Margraf, J. & Bengel, J. (2020): „Empathie". *Pschyrembel Online*. Einzusehen unter: ↗ https://www.pschyrembel.de/Empathie/K06RX (letzter Aufruf am 26.06.2023).

McLaughlin, K. A., Koenen, K. C., Hill, E. D., Petukhova, M., Sampson, N. A., Zaslavsky, A. M. & Kessler, R. C. (2013): Trauma Exposure and Posttraumatic Stress Disorder in a National Sample of Adolescents. *JAACAP*, 52, 813–815.

Merod, R. (2020): *Dialektisch-behaviorale Therapie (DBT-A) mit Jugendlichen mit einer Borderline-Persönlichkeitsstörung. Therapiemanual für Einzeltherapie und Skills-Training bei Borderline-Persönlichkeitsstörung* (2., überarb. u. erw. Aufl.). Tübingen: dgvt-Verlag.

Mitchell, R., Brennan, K., Curran, D., Hanna, D. & Dyer, K. F. (2017): A Meta-Analysis of the Association Between Appraisals of Trauma and Posttraumatic Stress in Children and Adolescents. *Journal of Traumatic Stress*; 30(1): 88–93. Doi: 10.1002/jts.22157.

Nader, K., Schafe, G. E. & Le Doux, J. E. (2000): Fear memories require protein synthesis in the amygdala for reconsolidation after retrieval. *Nature*; 406: 722–6.

Neff, K. & Germer, Chr. (2019): *Selbstmitgefühl – das Übungsbuch*. Freiburg: Arbor.

Nelius, K. & Ahrens-Eipper, S. (2017): *IRRT mit Kindern und Jugendlichen*. Halle: KJP-Verlag.

Nickerson, A., Aderka, I. M., Bryant, R. A., Litz, B. T. & Hofmann, S. G. (2011): Accidental and Intentional Perpetration of Serious Injury or Death: Correlates and Relationship to Trauma Exposure. *Journal of Trauma and Acute Care Surgery*, 71(6): 1821-8. Doi: 10.1097/TA.0b013e318226ec53.

Nissen, L. & Sturm, M. (2018): *Emotionsvermeidung überwinden. Eine integrative Methode zur Regulierung des inneren Alarmsystems*. Paderborn: Junfermann.

Nuttman-Shwartz, O. & Shoval-Zuckerman, Y. (2016): Continuous Traumatic Situations in the Face of Ongoing Political Violence: The Relationship Between CTS and PTSD. *Trauma Violence Abuse* 17(5): 562–570.

Omer, H. & Streit, P. (2019): *Neue Autorität: Das Geheimnis starker Eltern* (2. Auflage). Göttingen: Vandenhoeck & Ruprecht.

Omer, H. & von Schlippe, A. (2017): *Autorität ohne Gewalt. Coaching für Eltern von Kindern mit Verhaltensproblemen. „Elterliche Präsenz“ als systemisches Konzept* (11. Auflage). Göttingen: Vandenhoeck & Ruprecht.

Orinsky, E. (2018): *Willi und sein Wüterich*. Salzhausen: Iskopress.

Pitman, R. K., Rasmusson, A. M., Koenen, K. C., Shin, L. M., Orr, S. P., Gilbertson, M. W., Milad, M. R. & Liberzon, I. (2012): Biological studies of post-traumatic stress disorder. *Nature reviews. Neuroscience*, 13, 769–787.

Priebe, K., Müller-Engelmann, M. & Steil, R (2011): Verhaltenstherapeutische Ansätze bei dissoziativen Anfällen. *PiD – Psychotherapie im Dialog* 2011; 12(4): 311–316.

Ritter, A. (2022): „The abuse and Clarification process“ im Rahmen einer MST-CAN Behandlung: Erkennen, verstehen, benennen – „Heilung“. Unterlagen im Rahmen der 19. Interdisziplinären Bodensee-Fortbildung, Juni 2022.

Rosner, R., Rimane, E., Frick, U., Gutermann, J., Hagl, M., Renneberg, B., Schreiber, F., Vogel, A. & Steil, R. (2019): Effect of Developmentally Adapted Cognitive Processing Therapy for Youth With Symptoms of Posttraumatic Stress Disorder After Childhood Sexual and Physical Abuse: A Randomized Clinical Trial. *JAMA Psychiatry*. 2019 May 1; 76(5): 484–491. Doi: 10.1001/jamapsychiatry.2018.4349.

Rothschild, B. (2023): *Preventing Compassion Fatigue and Vicarious Trauma in an Ever-Changing World*. New York: W. W. Norton.

Sachser, C. & Goldbeck, L. (2017): Angst, Depression und Trauma: Transdiagnostische Effekte der traumafokussierten kognitiven Verhaltenstherapie (TF-KVT). *Kindheit und Entwicklung*, 26(2), 93–99.

Sachsse, U. (2022): *Traumazentrierte Psychotherapie: Theorie, Klinik und Praxis*. Stuttgart: Schattauer.

Saltzmann, A. (2018): *Ein friedlicher, ruhiger Ort für Jugendliche: Das Praxisbuch zum achtsamen Umgang mit Stress und schwierigen Gefühlen*. Göttingen: Arbor

Sara, S. J. (2000): Retrieval and reconsolidation: toward a neurobiology of remembering. *Learning & Memory*; 7: 73–84.

Schäfer, I., Gast, U., Hofmann, A., Knaevelsrud, C., Lampe, A., Liebermann, P., Lotzin, A., Maercker, A., Rosner, R. & Wöller, W. (2019): *S3-Leitlinie Posttraumatische Belastungsstörung*. Berlin und Heidelberg: Springer.

Schiepek, G. & Cremers, S. (2003): Ressourcenorientierung und Ressourcendiagnostik in der Psychotherapie. In: H. Schemmel & J. Schaller (Hrsg.), *Ressourcen. Ein Hand- und Lesebuch zur therapeutischen Arbeit* (S. 147–193). Tübingen: dgvt-Verlag.

Schlack, R., Hölling, H., Kurth, B. M. & Huss, M. (2007). Die Prävalenz der Aufmerksamkeitsdefizit-/Hyperaktivitätsstörung (ADHS) bei Kindern und Jugendlichen in Deutschland. *Bundesgesundheitsblatt – Gesundheitsforschung – Gesundheitsschutz*, 50:827–835.

Schmid, M., Fegert, J.M. & Petermann, F. (2010): Traumaentwicklungsstörung: Pro und Contra. *Kindheit und Entwicklung*. 19, 47–63.

Schmucker, M. & Köster, R. (2019): *Praxishandbuch IRRT – Imagery Rescripting & Reprocessing Therapy bei Traumafolgestörungen, Angst, Depression und Trauer* (4. Auflage). Stuttgart: Klett-Cotta.

Shonkoff, J. P. & Garner, A. S. (2012): The lifelong effects of early childhood adversity and toxic stress. *Pediatrics*. 129 (1): e232–e246.

Siegel, D. J. (1999): *The developing mind: Toward a neurobiology of interpersonal experience*. New York: Guilford Press.

Siegel, D. J. (2022): *Aufruhr im Kopf: Was während der Pubertät im Gehirn unserer Kinder passiert*. München: Mvg.

Siegel, D. J. & Bryson, T. (2013): *Achtsame Kommunikation mit Kindern. Zwölf revolutionäre Strategien aus der Hirnforschung für die gesunde Entwicklung Ihres Kindes*. Göttingen: Arbor.

Skar, A. M. S., Ormhaug, S. M. & Jensen, T. K. (2019): Reported Levels of Upset in Youth After Routine Trauma Screening at Mental Health Clinics. *JAMA*;2(5):e194003.

Stalfelt, P. (2003): *Und was kommt dann? Das Bilderbuch vom Tod*. Frankfurt: Moritz Verlag.

Steil, R., Dittmann, C., Matulis, S., Müller-Engelmann, M. & Priebe, K. (2015): Dialektisch-behaviorale Therapie der PTBS bei Patientinnen mit schwerer Störung der Emotionsregulation. *Psych up2date* 9(01): 33–48.

Steinmann, K. (Hrsg.) (1992): *Epiktet. Handbüchlein der Moral*. Stuttgart: Reclam.

Streeck-Fischer, A. (2014): *Trauma und Entwicklung: Adoleszenz – frühe Traumatisierungen und ihre Folgen*. Stuttgart: Schattauer.

Taylor, T. F. (2015): The influence of shame on posttrauma disorders: have we failed to see the obvious? *European Journal of Psychotraumatology*, 6:28847.

Teicher, M., Samson, J., Anderson, C. & Ohashi, K. (2016): The effects of childhood maltreatment on brain structure, function and connectivity. *Nature Review. Neuroscience*, 17, 652–666 (2016).

Thielemann, J. F. B., Kasparik, B., König, J., Unterhitzenberger, J. & Rosner, R. (2023): Stability of Treatment Effects and Caregiver-Reported Outcomes: A meta-Analysis of Trauma-Focused Cognitive Behavioral Therapy for Children and Adolescents. *Child Maltreatment*. Online einzusehen unter: ↗ https://journals.sagepub.com/doi/10.1177/10775595231167383 (letzter Aufruf am 27.06.2023).

Thomas, F. C., Puente-Duran, S., Mutschler, C. & Monson, C. M. (2022): Trauma-focused cognitive behavioral therapy for children and youth in low and middle-income countries: A systematic review. *Child and Adolescent Mental Health*, 27: 146–160.

Trickey, D., Siddaway, A. P., Meiser-Stedman, R., Serpell, L. & Field, A. P. (2012): A meta-analysis of risk factors for post-traumatic stress disorder in children and adolescents. *Clinical Psychology Review*, 32(2), 122–138.

Trösken, A. & Grawe, K. (2003): Das Berner Ressourceninventar. Instrument zur Erfassung von Patientenressourcen aus der Selbst- und der Fremdbeurteilungsperspektive. In: H. Schemmel & J. Schaller (Hrsg.), *Ressourcen. Ein Hand- und Lesebuch zur therapeutischen Arbeit* (S. 195–215). Tübingen: dgvt-Verlag.

Tutus, D., Pfeiffer, E., Rosner, R., Sachser, C. & Goldbeck, L. (2017): Sustainability of treatment effects of trauma-focused cognitive-behavioral therapy for children and adolescents: Findings from 6- and 12-month follow-ups. *Psychotherapy and Psychosomatics*, 86(6), 379–381.

Unabhängige Beauftragte für Fragen des sexuellen Kindesmissbrauchs (UBSKM) (2022): *Zahlen und Fakten: Sexuelle Gewalt gegen Kinder und Jugendliche.* Online einzusehen unter: https://beauftragte-missbrauch.de/fileadmin/Content/pdf/Zahlen_und_Fakten/220810_UBSKM_Fact_Sheet_Zahlen_und_Fakten_zu_sexuellem_Kindesmissbrauch_.pdf (letzter Aufruf am 26.06.2023).

Unterhitzenberger, J., Haberstumpf, S., Rosner, R., & Pfeiffer, E. (2021): Same Same or Adapted? Therapists' Feedback on the Implementation of Trauma-Focused Cognitive Behavioral Therapy With Unaccompanied Young Refugees. *Clinical Psychology in Europe*, 3, 1–12.

van der Kolk, Bessel (2022): *The Treating Trauma Master Series: A 5-Module Series on the Treatment of Trauma* (Video). Einzusehen unter ↗ https://www.nicabm.com/program/treating-trauma-master/?itl=store (letzter Aufruf am 27.06.2023).

van Hout, Mies (2012): *Heute bin ich.* Zürich: Aracari.

van Keuk, E. & Ghaderi, C. (2011): Diversity-Kompetenz in der transkulturellen Psychotherapie. In: van Keuk, E., Ghaderi, C., Joksimovic, L. & David, D. M. (Hrsg.), *Diversity. Transkulturelle Kompetenz in klinischen und sozialen Arbeitsfeldern.* Stuttgart: Kohlhammer, S. 149.

Vogt, M. & Vogt-Sitzler, F. (o. J.): *Das GefühlsMix Spiel: Zum Umgang mit Emotionen und ambivalenten Gefühlen* (7. Auflage). Bremen: Manfred Vogt Spieleverlag. Einzusehen unter: ↗ https://www.mvsv.de/store/therapiebrettspiele/Das-GefuehlsMix-Spiel.html (letzter Aufruf am 27.06.2023).

Weiss, W. (2021): Schutzprozesse aus traumapädagogischer Sicht. *Kindesmisshandlung und -vernachlässigung: Interdisziplinäre Fachzeitschrift für Prävention und Intervention.* 24(2).

Widom, C. S. (1989): The cycle of violence. *Science*, 244, 160–166.

Wiegel, S. (2021): *Für immer in meinem Herzen. Das Trauer- und Erinnerungsalbum für Kinder.* Ostfildern: Patmos Verlag.

Williamson, V., Creswell, C., Fearon, P., Hiller, R. M., Walker, J. & Halligan, S. L. (2017): The role of parenting behaviors in childhood post-traumatic stress disorder: A meta-analytic review. *Clinical Psychology Review*, 53, 1–13.

Wills, F. (2014): *Kognitive Therapie nach Aaron T. Beck.* Paderborn: Junfermann.

Wise, A. E. & Delahanty, D. L. (2017): Parental Factors Associated with Child Post-traumatic Stress Following Injury: A Consideration of Intervention Targets. *Frontiers in Psychology*, 8, 1412.

Wright, A. L., Horstmann, L., Holmes, E. A. & Bisson, J. I. (2021): Consolidation/reconsolidation therapies for the prevention and treatment of PTSD and re-experiencing: a systematic review and meta-analysis. *Translational Psychiatry*, 11, 453.

Young, K. (2022): *Hey, kleiner Kämpfer: Ein Buch über Angst.* Heidelberg: Carl-Auer.

Weitere Online-Ressourcen

- Online-Training für Therapeut:innen in der traumafokussierten kognitiven Verhaltenstherapie für Kinder und Jugendliche (TF-KVT): ↗ https://tfkvt.ku.de
- International Classification of Diseases 11th Revision (ICD-11): ↗ https://icd.who.int/en
- Portal der Kinder- und Jugendhilfe: ↗ https://jugendhilfeportal.de
- Opferschutzorganisation Weiße Ring: ↗ https://weisser-ring.de
- Mausmimi Gefühlskarten: ↗ https://mausmimi-downloadshop.de/collections/kinder-starken
- Seiten von gefuehle-fetzen.net, einem Internetangebot der Bundespsychotherapeutenkammer (BPtK): ↗ https://www.gefuehle-fetzen.net
- „Triple-P"-Ansatz: ↗ https://www.triplep.de
- kostenlose Materialien der Bundeszentrale für gesundheitliche Aufklärung (BzGA) zur sexuellen Aufklärung: ↗ https://shop.bzga.de/alle-kategorien/sexualaufklaerung

Über die Autor:innen

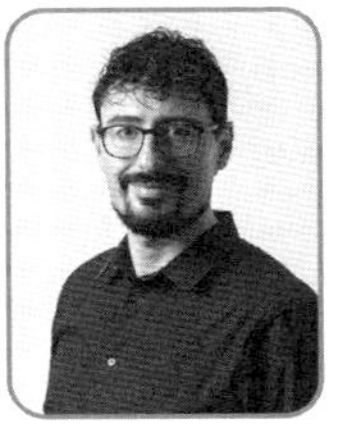

Dr. Patrick Fornaro behandelt als Psychologischer Psychotherapeut Kinder, Jugendliche und Erwachsene in eigener Praxis in München. Er nutzt verhaltenstherapeutische und systemische Ansätze.

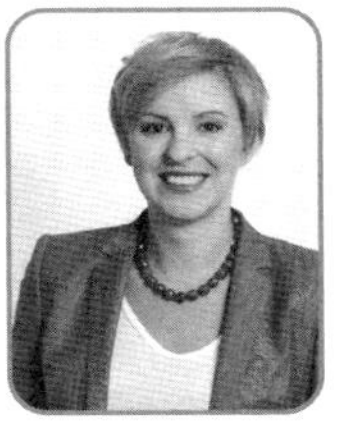

Dr. Nicole Szesny-Mahlau arbeitet als Psychologische Psychotherapeutin in eigener Praxis in München. Ihr Schwerpunkt sind Traumafolgen über die Lebensspanne.

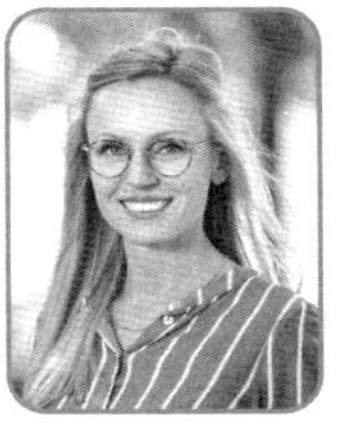

Prof. Dr. Johanna Unterhitzenberger ist Kinder- und Jugendlichenpsychotherapeutin, Professorin für klinisch-psychologische Sozialarbeit an der TH Rosenheim. Zuletzt tätig auf der Station für Kinderpsychosomatik in Altötting.

Die Autor:innen sind zertifizierte Traumatherapeut:innen (DeGPT) und Gründungsmitglieder von ↗ https://trauma.help, Deutsches Traumakompetenznetz e. V.

Natürliche kindliche Trancezustände kreativ nutzen

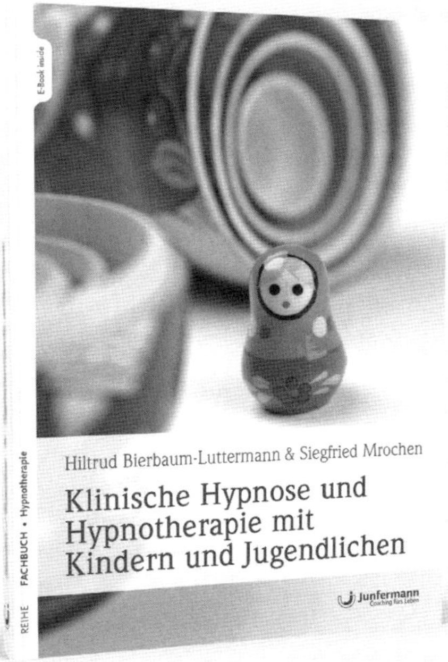

Hiltrud Bierbaum-Luttermann &
Siegfried Mrochen

Klinische Hypnose und Hypnotherapie mit Kindern und Jugendlichen

Hypnotherapie und klinische Hypnose mit Kindern und Jugendlichen zielen auf Selbstheilungskompetenzen und die Kraft von Imagination ab. Dieses Buch vermittelt hypnotherapeutische Herangehensweisen und verdeutlicht, dass Hypnotherapie nicht nur ein „Tool" ist.

Mit direkter hypnotischer Trance oder durch Nutzen natürlicher Phänomene wie Spiel, Tagträumen oder Neugier werden Kinder mit ihren Ressourcen in Kontakt gebracht.

208 Seiten, kart., E-Book inside • € (D) 36,00 • ISBN 978-3-95571-905-0
Auch als E-Book erhältlich.

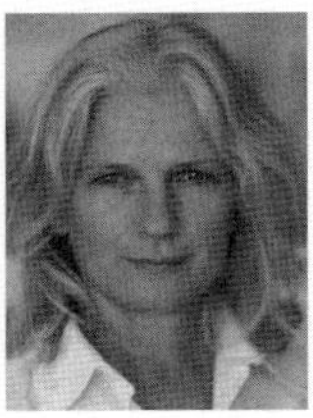

Hiltrud Bierbaum-Luttermann ist Psychologische Psychotherapeutin. Sie leitet u. a. die Institutsambulanz DGVT / KJP Berlin und verantwortet die Organisation der M.E.G.-Regionalstelle für Kinderhypnotherapie Berlin.

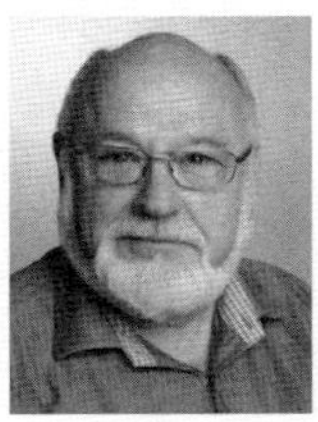

Siegfried Mrochen ist Kinder- und Jugendlichen-Psychotherapeut (VT) sowie Universitätsprofessor (i.R.) für Beratung im Kinder-, Jugend- und Familienhilfekontext der Universität Siegen.

Weitere erfolgreiche Titel:

Achtsamkeit und Imagination für Kinder und Jugendliche
ISBN 978-3-95571-796-4

Achtsamkeitsübungen mit Kindern und Jugendlichen in der Psychotherapie
ISBN 978-3-95571-442-0

Handbuch Traumakompetenz
ISBN 978-3-7495-0390-2

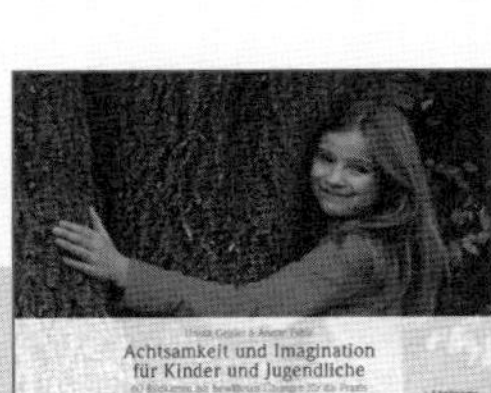

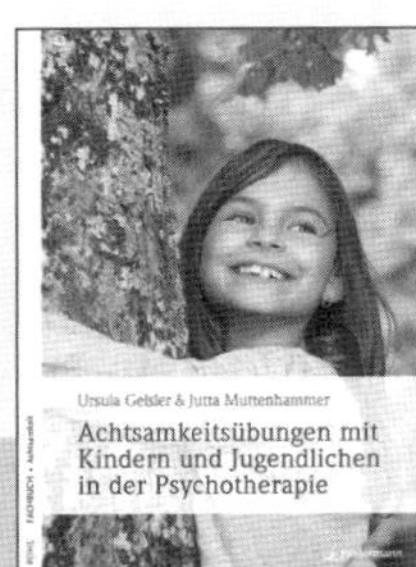

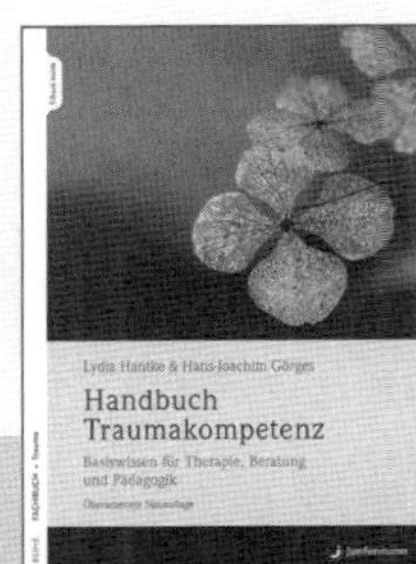

www.junfermann.de

Trauma und Traumabehandlung

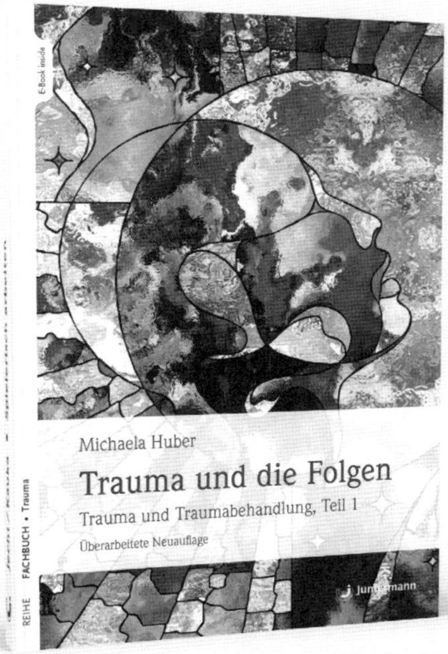

Michaela Huber

Trauma und die Folgen

Etwa ein Drittel aller Menschen gerät irgendwann im Leben in ein Trauma: Eine Situation, in der man sich vom Tode bedroht fühlt, nicht davor fliehen und nicht dagegen ankämpfen kann, etwas erleben zu müssen, das „einfach zu viel“ ist. Was machen unser Gehirn und unsere Seele in einer solchen Situation? Einfach gesagt: Sie gehen in einen kurzfristigen Schockzustand und splittern das Unerträgliche des Geschehens und der dadurch ausgelösten inneren Reaktionen auf – dies nennt man Dissoziation. Was das ist, wie es sich an fühlt und welche Auswirkungen es hat, beschreibt Michaela Huber in ihrem Buch, das für Betroffene ebenso als Lektüre geeignet ist wie für Fachleute. Ergänzt wird der Band durch die Vorstellung bewährter Diagnose-Instrumente und umfangreiche Hinweise auf die internationale Fachliteratur zum Thema.

288 Seiten, kart., E-Book inside • € (D) 45,00 • ISBN 978-3-87387-510-4
Auch als E-Book erhältlich.

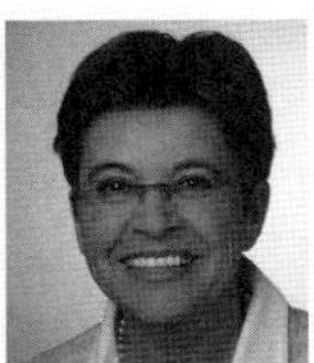

Michaela Huber, geb. 1952, psychologische Psychotherapeutin, Supervisorin und Ausbilderin in Traumabehandlung.

Weitere erfolgreiche Titel:

Wege der Traumabehandlung
ISBN 978-3-87387-550-0

Der innere Garten
ISBN 978-3-87387-582-1

Von der Dunkelheit zum Licht
ISBN 978-3-87387-686-6

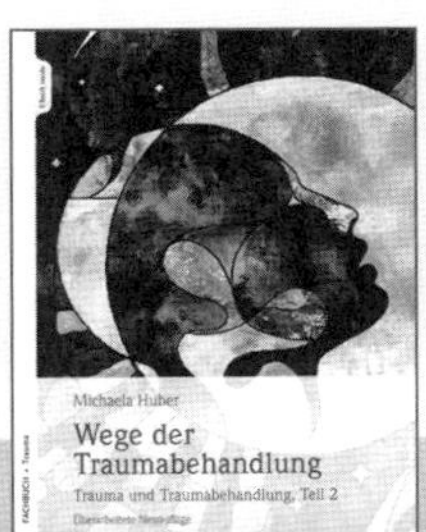

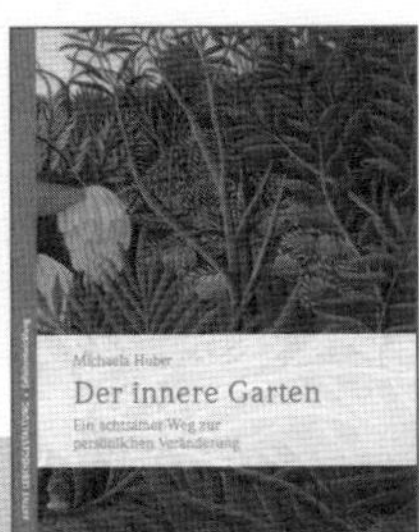

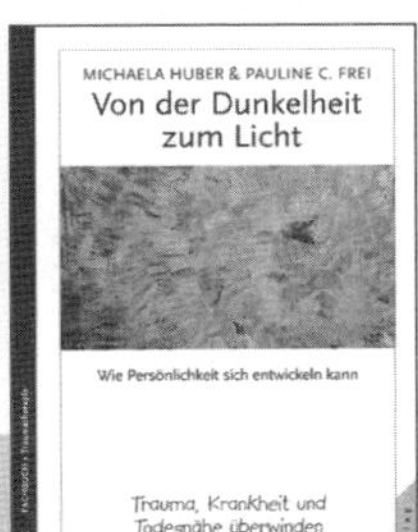

www.junfermann.de